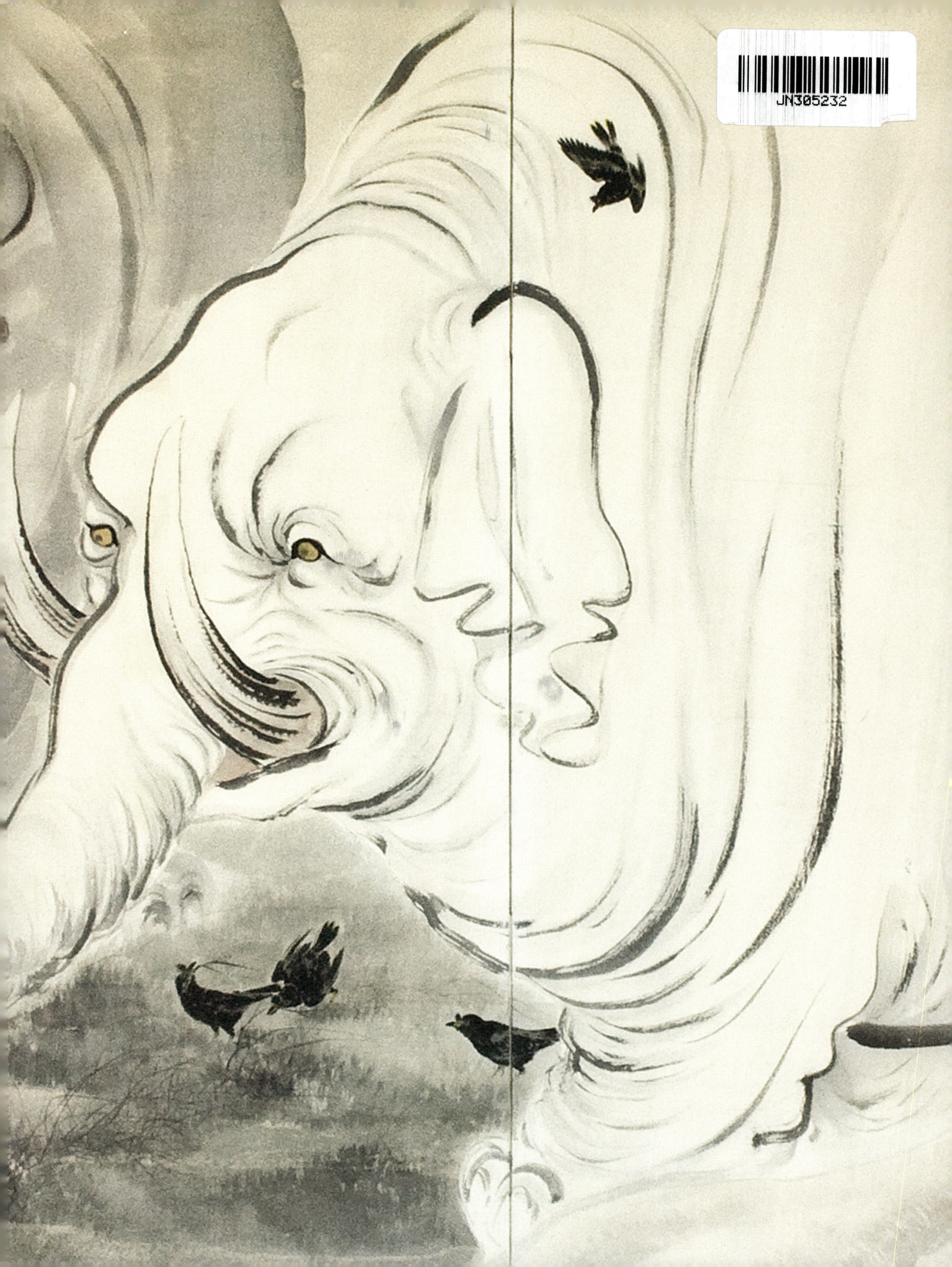

クインテッセンス出版の書籍・雑誌は，歯学書専用
通販サイト『**歯学書.COM**』にてご購入いただけます.

PCからのアクセスは…
歯学書　検索

携帯電話からのアクセスは…
QRコードからモバイルサイトへ

インターディシプリナリー治療計画
INTERDISCIPLINARY TREATMENT PLANNING　改訂版

プリンシプル、デザイン、インプリメンテーション
Principles, Design, Implementation

見返しのイラストについて

　この絵は中国元王朝時代の郭居業という学者が描いた「二十四孝」という作品のなかの1枚である。これは舜帝の伝説を物語っている。彼は、傲慢で怠惰な義理の弟、うるさくて卑劣な義理の母親、批判的で辛辣な実の父親からのひどい仕打ちにさらされていた。これらの困難に直面しながらも、舜は儒教の孝行を信奉して、献身的で勤勉な、礼儀正しい息子としてあり続けた。彼の義母が彼を岩だらけの耕作不能な土地を耕して穀物を育てるように行かせたとき、天と地は彼の善良さを称えるべく救いの手を差し伸べた。象は山から降りて土地を耕し、カラスは雑草を引き抜いた。この道徳的な物語によると、若い舜は美徳により当時の皇帝である尭に認められた。そして尭は退位する際に自分の息子の代わりに舜を中国の統治者として指名した。舜が在位した50年間は平和で繁栄した幸せな時代であったといわれている。

　歯科治療計画の原則を儒教の孝行と同等と見なすのは拡大解釈かもしれないが、個人と専門家の違いはあるものの、それぞれの領域でおのおのは価値観、行動パターン、信念のシステムを作り出しており、それが成功への枠組みを生み出すこととなる。われわれの「象」は、臨床治療計画というかなり岩だらけの土地を耕そうと悪戦苦闘しているわれわれを助けるために集まってくれた優秀な臨床医たちである。本書は歯科学における「自然の猛威」と見なされる多くの方々から学べるという素晴らしいかつてない機会を与えてくれる。仕事における彼らの頭脳をのぞくことは、われわれに自身の成功への基盤を築くという申し分のない褒美を必ずや与えてくれるだろう。

インターディシプリナリー治療計画
INTERDISCIPLINARY TREATMENT PLANNING
改訂版

プリンシプル、デザイン、インプリメンテーション
Principles, Design, Implementation

ワシントン大学歯学部歯周病学講座客員アシスタントプロフェッサー　シアトル開業
Michael Cohen, DDS, MSD　編集

和泉雄一　　市川哲雄　　岩田健男
植松厚夫　　上松節子　　興地隆史
春日井昇平　川畑正樹　　後藤崇晴
小林宏明　　古谷野潔　　塩田　真
築山能大　　日髙豊彦　　矢代麗子
山﨑長郎：訳

クインテッセンス出版株式会社　2010

Tokyo, Berlin, Chicago, London, Paris, Barcelona, Istanbul, Milano, São Paulo, Moscow, Prague, Warsaw, New Delhi, Beijing, and Bukarest

> **献辞**
>
> わたしの人生における望みを達成するために誰よりも助けてくれた、わたしの妻、Suzanne へ、私の夢を現実のものにするために偉大な犠牲を払ってくれた、わたしの両親である Salle と Harvey へ、かれらの成長を誇りに思う気持ちにさせてくれた、わたしの子供たち Beth と David へ、わたしは彼らのように成長できることを望んでいる。

© 2008 by Quintessence Publishing Co., Inc.

Quintessence Publishing Co, Inc
4350 Chandler Drive
Hanover Park, IL 60133
www.quintpub.com

All rights reserved. This book or any part thereof may not be reproduced, stored in a retrieval system, or transmitted in any form or by any means, electronic, mechanical, photocopying, or otherwise, without prior written permission of the publisher.

目 次
TABLE OF CONTENTS

序文(塩田 真：訳) *viii*

イントロダクション(塩田 真：訳) *x*

共著者 *xv*

訳者一覧 *xviii*

謝辞(塩田 真：訳) *xix*

---

1 審美歯科における適正な治療計画のための比率、露出量および長さ　　1

Gerard J. Chiche, DDS(岩田健男：訳)

---

2 歯周・修復処置を受けた患者における咬合高径の変化：矯正歯科治療の可能性　　49

Vincent G. Kokich, DDS, MSD(上松節子：訳)

---

3 インプラント治療における審美：成功のための青写真　　81

Sonia S. Leziy, DDS, and Brahm A. Miller, DDS, MSc(春日井昇平：訳)

4 歯内療法の予知性： 修復と抜歯の選択基準を求めて 123

John D. West, DDS, MSD（興地隆史：訳）

5 最高の治療をするための構想： 治療のためのフレームワーク、 軟組織治療、計画立案と考え方 165

Lloyd M. Tucker, DMD, MSD（和泉雄一／小林宏明／矢代麗子：訳）

6 診断により導かれる 連携治療計画 189

John C. Kois, DMD, MSD（日髙豊彦：訳）

7 咬合高径の設定へのアプローチ 213

Frank Spear, DDS, MSD, *and Greggory Kinzer,* DDS, MSD（市川哲雄／後藤崇晴：訳）

8 安定した咬合関係の構築 247

Neil L. Starr, DDS, PC（古谷野潔／築山能大：訳）

9 欠損歯や形態異常歯を持つ患者への包括的連携治療 — 277

Ward M. Smalley, DDS, MSD（植松厚夫／川畑正樹：訳）

10 包括的治療法の立案における人的要因 — 317

Michael Cohen, DDS, MSD（山﨑長郎：訳）

索引　327

序文
FOREWORD

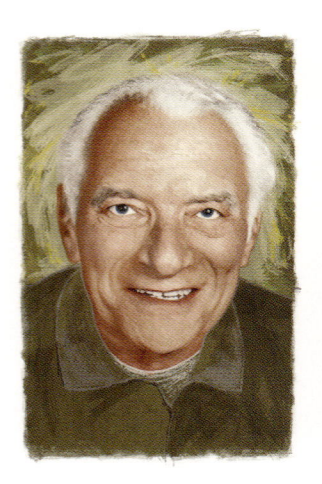

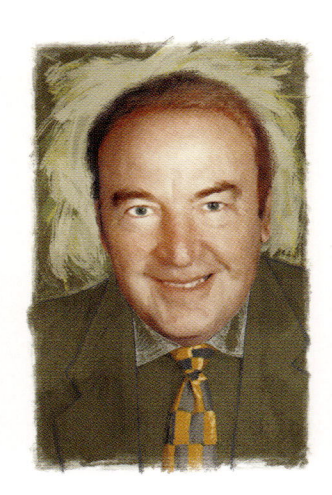

　歯科の先進的な問題に対して包括的な治療計画を導入しようとする Seattle Study Club の努力(The effort of the Seattle Study Club)は、アメリカならびに海外の多くの臨床医に対して過去10年間にわたって大きな成功を収めてきた。セミナーや臨床活動のみならず、多くの情報が Seattle Study Club Journal で発表されてきた。系統だった様式で収集された数多くのディスカッションや出版物を歯科医学生向けの教科書としてまとめるべきであることは、Michael Cohen と彼の同僚にはきわめて明らかだった。

　歯科のさまざまな専門分野にもたらされた多くの進歩をまとめあげて包括的な治療を計画することは、患者のみならず歯科医療チームにも大きな利益がある。系統的で、綿密に計画され、さらに徹底的に議論された一連の治療オプションは、臨床医や患者に治療を必要としている口腔の変化を検査することを可能にし、ほとんどの場合治療を成功へと導いている。感謝に満ちた患者は、各自の口腔衛生法で自分の口腔の健康を守ることによって、共同療法士としての責任を喜んで担っているはずである。臨床ならびに基礎研究は歯科医学に新しいダイナミックな進歩をもたらした。口腔診断のおびただしい成果によって、患者の口腔状態を確認したうえで、その状態が歯周病症例分類 I、II、III、IV のどれに該当するのかを決定することが可能になった。このような分類体系は1960年代に American Society of Periodontists により作成され、組織が合併した後の1967年に American Academy of Periodontology に公認された。

　本書の多くはタイプ III と IV の歯周病の処置方法についてさかれているが、タイプ I と II もかなりの数が含まれている。歯周病的に問題の少ないこれらの症例に関して、治療計画や治療課題が多岐にわたって提示されていることがすぐに明らかになるであろう。歯周補綴と結びついた多くの努力は、歯周組織の破壊がより進んでいるタイプ III や IV に主として向けられている。

　本書への寄稿者は彼らがいかに治療計画を作成したかをはっきりと説明している。臨床医の治療にあたっての哲学を学ぶことは読者をおおいに利することとなる。過去にすでに指摘されているように、1つの特定な症例に対して1つの正しい診断が存在するが、医療提供者が考慮すべき治療のオプションは複数存在する。本書のそれぞれの部分の担当者が、実際の症例に対する自身の治療計画を立案するためにいかにしてデータを集めたかを読者が理解することを編集者は望んでいる。これらの練達の臨床医は専門知識ならびに包括的歯科治療に対する優れた哲学により選ばれた。

　口腔と全身の関連性についての調査結果は、より高度な治療法を必要とする高齢者の治療計画に従事している医療者にとって有益である。通常、これら各人は治療計画に大きな影響を及ぼすであろう口腔と全身の兆候にきわめて敏感である。

本書のもう1つの特徴は、過去25年間に歯科医師が用いるようになってきた先進的な技術を取り込んだことである。より正確で洗練された治療に加えて、新しい材料は臨床医が患者の問題を解決する際に考慮する治療オプションに直接影響を与えてきた。これは今までと比べてより多くのデータが集められることによって可能となったものであり、このような情報の登録は良い治療計画を立てるために最優先されるべきである。これらの進歩は治療者が治療計画を立てる際に複数の選択肢を与えることとなり、さらに患者にも自身が受けたい治療計画を選ぶことを可能とさせた。このような情報の交換は患者と治療者の関係を通常より緊密にし、長期的な症例管理の責任分担を強化することとなる。

過去数十年は、人々が寿命を延ばしかつ歯もより長く保たれていることによって特徴づけられているが、それによってタイプIIIやIVの症例が高齢者により多く見られるようになった。多くの治療オプションは、25年前には思いもつかなかった選択肢を患者に示している。歯科医師が直面する問題の1つは、進行した症例（タイプIII、IV）の多くの患者が、サービスの不十分な団体に所属していることである。このような団体では、資金難のために可能であるはずの多くの理想的な治療が制約されている。この問題は第三者による補償によってある程度低減されるが、薬剤師にとっても同様に大きな問題となっている。

Seattle Study Clubのもう1つの特徴は歯科医療にチームでアプローチすることである。すべての専門的な臨床医が情報交換をすることによって、歯科医療のレベルは最高にまで引き上げられる。本書に掲載されている症例のなかでさまざまな歯科専門医が治療に貢献していることをみるのはたいへん楽しい。歯科矯正専門医や歯内療法専門医と症例管理に責任のある歯周治療専門医や修復歯科専門医との協力は治療結果を21世紀レベルまで導くために重要である。材料の大きな進歩は治療計画のなかでも審美性に関する計画を向上させた。Seattle Study Clubの始まり以来の基本パターンであるこれらの貢献は読者に利することとなるであろう。チームアプローチはチーム員の間のコミュニケーションのみならず、患者との間のコミュニケーションも増やしている。また、本書に掲載されている症例のタイプは長期にわたる管理が必要であり、治療チームと患者により強い責任が求められる。責任をより強く担うことになれば、成功の可能性も高くなる。このようなコンセプトを守ったうえで、Dr Cohenは、新しい症例に対する改良法、あるいは、過去に治療された症例に対するメインテナンス法として、現代のインプラント技術を治療計画に取り入れている。彼はまた、審美や前歯部インプラント埋入に現在大きな注目がおかれていることに由来する「葛藤」を認識している。これらはとくに、歯周組織の形態的特徴をわきまえて熟慮した診断や修復物のエマージェンス・プロファイルに対する効果などと関連するからである。

臨床医、博士号取得前や博士課程修了後の学生のためにこのような教科書が出版されるのは有益なことである。タイプIII、IVの困難な症例に取り組んでいるときや、同様に困難な機能と審美のジレンマを持ったタイプI、IIの症例に取り組んでいるときなど、すべてのタイプの歯周病治療を行う際の著しいチャンスを彼らにして気づかせることになろう。Dr Cohenは本書の各章を優れた専門臨床医のグループに担当してもらうことに成功した。彼は読者が現代歯科界の多くのリーダーたちの思考と立案と実際の医療にさらされるであろうことを強調している。これが本書を計画した最大の目的である。

D. Walter Cohen, DDS
Morton Amsterdam, DDS

イントロダクション
Introduction

　1980年代後半、私は自分のスタディクラブでレクチャーを終えた同僚たちと一緒に座っていた。その日のレクチャーは、無歯顎ならびに部分欠損症例の治療に歯科インプラントを応用しようという比較的新しいテーマであった。インプラント治療は今まで不可能だった治療に新たな道筋を作り出していた。しかしながら、治療の選択がより理想的になる一方で、治療計画は必ずたいへんになり、いろいろな意味で今までよりもっと複雑になることを私はすぐに悟った。私は、それぞれの症例に対して1つ以上の治療計画が可能であることを理解している。しかしそれにもかかわらず、治療過程における予知性や結果の完璧性をもたらす理想的な治療法は1つしかないという考え方を私は支持する。もしこの考え方が正しければ、すべての臨床医が簡単に行える理想的な治療計画を立案する公式を作成すべきである。

　この非公式なレクチャー後の討論で、私は同僚たちに彼らが最近出版したインプラントの教科書に包括的な治療計画のセクションを追加することと、さらにこの情報を今後のプレゼンテーションに取り込むことを申し入れた。治療計画立案のスキルを上達させたいと考えている臨床医たちへの入門書を作成することを彼らに薦めた。それぞれの症例はすべて違うために、それはほとんど不可能であるとして、彼らは丁重に断った。治療計画立案を一定の「枠組み」に収めることはできないというのが彼らの主張であった。彼らが間違っていることを証明しようと決意して私はその場を去ったが、かなりの時間が経った後に、彼らの言っている内容の多くは正しいと受け入れた。

　現在、私は、ほとんどすべての症例に対して予知性と完璧性の両方をもたらす複数の治療計画があると確信している。しかしながら私はまた、治療計画は神秘的な芸術ではなく、学び得る技術であり、ほかのすべての技術と同様に、学習と実践を経て上達できるものであると信じている。達人の「画法」—彼らの完了した症例—を学習することによってこのような技術の習得を始められるかもしれない。しかし、達人たちが、このときにはこの筆遣いを、あのときにはあの筆遣いをなぜ選択したかということを理解できたらより望ましいのではないだろうか。われわれがこれら達人の「頭脳に入り込む」ことができ、彼らがどのような思考プロセスと理念にのっとって、入手可能なすべての臨床情報を、優れてかつ独自の包括的な治療計画へと統合し一体化させるのかがわかりさえすれば良いのだが。

本書のコンセプト
Concept of This Book

　私が本書のアイディアを思いついたのは、長年にわたって歯周治療を実践した後に、症例計画立案の技能を高めるには、治療計画時の原則を徹底的に理解したうえで、臨床経験と、実践につぐ実践を行う必要があると認識したことによる。臨床経験と何百もの症例に対する規律あるアプローチに従った治療計画立案の代わりとなるものはない。「規律ある」というのは、治療計画に提案されたすべてのステップそれぞれに対する健全な論拠を、時間を惜しまずに具体化し確立することである。このアプローチには精密な調査と骨の折れる評価が必要であり、多くの臨床家にとって症例が提示される前に予測したよりはるかに多くの時間がかかる。しかしながら、治療計画に関するより良い理解や、治療過程における予知性、結果の完璧性の向上を望んでいる人々にとって、これは必要不可欠である。

私見では、より高度で複雑な症例を扱う臨床家と時間を過ごすことは、治療計画立案に際する理念をより良く理解するために一番良い方法である。テニスの初心者がより熟練したプレーヤーと定期的にプレーすることによって技術を急速に向上させるのと同様に、目標とするレベルの臨床家と包括的な治療計画の会合に定期的に参加することによって、治療計画能力は成長するであろう。この主張が事実であることは、1990年代初期に私が発足させた Seattle Study Club のメンバーたちにより再三再四証明されている。当時の主流は、1日と2日間の連続した教育コースが専門的な治療分野を扱うために組まれているというものだった。技術と治療の知識は視覚と口頭による説明で作られるという認識であり、さらに、理想的な歯学はこのような技術と治療の集合にすぎないという認識であった。毎日の歯科診療に、より複雑で包括的な診療計画を持ち込もうとする歯科医師に対して実際の指導はほとんど行われなかった。現在でさえ、自分をもっとも良く教育するために残されている選択肢は、自身の弱点を知ると同時に適切な教育の「強壮剤」を処方することしかない（しかしながら私の経験から言うと、たいていの歯科医師は机の上に定期的に置かれる教育パンフレットからランダムに選んでいる）。

　卒後教育に関する伝統的な理論に付随する問題は、以下の点が強調されていないことである。（1）技術の適合する「全体像」を理解すること。（2）技術を現実のもとで専門的な治療計画に取り込み、実践の経験を積むこと。最新の技術を持ち帰ろうとコースに参加したにもかかわらず、帰宅した後にその高度な技術を実践できないあるいは実践する気が起こらないという臨床家は何人いることだろうか。これらの歯科医師は、学ぼうと期待した専門技術の完全な理解がかなわず、技術が存在するより大きな文脈の理解もできない。その過程のなかで、彼らはもっとも価値のあるもの―彼らの時間―を失っている。

THE SEATTLE STUDY CLUB

　私は伝統的な卒後教育との明確な対比を作ることを考えて Seattle Study Club を発足させており、合宿では憤りにかられることさえあった。私の目標は、真の「壁のない大学」―もっと勉強したいが大学に戻る余裕のない歯科医師のための場―を作ることであった。しかしながら、私は Seattle Study Club が何か特定の種類の治療のためになることを望んでいなかった。それよりも、私はここが、現在から将来にかけて現れる多様な治療法や治療技術に対応する骨格となる包括的な治療計画を学ぶ場になることを望んだ。

　3つの主要理念が Seattle Study Club の中核を形成している。第1の理念は、さまざまな技術や治療法は、たとえそれらが個々にみて最先端を代表するものであっても、あてもなく提供されるだけでは、理想的な学習や理想的な歯科診療へと昇華することはできないとする哲学である。もっとも高度かつ有益な知識と治療は全面的な症例の管理―全体像の認識と与えられた技術と治療法が全体像のなかで果たす役割に対する真の理解―によって生まれるというのが私の信念である。私は単独歯症例から全顎症例への移行だけでなく、真の「分野間の橋渡し」を主張している。それによって歯科医療のすべての面―たとえば、口腔外科、歯科矯正学、歯内治療学、修復／美容歯科学、歯周病学―は治療計画のなかで検討され結集されることとなる。また、患者に長期にわたる健康と美しさを促進させ、何らかの問題が生じた際も回復可能となる。しばしば最良の計画では、最新かつ最高な技術ではなく、臨床家を予想外の失敗という窮地に立たせない実証済みの「旧式」な方法が採用される。どの治療法をいつ使用するかを知るために、臨床家たちは高度な連携治療計画に焦点を合わせた継続的かつ包括的なカリキュラムに参加する必要がある。

第2の理念は、観察より臨床的な実践と参加からより多く学べるという提案である。Seattle Study Clubの目的は治療計画作成技術を高めることともっとも効果的な技術と技法に習熟することである。したがって、科学原理の知識と理解を検定することを勉学過程の中心においている。この理念は私が1970年代にクラスメートとともに経験したワシントン大学歯学部の歯周病学プログラムから生まれた。そのときの指導者は、後に親友となったDr Saul Schlugerである。Dr Schlugerは多くの人から現代歯周病学の「父」とみなされており、1930年代後半にコロンビア大学の歯周病学卒後教育コースにはじめて参加して、1947年にその機構の認定プログラムの初代責任者になった。彼は1958年にニューヨークを離れ、シアトルのワシントン大学で歯周病学のポストドクトラルプログラムを始めた。Saul氏は私が学生時代に出会ったもっとも優秀な先生の1人であり、私に長年の経験だけではなく、現在にいたるまで私のなかに浸透している学習についての哲学を授けてくれた。教訓となっていることであるが、Saul氏は、学問は受動的な勉学と教壇から言い渡された知識の吸収からだけではなく、提示された概念に対する活発かつ情熱的な議論によっても獲得できると信じていた。意見に賛成したり反対したりする討論の過程は、ほかの学習法とは比較にならないほど頭脳を活性化させる。Saul氏は素晴らしく自由な発想の持ち主で、すべてに対して疑問を持つことをわれわれに勧めた。彼の指導のもとで、勉学プロセスは退屈しない本当に楽しいものであり、良い方向に向かっていた。これは私がSeattle Study Clubに創り出そうとした帯電したような創造力の溢れる雰囲気である。私はこれをSaul氏の歯科学への遺産だと思っている。私はこの偉大な人物と一緒に過ごしたときについての大切で幸せな記憶を有している。彼は1990年に逝去したが、Seattle Study Clubに対する私の考えやビジョン、また、過去30年あまり実践してきた私の歯周病学に与えた影響のおかげで生き続けている。

　第3の理念は、歯科専門分野から提出された問題を克服するには、組織化され支援体制の整った環境下で、仲間と一緒に勉学するのが一番効果的だということである。長い年月に、私はスダディークラブが簡単に崩壊するのを見てきた。その原因は、クラブのリーダーたちが心理社会的な動態の理解に失敗して、うぬぼれ、気取り、出し抜きをクラブに蔓延させたことであった。一方で、共有と思いやりの精神を育成し、うまく計画された包括的なカリキュラムを提供しているクラブのリーダーたちは、自分の専門に熱心でさらに進んだものを切望する臨床医たちによってクラブが溢れ活況を呈するという見返りを受けている。

　Seattle Study Clubの自分の担当分野のメンバーを観察したり、ほかの成功している分野のメンバーと話したりすることによって、このような環境で仲間と一緒に勉学することは、単に機能しているだけではなくて、とても調子良く機能しているということがわかった。これらのクラブのなかでの知識と技術の成長は驚異的であると言わざるを得ない。包括的な治療計画を理解するということは、適応領域を広げるということであり、診療に新しい手法と技術を取り入れることを可能とする。それであるから、われわれが包括的な治療計画の理念を明らかにすればするほど、われわれの提供する歯科医療は向上するのである。

THE SEATTLE STUDY CLUB JOURNAL

　Seattle Study Club が創立してから数年が経過後に、われわれ自身の治療計画専門の刊行物が必要だと考えた。Seattle Study Club Journal は Seattle Study Club の理念を映し出しており、本書における治療計画症例の規範となっている。まず、包括的な治療計画立案と全面的な症例のマネジメントに重点を置いている。すべての症例は関連資料とともに2つの部分で構成されている。各症例の第1部には、診断所見を含むすべての初期の資料と読者が治療計画を立案するために必要なほかの情報—初診時の写真、歯周チャート、エックス線写真、咬合記録、エックス線写真所見、診断と予後に加えた懸案事項の要旨—が含まれている。次号に掲載される第2部では、すべての処置内容が、臨床医の観点からの治療経験の談話とともに載っている。治療前、治療後の写真が掲載されており、適切と判断した場合には暫定的な治療も含んでいる。各症例は、実際に治療を担当した臨床医によって、治療に対する誠実な評価コメントで結論づけられている。著者の知るかぎり、標準化されたフォーマットを用いて症例の長期経過まで追跡調査している出版物は Seattle Study Club Journal のみである。同じく、良い結果、悪い結果、失敗ケースも含めた醜悪な結果まで掲載しているのはほかの出版物にはない。失敗したケースを披露するには臨床医のきわめて謙虚な態度がないと成り立たない。しかし、これがほかの臨床家にとって非常に大きな勉強の機会につながるというのが、Seattle Study Club の本音である。

　いろいろな意味で、Seattle Study Club Journal とその Journal のためでなければ、私は本書を考案し完成させることはなかった。この2つの存在のために、私は何人かの世界でもっとも有名な臨床医に会った。さらに、あまり名前は知られていないが、日々患者に最高の結果をもたらしている才能に溢れた数え切れない数の臨床医たちにも会った。どちらの人々も私の親友となっており、私の人生と歯科医療へ貢献してくれたことすべてに対して彼らに感謝の意を表したい。世界中の臨床医が本書を読んで、これらの優秀な臨床医の「頭脳に入り」、彼らが治療計画を立てる際の理念と思考過程を学ぶことによって、自身の治療計画の哲学を形成するためのひらめきが与えられることを強く望んでいる。また、本書は全領域に及ぶ全面的な症例管理を取り上げてはいないが、多くの臨床医にとって、本書がはるかなる旅に向かう良い出発点になることを望んでいる。

本書の使命
Mission of This Book

　私は17名（日本語版ではそのうち11名）の世界でもっとも有能で、尊敬されている臨床医にこのプロジェクトへの参加をお願いした。その目的は、診療経験に由来する彼らの独自な視点に基づく包括的治療計画の観点から、奥底の考えをわかち合ってもらうことであった。私は寄稿者それぞれに、治療計画において重要な鍵となる理念の紹介と、その理念による臨床例の提示をお願いした。それに加えてそれぞれの著者に、読者があらかじめ紹介された理念に基づいて計画を立てられるように Seattle Study Club Journal のフォーマットにのっとって症例を提示してもらった。これは読者が章の冒頭で紹介される理念を本当に理解しているかどうかテストするためである。最終ステップで、寄稿者は自分の治療計画と実際に行われた治療を示し、提示された症例の問題を解決するために元々の原理を採用することの重要性を注釈付きで実証する。

　治療計画は Seattle Study Club Journal で使用されている形式に基づいて3部に分けて示されている。第1部は「治療計画の立案」と題され、読者にとって症例の治療計画を立てるために必要なすべての診断情報を含んでいる。この部分の最後で、読者は一息入れて症例の治療計画を立てるよう促される。第2部は「患者に提案した治療計画」で、臨床医と患者の間で進められた一連の治療過程が示される。最後の「治療内容」では、治療時、治療後の写真やエックス線写真とともに治療の完全な起承転結が語られる。

本書のすべての章は独立している。「球面的」学習体験を目論んでいるからである。第1章からはじめて最終章(ただし日本語版では10章分を掲載)まで読み通すことを、読者は要求も期待もされていない。それぞれの章の間に関連は構築されてない。しかしながら、読者はすべての章を読み終わり内容を吸収した後に、症例計画に対するより広い全体的な視野を獲得し、より有意義な治療計画についての哲学を育むこととなろう。

Michael Cohen

　Dr Cohen はモントリオールのマクギル大学で歯学士を取得し、ワシントン大学歯学部で歯周病学修士を取得した。現在、ワシントン大学歯学部歯周病学講座の客員アシスタントプロフェッサーを勤めている。Dr Cohen は卒後教育に関する多くの著書を執筆し、過去30年間にわたり国内外で講演を行っている。彼は歯周病とインプラントの治療にかぎった個人開業をシアトルで行っている。

　Seattle Study Club は Dr Cohen の発案である。先進的な教育組織である Seattle Study Club は、自らの専門領域の実践レベルを向上させようと願っている臨床医を1つにまとめあげている。この国際的な「壁のない大学」は世界中の6,000人以上のメンバーからなるおよそ210の支部によって構成されている。Dr Cohen はまた、総合的な治療計画に関する季刊誌としてアカデミックな賞賛を勝ち得ている *Seattle Study Club Journal* の編集長である。

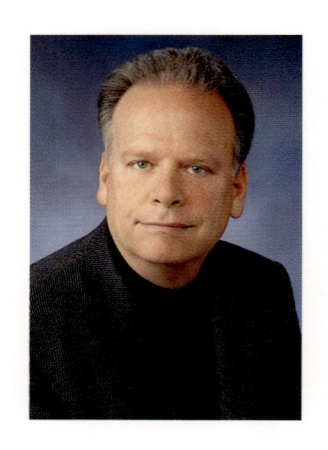

共著者
Contributors

Gerard J. Chiche

　Dr. Chiche はルイジアナ州立大学歯学部補綴科の指導教授および学科長を兼任し、学内における審美およびインプラントに関する修復治療の臨床にも関与している。米国内および国際的に講演を数多く行い、また多数の歯科学会の会員でもある。現在、Dr.Chiche は審美歯科分野における世界的なリーダーと認識されている。氏は American Academy of Esthetic Dentistry（米国歯科審美学会）の元会長で、クインテッセンス社発行のつぎの2冊の著者である。Esthetics of Anterior Fixed Prosthodontics（Alain Pinault 共著）、Smile Design：A Guide for Clinician, Ceramist, and Patient（Hitoshi Aoshima 共著）。

Greggory Kinzer

　Dr. Kinzer はワシントン大学にて1995年に DDS を取得後、1998年に補綴の MSD を取得した。その後、同大学の卒後補綴コースのアシスタントプロフェッサーに就任し、Seattle Institute for Advanced Dental Education のメンバーとして活躍している。Dr. Kinzer は多数の歯科団体、歯科学会の会員であると同時に、包括的修復治療および審美歯科を専門にシアトルで開業している。さらに、Quintessence International、Advanced Esthetics and Interdisciplinary Dentistry の編集委員でもある。

John C. Kois

　Dr. Kois はペンシルバニア大学歯学部にて DMD 取得後、ワシントン大学歯学部にて歯周補綴の MSD を取得。タコマとシアトルにて補綴専門医として開業し、国内および海外にて多数の講演を続けるとともに、世界でもっとも優れた卒後教育施設の1つである Kois Center にて、補綴専門医として活躍。

Vincent G. Kokich

　Dr. Kokich はシアトルのワシントン大学歯学部歯科矯正学の教授であり、タコマで矯正専門医として開業している。数多くの著書や科学論文ならびに総説論文を出版し、世界中で750回以上の発表を行ってきた。また、国内外の多くの受賞経験を有し、最近では The 2005 Distinguished Alumnus Award from the University of Washington School of Dentistry を受賞した。

Sonia S. Leziy

　モントリオールのマクギル大学卒の歯科医師。1993年にブリティッシュ コロンビア大学でペリオの専門医を取得し、同大の臨床アシスタントプロフェッサーである。国際的にインプラント、審美、歯周外科の講演を行っており、歯周とインプラント外科を専門として開業している。最近 Miller とともにブリティッシュ コロンビアのノースバンクーバー の Seattle Study Club のコーディネーターをしている。

Brahm A. Miller

　マクギル大学卒の歯科医師であり、補綴専門医をバージニア医科大学で取得した。ブリティッシュ コロンビアのノースバンクーバーで、Sonia Leziy, Priscilla Walsh そして Andrea Csiszar の3人の歯周病専門医と開業している。Miller はブリティッシュコロンビアの補綴学会の前会長であり、*Spectrum Dialogue* ジャーナルの編集委員を務めている。最近はセラミックスとインプラントの審美に関しての出版がある。Leziy とともにブリティッシュ コロンビアのノースバンクーバーの Seattle Study Club のコーディネーターをしている。

Ward M. Smalley

　Dr. Smalley は、補綴専門医でもあるが、現在はシアトルにて矯正専門医として診療所を開業している。またワシントン大学歯学部の矯正学と修復学の教室で臨床教授を務めている。1977年にワシントン大学にて DDS の学位を取得、その後固定性補綴治療の課程を専攻し1984年に MSD の学位を取得している。さらに1986年には、矯正歯科治療の専攻課程を修了し同大学にて2回目の MSD の学位を取得している。

Frank Spear

　Dr. Spear はワシントン大学歯学部にて DDS を取得後、同大学で1982年に歯周補綴の MSD を取得した。その後、同大学の卒後補綴コースの准教授に就任した。また、審美歯科、歯冠補綴を専門にシアトルで開業している。Seattle Institute for Advanced Dental Education の創設者であり理事でもある。Dr. Spear は今日、世界における審美歯科、修復歯科の先駆者の1人として讃えられている。

Neil L. Starr

　Dr. Starr はモントリオールのマクギル大学にて DDS を取得後、ペンシルベニア大学において歯周および歯周補綴の認定医を取得した。現在、ペンシルベニア大学歯学部歯周病学講座の非常勤臨床准教授であり、ワシントン DC にて先端修復歯科およびインプラント補綴で個人開業している。Dr. Starr は、審美歯科領域でもっとも尊敬される臨床医の1人であり、米国内および国際的に講演を行っている。

Lloyd M. Tucker

　Dr. Tucker は1990年にペンシルベニア大学を卒業し、モントリオールの Jewish General Hospital にて一般歯科治療研修を行った。ピッツバーグの地元に戻り、2年間父親と一緒に一般歯科診療を行った。その後シアトルに移り、1996年にはワシントン大学から歯周治療技能習練の証書と MSD を授与された。彼は歯周病やインプラント雑誌に掲載された論文のいくつかの共著者となっている。Dr Tucker は Seattle Study Club のディレクターでもある。

John D. West

　Dr. West は Center for Endodontics の創設者およびセンター長として、さらには臨床的あるいは集学的な立場での歯内療法教育の先駆者の1人として知られている。1971年ワシントン大学で DDS 取得。現在、同大学盟員準教授。1975年ボストン大学 Henry M Goldman School of Dental Medicine にて歯内療法を専攻し MSD 取得。現在、同大学臨床インストラクター。1995年度同大学同窓会表彰受賞者でもある。ワシントン州タコマで開業のかたわら、国内外での講演活動を行っている。

訳者一覧
(五十音順)

和泉雄一
東京医科歯科大学大学院 医歯学総合研究科 生体支持組織学系専攻 生体硬組織再生学講座 歯周病学分野

市川哲雄
徳島大学大学院 ヘルスバイオサイエンス研究部 再生修復医歯学部門 顎口腔再建医学講座 口腔顎顔面補綴学分野

岩田健男
デンタルヘルス アソシエート
医療法人 社団 健歯会 東小金井歯科

植松厚夫
ウエマツ歯科医院

上松節子
大阪大学大学院 歯学研究科 分子病態口腔科学専攻 口腔分化発達情報学講座 顎顔面口腔矯正学教室

興地隆史
新潟大学大学院 医歯学総合研究科 口腔生命科学専攻 口腔健康科学講座 う蝕学分野

春日井昇平
東京医科歯科大学大学院 医歯学総合研究科 インプラント・口腔再生医学分野

川畑正樹
医療法人 皓歯会 かわばた歯科医院

後藤崇晴
徳島大学大学院 ヘルスバイオサイエンス研究部 再生修復医歯学部門 顎口腔再建医学講座 口腔顎顔面補綴学分野

小林宏明
東京医科歯科大学大学院 医歯学総合研究科 生体支持組織学系専攻 生体硬組織再生学講座 歯周病学分野

古谷野潔
九州大学大学院 歯学研究院 口腔機能修復学講座 インプラント・義歯補綴学分野

塩田 真
東京医科歯科大学大学院 医歯学総合研究科 インプラント・口腔再生医学分野

築山能大
九州大学大学院 歯学研究院 口腔機能修復学講座 インプラント・義歯補綴学分野

日髙豊彦
日髙歯科クリニック
鶴見大学歯学部 第2総合診療科

矢代麗子
東京医科歯科大学大学院 医歯学総合研究科 生体支持組織学系専攻 生体硬組織再生学講座 歯周病学分野／ジュネーブ大学歯学部 予防歯科学講座

山﨑長郎
原宿デンタルオフィス

謝辞
Acknowledgments

　私の夢の実現に全身を捧げてくれた多くの優秀な臨床家に加えて、きわめて有能な方々が本書の出版に力を貸してくれた。

　まず、私の生涯においてもっとも大切な人であり、このプロジェクト全体を通して支持と犠牲を捧げてくれた妻の Suzanne に感謝したい。彼女は本書のすべての章に目を通し、熟練した文学的なタッチで著者の目的と構想をより良く伝えてくれた。Seattle Study Club Journal の編集に際しての、彼女の細部にまでわたる注意と完璧以外の何物でもない注釈は、彼女をして歯科界におけるもっとも重要な編集者かつ著者の1人として認知させることになったと私は信じている。

　私はまた Ms Janell Edwards にもお礼を申し上げたい。彼女は各章を構成する際に、「クォーターバック」のように、すべての投稿者たちの努力をまとめあげた。彼女が絶えずひとかたならぬ責任感を持って、締め切りを意識して推進してくれたおかげで、本書は時宜を得て刊行することがかなった。本書の治療計画症例を素晴らしく編集してくれた Carla Kimball にも感謝を表する。

　本書の「治療計画の立案」にも使用した歯周病チャートテンプレートを Seattle Study Club Journal に提供してくれた Dr Scott Ganz にも感謝を表したい。

　イントロダクションで述べたように、本書は Seattle Study Club における自分の生活の自然な延長であった。技術と技法はつねに変化し続けるものであり、われわれが患者に提供できる治療法も変わり続けるであろうことを私は認めている。われわれの専門は発展し続けるが、1つの理念は決して変わらないであろう。治療の成功は、症例に対する正確な診断と包括的な治療計画を立案する能力と不可分である。私はこれを最初に Dr Saul Schluger から教わった。彼のこの哲学は、ワシントン大学歯周病学教育プログラムに入学し修了した学生という生地のなかに継ぎ目なく織り込まれている。このような経験がなく、また彼と会うこともなければ、私は現在あると同じような臨床医ではなかったであろうし、この本を思いつくことも決してなかったであろう。

　私はこの場を借りて、Seattle Study Club が手本としてきた2人の人物、Drs Morton Amsterdam と D. Walter Cohen に感謝したい。彼らは Seattle Study Club を創立する際の良き相談相手として、私の人生における重要な役を演じている。組織を強化できる人と弱体化させる可能性のある人を見極めるように私を最初に導いてくれたのは Mort（Drs Morton Amsterdam の愛称）であった。Seattle Study Club 発育期で不安がいっぱいだったときに彼はいつも私のそばにいてくれた。また彼は、私が本の執筆を検討するよう勧めた実に最初の人であった。Walter は Seattle Study Club を「壁のない大学」とみなすことを私に許してくれた最初の人物であり、その才能と援助を過去15年間の、私がもっとも必要としていた時期に差し出してくれた。

　Dr Neil Starr もまた、私がもっとも必要とするときに私の前に現れた。彼は私がマクギル大学歯学部4年生のときの3年生の「技工士」であった。彼は私が歯学部を卒業するための必要条件となるクラウンやブリッジのワックスアップをすべてしてくれた。それから35年の間、われわれは兄弟のようにずっと親しんできた。彼は私の取り組んでいることをつねに支えてくれて、また、スタディークラブライフの利点をこの国で活動しているすべての臨床医にもたらそうという私の努力を積極的に後押ししてくれた。Neil はわれわれのもっとも初期の機関誌発行の際に画期的な文書を寄稿し、また本書ために快く修正してくれた。

　私はもっとも大切な親友の1人である Dr Gerard Chiche にも感謝したい。この世において彼以上に信頼のおける人間を私は知らない。彼は私から恩が報いられるとはいささかも考えずにつねに私を支援してくれた。2年以上前にカンクン（地名）で Gerr（Dr Gerard Chiche の愛称）と席を同じくしたとき、本書を創る「引き金を引く」よう促してくれた。彼は私にクインテッセンス出版の世界を紹介してくれて、それ以後私の人生は変わった。彼の存在を感じない日は1日たりとなく、彼はつねにすべてが問題なく進むように私を見守ってくれ、成長へとつながるつらい道のりを歩むときもつねに励ましてくれた。

最後に、私はクィンテッセンス出版のH.W. HaaseとTomoko Tsuchiyaに感謝の意を捧げたい。彼らはSeattle Study Clubを支援し、出版物という形を通して世界でもっとも優秀な臨床医の発想と思考をわれわれの団体に持ち込むことを可能にしてくれた。座って患者を診療するとき、技工室でブンゼンバーナーに点火するとき、歯科研究施設で遠心分離機に試験管を設置するとき、これらのいずれのときであろうとわれわれの誰しもに恵みが与えられるのは、歯科教育における彼らの卓越した姿勢によるものである。

1

審美歯科における
適正な治療計画のための比率、
露出量および長さ

Gerard J. Chiche, DDS

審美歯科は計測可能な科学と
芸術的感覚の統合といえる。
そして、数値化できる幾何学的な部分は
体系化でき、教育で学べる。
一方、芸術的な感覚や感性の度合いは
人それぞれで大きく異なり、造形と経験による
修練を通じて習得することになろう。

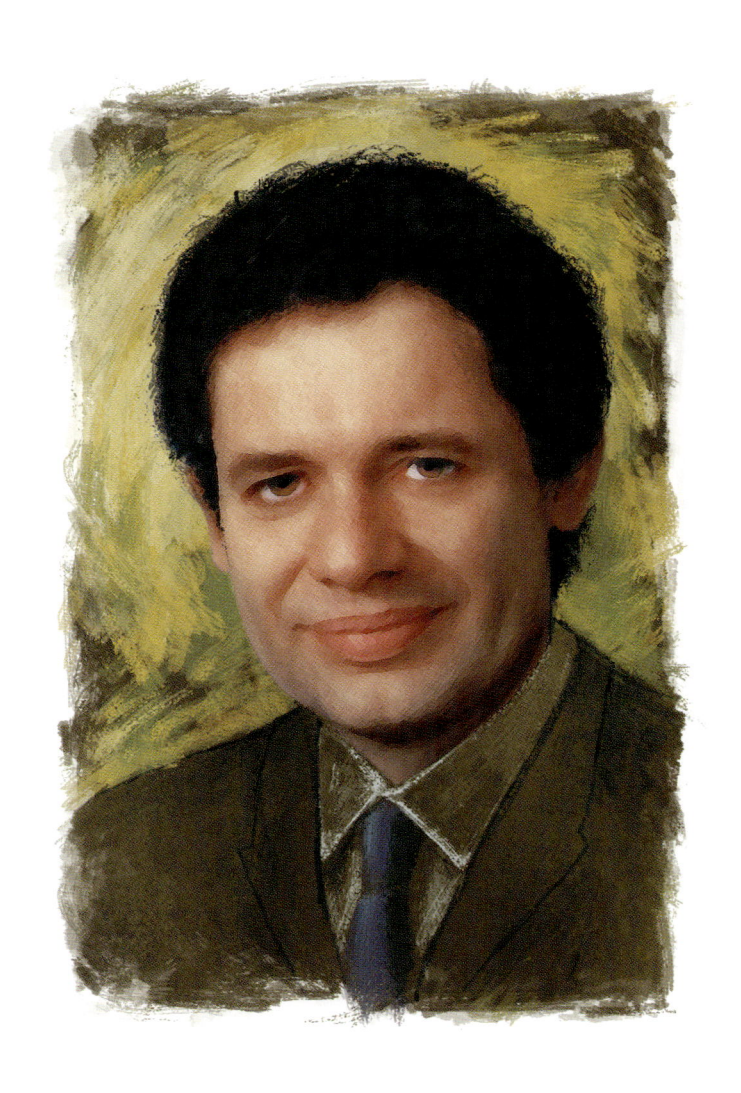

考え方とその背景
Philosophy and Background

　私が審美歯科に興味を持ったのは、1970年代後半にルイジアナ州立大学（以下LSU）歯学部の大学院生として在籍していたときだった。当時、数人の優れた先駆者たちと恩師たちから良い感化を受けたことに始まる。John W.McLean, Lloyd Miller, Ronald Goldstein, Harold Shavell さらに Peter Dawson らの先生たちが示してくれた審美修復の出来栄えに驚きをもって見入っていたが、その際に、それらの修復がどうして美しく見えるのかを自問することが頻繁であった。その頃と言えば、総義歯の製作法についての教科書を除けば、審美修復に関して明確に言及した教材はなく、1本の中切歯を隣在歯と調和するよう修復できるか否かが審美歯科の究極の課題であった。この30年を振り返るならば、私が現在あるのは John W.McLean 先生（OBE：大英帝国四等勲士）に負うところが大きいと思う。私が LSU の歯科学生であったときに、先生は歯科陶材の基本について個人的に、かつ辛抱強く教育してくださった。先生の2冊の革新的な著書 The Science and Art of Dental Ceramics, Volumes Ⅰ and Ⅱ が現代のオールセラミックとセラモメタルのテクノロジーの基礎となったことは周知の事実である。それらの著書の題名からも明らかなように、修復物の製作には科学だけでなく芸術が不可欠である。図1-1に McLean 先生の芸術的な臨床例の1つを転載させてもらったが、当時、審美歯科という用語はまだ歯科界で公然とは標榜されていなかった。

　一般的に言って、審美は感覚の表現と認識されている。したがって、歯科医師は感覚が審美にどのように深くかかわるかについてよく理解しておくことが重要と私は考えている。しかし、自分自身が歯科大学院生であった頃、審美的に予知性の高い治療結果を得るための方法を学ぶこと自体が困難であった。だから、ほかの歯科医師がそうであったように、常識の範疇で治療を進め、基本的には試行錯誤で審美修復治療を行っていた。1970年代後半から1980年代前半にかけて、口腔内に装着された見た目の美しい、素晴らしい審美修復を観察していて、はじめに判明してきた有益な情報は、審美性を高める1つの重大な要素が「比率」であるということだった。そして、比率に関する正確な感覚を身につけねばならないと認識することになった。

　もう1つの基本的な要素に気づくことになった自分の初期のころの臨床例がある（図1-2a）。この患者は現在装着されているクラウンを置き換えて、より美しく見える新しいクラウンを装着して欲しいと望んで来院した。明らかに、両側中切歯の幅広い外観を改善すべく、歯冠長を長くすることが必要であった。そのような理由から、単純に切縁を長くしてみたら、両側中切歯だけを見るかぎり良好に見えたにもかかわらず、顔貌全体から中切歯を観察するとあまりにも歯冠長が長すぎるように見えたことに驚きを禁じえなかった。つまり、切縁の露出量は顔貌全体との調和で決めることが重要な要素であることを理解した。本症例では中切歯の切縁を長くして審美性を改善する選択肢は使わないことにした。切縁の「露出量」の重要性を認識したのはこの症例が最初であった。そして、審美改善を目的とするなら、最終補綴物の製作に先立って、歯周外科による根尖方向への臨床的歯冠長を延長するよう治療方針を変更した。この症例は両側中切歯が交通事故による外傷を受けており、再植が不可欠であったため、治療は複雑であった（図1-2b）。ただし、最終的には、歯肉縁の高さを挙上することで歯の大きさの比率の観点からは良好な改善をできることになった（図1-2c）。この症例はパリ市在住の才能にあふれた優秀なセラミストである Alain Pinault 技工士と一緒に私が取り組んだ最初の臨床例である。また、氏とは10年間にわたって共同作業を行い、私の最初の著書である Esthetics of Anterior Fixed Restorations の共著者としても協力していただいた。私は審美修復に際しては、ものさしと正確なシリコン・インデックスを活用して治療に取り組もうとしていたのだが、氏は患者ごとに異なる状況を自分の感性で表現できるような多様性を発揮したいと要望してきた。これこそが、審美歯科治療においては患者ごとに双方向のアプローチが大切なことを学んだきっかけで、芸術と科学の融合の例と言えよう。

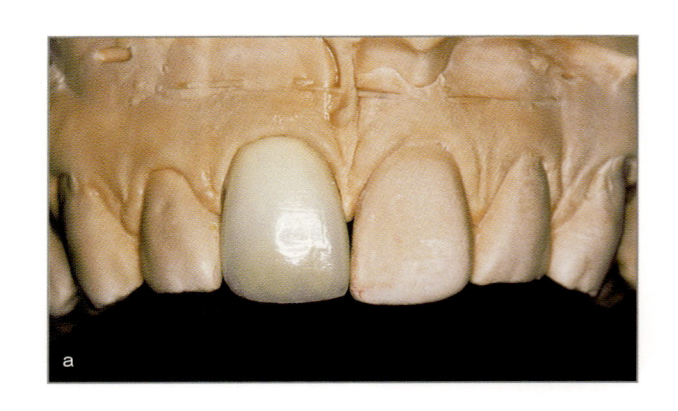

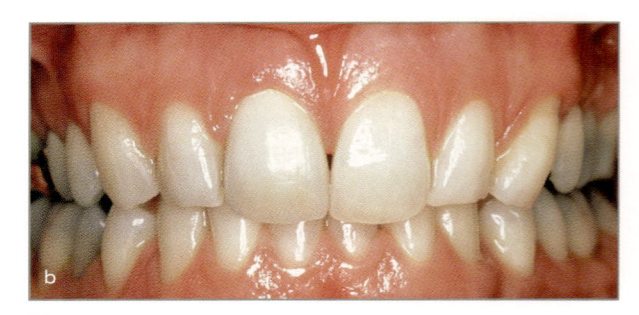

図1-1

図1-2

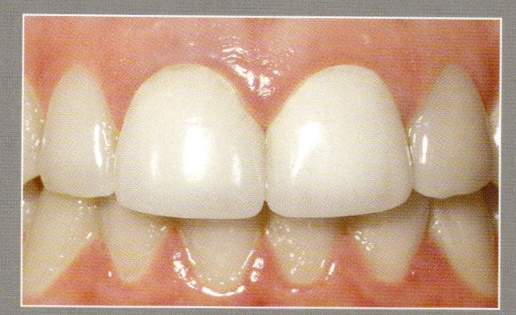

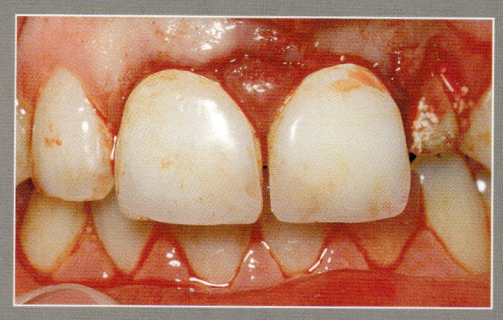

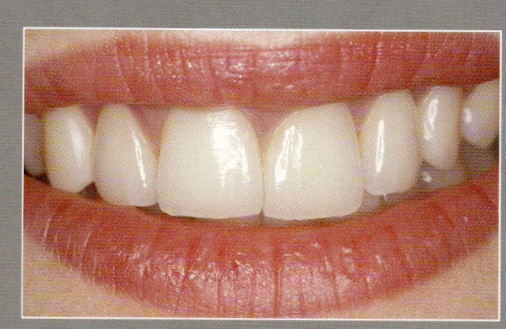

図1-2a 図1-2b 図1-2c

　対象物、一連の対象物、あるいはその構成要素を評価するとき、なじみのあるパターン（形式）に合わせようとして、過去の経験のなかから、以前に経験したものに合わせるよう視覚が調節されているものである。そのおかげで、規則性、釣り合い、および対称性に対して鋭い感覚を発揮することになる。美というものは比率（大きさ）の調和から生み出されているのも事実で、それが対象物に内在する要素、あるいは内在しないが関連する一連の要素によって構成されていることもあろう。このことは、審美的に良好な長さ、比率、あるいは連続性を決める際に、「満足のいく範囲（好まれる範囲）」と「満足のいかない範囲（好まれない範囲）」について深く考える契機になった。美術学の原則については、美術の基本を示す確立された優先事項としての数式が存在し、客観的な美を合理的に定義しているし、ある程度までは学生に教育することができる。ただし、芸術をそうした合理的な定義で捉えようとしても、感覚的な要素までは捉えきれないことも判明している。たいていの芸術分野において、審美の感覚的な次元は確立された規則によってたいへん上手に整理されている。それによれば、審美性の構成要素は統合されている原則で認識される要素の正しい配列であり、魅力や感性を引き出すための十分な多様性を持つ。統合は構成要素の正しい順序や目的を作るための第1に備えるべき要件で、通常は比率と対称性によって成り立っている。これらの事柄を審美歯科に置き換えて説明するならば、統合は中切歯、側切歯、および犬歯の適切な関係を指し、優位性（目立ちやすさ）とリズム（比率、周期性の繰り返し）が支配している。したがって、上顎の両側中切歯は口元のスマイルの美しさを引き立たせるよう十分な大きさであることが不可欠で、これは大きな要素が目立ちやすいというすべての構成要素のあり方からも理解できよう。

審美歯科治療の原則
Esthetic Treatment Principles

原則 1
　審美歯科は計測可能な科学と芸術的感覚の統合といえる。そして、数値化できる幾何学的な部分は体系化でき、教育で学べる。一方、芸術的な感覚や感性の度合いは人それぞれで大きく異なり、造形と経験による修練を通じて習得することになろう。

原則 2
　原則1で述べた二元性のため、審美歯科では歯科医師と歯科技工士（セラミスト）が協力して治療に取り組むことが特性として挙げられる。

　歯科医師がセラミストに対して過大に特別な基準を課して規制してしまうことは、優れた修復物を製作することに対して阻害する結果をまねきかねないことを、私は初期の段階から察していた。つまり、セラミストが自分の持っている感性と創造力を十分に発揮できるようにしておくことが肝要である。したがって、歯科医師は幾何学的な外形について、またセラミストは芸術的な部分について、それぞれがある程度ずつ、製作内容について関与していくのが好ましいことになる。

　その典型的な例を図1-3に示す。これは、第1回目のプロビジョナル・レストレーション、つぎの段階の治療半ばにおける第2回目のプロビジョナル・レストレーションを製作するためのワックスアップ、さらに最終補綴物にいたる治療の流れにおいて理解できるだろう。この考え方の進歩については、Peter Dawson先生の偉大な教えに負うところが大きい。先生は、矢状面観と前頭面観における前歯切縁の位置の重要性を強調し、それを良好に達成するには歯科医師とセラミストの各々の役割分担が大切であることを証明している。Dawson先生の教えによると、歯科医師は切縁の長さを上口唇と顔面に対して適正に位置づけるべきで、その比率は満足のいく、良好な範囲でなければならないと述べている。歯科医師からのこれらの大きさに関する情報はプロビジョナル・レストレーションを活用することでセラミストへ伝達されるべきである。この段階では審美性についての幾何学的な基本（大きさと外形）は満足（具備）されているから、美しさの基本となる要素はセラミストに伝えられたことになる。これらの指針をもとに、セラミストは形態、色調、表面性状、調和のとれた外観、さらに透明感などを制御しつつ、満足のいく、自然感にあふれる審美性に対して芸術的感性を駆使して創作していくことになる。

原則 3
　審美修復歯科の最終段階は、すべての重要な製作ステップにおいて、勘に頼ることのないように、その製作工程を作り上げておくことである。これは、最初の審美評価に始まり、つづく治療計画、診断用ワックスアップによる審美改善の可能性の評価、プロビジョナル・レストレーションの活用、セラミストとの情報交換、最終修復物の検討、および口腔内装着までの一連の流れのことである。

　この製作工程については本章の後半にて解説することになるが、7項目の優先事項（11〜23ページ参照）および前歯の切縁から歯肉縁にいたるまでの治療の流れが含まれている。各優先事項は、それぞれの事項に関する満足のいく範囲、およびその考え方にもとづく評価によって定義されている。これらの事柄は必然的に7つの治療目標あるいは満足のいく口元の審美性を生み出す基本事項でもある。この製作工程の中心は、確認用の照合表（一覧表）を作ることで、欠陥となる問題点が容易に判別できるようでなければならない。私が教えている卒後研修生との経験から、製作工程は簡単に学べて、容易に臨床で実用できるものであることが重要なことがわかった。それを的確に実施しておけば、あとに残された課題は色調（シェード）採得、およびセラミック修復物の種類と本数を特定することだけになる。

　ここで提示する審美修復のための原則と製作工程の内容は、実は私自身が実践する審美歯科治療の一般的な流れでもあり、私の30年以上の臨床経験をもとに体系化したものである。

図1-3

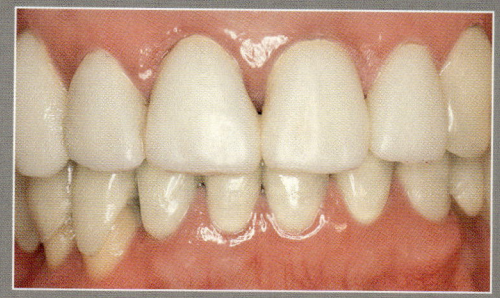

図1-3a 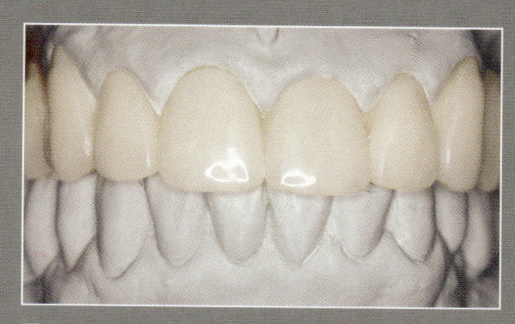　　　　　　　　　図1-3b 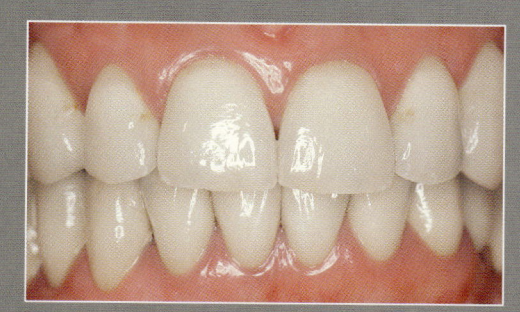　　　　　　　　　図1-3c

ステップ1
　一般的な評価と7つのステップからなる審美分析を実施し、いわゆるレッド・フラッグ（とくに注意する事柄）を記載する。この段階は技術的な分析である。

ステップ2
　患者との話し合いを行い、審美改善が求められる2、3の治療目標を明確にしていく。患者が話すとおりに、専門的ではない言葉でそのまま同意書に記載しておく。

ステップ3
　診断用ワックスアップを行う前に、歯の長さ、充満度、あるいは歯肉縁の高さなどが修正を必要とするか否かを知るため、口腔内の予備診査をはじめに実施する。この診査は、各症例の難易度に応じて、患者の口腔内を直接的に診査したり、または模型などを用いて間接的に行うことになる。

ステップ4
　診断用ワックスアップは予備診査から得られた情報を組み込んでおくべきで、審美分析および患者に説明した治療目標から得られる改善点が配慮されていなければならない。この段階では、切歯の位置、長さ、およびアンテリアガイダンスに特別の注意を払っておく。

ステップ5
　第1回目のプロビジョナル・レストレーションを口腔内装着する。機能的に問題がないかを評価し、つぎに、切歯の長さ、切縁の唇舌的な出っ張り具合（位置と豊隆）、そして細かな評価について患者の意見を聞く。この段階でのプロビジョナル・レストレーションは外形を重視した状態であるため、角ばって見えることが多い。通常、患者とより詳細な部分の改善について話し合い、プロビジョナル・レストレーションがさらに自然感を有する形態になることを示唆しておく。

ステップ6

プロビジョナル・レストレーションの切歯の長さが良好であると決まったら、その状態を記録するためにアルギン酸印象材で歯列印象を採得してプロビジョナルの歯列模型を製作する。そして、この模型を対合歯列模型とともに咬合器上に装着する。咬合器のインサイザル・テーブル上にアンテリアガイダンスを作成、付与しておく。こうしておけば補綴物製作のための作業用模型を同咬合器上に対合歯列模型と装着することで、3個の歯列模型をクロスマウント(同じ位置関係で装着)できることになり、インサイザル・テーブル上にはすでにアンテリアガイダンスが再現されていることになる。

ステップ7

セラミストへの指示書にはプロビジョナル・レストレーションの形態の再現についての要件の一覧を記載するほか、さらに望まれる改善点に関しても列挙しておくことになる。

ステップ8

最終補綴物をセラミストから受け取ったら、全体的な排列と色調についてだいたいの感じをチェックする。つづいて、前歯のオーバージェットを計測し、プロビジョナル・レストレーションと同じように製作されていることを確認する。最後に、1本1本の歯の長さを確かめて、指示書どおりに製作されていることを再度確かめる。

ステップ9

全部被覆冠で修復する症例の場合には、本章中で後に述べるハーフ・トライイン(片側試適法)を活用し、セラミック修復物とプロビジョナル・レストレーションの対称性を比較する。また、アンテリアガイダンスがプロビジョナル・レストレーションのガイダンスと機能的に調和していることも評価しておく。

ステップ10

最終修復物を口腔内装着し、審美的要件が満足されたならば、つぎに、修復物の咬合調整を実施する。

以上のすべてのステップこそが、私が提案するもっとも利用しやすく有益な製作工程であることを、あらためて強調したい。この工程を経ることで、審美歯科のためのすべての治療計画は審美修復の本来の治療目的である満足のいく比率、良好な露出量、および適正な長さの達成へと導かれることになる。私見だが、これが成功の鍵と考えている。

つづいて、3つの審美の構成要素についての詳細を解説していく。1つずつの要素を個別にできるだけ詳しく述べていくつもりだが、それぞれ別々に区別して説明できない場合も多く、さまざまに組み合わせて述べる必要のあることも理解しておいていただきたい。

審美歯科の共通的配慮事項
The Esthetic Routine

　臨床的には、患者が要望する審美に関する5つの一般的な期待事項があり、それらを治療内容に自動的に取り入れることになる。なぜならば、それが口元を若く魅力的に見せる典型的な要素となるからである。同様に、それが審美修復における「共通的配慮事項」であるとも考えられる。

良好な歯の長さ

　魅力的で、美しい口元を持つことへの願望の程度は患者自身が抱いているイメージによって大きく異なるし、さらに、どれくらい若々しく生き生きとした口元の外観を期待しているかによっても違ってくる。たいていの患者は若さと美しい魅力的な口元は相関すると考えていることを術者として忘れないようにしている。したがって、切縁の長さを適正に設定することはすべての審美歯科治療の大切な出発点と位置づけている（図1-4）。

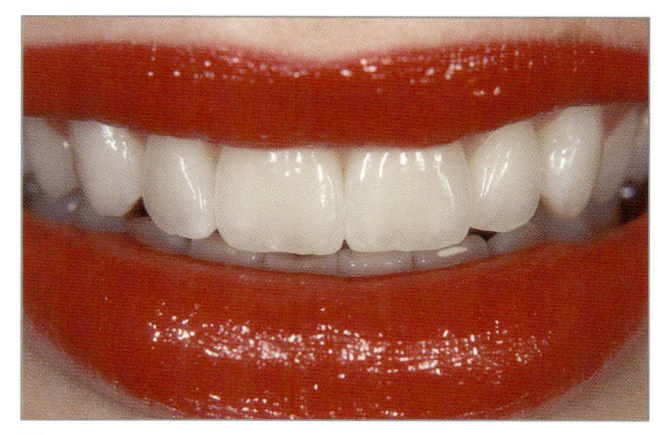

図1-4

中切歯の良好な大きさ

　審美的観点から、良好な中切歯の大きさは、顔面と調和するよう決められねばならない。客観的に見て理想的な上顎中切歯の大きさを顔面の形態や精密な比率だけから科学的に算出できるものではないが、一般的に承認されている主観的に調和した状態についてはよく知られている（図1-5）。この主観的な調和は多くの人が美しいと感じる、顔との比率を基準としている。この相関性を数値化すべく、多くの文献報告がなされてきたが、美しいと認知される許容範囲を提示しているだけである。顔面に対して中切歯の幅が狭すぎると美しく目立って見えないし、きわめて人工的で不自然になってしまう。逆に、幅広い正中離開を中切歯の幅を広げて修復すると中切歯だけが目立ちすぎてしまう。

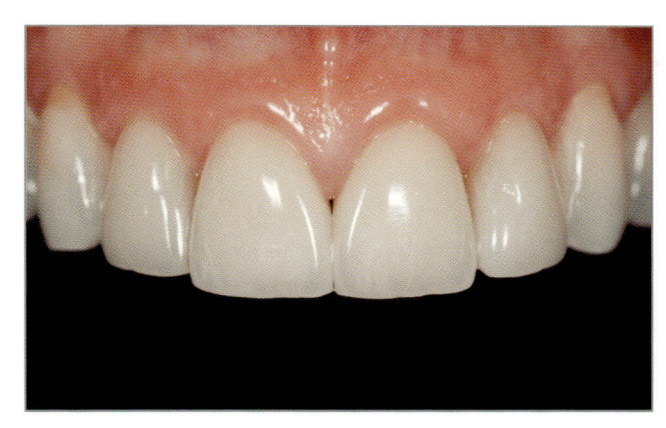

図1-5

良好で、ほど良い凸状湾曲のスマイルライン（切縁線）

　口元の若さは、両側中切歯が適度に大きく、きれいに目立ち、切縁の上部鼓形空隙がはっきりとした輪郭を持ち、スマイルラインが下に凸の湾曲であることによって表現される。患者たちはすでに頭のなかで描かれている潜在的なイメージを持っているため、口元の若さの表現に対して、それぞれ固有の調整が必要になる。その内容は、より平坦な切縁線を作るために歯の長さを一定にとどめようとしたり（水平的な対称性を重視する調整）、あるいは若干の凸状湾曲の切縁線を作るために歯の大きさを均等な比率で変化させる（放射状の対称性を重視する調整）ものである。伝統的に、切縁線の湾曲の程度は下口唇の湾曲に従うとされてきた（図1-6）。一方、臨床的にはほとんどの患者は下口唇の湾曲よりも少し湾曲が少ない程度、またはより平坦な切縁線（スマイルライン）を好むことが多い。

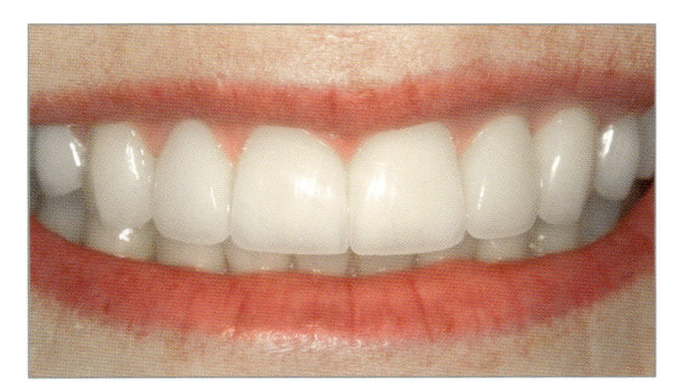

図1-6

図 1 - 7

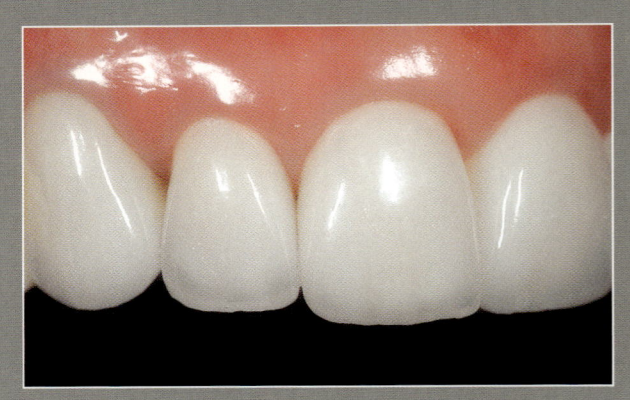

図 1 - 7a

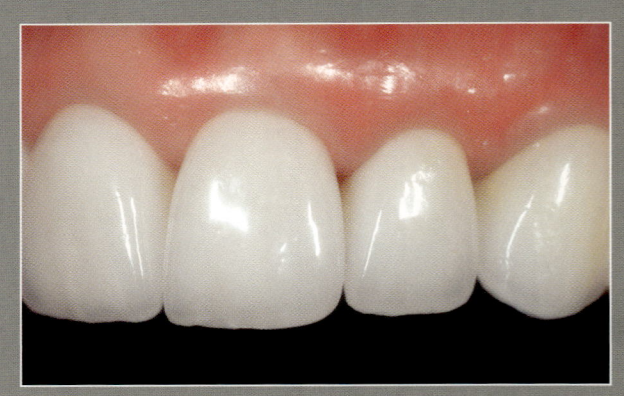

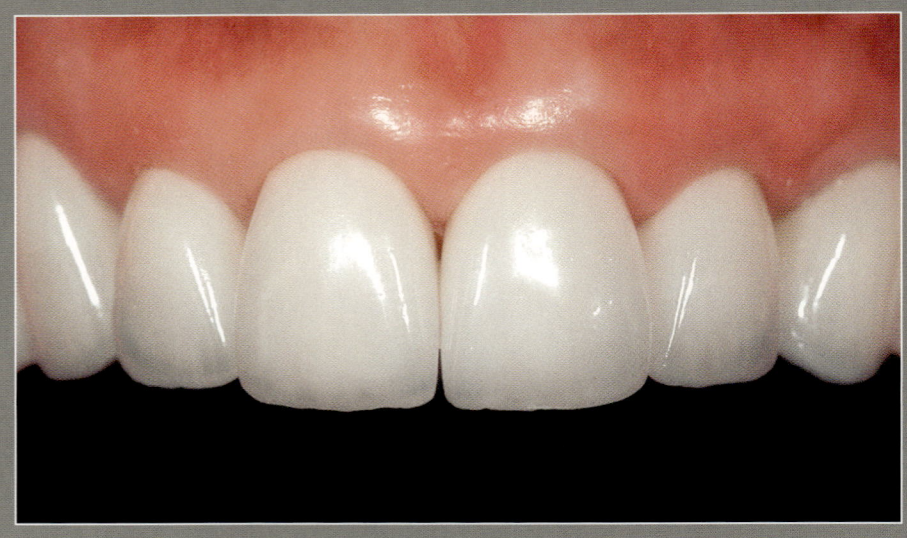

図 1 - 7b

図 1 - 7c

切縁部鼓形空隙の良好な連続形態

　上顎の両側中切歯間の切縁部鼓形空隙はもっとも小さいのが自然な状態で、この鼓形空隙の深さは中切歯‐側切歯間でやや大きくなり、さらに側切歯‐犬歯間ではより大きくなるのが普通である。この連続性はリズム感とも言い換えられよう。切縁部鼓形空隙の連続形態は隣在している歯同士の良好な一連のリズム感を表現する（図 1 - 7）。より自然感のある若々しい口元を好む患者たちは彫りの深い、より解剖的形態（切縁摩耗のない状態）を好むことが多く、年齢相当のきれいで、さほど目立たない鼓形空隙の再現を望む患者たちとは異なる。人が見て美しいと感じる状態を創作するためには、鼓形空隙の連続形態が重要で、各歯の良好な大きさの比率を確立する基礎となる。

適度に明るい、良好な白さ

　すべての分野の宣伝・広告によって波及してきたメディア・イメージが現代の歯科治療に大きな影響を与えてきたのは、衆知のことであろう。現在では、従来から使用してきたシェードガイドには存在しない白い歯による修復が望まれることも少なくない（図 1 - 8）。

図1-8

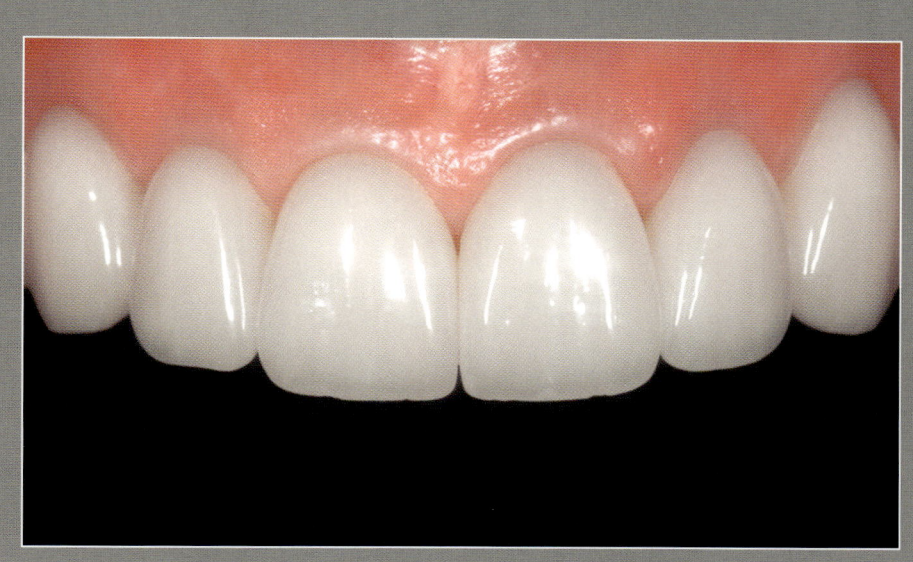

図1-8a

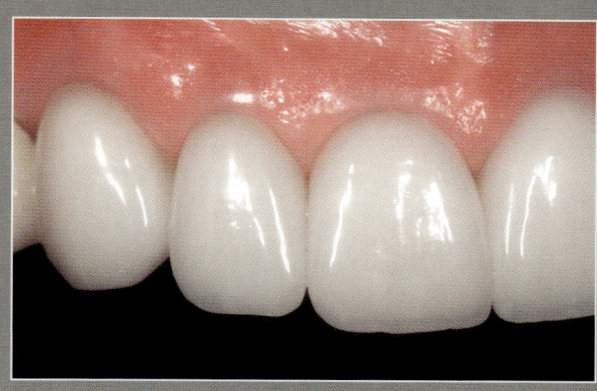

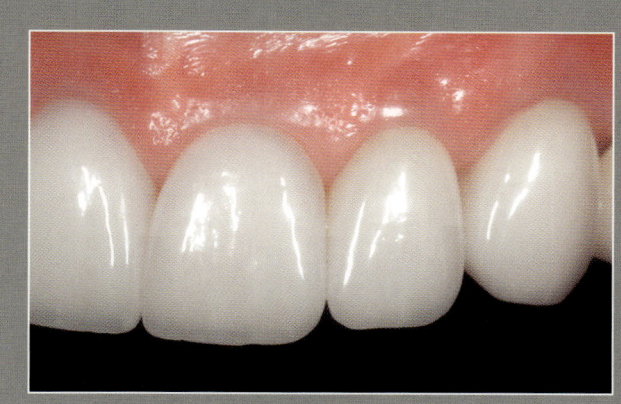

図1-8b

図1-8c

比率、露出量および長さの補助としての対称性
Symmetry As an Adjunct to Proportion, Display, and Length

　比率、露出量および長さは歯の配列のある程度の対称性がなくては共存できないし、人が見たときに構成要素が規則性を有していると感じる感性を満足できないことにもなる。審美歯科治療では、口元の美しさによって顔貌の対称性が強調されて見える感じを、患者が無意識的（潜在的）に期待している。この顔貌における規則性の感じは平行な直線または曲線、対称性、および連続的な比率によって作られている。患者の最初の診断時から、患者のもっとも望んでいる抱負（願望）とは何であろうかとつきとめようとするのであるが、とくに注意しておきたいのは、その患者が若々しい解剖学的な口元を望んでいるのか、あるいは年齢相応のきれいな口元を要望しているのかを判別しておくことである。顔面と口元の外観に対して患者が持つ感性は個人差や文化の違いによって変化する。たとえば、ヨーロッパの通常の人たちは歯の配列が少し乱れて、不規則であっても、それを問題にすることはほとんどない。一方、北米のほとんどの人たちは歯の配列に若干の不規則性があると、その問題は少しでも改善すべきか、あるいは完全に解消すべきだと考えている。こうした審美に関する感性の差は同じ国内であっても地域差がある。治療が進行するにつれて、プロビジョナル・レストレーションの状態を患者と話し合って再評価を繰り返し、最終補綴物の形態が患者にとって良好で満足がいくように検討しておくのが肝要であろう。顔貌が美しく見える調和の程度は、顔面の正中に近い部分はより対称的で、正中から離れるに従って非対称性の度合いが増すことで表現されている。口元の美しさの表現についてもこの考え方が成り立つ。歯列の正中に近い歯はより対称性でなければならず、一方、正中から離れるに従って歯は非対称的であっても良いことになる。良好な比率、露出量、および長さが対称性の決め手だが、その度合いは患者が若く見える解剖的な口元を望むか、または、年齢相応の自然な口元を要求しているかによって異なってくる。

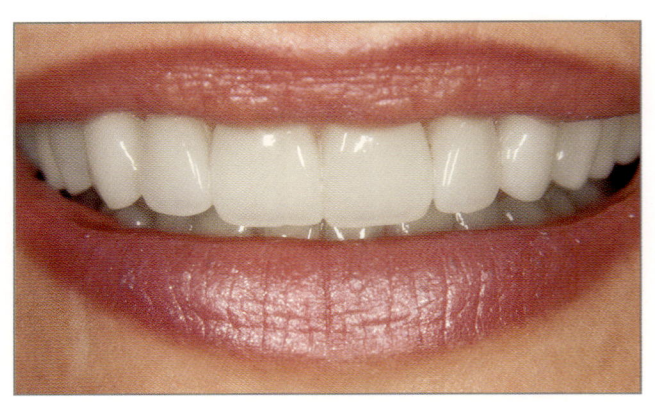

図1-9

若々しく完璧な口元の審美性を要望する症例

　典型的には、完璧な口元の審美性を望む患者は最大級に整った規則性と乱れのない歯の配列、さらに色調がもっとも白く、明るく輝くような状態の再現を期待している。このような患者に対しては、歯列の正中が真っすぐで、下口唇の湾曲よりも若干平坦な切縁線（スマイルライン）、対称的な両側中切歯、側切歯、犬歯、および対称性の歯肉縁形態を付与することが不可欠になる。さらに、歯と歯の間のスペース（空隙）は暗く見える部分を極力少なくするのが重要である（図1-9）。また、前歯の切縁寄り1/3の部分はきれいに見えるよう前方へ位置させるのも大切である。完璧な口元の再現を望む患者の治療には一般的に3つの治療目標があり、たいていの場合に患者はそのように期待している。すなわち、（1）きわだった明るさ（漂白で得られる白さよりもさらに白い状態）、（2）通常よりも長い切縁、（3）歯と歯肉で満たされている（暗い部分がない）状態である。以上の治療目標を認知しておくことは患者と術者にとって有益な指針になるし、とくに症例の歯列に大きな修復物がなく、治療方法に幅広い選択肢が考えられる場合に有益である。このような症例に対しては、はじめに、より保存的な修復法を選択肢として患者に提示し、つづいて間接法による、より侵襲性の大きい修復法が選択肢としてあることを説明するようにしている。患者に示したすべての選択肢は評価表と同意書に必ず記載しておく。

年齢相応の自然な口元の審美性を要望する症例

　年齢相応の自然な口元の再現を望む患者は、はじめからよく目立つ真っ白な口元になることを治療に期待してはいない。このタイプの患者は、前歯が自然に見える白さで、規則的できれいな配列であることを一般的には期待しており、歯を修復した結果、際立って目立つことを望んでいない（図1-10a）。きれいで、良好に見える口元に共通することは、歯列の正中近くの部分で歯は対称性で、ごくわずかな不規則性を除けば、両側中切歯はほとんど対称的に作る（たとえば、片側の中切歯を反対側の中切歯よりわずかに近心傾斜させ、両側中切歯の遠心部の切縁隅角を非対称性とする）。一方、非対称性は両側の側切歯に付与しておく。患者には雑誌に掲載されている美しい口元を紹介し、側切歯は形、傾斜、摩耗度、および翻転の程度が両側で異なっていることを説明する。また、これらの患者は歯肉縁の高さがそろっているか否かもさほど気にしないため、犬歯に少しの非対称性を付与する。両側の犬歯は、歯肉縁の高さと尖頭の高さが必ずしも左右対称でなくても良いからである。切縁部鼓形空隙には自然な深さを与えるが、空隙の形態は自然に移行すべきである（図1-10b、図1-10c）。図に示した2つの写真からわかるように、切縁の凹陥と一連の流れるような形、および歯頸部色調の変化などの微妙な多色効果を付与することもこれらの症例では有効である（両側の側切歯の形態は非対称的であることに注目）。

　完璧な口元の再現を望む患者の場合と同じく、自然な口元の再現を望む患者の場合にも3つの共通する治療目標がある。それは（1）両側の側切歯と犬歯は形態が少し不完全である、（2）切縁部鼓形空隙の形態は明確で大きく、自然に見える、（3）色調の変化による効果が存在する、である。

図 1 -10

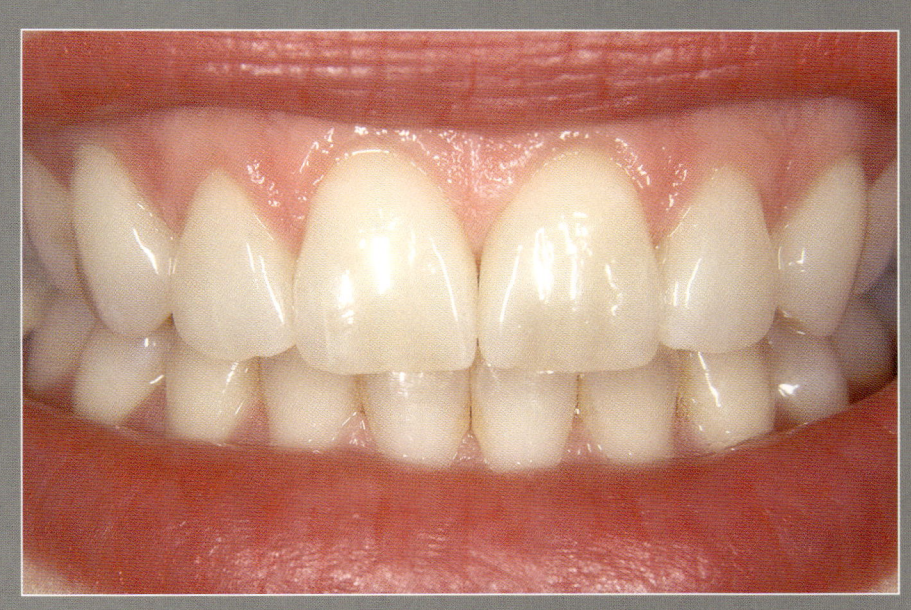

図 1 -10a

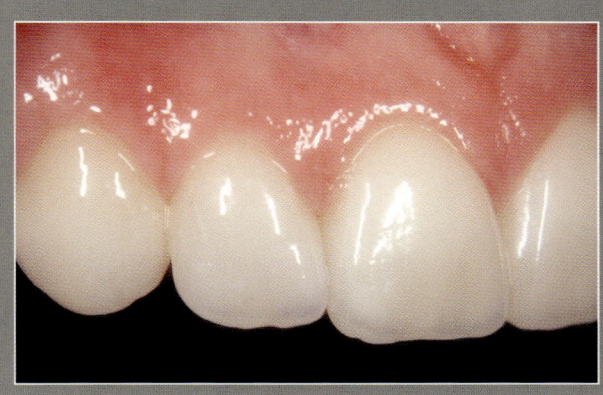

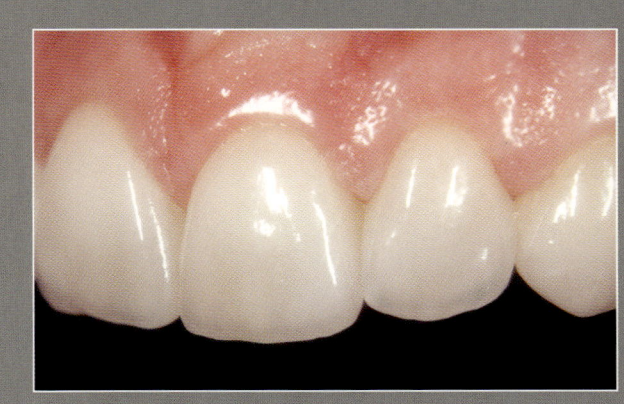

図 1 -10b

図 1 -10c

審美歯科治療のための
優先事項と段階的な審美分析法
Esthetic Priorities and Step-by-Step Esthetic Analysis

　審美分析は簡単で、段階的（ステップ・バイ・ステップ）で、かつ順序正しく実施できる内容であることが望ましい。内容が単に長いだけの分析は好ましくなく、分析の段階（ステップ）だけを単純に記載するのも正しくない。審美分析は不良な旧修復物を切縁から歯肉縁へ向けて論理的に進められねばならず、歯肉組織を検討する前に歯質部分が評価されるべきである。つまり、切縁の適正な位置と歯冠長を決めることで、歯の良好な形態を設定するためには歯肉の位置を変化させるべきか否かを評価できることになろう。

　審美歯科治療では 7 つの優先事項があることを強調しておきたい。これらの事項は、審美分析、診断用ワックスアップ、プロビジョナル・レストレーション、および最終修復物の評価と装着の一連の治療中において、もっとも重要な注意点となる。良好な比率、良好な露出量、および良好な長さは審美分析のための検討事項（チェック・リスト）の基本概念であり、7 つの優先事項のなかの 3 事項でもある。これらの優先事項に従えば、審美分析における要注意事項を容易に判断でき、包括的歯科治療に際しても治療計画を正確に立案しやすくなる。もちろん、顔面の正中線の位置や口唇の非対称性などの大切な審美的要素が存在するのも明らかであるが、そうした要素は補助的で、最優先する事項ではないと考えている。

1　審美歯科における適正な治療計画のための比率、露出量および長さ・Chiche

優先事項1：スマイルライン（切縁線）

この優先事項は2段階からなるが、きわめて迅速に分析を済ますことができる。

スマイルラインの形態の記録

　スマイルライン（上顎切縁線）の形態は4つに分ける。すなわち、凸型、平坦型、凹型、超凸型である。凸型が一般的には好ましい。ただし、患者が現存するスマイルライン形態を良好と考えているかどうかを判定することはきわめて重要である。この判定には、コンポジットレジン製の診断用修復物を活用するのが理想的であるが、遅くともプロビジョナル・レストレーションを装着している期間内に決めておくべきである。図1-11に示す患者は下口唇の形態が超凸型であったが、旧修復物の平坦なスマイルラインと同じ形態を最終補綴物にも再現してほしいと要望した。

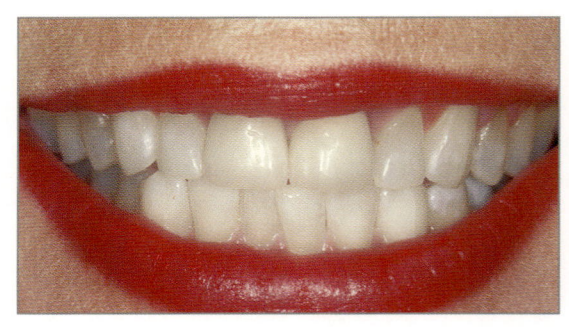

図1-11

下口唇の形態の記録

　下口唇の形態は治療の初期段階で把握しておくことが重要である（図1-12）。通常、下口唇が平坦な形態の場合、凸型のスマイルラインを付与するのには無理がある。ただし、プロビジョナル・レストレーションを活用してわずかな凸型スマイルラインを付与し、これを口腔内で検討した後に、セラミストへ正確に情報伝達して最終修復物を製作する段階を踏めば、可能なこともある。言い換えるならば、下口唇の形態が平坦な症例は治療の早期の段階で判別し、要注意事項として術者は認識せねばならない。そして、プロビジョナル・レストレーションの装着中にスマイルラインの形態を細心の注意を払いつつ調整すべきである。スマイルラインの形態の変更は歯の長さ（3つの基本事項のうちの1事項）の修正を意味する。その場合には、患者が修正内容を具体的に確認して承諾できるようコンポジットレジン製の模倣修復物またはプロビジョナル・レストレーションを用いて試験的に評価しておくべきである。

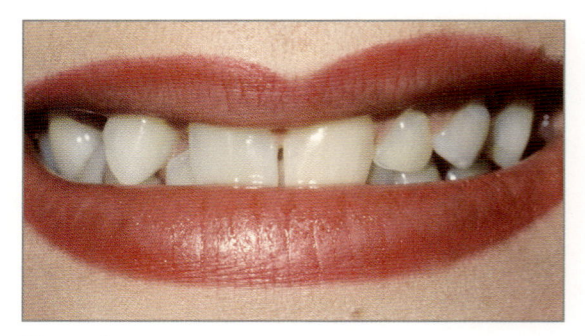

図1-12

優先事項2：切縁の唇舌的位置

　この優先事項も迅速に分析を済ますことのできる段階である。その最大目標は、術前の切縁の唇舌的位置をそのまま模倣して用いるのか、または、唇側へ出っ張りすぎているから、切縁を舌側方向へわずかに移動させるか、あるいは、舌側へ引っ込みすぎているから、切縁を唇側方向へ移動させるかの判定である。この優先事項は2段階からなる。

F発音位とV発音位による切縁と下口唇との位置関係の記録

　F子音またはV子音を発音するとき、切縁は下口唇のドライ・ウエットライン（皮膚と粘膜の境目の朱色の部分）よりも内側に位置し、下口唇の閉口路を阻害しない。一般的には切縁が唇側（外側）寄りに位置すると下口唇の皮膚部と接触してしまう（図1-13）。経験的に言うと、F音またはV音の発音に際して、最終修復物の切縁が下口唇のドライ・ウエットライン付近に接触していれば治療結果としては良好である。しかし、切縁が下口唇のドライな部分（皮膚）と接触すると患者は発音するときに調節をせまられることになり、予知性に問題を生じ、治療結果は良好でないことが多い。実際

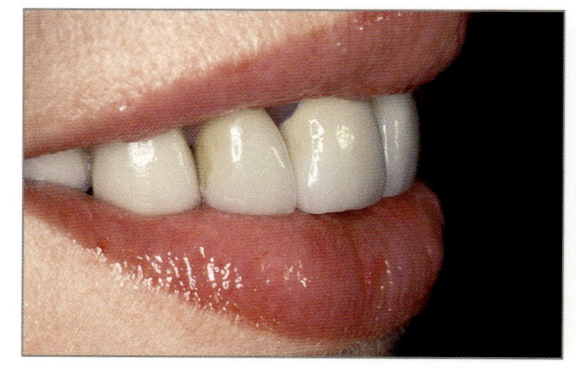

図1-13

図 1 - 14

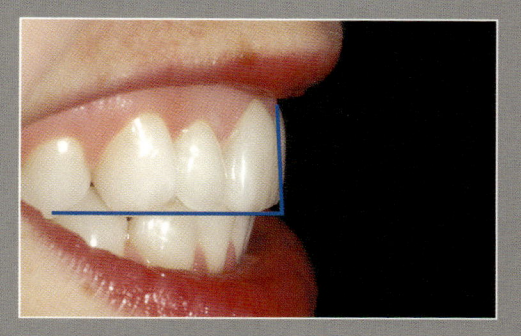

図 1 - 14a 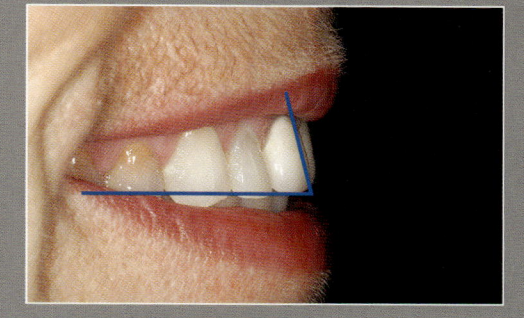　　　　　　　　　図 1 - 14b 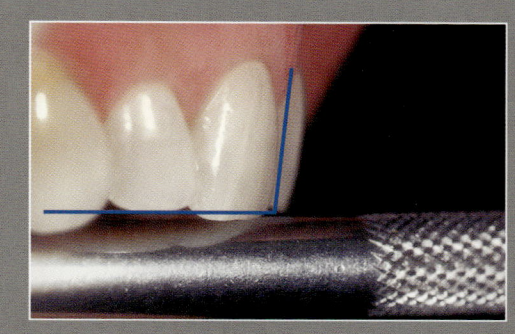　　　　　　　　　図 1 - 14c

には、F発音位とV発音位による検討法には限界がある。切縁が大幅に外側へ位置している症例ではきわめて有効な評価法になる。一方、切縁が若干だけ外側へ位置している症例では決め手となる評価法ではないとも言える。したがって、発音位によるこの評価法は確実な手立てになる方法とは言えないが、下口唇に対して切縁が明らかに外側へ位置しているか否かを判定する方法としては有益で、初期の段階における審美分析として実施しておくべきである。

上顎臼歯部咬合平面と切縁寄り1/3の傾斜とのなす角度の記録

この評価法は Frank Spear 先生から教えていただいたが、きわめて有効な分析方法である。Spear 先生は、上顎臼歯部の咬合平面に対して上顎中切歯の切縁寄り1/3の傾斜は直角をなすことが多いと述べている（図1-14a）。つまり、この角度が小さすぎることは切縁が唇側寄りに位置することを示し、修復に際しては正常な90°の位置へ改善することになる（図1-14b）。一方、この角度が大きすぎることは切縁が舌側寄りに位置することを示し、より審美的な直角な位置（垂直）になるよう切縁を外側へ修正したほうが良い（図1-14c）。

切縁寄り1/3の傾斜が内側（舌側）寄りに位置すると診断されたら、最終補綴物の切縁は外側へ位置させることになるため、支台歯の唇面の削除量は最小限に留めることができ、良好な結果を得やすい。上顎前歯の切縁寄り1/3が下顎前歯の唇側転位のために外側へ位置してしまっている症例がある。この治療に際しては、上顎切歯を理想的に修復できるよう、下顎切歯を矯正治療によって後方（舌側）へ移動することが最善の方策となり、より複雑で困難をともなう術式になる。もし、そのような術式を活用できないことになると、発音に関する問題を生じることがないよう、切縁寄り1/3の位置が診断時よりも外側へ位置しないよう注意を払うべきであろう。結論として、この角度を評価する方法を十分に理解することが切縁の位置の改善には不可欠である。

優先事項3：切縁の長さ

この優先事項は明らかに重大で、つぎの2段階からなる。

安静時の上口唇に対する切縁の露出量の計測と記録

Vig と Brundo（1978年）は、安静位における上口唇に対する切縁の露出量（図1-15）を計測し、患者の年齢、性別、および上口唇の長さとのかかわりあいによって数値が異なることを報告している（表1-1）。

この研究が実施された時代には、総義歯の教科書にだけ審美歯科についての情報

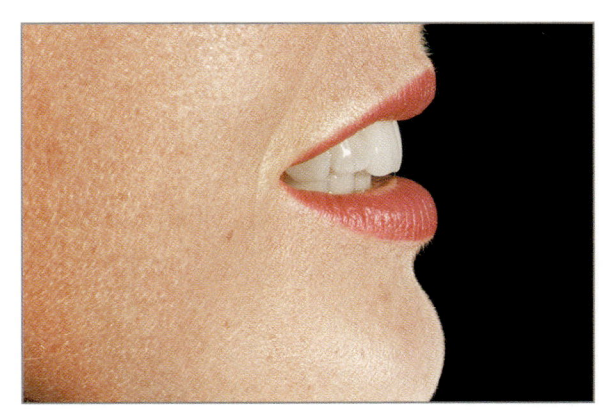

図 1 - 15

表1-1 性別、上口唇の長さ、年齢別の平均的な切縁露出量*		
要素	切縁露出量（mm）
性別	
男性	1.91
女性	3.40
上口唇	
短い	3.65
長い	0.59
年齢	
若年	3.37
中年	1.26

* Vig RG, Brundo GC. The kinetics of anterior tooth display. J Prosthet Dent 1978；39：502. より複製許可を得て転載。

が述べられていたことを知っておくことが重要である。総義歯製作時にロウ堤の上顎切歯部の高さを上口唇下縁よりも2mm長く作っておくという当時普及していた定説に対して、VigとBrundoが質問を投げかけたのは秀逸な指摘と言えよう。彼らの研究結果によれば、若い患者、女性患者、あるいは上口唇の短い患者では切縁露出量の平均値は約3.5mmであった。研究報告後、すでに30年を経過しているが、私は彼らの研究結果を現在の審美歯科患者にも適用させてもらっている。安静時の上口唇の位置に対する切歯の正常な切縁露出量を3つに分類する（**表1-2**）。

表1-2 好まれる正常な切縁露出量	
患者	切縁露出量（mm）
多めの切縁露出を好む女性	3.5～4.5
少なめの切縁露出を好む女性	2.0～3.0
男性	1.0～3.0

上顎中切歯の長さの計測

　上顎の両側中切歯の長さは10～11mmの範囲にすべきである（**図1-16**）。少なくとも10mmの長さである理由は中切歯の良好な形態の比率を維持するためである。もし、治療前に中切歯の長さが10mm未満と判明したら、治療計画段階で見逃している事項があると考え、長さを増す量については歯の切縁側または歯肉側のいずれが妥当かを検討する。顔面の長さと切歯の長さに関する相関については科学的に証明されていないのではあるが、顔面が短い症例では中切歯は10mmとし、一方、顔面が長い症例では中切歯は11mmの長さに設定するのが良好で、一般的に患者に承認されやすい。これらの見解は基本的なものであり、中切歯の長さは顔面の長さ（安静時の上口唇の位置）で決まり、そのことからすると、中切歯の正常な歯冠長は10～11mmになることが多い。

図 1 - 16

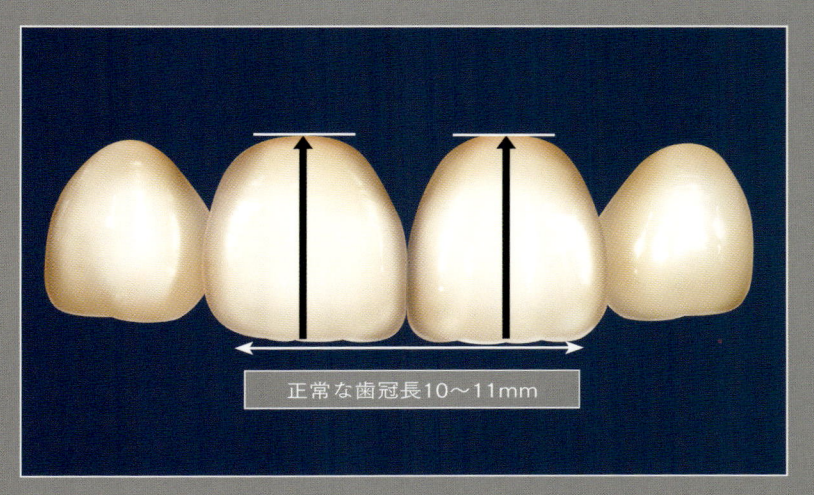

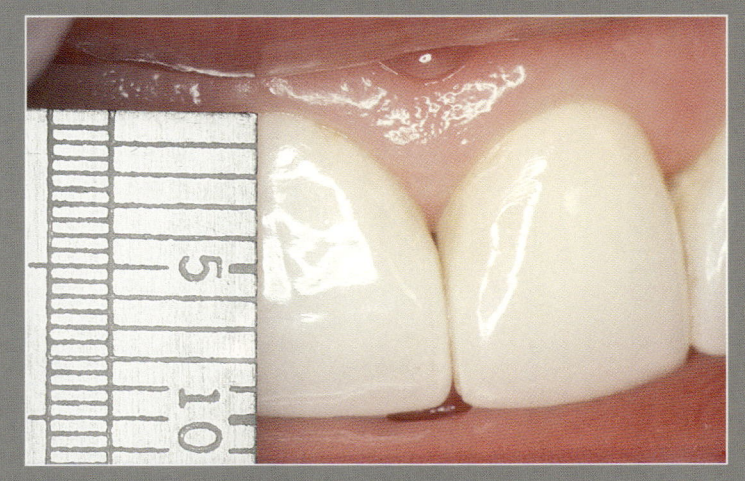

図 1 - 16a

正常な歯冠長10〜11mm

図 1 - 16b

優先事項4：上顎中切歯の歯冠長と歯冠幅の比率

　上顎中切歯の歯冠長と歯冠幅の比率は見た目が審美的に良好な感じであることが不可欠である。このステップでは、中切歯の比率を(1)釣り合いがとれた状態(図1 - 17a)、(2)細く、長い状態、(3)幅広く、短い状態(図1 - 17b)に分類し、記録しておく。一般的な法則としては、上顎中切歯の良好に見える幅と長さの比率は75％から80％の間にある(図1 - 17c)。もし比率が70％以下だと、中切歯は細すぎるように見えるし、85％以上だと短すぎるか、四角(方型)すぎるように見える。この比率に従えば、10mmの長さの中切歯は幅が7.5〜8.0mmならば良好に見えると予測でき、同様に11mmの長さの中切歯ではその幅は8.5〜9.0mmであれば良好なことになる。

　審美性は良好に見える範囲と個人の主観的判断に依存すると私はつねに認識している。したがって、症例の顔面だけから中切歯の正確な大きさを決定することは不可能である。つぎに示すインプラント患者を例に挙げて解説する(図1 - 18a)。プロビジョナル・レストレーションの中切歯を計測すると、長さは11mm、幅が8mmで、細すぎるように見えた(図1 - 18b)。適正な歯冠幅を正確に設定することは科学的には不可能であったが、長さ11mmの中切歯に対して良好な外形に見えるには少なくとも8.5mmの幅が必要で、幅が0.5mm不足していることがわかった。中切歯の幅を増やすには隣在する側切歯の幅を削って減らす必要があった。これがもう1つの別な優先事項で、中切歯に付与すべき比率、外観(露出量)、長さは、側切歯に付与すべきそれらの要素よりもつねに優先するということである。言い換えれば、側切歯の大きさは中切歯の大きさを優先したうえで決めるべきで、その逆は成り立たない。その結果、このインプラント補綴の最終修復物の歯冠幅―歯冠長比率は75％〜80％の範囲に収まった(図1 - 18c)

　最終的には、可能なかぎり、上顎中切歯の幅は7.5mm以上にすることが望ましい。もし幅が7.5mmより狭くなると、中切歯は目立たず、結果として、美しくない治療結果になるだろう。

図 1 -17、図 1 -18

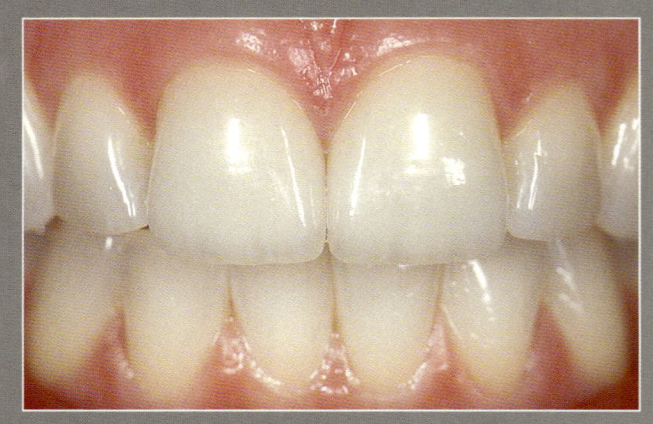

図 1 -17a

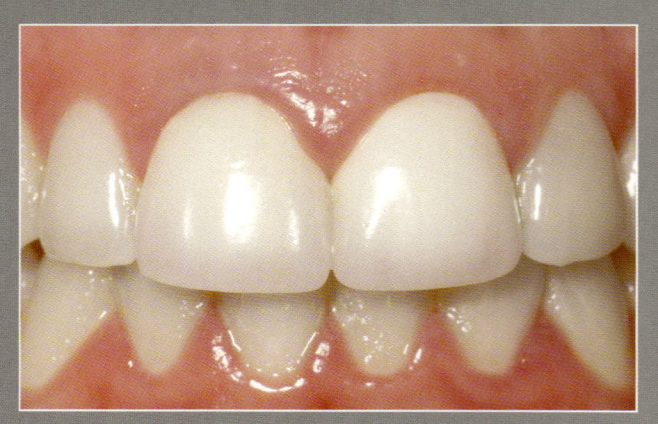

図 1 -17b

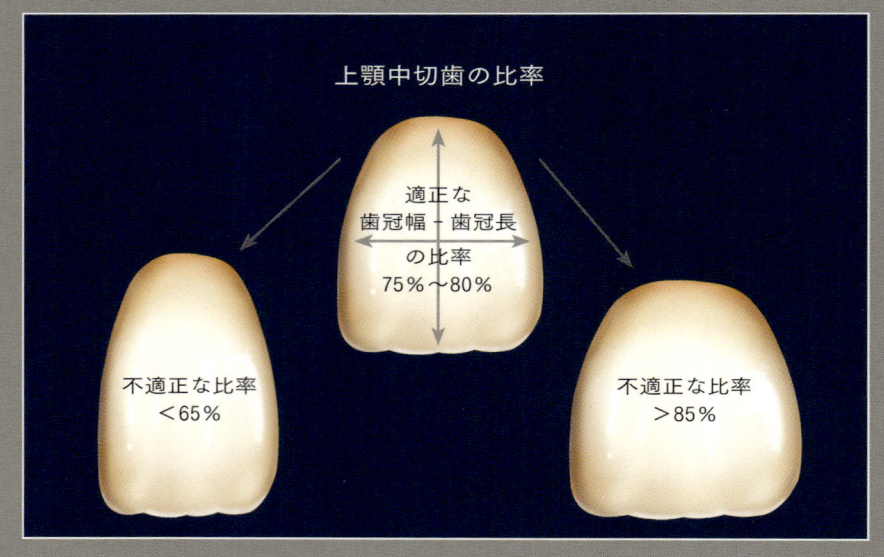

上顎中切歯の比率

適正な
歯冠幅・歯冠長
の比率
75%〜80%

不適正な比率
＜65%

不適正な比率
＞85%

図 1 -17c

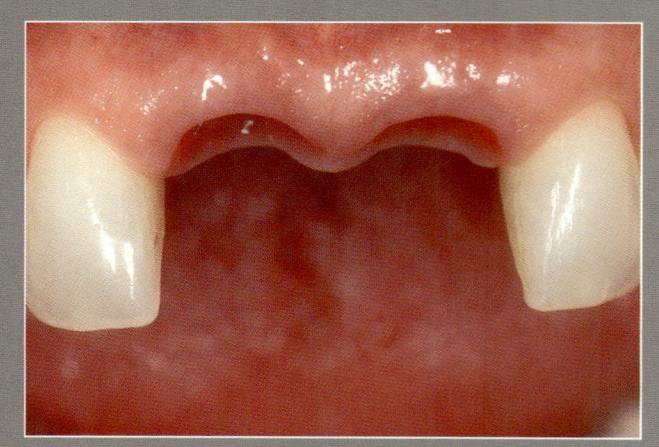

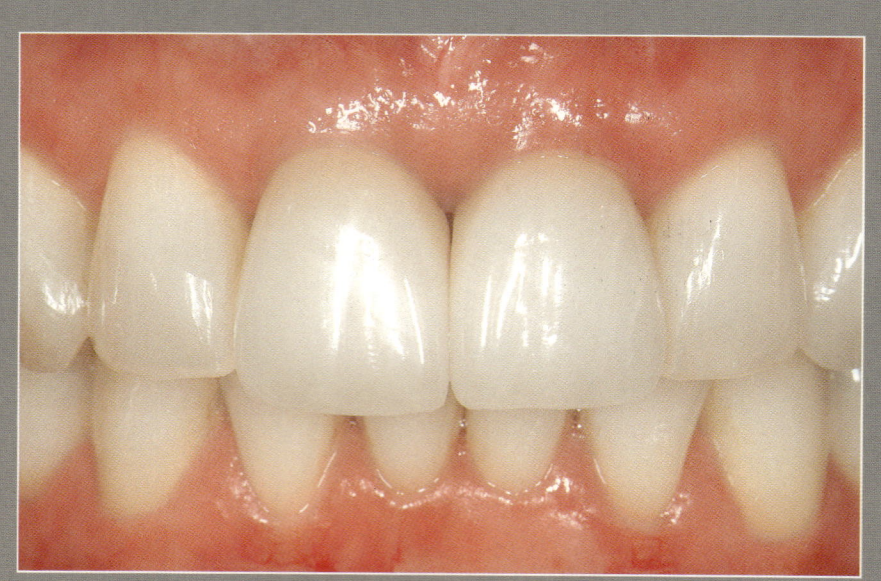

図 1 -18a

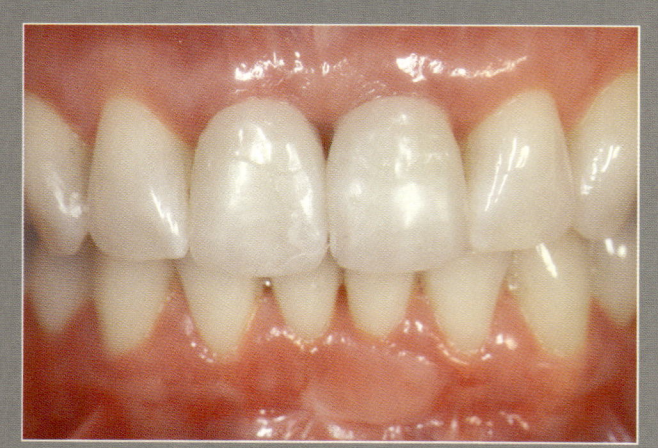

図 1 -18b

図 1 -18c

図1-19～図1-21

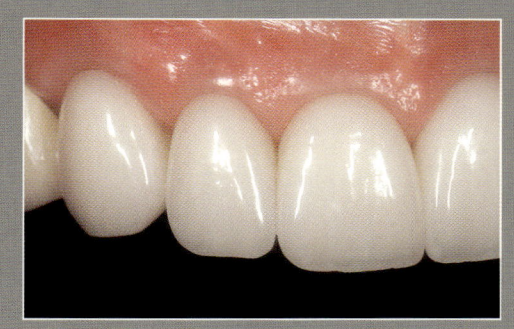

図1-19 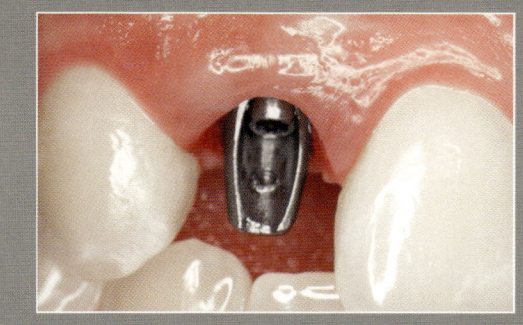　　　　　図1-20a 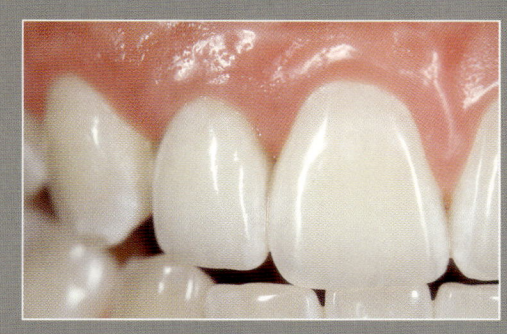　　　　　図1-20b

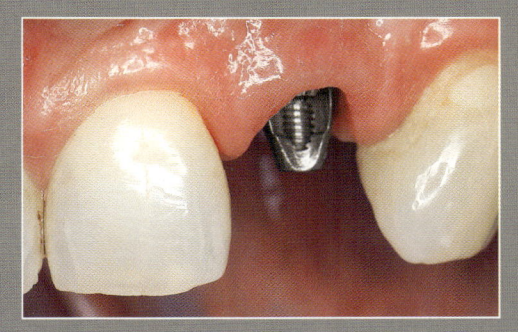

図1-21a 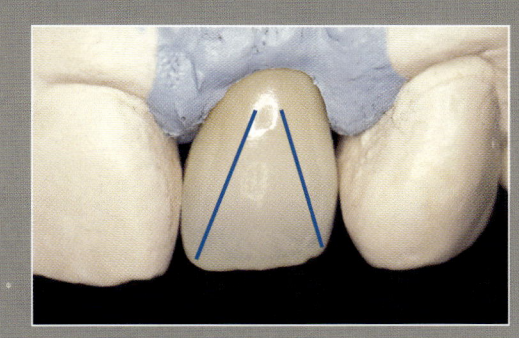　　　　　図1-21b 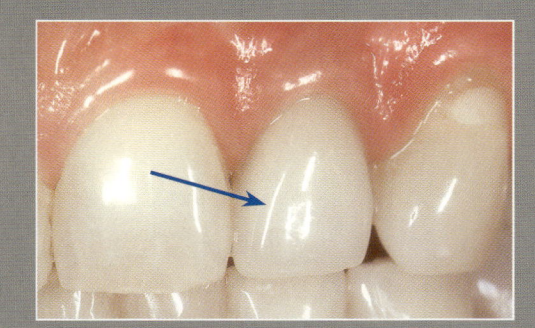　　　　　図1-21c

優先事項5：前歯の大きさの比率

　前歯同士の大きさの比率は審美修復におけるもう1つの基本事項である。多くの著者たちは構成要素の規則性が重要なことを強調し、中切歯から第一小臼歯にかけては連続性のある適正比率でなければならないと述べている。もっとも調和した連続性のある比率は中切歯、側切歯、犬歯、そして小臼歯が黄金分割比率に見えることだと説明している報告もある。

　黄金分割比率では、上顎の中切歯は側切歯よりも幅が約60％大きく、側切歯は犬歯近心部の幅よりも約60％大きく見えることを示唆している。総括するならば、1つの構成成分（たとえば中切歯）は、つづいて連続する2つの構成成分（たとえば側切歯と犬歯）と相関している。そのため、前述した連続する「リズム感」が存在することになる。一方、この考え方には大きな敬意を払うが、これを実際に臨床で用いたことはない。むしろ、側切歯によって作り出される効果のほうに軍配を上げたい。このステップでは、側切歯の形態を分析し、尖形と方形とに分けて記録する。

　女性患者の口元を美しく見せるための審美修復治療において、もっとも頻繁に生じる失敗は、中切歯を小さくしたため側切歯が若干大きく見えすぎてしまうことである。女性の口元を美しく見せるための治療の目標は、天然歯修復、またはインプラント修復にかかわらず、側切歯が目立ちすぎないようにすることである（図1-19）。これは厳格な規則であるが、一方で十分な許容性（余裕）を有している。ただし、この規則はインプラント修復では達成が困難なことも多く、とくに歯間乳頭が退縮した症例では歯冠形態が方形になり、繊細さを失うことになる。尖形の側切歯を作れるか否かは歯間乳頭の高さと直接的に関係している。この関連性を数値で検討してみよう。Garber先生ら（2002年）によれば、審美領域において、インプラントと天然歯との間の歯間乳頭は高さが平均4.5mmで、一方、インプラント同士の間の歯間乳頭は3.5mmであったと報告されている。歯間乳頭が理想的な高さであれば、エマージェンス・プロファイルを注意深く削除して細いカントゥアにし、歯冠形態を自然に見せることができる（図1-20）。しかし、歯間乳頭の高さが減少するに従い、歯冠の近心と遠心のラインアングル（線角）の位置を近づけて外形を調節することが必要になり、さらに研磨を念入りにすることも不可欠になる（図1-21）。

17

図1-22、図1-23

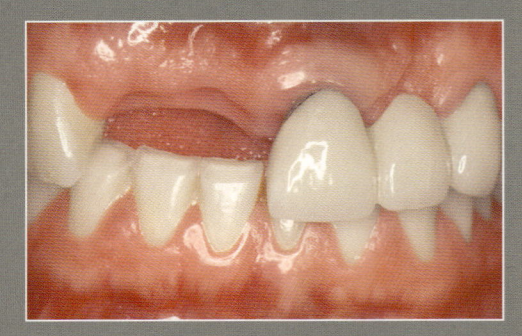

図1-22a 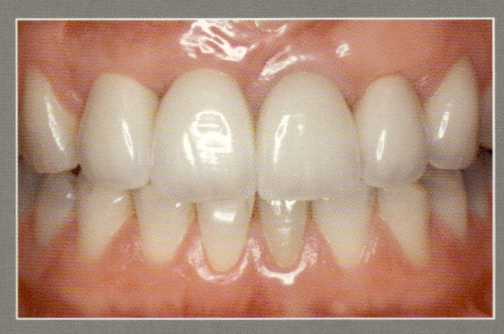 図1-22b 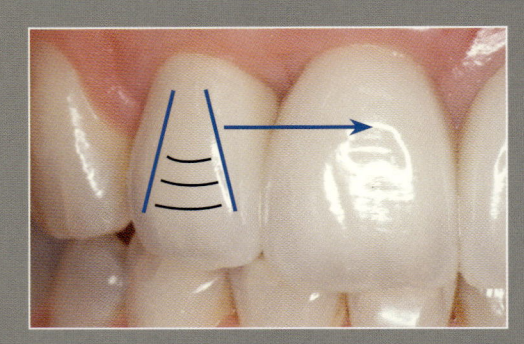 図1-22c

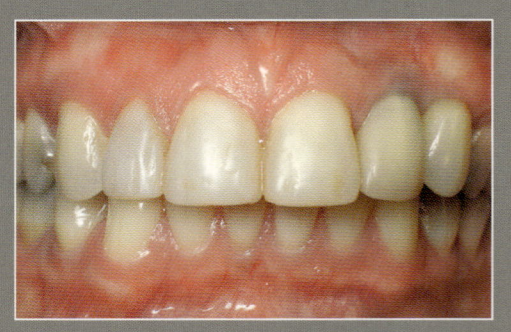

図1-23a 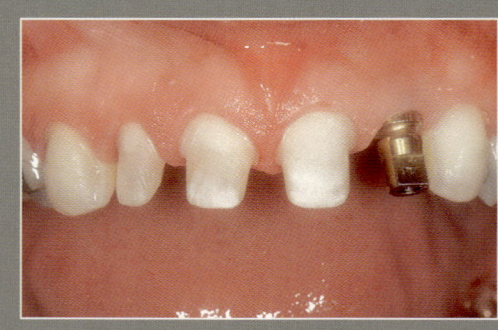 図1-23b 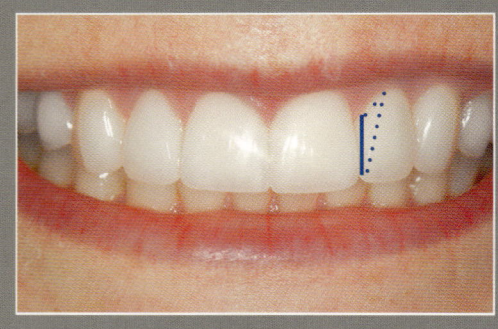 図1-23c

　つまり、歯間乳頭が退縮して低くなることは、側切歯の外形が方形になることを意味し、このことはインプラント同士の修復においても生じる。インプラントの最終補綴物に細く（狭く）見える形態を付与するには、セラミストとの密接な共同作業が必須で、つぎの要件を満足させるべきである。つまり（1）ラインアングルを近心へ移す、（2）新しく設定したラインアングルをよく研磨し、反射して目立つようにする、（3）隣接面コンタクト部を舌側へ移動する、（4）近心面部を平坦に仕上げ、光による反射を受けやすくする、そして（5）唇面を凸面に保つ（図1-22）。明白なことであるが、以上の方法はあくまでも補助的な方策で、低い歯間乳頭のために生じる課題に対しての正しい答えにはなっていない。ここで述べたいのは、外科的方策がすべて尽きたときには、セラミストが技術力を駆使して光の反射による錯覚を作り出し、見た目の変化を与えるようにすることである。

　図1-23に示した症例では、側切歯に装着されていた旧インプラント修復物は幅が広すぎるように見えた。そこで、中切歯と犬歯の幅を少しだけ広くすることとした。また、側切歯の外形を調節するために、セラミストにはラインアングルと隣接面コンタクト部、および歯間乳頭の基底部とによって作られる三角形の形態に注意を払うよう指示した。さらに、反対側同名歯（側切歯）の細い歯頸部のカントゥアを模倣すべく、インプラント修復物のエマージェンス・プロファイルも細くするよう指示した。

優先事項6：歯肉縁の形態

歯肉縁の形態はつぎに述べる3段階に分けて評価する。

歯肉縁の形態の対称性

歯と口元をより美しく見せて、良好な審美性を構築するには、両側中切歯部の歯肉縁の形態が対称性でなければならない。すでに述べてきたように、歯列と顔の正中線に近い部分に非対称性が存在すると美しく見えない、という現象を忘れてはならない。さらに、歯肉縁の形態の対称性は瞳孔線との平行関係から評価しておくことがきわめて重要で、このことは審美性の改善を目的として臨床的歯冠長の延長術を行う際に瞳孔線と平行に歯肉縁の外形をそろえるのと同じ意味である（図1-24）。この評価を怠ると、両側中切歯部の歯肉縁形態は傾斜して見えるようになる。つまり、中切歯部の歯肉縁外形は顔面の基準線と平行であることを確かめながら、治療を進めることが大切である。両側の中切歯の歯肉縁形態が非対称性の症例に対しては、左右のいずれの歯肉縁の高さが良好な基準になるのかを決定することが重要であるし、または外科的に歯肉縁形態を作り直して、新たな高さを設定すべきなのかも検討することになる。

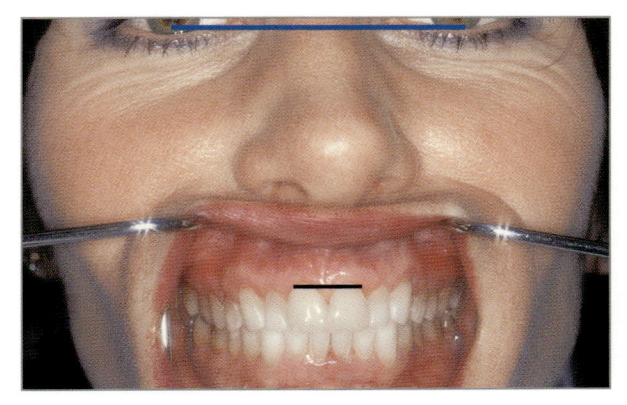

図1-24

歯肉縁の形態の高低差

歯肉縁の形態は、中切歯と犬歯の歯肉縁のもっとも高い部分を結んだ仮想線よりも、側切歯の歯肉縁が切縁寄りに1.0～1.5mm低く位置する状態が正常とされている。したがって、側切歯の歯肉縁の高さが、中切歯と犬歯の歯肉縁によって作られる仮想線よりも根尖部寄りに位置するのは、歯肉の審美的形態としては好ましくない（図1-25）。このことは、側切歯が歯頸部寄りに位置しているか、または中切歯が過萌出（挺出しすぎ）のため切縁寄りに位置しているかのいずれかであることを示唆している。このような、歯肉縁の高さに関する審美的でない逆転した関係は、中切歯が過萌出したために生じた場合が多いことに実際の臨床でたびたび遭遇する。歯肉形態の改善のためには、中切歯を圧下するか、または側切歯を挺出させて高さを改善することになる。

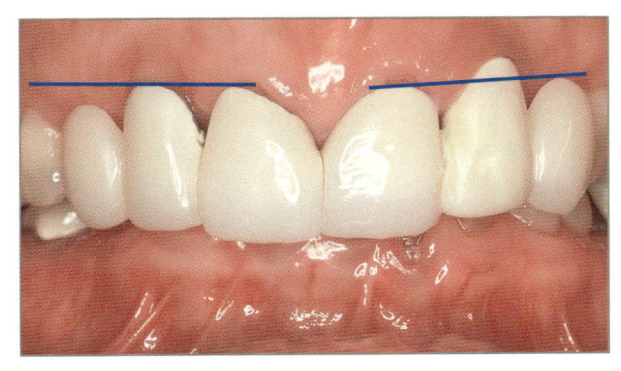

図1-25

歯肉縁の高さと上口唇との位置関係

このことの重要性はDavid Garber先生から学んだ。それによれば、前歯部の歯肉縁の形態は上口唇の形態に沿うのが良好である。一方、典型的な不調和は、微笑時に上口唇が平坦な形態になるにもかかわらず、前歯の歯肉縁は全体として湾曲形態を示す症例に多く生じやすい（図1-26）。

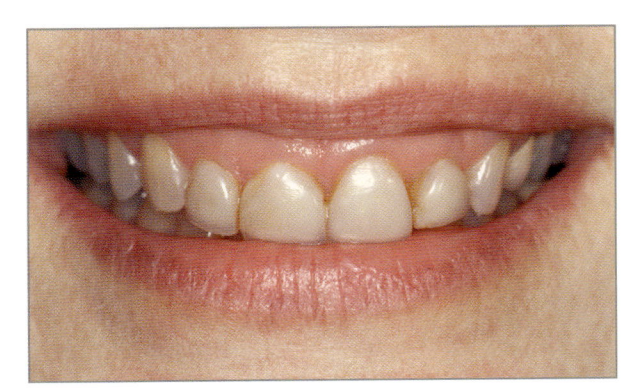

図1-26

図 1 - 27

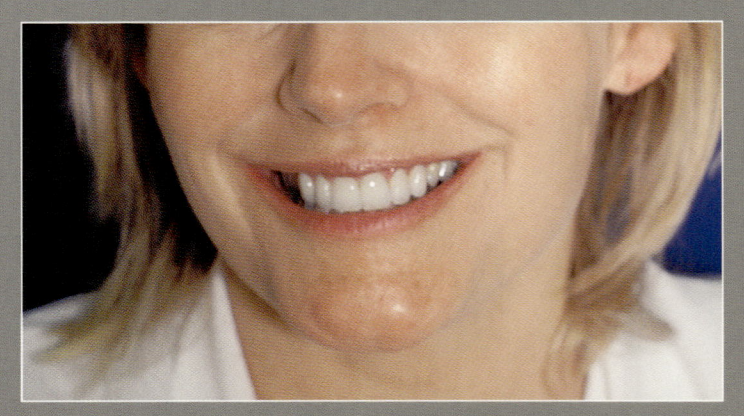

図 1 - 27a

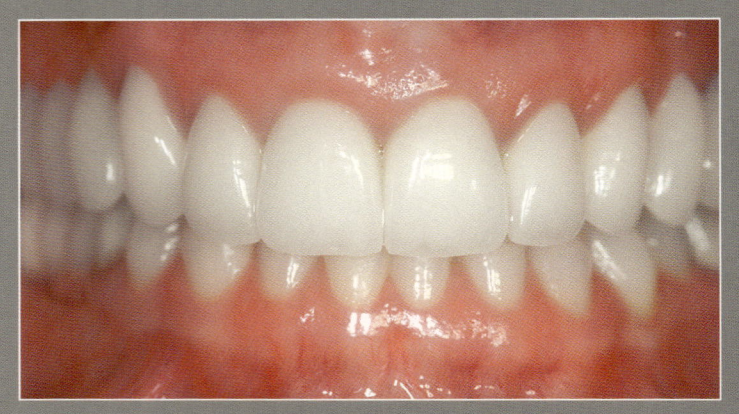

図 1 - 27b

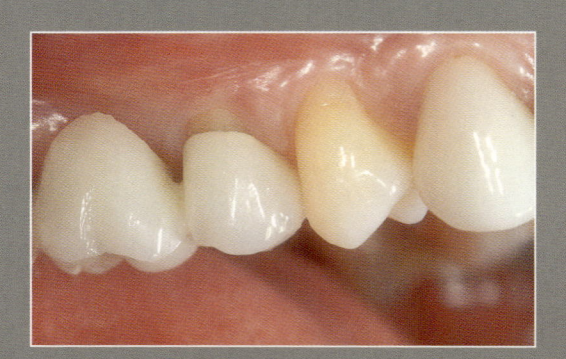

図 1 - 27c

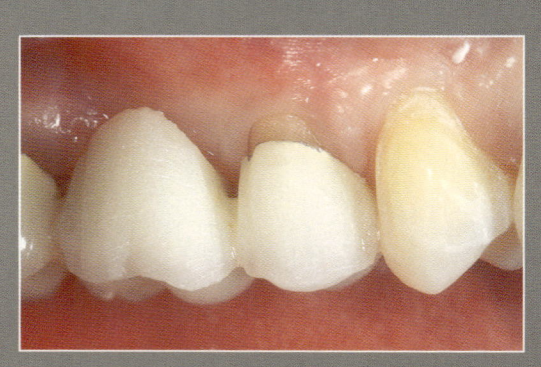

図 1 - 27d

優先事項 7：望まれる充満度

　審美歯科の最終段階においては、上顎部が狭く見えすぎないか、あるいは充満度が不均一でないか、さらに前歯部から臼歯部へ向かうにつれて充満度が不足している状態を補うために頬側部分の豊隆を増やして充満させるべきかを決めることになる。この決定には主観が重きを占めるため、患者の期待する願望と経済的配慮が大きな要因になる。図 1 - 27a の症例は上顎 6 前歯をクラウンで修復した後、頬側部分の充満度を増すことを目的として、両側の小臼歯と大臼歯をラミネートベニアで接着修復したものである（図 1 - 27b）。頬側部分の充満度を改善する修復法には、コンポジットレジン修復、クラウンによる修復、あるいはラミネートベニア修復など、いくつかの選択肢が考えられる。いずれの修復法を用いるにしろ、術前の段階で咬合分析を念入りに実施しておくことを強調しておきたい。そして、咬頭干渉が生じないように犬歯による臼歯離開咬合が達成されることなど、最終的な咬合像が把握されているべきである。コンポジットレジンの直接法による修復では支台歯形成は必要がない場合もあるし、ポーセレン・ラミネートベニア修復では、歯質削除は最小限にとどめることもある。この症例で提示したように、機能している臼歯部の既存の旧ポーセレン修復物についても十分な配慮をしておかねばならない（図 1 - 27c）。本症例では、オペーク層に達しない深さで、ボディー層内に支台歯の削除を留めて、ベニア修復のための形成を行う（図 1 - 27d）。こうすることで、旧修復物の形成面を酸エッチングして、ベニアを安全に接着できることになろう。

良好な比率(Proportions)、良好な露出量(Display)、および良好な長さ(Length)に基づく審美的優先事項

　いくつかの結論と鍵になる基本原則についてまとめてみることにする。前述してきた審美歯科治療のための7つの優先事項は、治療に際して歯科医師と歯科技工士の両者がガイドライン(遵守事項)とすべきものである。大体において、この工程の基礎は上顎の両側中切歯にいかにして良好なPDL(Proportions、Display、Length)を付与するか、つまり、良好な比率、良好な露出量、および良好な長さの三要素をいかに確立するかに依存している。この基本原則にはいくつかの重要な内容が含まれている。

　上顎の両側中切歯に対して3つの基本原則が備われば、それ以外の審美領域について治療計画をし、診断用ワックスアップを行う。つぎに挙げる3つの審美的でない状況が存在するならば、それらは絶えず回避されねばならず、審美歯科のための計画においては修正しておかねばならない。つまり(1)長く、幅の狭い中切歯、(2)長すぎる側切歯、(3)中切歯部の非対称性の歯肉縁形態(高低差)である。

　審美歯科の治療計画はつねに中切歯から開始する。これは重要な事柄で、それによって隣在歯のための計画がきわめて簡単になる。中切歯が天然歯で、側切歯部と犬歯部はインプラント補綴になる症例では、すでに述べた三要素にもとづいて中切歯のための計画が十分なされてから、インプラント補綴の計画がなされねばならない。側切歯部においてインプラントを植立してから、必要にせまられて中切歯の臨床的歯冠長延長のために外科的に歯肉を切除するといった典型的な失敗がよくある。図1-28aでは、中切歯部の元の歯肉の高さに合わせて側切歯部のインプラント埋入を実施していることを示した。本症例では、それにつづいてすべての前歯の臨床的歯冠長の延長術を行って、より良好な審美性を作り出すこととした。ただし、インプラントを植立した高さが切縁寄りであったため(図1-28b)、側切歯部の歯肉切除による歯冠長延長には限界があった(図1-28c)。患者は結果に対して満足であったが、中切歯部と犬歯部の歯肉縁の高さを最初に確立し、良好なPDLを設定してから、それらと調和するように側切歯部のインプラントの植立を行うことが、通常はより大切な遵守事項と言えよう。

　審美歯科の治療計画はつねに中切歯から開始する。そして、良好なPDLを付与できたら、隣在歯との関係からPDLを勝手に変更するようであってはならない。提言として、この優先事項を達成したなら、たとえ側切歯または犬歯を理想的な状態に修復できないとしても、中切歯を変化させないことが重要である。

　審美歯科のための優先事項においては、ある事項がほかの事項より優先されることがある。たとえば、中切歯の露出量は、その長さと比率よりも優先されるべきである。典型的な例としては、短く、幅広い比率の状態が挙げられる(図1-29a)。この症例では切縁を長くして、歯の大きさを適正で調和のとれた比率にするのが、もっとも容易な解決法と考えられる。しかし、そうすることで、露出量が過剰になったり、患者が承諾できないようになる可能性がある。したがって、この症例では、切縁の長さは変えずに元の位置に留めることとした(図1-29b、図1-29c)。そして、歯肉縁の高さを根尖側へ移動するため、臨床的歯冠長の延長術を実施した。本症例から学んだのは、上口唇に対する切歯の露出量は最優先事項であり、つねに最初に考慮すべきだということである。その後に、良好な歯の長さを付与すべく、必要ならば、臨床的歯冠長延長のための外科手術を行うことになる。ここでの鉄則(黄金律)は、切縁から治療計画を始め、歯頚部方向へと進めるということである。中切歯の長さを平均10～11mmとし、切縁からの距離で歯肉縁の高さを決めるのが、つぎの鉄則(白金律)である。

　表1-3に審美歯科のための段階的分析法をまとめた。

図 1 - 28、図 1 - 29

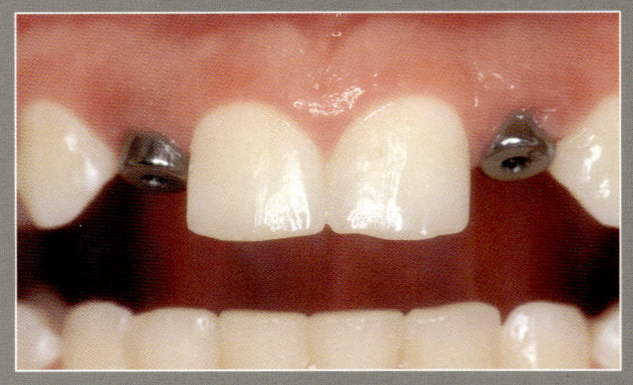

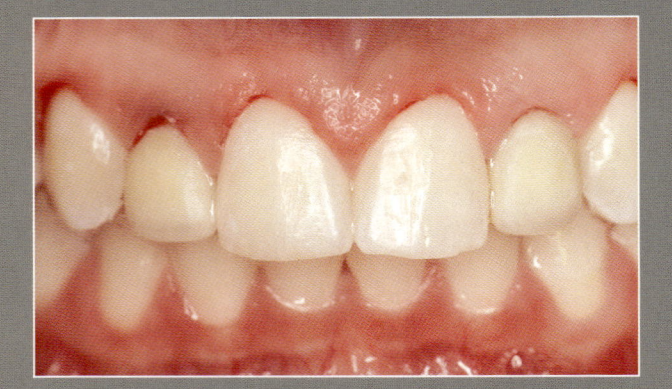

図 1 - 28a

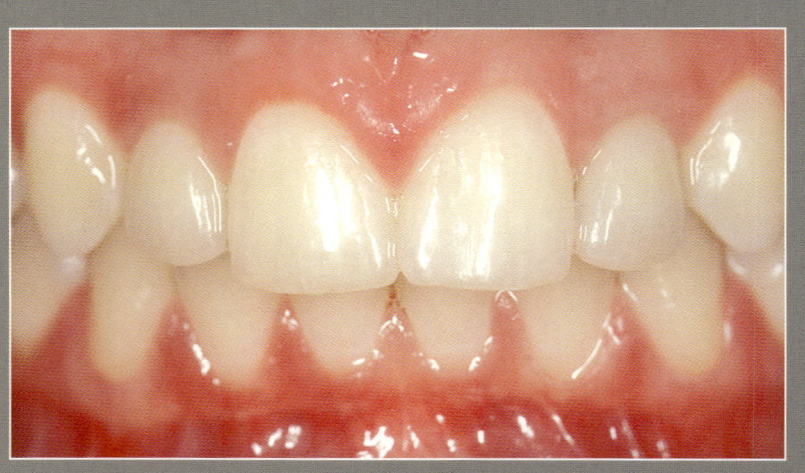

図 1 - 28b

図 1 - 28c

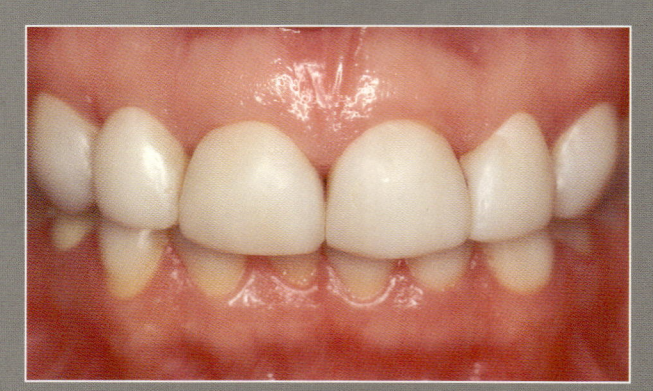

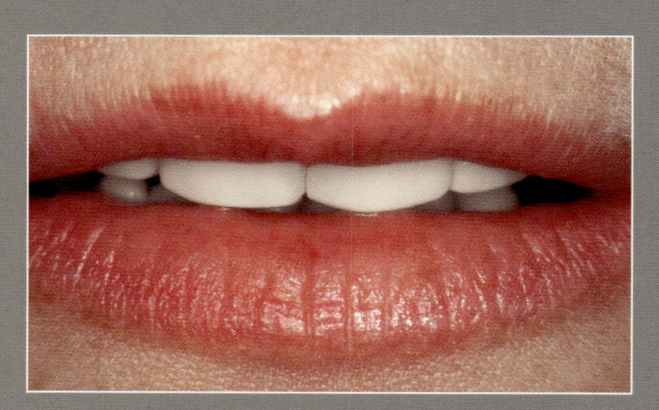

図 1 - 29a

図 1 - 29b

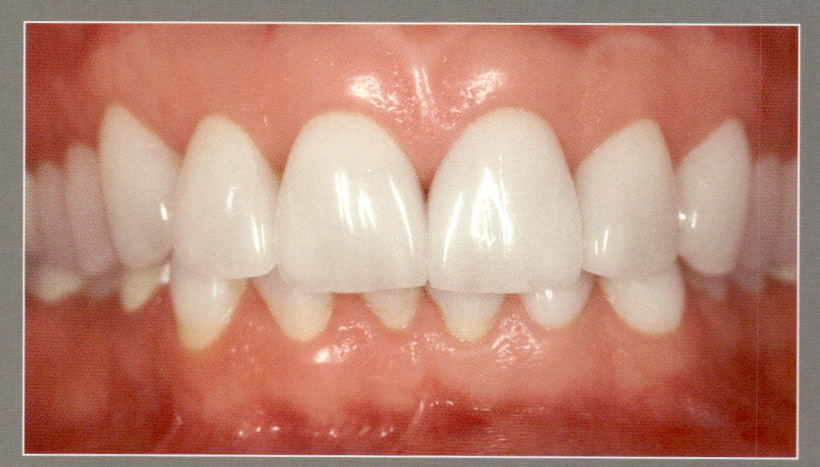

図 1 - 29c

表1-3　審美歯科のための段階的な分析法		
1．スマイルライン	スマイルラインの形態の記録
	下口唇の形態の記録
2．切縁の位置	Ｆ音とＶ音の発音位の記録
	咬合平面と切歯長軸とがなす角度の記録
3．切歯の歯冠長	安静時に上口唇から露出する切縁の長さの計測
	両側中切歯の長さの計測
4．中切歯の比率	両側の中切歯の歯冠幅の計測
	歯冠幅と歯冠長の比率の測定
5．歯種間の比率	側切歯の大きさの評価
6．歯肉縁の外形	両側中切歯部の対称性の評価
	中切歯から犬歯にいたる歯肉縁形態の連結性の評価
	上口唇との関連性の評価
7．望ましい充満度(厚さ)	頬側の厚みの評価と患者の願望の検討

咬合の原則と比率、露出量、および長さとの関連性
Occlusal Principles in Relation to Proportions, Display, and Length

　咬合と直接的に深いかかわりを有するもっとも大事な審美的要素は切縁の長さで、長くする症例、あるいは(時として)短くする症例のどちらでも影響がある。切縁の長さを変えることは、切縁の露出量と切歯の形態(歯冠長と歯冠幅)の比率とも関係してくることになる。

切縁の長さの増加とアンテリアガイダンス

　審美修復の症例において、アンテリアガイダンスを変更する際には必ず確固とした計画がなされていなければならない。私が提唱する指針はつぎのとおりである。最終修復物の製作に取りかかるに先立って、新しく付与するアンテリアガイダンスはプロビジョナル・レストレーションを装着して評価されているべきであること。または、現存のアンテリアガイダンスをそのまま活用するのであれば、その形態は正確にプロビジョナル・レストレーションに再現され、かつ最終修復物にも再現されねばならない。基本概念としてアンテリアガイダンスが機能して臼歯離開(ディスクルージョン)が十分に達成されるべきである。また、同時に、下顎が機能運動を営むに際して下顎の運動路を干渉するような上下顎歯の咬合接触があってはならず、アンテリアガイダンスは下顎の機能運動範囲と調和しているべきである。過度に急傾斜なアンテリアガイダンスによって惹起される典型的な症状は、不快感、顎関節疼痛、歯の動揺、異常機能運動(パラファンクション)の増悪、または歯の疼痛などが挙げられる。

　1例を示す。上顎の両側中切歯間に著しく幅広い正中離開を有する症例の審美修復に際し、切縁を長くし、新たなアンテリアガイダンスを付与したプロビジョナル・レストレーションを装着した(図1-30a)。その2週間後、両側中切歯のプロビジョナル・レストレーションに新たに正中離開を生じた。これは、付与したアンテリアガイダンスが恐らく急傾斜すぎ、過剰な側方圧が歯に加わったため正中離開が惹起されたことを示唆している(図1-30b)。しかし、それ以降の経過観察により、患者は快適にプロビジョナル・レストレーションを装着しており、歯の位置も安定していることがわかった。このように、新しく付与したアンテリアガイダンスが十分に検討されて実用に耐えると判定されたならば、その形態を咬合器のインサイザル・テーブル上に再現しておいて、最終修復物にも同じ形態を付与できるようにする。また、別の症例では、現存する修復物を審美改善するために再治療することもある。もし、アンテリアガイダンスが完全に正常に機能しており(とくに、長年にわたって快適で満足に使われていた)、変更の必要がなければ、

図 1-30

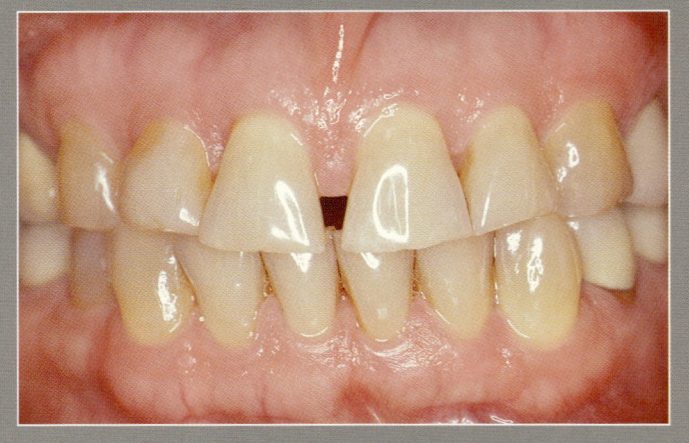

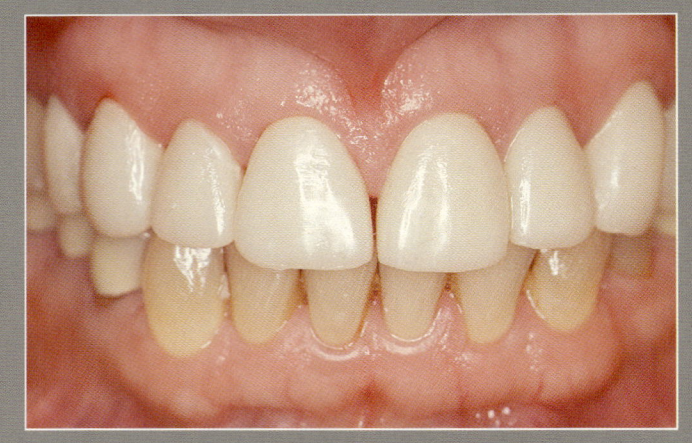

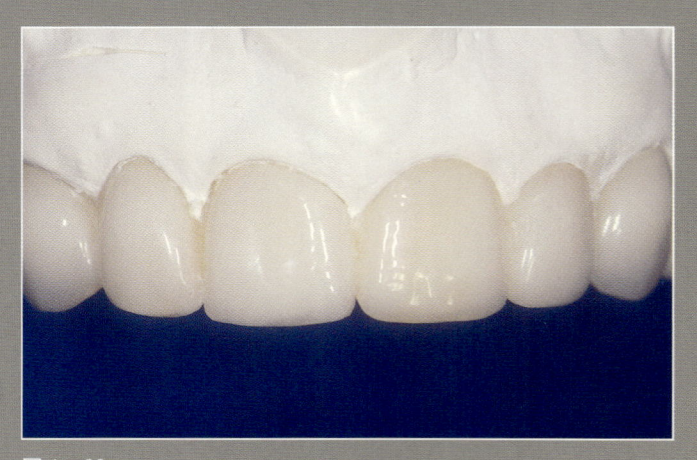

図 1-30a

図 1-30b

図 1-30c

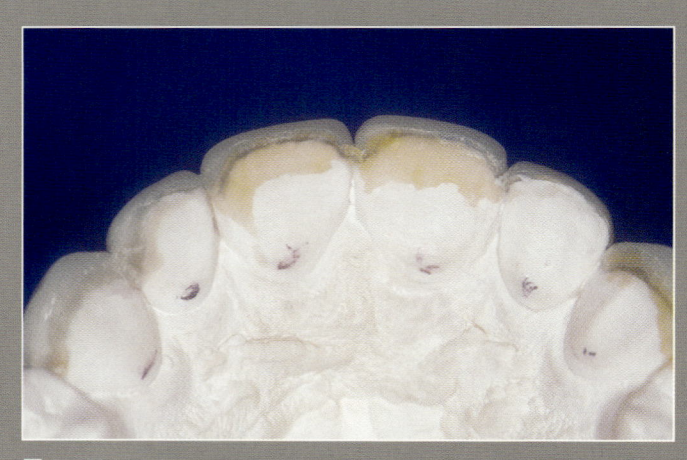

図 1-30d

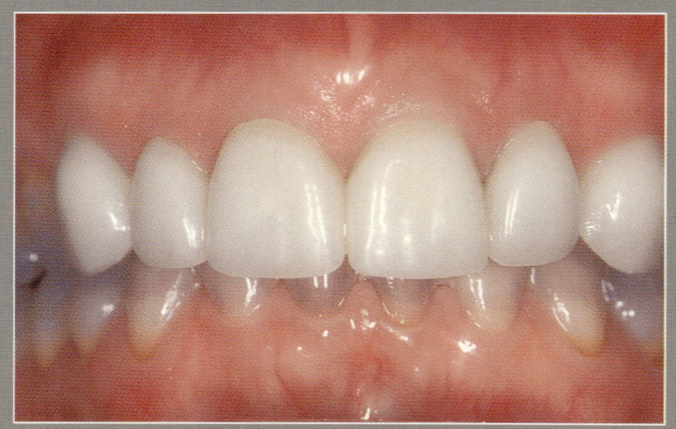

図 1-30e

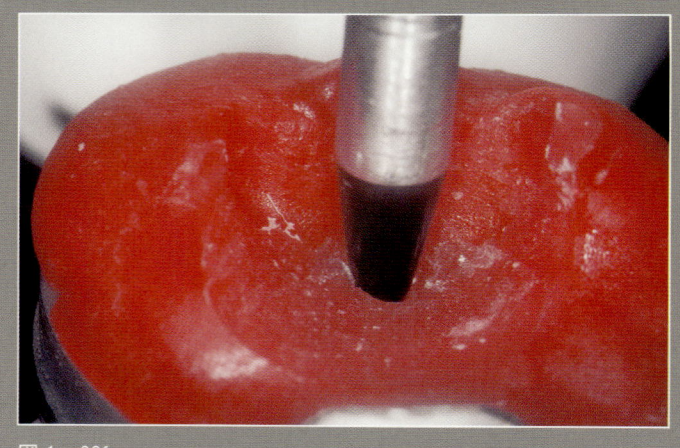

図 1-30f

　新たな切縁の長さと歯の形態の比率を与えるよう診断用ワックスアップで必要なすべての審美改善を付与し、舌面のアンテリアガイダンスの形態はそのまま模倣することになる。
　切縁を長くする症例では、新たに長くした切縁部の舌面形態は元のアンテリアガイダンスを延長した連続形態になるように作るのが最善の方法である。したがって、プロビジョナル・レストレーションにも元と同じアンテリアガイダンスを与え、旧修復物に付与されていた形態を模倣して、適正な臼歯離開（ディスクルージョン）ができるようにしておく。プロビジョナル・レストレーションで評価された舌面形態を咬合器のインサイザル・テーブル上に再現しておく（図 1-30c〜図 1-30f）。

図1-31

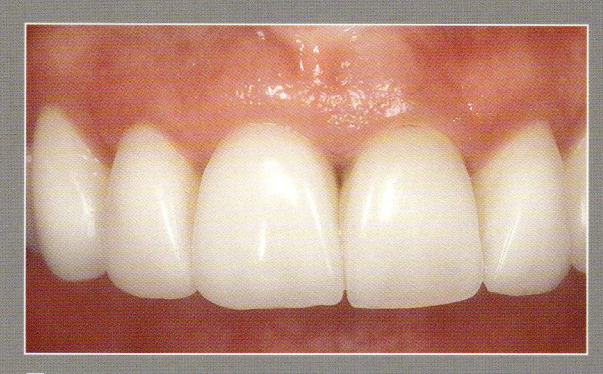

図1-31a

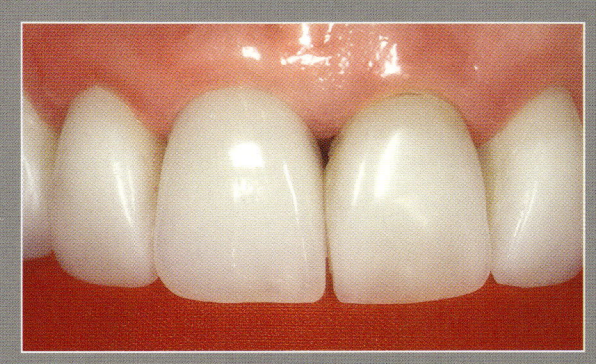

図1-31b

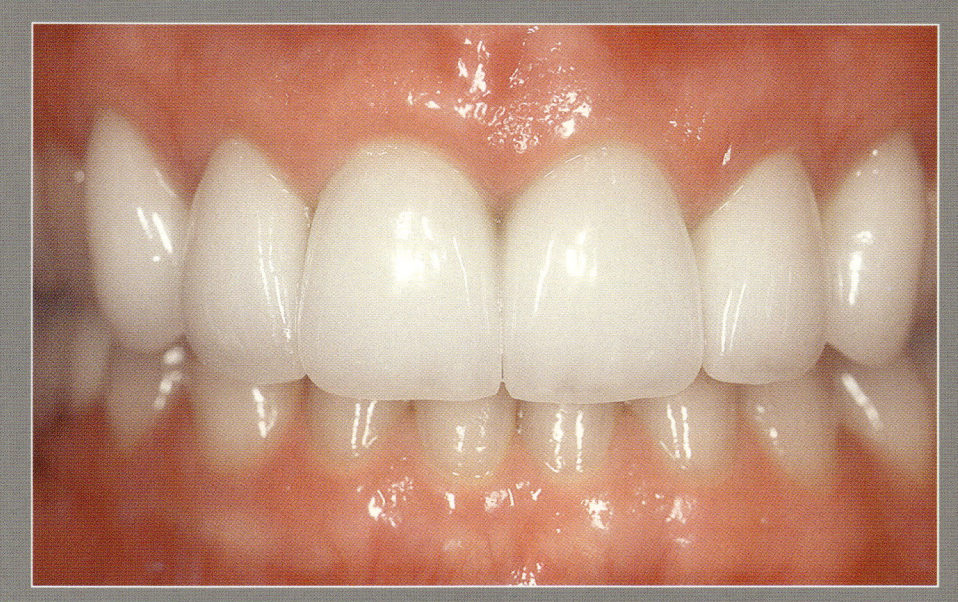

図1-31c

片側だけの試適（ハーフ・トライイン）

　片側の最終修復物だけを試適し、反対側のプロビジョナル・レストレーションは装着したまま評価する方法をハーフ・トライインと呼ぶ。この方法を活用することで4つの大きな利点が生まれる。つまり（1）最終修復物の切縁の位置をプロビジョナル・レストレーションと比較検討できる、（2）プロビジョナル・レストレーションで確立したアンテリアガイダンスを再度、精密に検証でき、かつ、最終修復物のアンテリアガイダンスも確実に調整でき、結果として、セメント合着後にも同様の機能性と満足感を与えることができる、（3）最終修復物に付与した変更と望まれた改良点をプロビジョナル・レストレーションと比較しながら評価できる、（4）最終修復物の審美性に関して、何らかの問題を生じたとしても、プロビジョナル・レストレーションを参考にしながら、客観的にその問題点の明示および改良について検討できる。

　この術式では、まず、左右いずれかの片側の中切歯と側切歯のプロビジョナル・レストレーションを撤去し、最終修復物を試適する。そして、咬頭嵌合位での咬合接触と前方運動時における中切歯と側切歯のガイドを咬合調整する。この段階で最終修復物とその反対側のプロビジョナル・レストレーションを再検証する。この術式はきわめて容易な内容であり、咬合調整を部分的に進めていくことでプロビジョナル・レストレーションのアンテリアガイダンスを最終修復物に正確に伝達できるようになる。基本的には、各個調整した咬合器のインサイザルガイダンスを再チェックしていることになる。

　さらに、このことも基本的な内容だが、ハーフ・トライインによって、最終修復物の中切歯に新たに付与した審美的改善点を隣在するプロビジョナル・レストレーションの中切歯と比較でき、即時に、その場で、審美的に改善された部分、良くない部分、あるいは単にそのままで良いかを判定できる（図1-31）。最終修復物の切縁の位置がプロビジョナル・レストレーションよりも唇側寄りへ突出して製作されてしまうのが最悪の結果である。その場合、通常は患者がプロビジョナル・レストレーションのほうが最終修復物よりも良くできていると訴えることになる。

この段階での目的は、プロビジョナル・レストレーションの形態を単に再現することだけでなく、むしろ、比較検討する資料として有益な情報源であるプロビジョナル・レストレーションから得られる審美的改良点を最終修復物と客観的に比較することにある。

切縁の長さの短縮とアンテリアガイダンス

まれにではあるが、切縁の露出量が多すぎるため、長さを短縮することが必要な症例がある。以下は、John Kois 先生から学んだ術式である。黒色のマジックペンを使って切縁の露出量が過剰な部分を塗りつぶす。そして、やや後方へさがって正面から、目を細めて歯の外形を観察するという簡単な方法である(図1-32a)。実際の臨床においては、前歯の長さの短縮にはつぎの3段階を配慮すべきである。つまり(1)切縁を短くする量は口腔内から診断用模型上へ正確に書き写して伝達する。これは、患者の口腔内を見ながら、模型上に黒色マジックの外形を術者が写し取ることで簡単に実施できる(図1-32b)、(2)模型上に印記したとおりに模型の切縁部を削除して短くし、オーバーバイト(垂直的被蓋)がどれくらい残るかを評価する(図1-32c)、(3)オーバーバイトが十分に残るようならば、通常、治療は容易なことがほとんどである。切縁を削除するとオーバーバイトが消失してしまうが、切縁を短くして露出量を減らすことが優先事項である場合、矯正治療を含む包括的術式を配慮することになる。下顎の前方および側方運動に際し、臼歯部のディスクルージョン(臼歯離開)が確実に達成できるよう十分なアンテリアガイダンスが存在しなくてはならない(図1-32d)。この段階で、臼歯部の咬頭干渉を除去するための模型上での選択的咬合調整が必要となったり、あるいは、前歯部(下顎犬歯部が多い)にワックスを築盛して、臼歯部に十分な離開量を付与することもある。

前歯を短くせねばならない症例は日常臨床ではまれである。ただし、模型を咬合器に装着せずに手で保持して診断をするのには限界があり、臼歯部の離開量が不足して、咬頭干渉を生じてしまう結果になることもある。また、前歯の切縁を短くするということは、歯冠の中央部1/3が露出して歯が分厚く見えるようになることにも注意しておくべきであろう。新たな切縁の位置が術前よりも唇側へ突出したように見えてしまう。この結果を想定せずに製作した最終補綴物はオーバーカントゥアになってしまう。つまり、前歯の長さを短縮する症例においては、切縁を薄くし、その位置がより口蓋(舌)側になるよう調節しておくことが大切な規則であることを忘れてはならない。

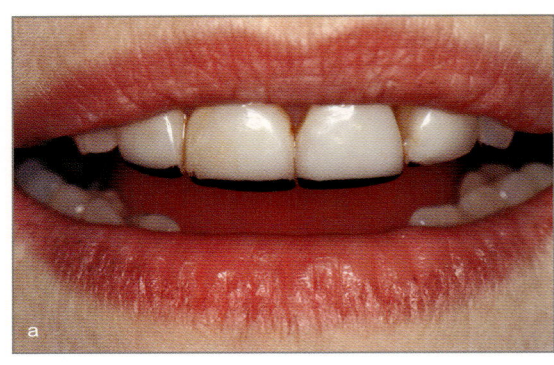

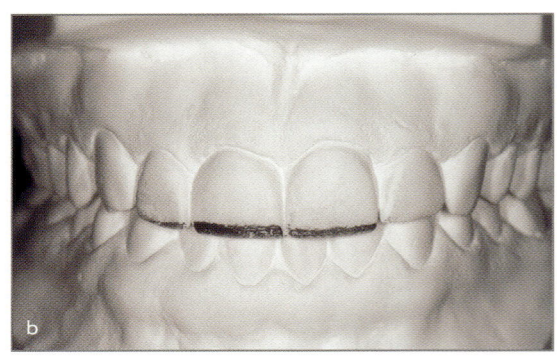

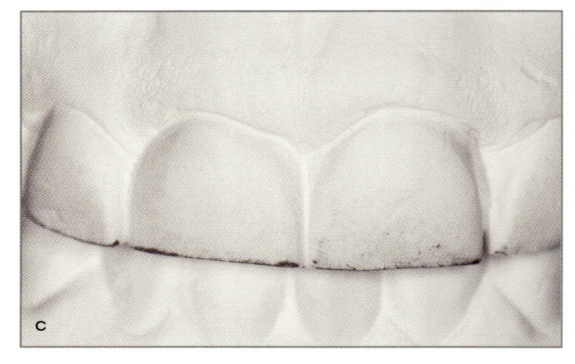

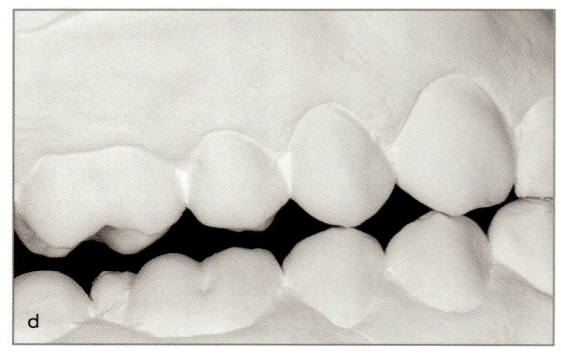

図1-32

切縁の長さの延長とポーセレン・システムの選択

アンテリアガイダンスを注意深く配慮して製作しているかぎりにおいては、正常な咬合を有し、パラファンクションの習癖がなければ、ポーセレン・ラミネートベニアで切縁の長さを延長したとしても、問題を生じないことは繰り返し立証されてきた。一方、極度のパラファンクションの習癖を持つ患者、あるいは顎顔面の骨格が大きいブレイキー・タイプの患者に対しては、通常は咬合力がいちじるしく強いため、全部被覆の修復物、または疑わしければ、セラモメタルによる修復を活用することが推奨されよう。ただし、パラファンクションの兆候が明白か、咬合力がいちじるしく強大であっても、ポーセレン・ラミネートベニアを適用できる症例も多い。とくに、全部被覆冠で修復すると比較的無傷の歯を大量に削除せねばならないことが術前に危惧された場合には、一考の余地がある。たとえば、若年の女性で、上顎前歯を長く、白くするため、ポーセレン・ラミネートベニアで修復したいと希望する患者がいた(図1-33a、図1-33b)。彼女はブラキシズムの習癖を自覚しており、骨格が大きいブレイキー・タイプの顔貌で咬合力も強

図 1-33

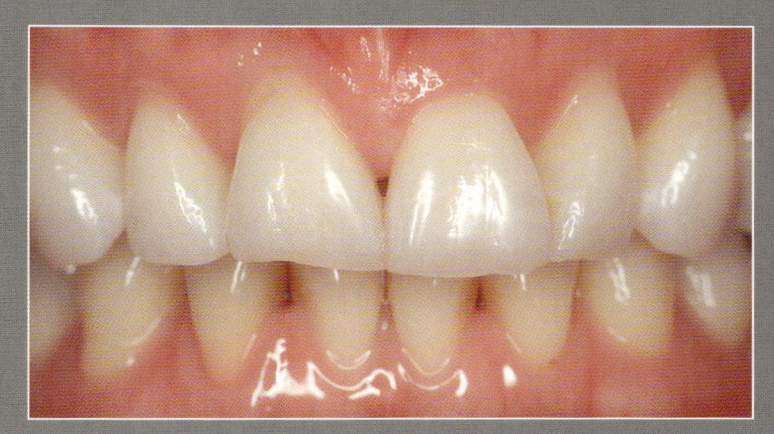

図 1-33a

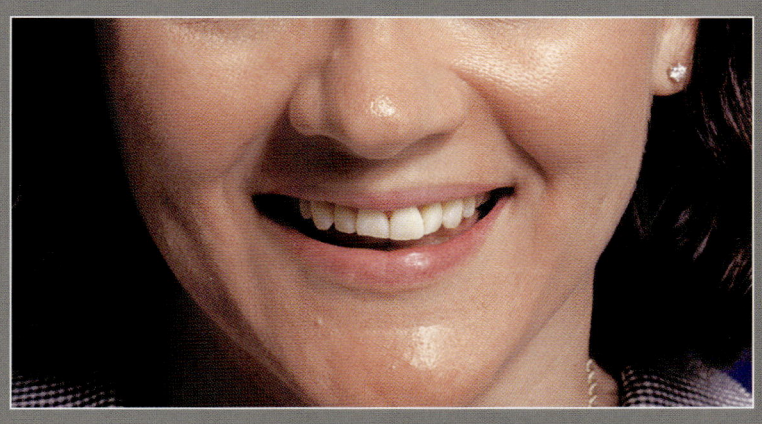

図 1-33b

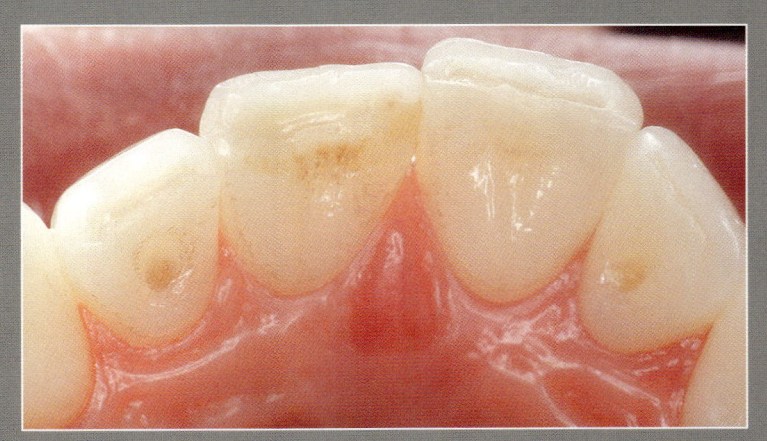

図 1-33c

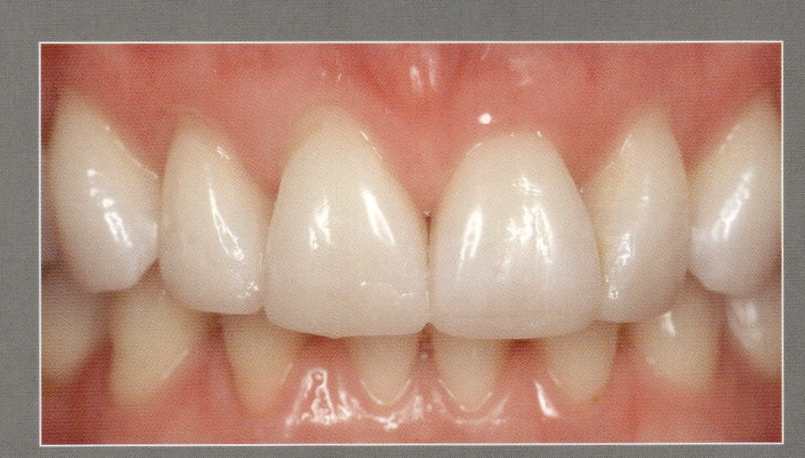

図 1-33d

　大であると考えられたため、ポーセレン・ラミネートで修復するのは長期的にみて、明らかに問題を生じる可能性があった。さらに、上顎前歯の著明な摩耗に加え、非作業側咬頭干渉が原因と考えられる大臼歯部の摩耗面の存在も明らかであった。そこで、全部被覆の修復物を用いるほうが安全で確実なことを説得しようとしたが、患者はポーセレン・ラミネートベニアによる修復にしか同意しなかった。このような症例については、注意深く術前の咬合診断を実施すべきであり、つぎに示す大切な段階を臨床計画のなかに包含しておく。すなわち、プラスチック製スプリントを咬合面に装着して、神経筋機構をデプログラミングする。つづいて、上下顎の診断用模型を中心位で咬合器に装着する。それを用いて、選択的削合と最終的な咬合調整による改善の可能性と実現の可能性とを模型上で評価する。切縁の摩耗の非対称性の程度についても考慮しておく（図1-33c）。これは、同側の下顎歯の極度の叢生状態と上顎右側の側切歯と両側中切歯の舌側転位に起因する機能運動範囲の抑制、および咬合習癖、就寝時の姿勢などの組み合わせのよって引き起こされたと思われる。最後に、コンポジットレジンで診断用築盛をする。これは、切縁の位置によって作られるスマイルラインを確かめる簡単な方法として役立つ（図1-33d）。
　つぎに挙げる4要素はポーセレン・ラミネートベニア法による治療の指針である。

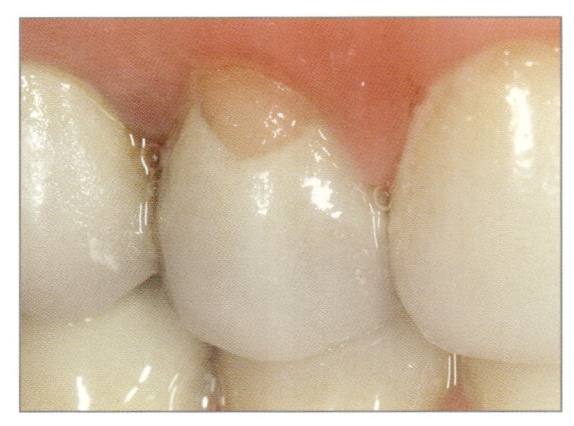

図1-34

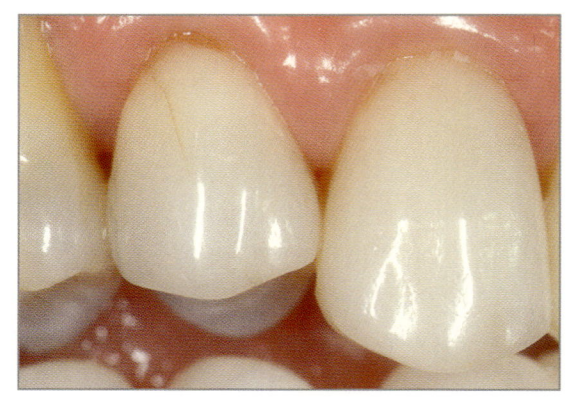

図1-35

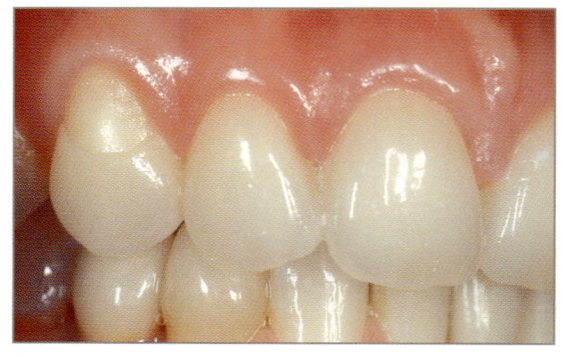

図1-36

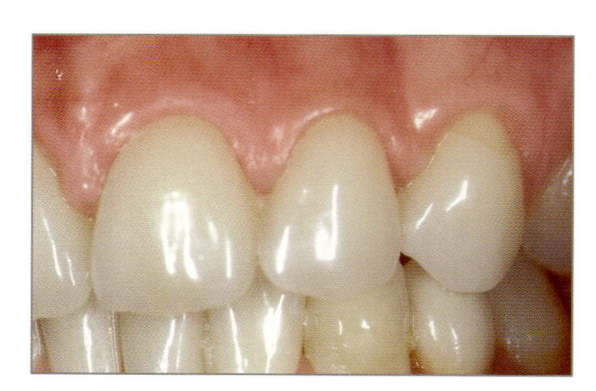

図1-37

ポーセレンの適正な支持

Castelnuovoら（1998年）はEmpress製ポーセレン・ラミネートベニアを使い、支台歯形成した切縁部のポーセレン量の違いが有する影響について実験を行った。その結果によると、切縁部ポーセレンが2mm延長されたときのラミネートベニアの破壊強度は、支台歯形成をする前の天然歯の破壊強度よりもわずかに劣ることがわかった。さらに、切縁部ポーセレンを4mm延長したラミネートベニアの破壊強度は支台歯形成する前の天然歯の破壊強度より約30％劣ることも判明した。

表1-4 ポーセレン・ラミネートベニアの切縁の長さの違いによる強度の平均値[*]

切縁の削除量	破壊強度の平均値（単位kg）
天然歯	31.0（標準偏差10.38）
2mm削除	27.4（標準偏差9.63）
4mm削除	19.2（標準偏差6.18）

[*] Castelnuovo J, Tjan A, Phillips K, Nichols J, Kois J. Fracture strength and failure mode for different ceramic veneer designs. J Dent Res 1998;77:Abstract 1373. より引用。

この実験の結果を表1-4にまとめた。ラミネートベニアの切縁部の延長はポーセレン層が2mm以内であれば十分に支持されていることになり、パラファンクション習癖のある症例では2mmの延長が限界であることを示唆している。また、切縁部ポーセレンの延長が4mmになると破壊強度は著しく低下するが、正常な咬合を有する、パラファンクション習癖のない症例では、この長さの延長が許容されることもあると述べている。この実験の結果を長石製ポーセレン・ラミネートベニアに当てはめるのは難しいことも知っておくべきである。長石製ポーセレンの破壊強度は圧縮型ポーセレン（Empress）と比べるとかなり低い。ただし、切縁部の延長を2mm以内に留めるかぎり、どの種類のポーセレンでもエナメル質とポーセレンとの接着による支持は十分に得られる。コンポジットレジンを用いて診断用評価を行い、切縁部の延長が1.0～1.5mmの範囲と判明したら、ポーセレン・ラミネートベニア法の適応症と判断しても良いと言える（図1-33d参照）。

支台歯形成面の十分なエナメル質面積

エナメル質との接着に用いる接着性コンポジットレジンの接着強度は20～30MPaで、歯質とポーセレン・ラミネートベニアを長期的かつ確実に接着できる。Mark Friedman（1998年）は15年間の経過観察から、ポーセレン・ラミネートベニア法の成功率は93％であったと報告している。長石製ポーセレンを用いたポーセレン・ラミネートベニア法の経験からすると、支台歯形成面にわずかな象牙質面が存在したとしても大した悪影響があるとは考えられないが、長期的にみると経年的な象牙質接着部の崩壊によるベニアのチッピングや亀裂を生じる危険性もありうる（図1-34、図1-35）。また、患者がナイトガードの装着を怠っていると、咬合性外傷のために歯頸部が繰り返しひずみを被り、象牙質接着が早期に失われ、装着後2年ほどで長石製ポーセレン・ラミネートベニアの歯頸部破折を起こすこともある（図1-36、図1-37）。したがって、咬合力が明らかに強大と判明し、かつ支台歯形成面の歯頸部に広範囲の象牙質面が露出している症例では、長石製ポーセレン・ラミネートベニアを用いるのは良い選択とは言えない。支台歯形成量が大きい場合で、象牙質面の露出範囲が広い症例では、曲

げ強度が大きく材質の均一性にも優れた圧縮型ポーセレン・ラミネートベニアを活用することが推奨される。ただし、そのような場合であっても、形成面のエナメル質面積は接着力向上のために少なくとも50%以上は必要である。

また、図1-33に示すように、上顎中切歯の対称性を適正にする目的で右側中切歯の臨床的歯冠長の延長を計画している症例では、圧縮型ポーセレンが適応症であり、とくに、根面の露出や強大な咬合力を呈する症例で配慮すべきである(図1-38a)。一方、長石製ポーセレンは審美性が優れるだけでなく、薄く、保存的で、しかも透明感が良好な特徴を持っていることも忘れてはならない。したがって、図1-38bの症例では露出した根面は結合組織移植法によって根面被覆し、その後、長石製ポーセレンをエナメル質面に接着するラミネートベニア法を最終的治療計画とした。診断用コンポジットレジンのシリコン・インデックスを製作しておき、長石製ポーセレン・ラミネートベニアの切縁部延長が1.0～1.5mm以内であることを確認した。したがって、本症例では支台歯の切縁は削除する必要がなかった。

調和のとれた緩傾斜のアンテリアガイダンス

切縁が水平的に摩耗している症例では、急傾斜のアンテリアガイダンスを与えることは避ける。アンテリアガイダンスを急傾斜に付与すると、ラミネートベニアに外傷性の咬合力を与えてしまうことになるし、さもなければ下顎の後方転位によって顎関節症を誘発する可能性を惹起してしまう。図1-39aに示した症例では、臼歯離開咬合を達成するために緩傾斜のアンテリアガイダンスを付与すれば良く、上下顎切歯は十分な水平被蓋量を有していた。しかし、下顎前歯は叢生状態がひどく、それらの歯を修復または矯正して正常に配列しないかぎり、調和のとれたアンテリアガイダンスを与えるのは不可能であった。患者は保存療法を望み、矯正処置による歯列不正の改善、および、その後のワイヤー接着固定による保定を実施した。さらに、下顎右側の歯列矯正によって、急傾斜なアンテリアガイダンスは改善されたが、逆に、対合する上顎切歯が摩耗する要因になりうる。したがって、上顎右側の中切歯と側切歯を唇側方向へ、さらに上顎左側の中切歯と側切歯をわずかに舌側方向へ、矯正処置によって移動すると理想的と思われた(図1-33c参照)。しかし、小児期からの矯正処置によって両側の側切歯は著しく歯根吸収していたため、矯正治療は選択肢から除外した。最終補綴物である長石製ポーセレン・ラミネートベニアを下顎前方位の状態で示した(図1-39b)。接着したラミネートベニアは切縁のスマイルラインとともに、調和したアンテリアガイダンスを呈するようになった。この保存的な治療においては、小臼歯部の充満度を増す目的でベニア装着も提示したが、患者はその処方を好まなかった。上顎歯列は漂白処置をするに留まった。

夜間装着用のナイトガード

ポーセレン・ラミネートベニアまたはオールセラミック・クラウンを用いて修復治療を受けた症例で、パラファンクション習癖のある患者または咬合力が強大な患者の多くは、ナイトガードの夜間装着が不可欠になる。セラモメタル修復の場合に破折の危険性は低くなると伝統的に考えられているが、支台歯の術前の状態が比較的無傷な症例でセラモメタルを活用するのは、健全な歯質を削りすぎるといった観点から、今日的には歓迎されない傾向にある。

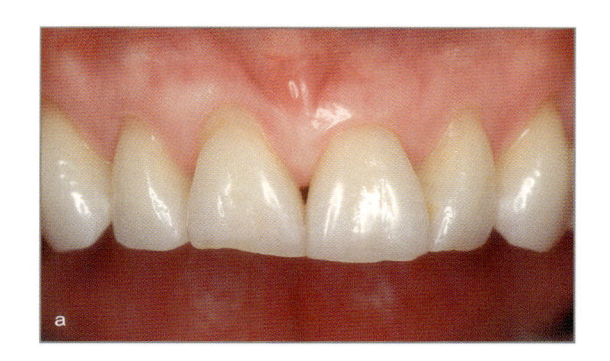

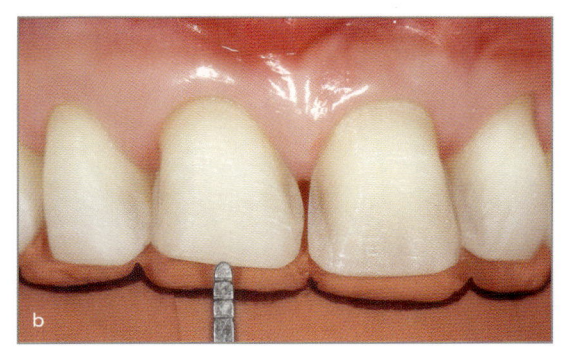

図1-38

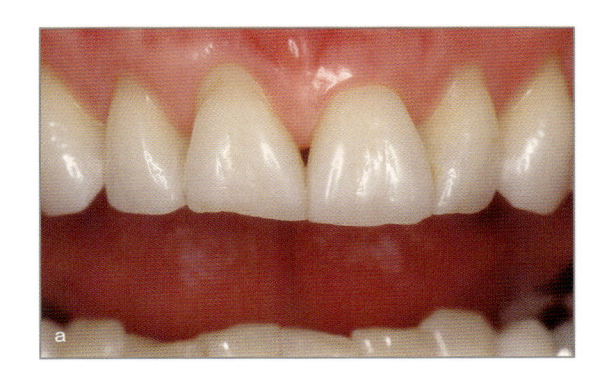

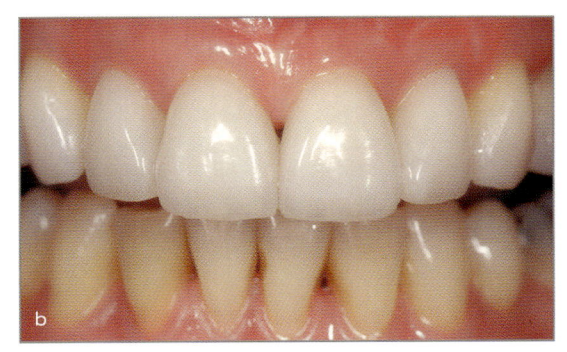

図1-39

審美歯科治療のための一連の順序
Treatment Sequence

　前述した治療の流れは信じるに足ると確信する。ここでは症例について、どのように考えて分析するかを解説する。いくつかの提言とともに、もう一度復習してみることにする。

ステップ1：一般診査と7段階の審美分析(11〜23ページ参照)を実施し、要注意事項を明記する。治療工程を簡易化するため、以上の内容を日常臨床の通法として行う。

ステップ2：患者とともに、審美治療を達成するための主な目標を2〜3項目にまとめる。これは分析結果を患者の願望・要求と併せて検討するためである。

ステップ3：診断用ワックスアップを開始する前に、口腔内診断をして歯の長さ、充満度、あるいは歯肉縁の高さの改善の有無を検討する。このように術前検査時に決定する症例もあるが、一方、プロビジョナル・レストレーションでそれらの改善を検討したほうが望ましい場合もある。

ステップ4：審美分析および患者に示した治療目標から判明した改善点を留意し、望ましい形態を診断用ワックスアップに盛り込む。術前と同じアンテリアガイダンスをプロビジョナル・レストレーションに再現するのか、あるいはプロビジョナル・レストレーションに新しいアンテリアガイダンスを付与して検討するのかを配慮しておく。

ステップ5：プロビジョナル・レストレーションを口腔内に装着する。機能性をまず再評価し、つづいて歯の長さ、切縁の位置、さらに細かな点について、患者の意見を聞く。具体的な改善や方策について意見を聞き出すべきで、患者の一般的な見解は気にしなくて良い。

ステップ6：プロビジョナル・レストレーションの切縁の長さが適正と判定されたら、歯列のアルジネート印象をしてプロビジョナル模型を製作する。この模型と対合歯を咬合器に装着し、インサイザル・テーブルを各個調整しておく。同咬合器上に、作業模型を対合歯と装着する（クロスマウント法）ことで、プロビジョナル・レストレーションの適正なアンテリアガイダンスを再現できることになる。この3個の咬合器装着した模型、各個インサイザル・テーブル、および患者の口腔内写真と顔写真を技工所へ渡すことで、セラミストとのコミュニケーションが可能になる。

ステップ7：セラミストへの技工指示書中に、プロビジョナル模型の形態の模倣すべき点をまとめた注意事項、および患者の要望する改善点を一覧表にしておく。プロビジョナル・レストレーションの形態を再現することをセラミストに強調しておく。とくに、歯の長さ、切縁の位置と大きさの比率は大切である。

ステップ8：最終修復物を技工所から受け取ったら、はじめに歯の配列と色についての審美性を一般的な観点から評価する。つづいて、切歯の水平的被蓋がプロビジョナル・レストレーションと同じに製作されていることを確認する（重要なステップ）。最後に、歯の長さを1歯ごとに確かめる。

ステップ9：全部被覆冠については、この章で解説したとおり、ハーフ・トライイン（片側ごとの試適）をつねに試み、プロビジョナル・レストレーションとセラミック修復物を対比して評価する。つまり、各個調整したインサイザル・テーブルによってアンテリアガイダンスを再現するとともに、口腔内でもアンテリアガイダンスが適正か否かを検討できることになり、プロビジョナル・レストレーションで付与したアンテリアガイダンスを正確に最終修復物に対して構築できるわけである。

ステップ10：口腔内に最終修復物を装着し、審美性が満足されたならば、必要に応じて咬合調整を実施する。

症例報告

治療を行った歯科医師
Gerard J. Chiche, DDS

治療計画の立案

初診時年齢：30歳
初診：1995年1月
治療終了：1997年8月

現症と既往歴

　患者は30歳の女性医師。幅広い歯間離開の改善だけを主訴とし、開業歯科医師にこれまで相談してきた。包括的治療法による主訴の治療が好ましいと説得されたが、患者はそうした治療法を自分が望んでいるか否かを判断できなかった。ただし、時が経つにつれて、医師として、また社会的理由から歯の審美性を改善することの必要性をより感じるようになっていった。そして、歯が機能的にも、審美的にも自分が好ましいと感じる状態になれる治療計画に関心を示し、承諾することとなった。この時点で、患者は切歯部の外観が子供っぽく見えるのを好ましく思わず、上下顎前歯部の歯間離開が閉鎖されて美しく見えるよう切望した。

医科的既往歴

　医科的既往に特記事項はなく、健康であった。

診断所見

審美分析

　正中が偏位し、顎が突出した顔貌を呈していた。歯が全体的に小さい小歯症で、歯間部が全般的に離開していた。

切縁線

- 下に凸および上下に凹凸の形態が混在していた。

切歯の位置（出具合い）

- 上下顎切歯は明らかな後退位置にあった。口唇支持を改善する必要性が認められた。

切歯の長さ

- 安静時における切縁の露出量は4mmで、露出はわずかに多すぎるように見えた。これは上口唇が凹陥し、緊張が強いためと思われた。
- 上顎中切歯の長さは9.5mmであった。

前歯の幅

- 左側中切歯は幅が狭かった。大きな歯間離開が存在し、歯の形態の幅を広げて適正な比率にするのには無理があった。

各前歯の幅の比率

- 両側の側切歯の幅は狭く、矮小歯に似た外観であった。
- 両側の犬歯は尖頭が著しくとがった形態であった。

歯肉縁の形態

- 両側中切歯の歯肉縁の位置が両側側切歯の歯肉縁の位置よりも下方寄りであったため、歯肉縁の外形は下に凸の形態であった。前歯の歯肉を側方から観察すると、十分な充満感があった。大きく笑うと唇側と頬側の歯肉部は審美的に好ましい外観とは言えなかったが、小臼歯部の充満感を増すことで解消できると考えられた。ただし、このことは患者にとっては審美的に優先する改善事項ではなかった。

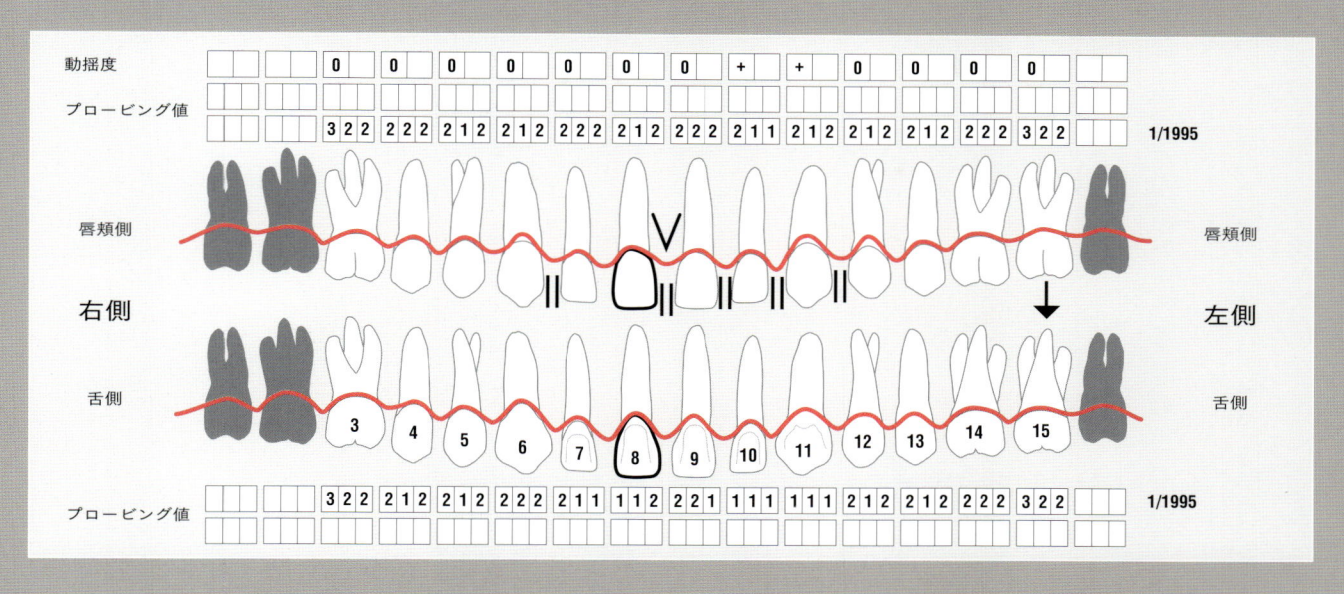

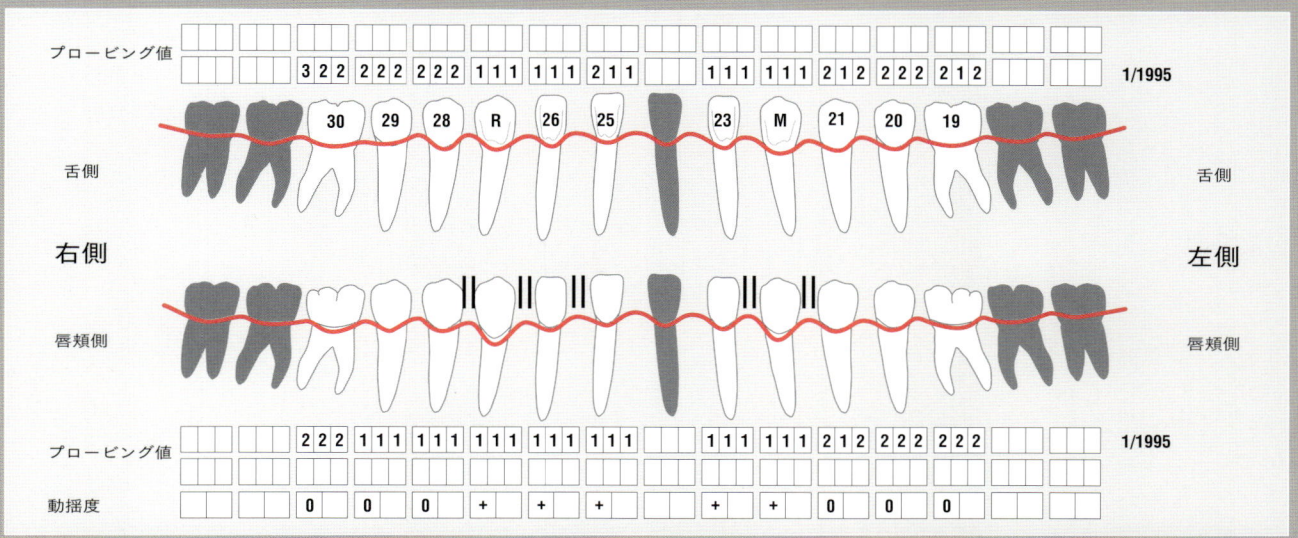

顎関節と下顎の運動範囲
- 正常な可動域を示した。
- 顎関節雑音および疼痛の既往歴はなかった。

口腔内所見

歯の所見
- 全体的に歯は小さく、小歯症と思われる。
- 上顎の右側中切歯にオーラルセラミック・クラウンが装着されていた。
- 先天性欠損歯をつぎに記す。
  上顎右側は第三大臼歯、第二大臼歯。
  上顎左側は第三大臼歯。
  下顎左側は第三大臼歯、第二大臼歯、犬歯、中切歯。
  下顎右側は犬歯、第二大臼歯、第三大臼歯。
- 下顎の両側犬歯は乳歯。
- 上顎の左側第二大臼歯は挺出していた。
- 上顎前歯の動揺はなかった。
- 下顎切歯は咬合時に動揺して変位した（フレミタスがある）。
- 下顎の両側の小臼歯と犬歯との離間は著しく大きかった。

歯周組織所見
- プラークコントロールは優秀であった。
- 上下顎前歯部のプロービング値はすべて 3 mm 以内であった。
- 歯頸部付近の歯周組織は薄く、上下的落差の大きな放物線状（Thin-scalloped Ⅱ Type）の形態を有していた。
- 上顎の右側中切歯の周囲組織は、クラウン・マージンのオーバーハングによる不適合のため、慢性の歯周炎症状を呈していた。
- 上顎の右側第一小臼歯、左側犬歯、および第一小臼歯の唇側部には角化歯肉が欠如していた。
- 上唇小帯の付着は切縁寄りの低い位置であった。
- 上顎の両側の中切歯は下方へ挺出していた。

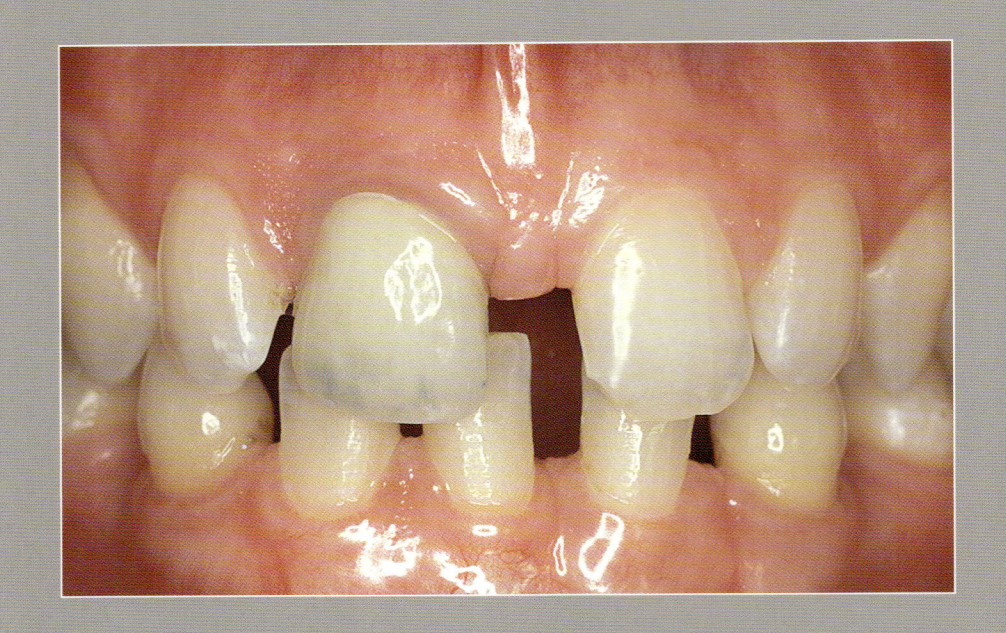

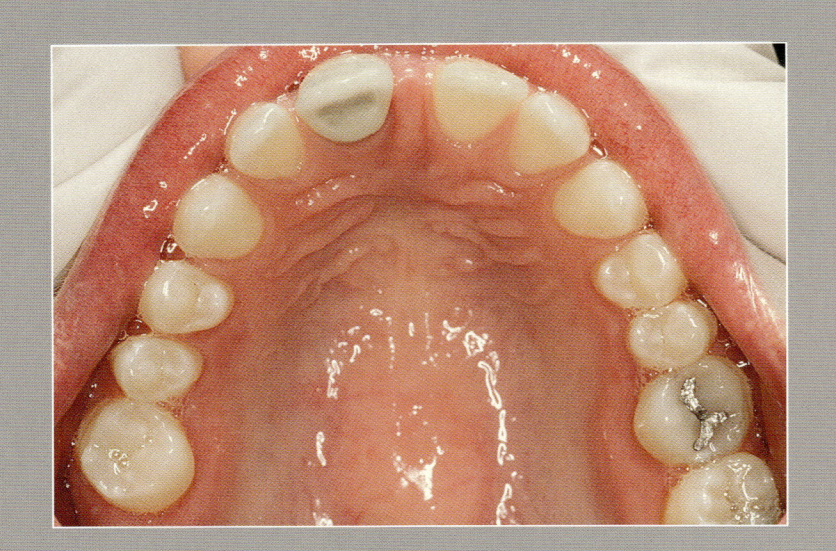

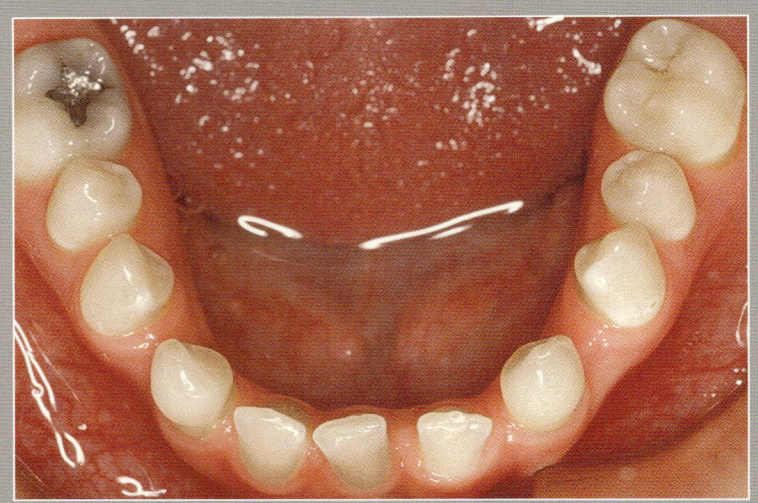

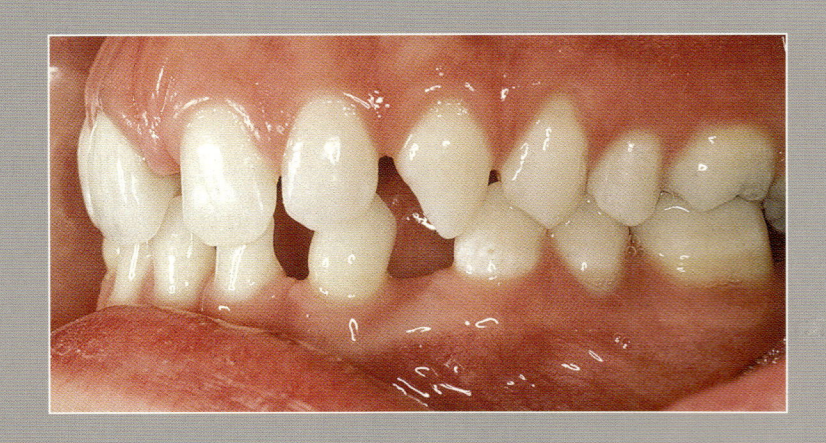

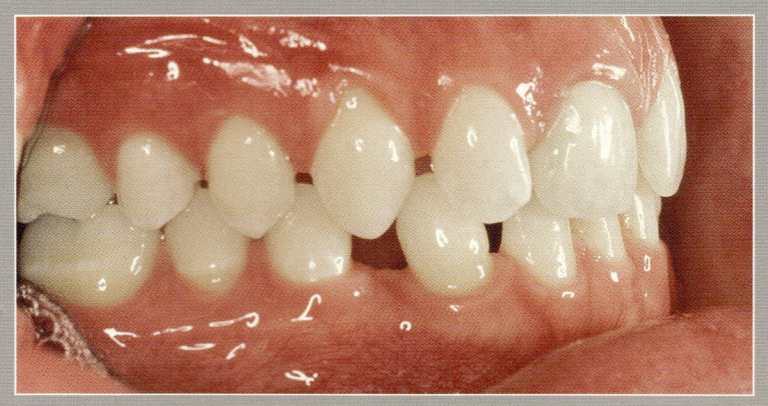

術前

34

咬合所見

- 上下顎前歯は著しく後退した位置で咬合しているため、急傾斜のアンテリアガイダンスになっていた。
- 側方運動時には部分的にグループファンクションの咬合様式になっていた。
- 大臼歯部は安定したAngle Ⅰ級の咬合関係であった。
- 上顎左側第二大臼歯の挺出が原因して、中心位と咬頭嵌合位(CR/CO)のズレは前後的(直線的)に1mm存在していたが、無症状であった。
- 前歯の垂直的被蓋は50％であった。

エックス線写真所見

- 特記すべき病変はみられなかった。

注意事項のまとめ

1. 急傾斜になりすぎているアンテリアガイダンスを改善し、さらに前歯を唇側方向へ移動させるための最善策とはいったいどういう方法なのか。
2. より十分な口唇支持を与えるには、どのようにすれば良いのか。
3. 小さな下顎歯列弓の形態的課題にはどう対処すべきか。
4. 歯間離開の解消とすべての歯の形態的な比率の調和を達成するもっとも理想的な方法は矯正治療なのか。
5. もし矯正治療を実施することになった場合、歯肉歯槽粘膜手術やインプラント手術などのすべての不可欠な術式とどのように組み合わせて治療を進めていくことになるのか。
6. 上顎の両側の中切歯部の歯間乳頭の欠如に対しては、どのように対処していくのか。
7. 歯頸部径がきわめて小さく、非常に薄い前歯と小臼歯は、最終修復にどのような影響をもたらすのか。

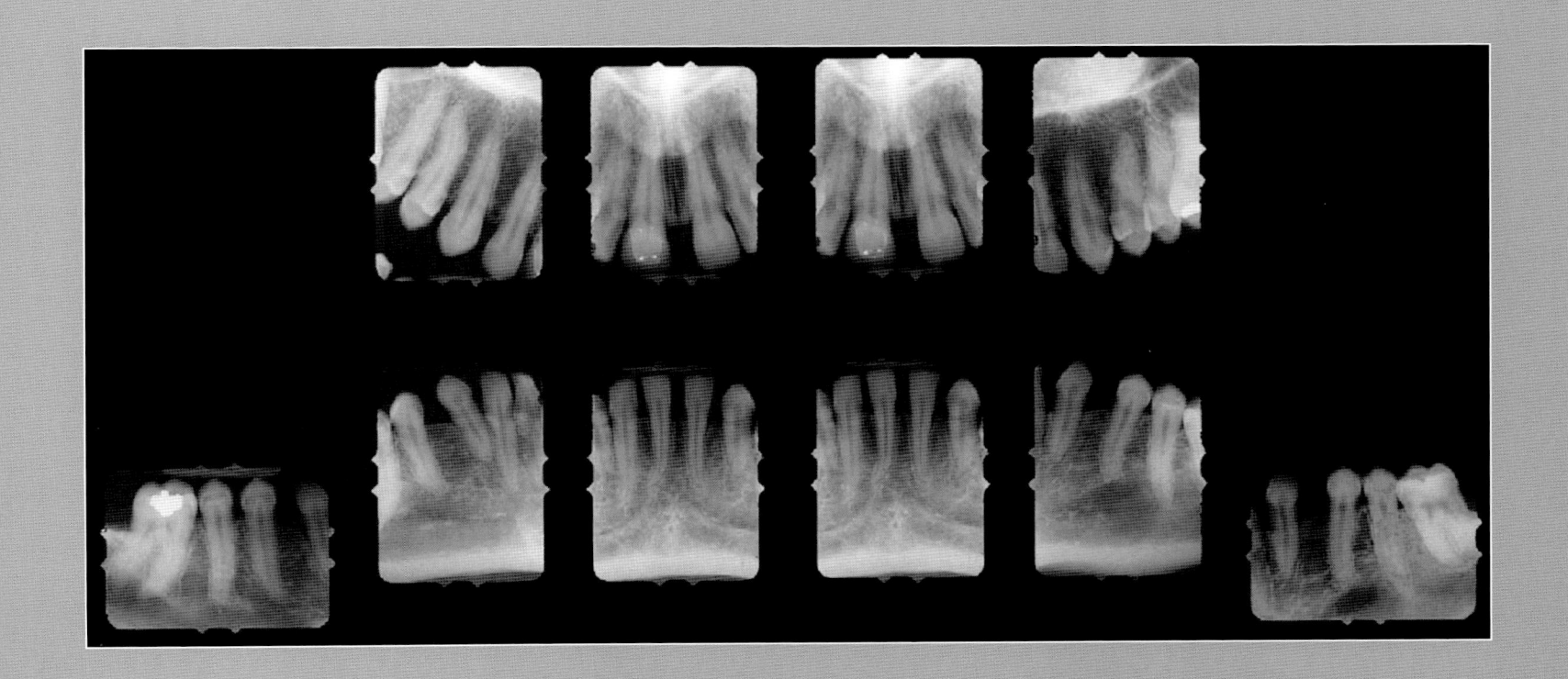

演習問題のつもりで、治療目標と治療計画を立案してみよう。

患者に提案した治療計画

治療目標のまとめ

1. すべての上下顎歯の離開をなくし、適正な配列状態を維持する。
2. 急傾斜なアンテリアガイダンスを解消する。
3. すべての歯の大きさの比率を調和させる。
4. 上顎の両側中切歯の垂直的位置を改善する。
5. 上顎の両側中切歯間の歯間乳頭は欠如しているが、これを改善して上顎前歯部を審美的に良好な状態にする。
6. 治療方法の選択肢として、保存的な方法から、より複雑かつ高度な方法にいたるまで提示する。

治療法の選択肢の提示

選択肢1：乳犬歯を保存する保守的治療計画

下顎

- 両側の下顎犬歯を矯正治療によって近心移動させ、5本の下顎前歯（両側犬歯と3本の切歯）を近接させて配列する。これら5本の下顎前歯はポーセレン・ラミネートベニア法で修復する。
- 両側の下顎乳犬歯の遠心部に残された欠損空隙部にはインプラントを1本ずつ植立し、小臼歯の大きさの上部構造（クラウン）で修復する。
- 小臼歯と大臼歯は現状のままにする。

上顎

- 両側の第二小臼歯より前方の歯を矯正治療によって移動し、歯間空隙が均等に分散するよう歯を配列する。また、同時に両側中切歯は圧下して、歯肉縁が適切な高さになるようにする。両側中切歯はオールセラミック・クラウン、両側の側切歯と犬歯はポーセレン・ラミネートベニア、また4本の小臼歯はオールセラミック・クラウンで、それぞれ修復する。

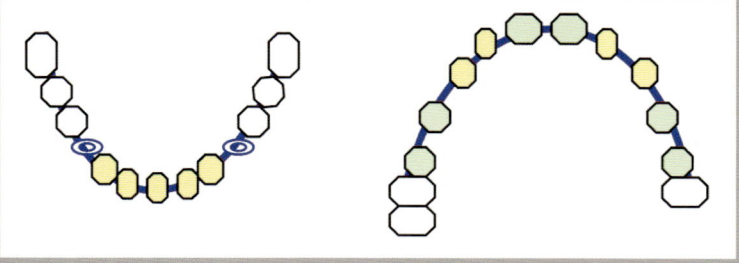

選択肢1

選択肢2：乳犬歯を抜歯する保守的治療計画

下顎

- インプラントの植立に先立って、骨形成を目的とし両側の下顎犬歯を矯正治療によって遠心移動する。つづいて下顎犬歯を抜去する。
- 残存する下顎切歯の遠心部の欠損空隙に両側2本ずつ、合計4本のインプラントを植立する。犬歯と小臼歯の形態をした上部構造で修復する。
- 3本の下顎切歯を矯正治療によって均等な空隙が残るよう配列し、そののちに、ポーセレン・ラミネートベニア法で修復する。
- 小臼歯と大臼歯は現状のままとする。

上顎

- 選択肢1と同じ治療計画とする。

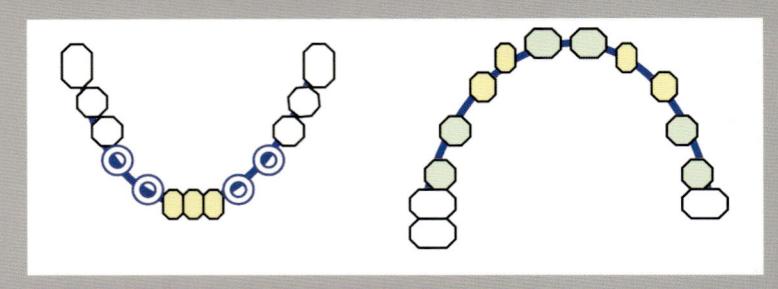

選択肢2

選択肢3：全部被覆冠による広範囲にわたる治療計画

下顎

- 両側の第二小臼歯より前方のすべての歯を矯正治療によって均一に分散するよう配列し、歯間空隙が均等になるようにする。大臼歯はアングルⅠ級の対合関係を維持したままとする。両側の下顎犬歯は抜去する。
- 残存する下顎切歯の遠心部にできた欠損空隙に左右それぞれ1本ずつのインプラントを植立し、犬歯の形態の上部構造（クラウン）で修復する。
- 3本の下顎切歯はすべてポーセレン・ラミネートベニア法で修復する。
- 4本の小臼歯はすべて全部被覆冠で修復する。

上顎

- 両側の第二小臼歯より前方のすべての歯を矯正治療によって移動し、歯間空隙が均等になるよう配列する。また、上顎の両側中切歯は圧下して、歯肉縁の高さが適正にそろうようにする。
- すべての歯間空隙が均等に分散されたならば、適正なエマージェンス・プロファイル（歯頸部付近の豊隆）を付与すべく、両側第二小臼歯より前方のすべての歯をオールセラミック・クラウンで修復する。

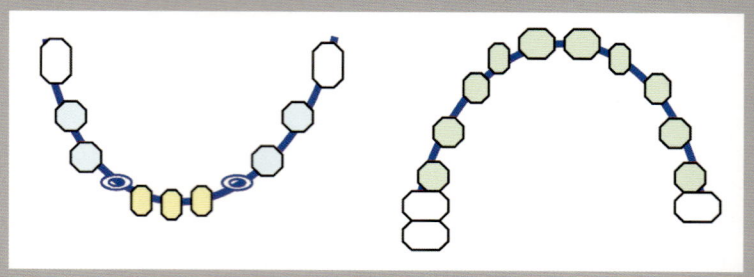

選択肢3

治療内容

適正な包括治療のための治療の順序を決める。

1. 初期治療
2. 矯正治療と修復治療のための診断用ワックスアップ
3. 上顎の右側中切歯の旧修復物の撤去と適合の良いプロビジョナル・クラウンの装着
4. 矯正治療による上顎の歯間空隙の均一化
5. 矯正治療による下顎の歯間空隙の調節
6. 下顎のインプラント植立のための空隙の形成
7. 下顎に3本のインプラントを植立し、保定装置を撤去
8. 下顎インプラントの上部構造の装着と咬合平面の適正化
9. 定期的な審美性の再評価、および上顎保定装着の撤去
10. 小帯切除術
11. 被覆冠(クラウン)とラミネートベニアによる上顎歯の修復
12. 夜間装着用のスプリント

初期治療

口腔清掃指導、歯周組織の清掃およびメインテナンスを含む初期治療を実施した。

治療計画の決定

治療計画を決定するに際しては、治療内容をできるかぎり保守的にすることがもっとも大切な目標であった。その結果、つぎに述べる計画が決定されることになった。

- 下顎歯は小さいのに加え、歯頸部は狭窄された形態を有する。これらの歯に全部被覆冠(クラウン)のための支台歯形成を行うと露髄の危険性が高い。そのため、下顎歯では被覆冠のための支台歯形成はふさわしくない。
- 乳犬歯に関しては、咬合力による歯への外傷はほとんどなく、歯根吸収は最小限に抑制されると判断し、保存することにした。
- 上顎小臼歯間の空隙は最小限になるよう調節し、修復物による被覆の必要がないよう計画した。これで、対合歯との咬頭嵌合位を維持できることになる。

ただし、このきわめて保守的な治療内容ではつぎに挙げるいくつかの課題は残ってしまうことをよく説明し、患者に承諾してもらった。

- 上顎前歯の幅を大きくし、下顎前歯の幅は現状のままとするため、審美的に不釣り合いな状態となる。しかし、患者は通常の会話時には下顎歯の切縁寄り1/3しか露出しないため、この課題は大きな問題ではないと考えられた。

- 下顎小臼歯は修復せず、しかも頬側歯頸部の歯周組織の増大は行わないため、頬側歯肉部分はわずかに欠如しているように見える。
- 両側の下顎乳犬歯の長期的な予知性は不明で、将来的には抜去して、インプラント修復になる可能性がある。

下顎

- 両側の下顎犬歯は矯正治療によって近心移動し、3本の切歯と調和するよう配列する。
- 下顎の乳犬歯遠心の抜歯スペースに2本のインプラントを植立し、小臼歯サイズのクラウンで修復する。
- 両側の下顎乳犬歯の遠心部に存在する空隙部分にインプラントを1本ずつ(両側で2本)植立し、それぞれ小臼歯形成の上部構造(クラウン)を装着する。
- 支台歯形成は行わない予定。

上顎

- 両側の上顎第二小臼歯より前方に存在している歯間空隙を矯正治療によって均等にする。ただし、小臼歯間の空隙は最小限とする。また、両側中切歯は圧下して、歯肉縁の高さが適正になるよう調節する。
- 右側中切歯はオールセラミック・クラウンで、また、左側中切歯、両側の側切歯と犬歯はポーセレン・ラミネートベニアでそれぞれ修復する。

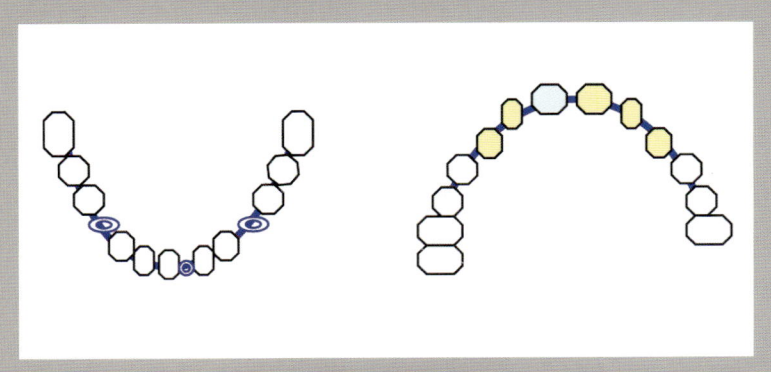

最終治療計画表

治療

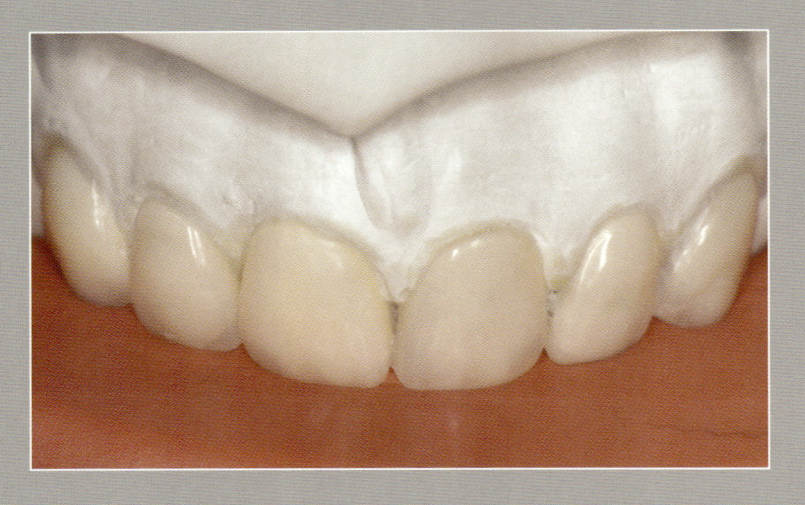

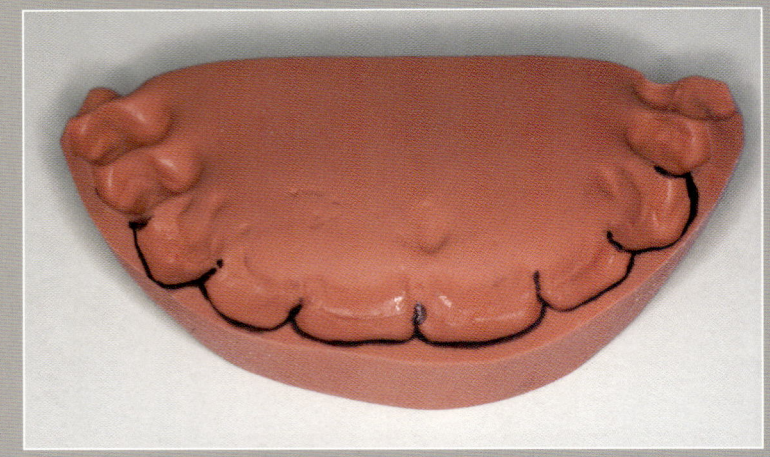

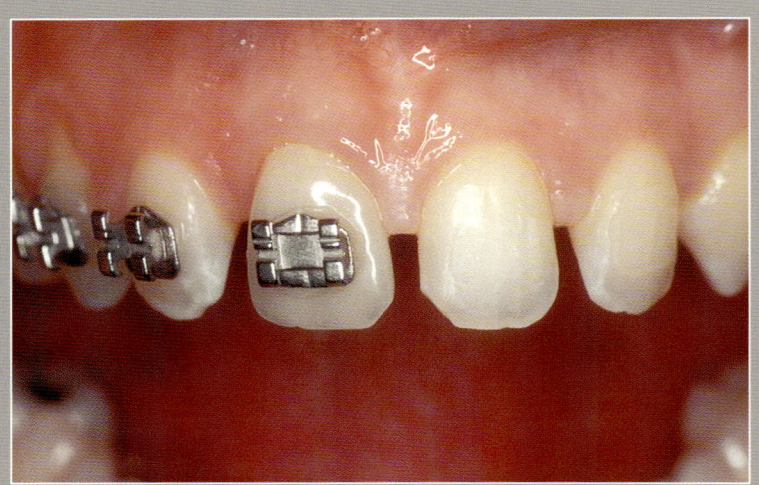

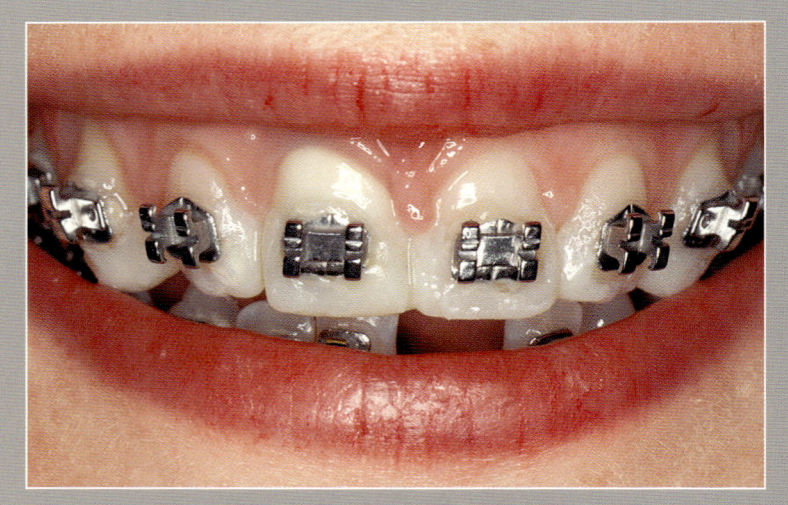

診断用ワックスアップ

歯列弓内における1本1本の歯の位置を正確に把握できるよう、矯正専門医が分割セットアップ模型を作成する。補綴専門医と矯正専門医は相談をし、分割セットアップ模型上に補綴専門医が診断用ワックスアップを行い、必要な修正を明確にする。インプラント治療に必要な空隙量を治療の進行に並行して注意深く計画し、評価する。

矯正治療

本症例の矯正治療の目標をつぎに挙げた。

上顎

・両側の小臼歯より前方の歯間空隙が均等に分散されるよう歯を移動する。
・上下顎前歯の咬合時に交叉する角度（inter incisal angle）が約135°になるよう、上顎切歯を唇側傾斜させ、アンテリアガイダンスを緩傾斜にする。
・両側の上顎中切歯を圧下する。

下顎

・下顎切歯を唇側傾斜させ上顎切歯との咬合関係を適正に保つ。
・インプラントとセラミックによる修復に適した空隙を作るよう、切歯と小臼歯を配列する。

矯正治療の再評価

審美歯科治療の結果の良否は顔貌の改善の程度に大きく依存している。そのため、補綴専門医に不可欠な情報を伝えるべく、定期的に再評価を実施せねばならない。矯正治療が完了する時期に近づいたら、コンポジットレジン製の診断用モックアップと治療途中の診断用ワックスアップをそれぞれのシリコン製マトリックスとともに製作する。

インプラントの植立

インプラントと天然歯とは少なくとも1.5mm離れていることが不可欠である。そのため、直径3.25mmのインプラントでは6.25mmまた直径4.0mmインプラントでは7.0mmのインプラント植立のための空隙が必要となる。インプラントと隣接する天然歯の歯根は、

39

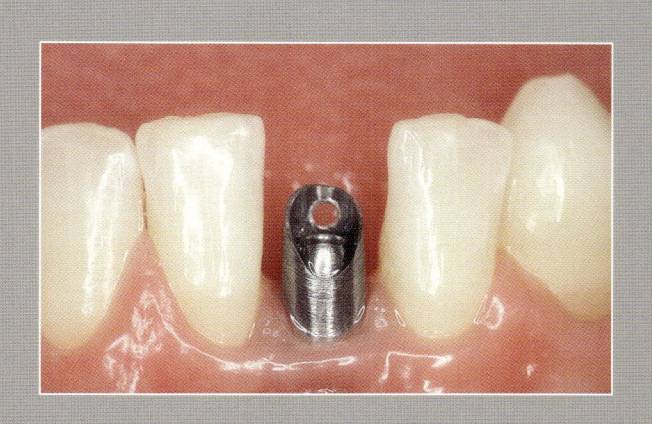

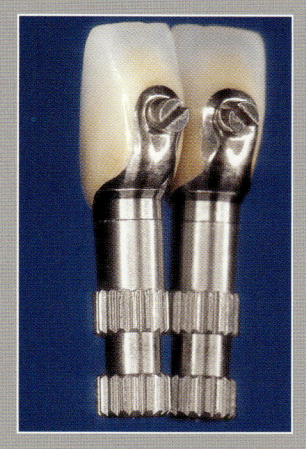

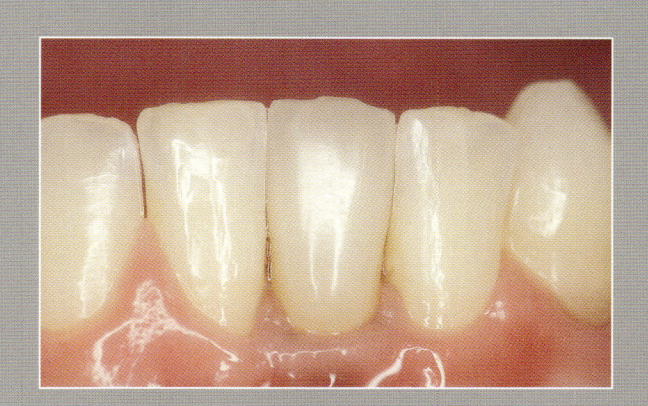

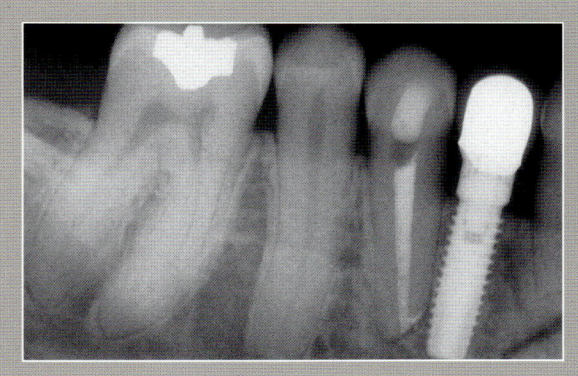

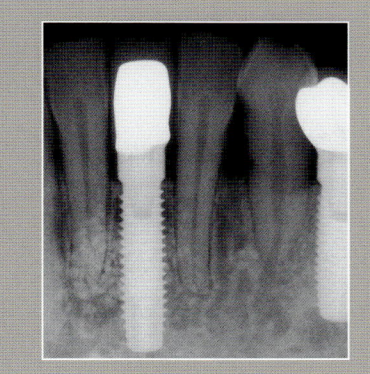

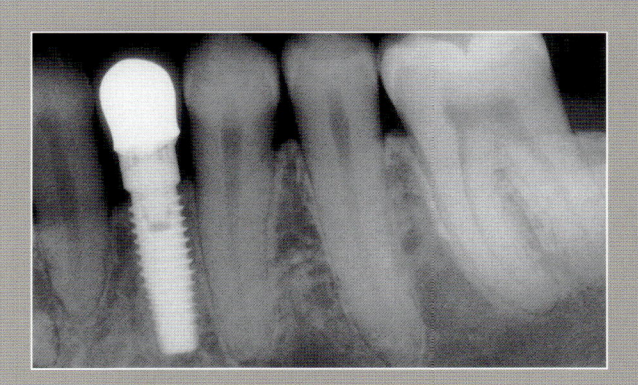

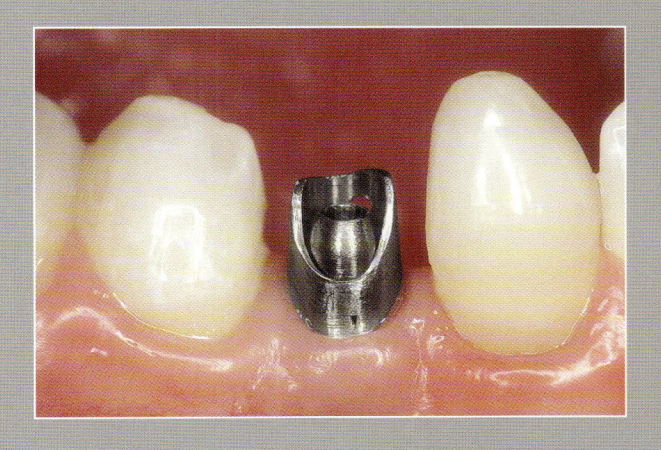

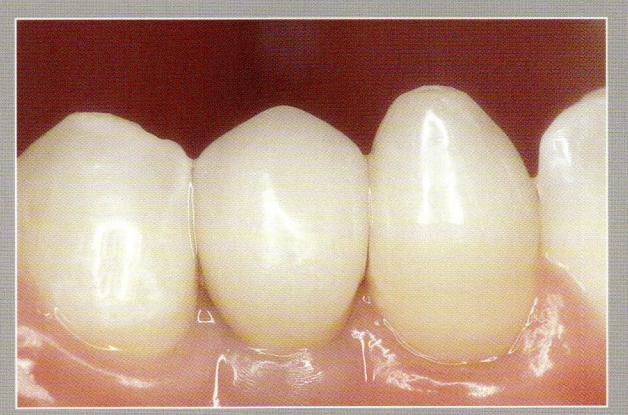

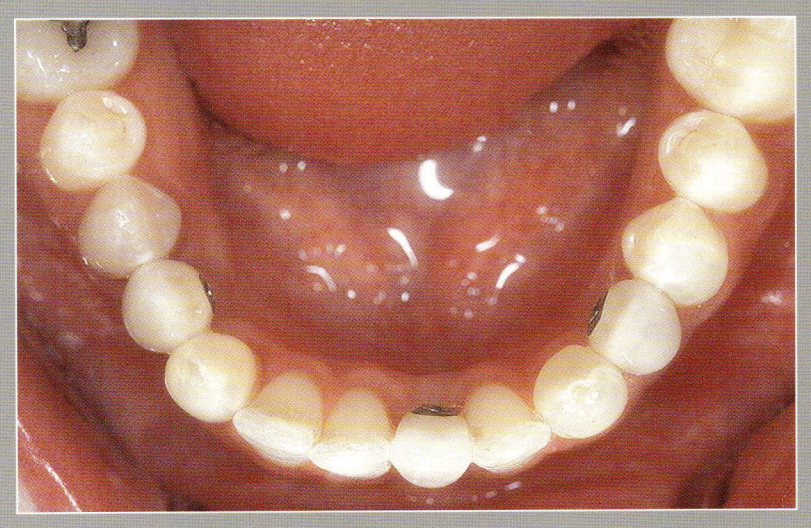

インプラントを植立する骨内へ傾斜していてはならない。理想的にはインプラントから近遠心的に離れるような歯根の位置と方向が望ましい。

インプラントと天然歯の歯根との間に十分な空隙ができるよう手術を進めたが、小臼歯部に植立したインプラント第一小臼歯の歯根は近接してしまったことが判明した。また、インプラントは遠心方向へわずかに傾斜して植立されていた。第一小臼歯は失活してしまったため、歯内治療を実施し、根管内からの漂白術式を施した後、きわめて保守的なブラックのI級窩洞を形成し、コンポジットレジンで充填した。

小帯切除術

歯周治療の観点からすると、理想的には、小帯切除術は矯正治療の完了時に実施されるべきである。もし、小帯切除を矯正治療の開始前に実施すると、術後の瘢痕形成の結果、両側中切歯を接近させることが困難になる危険性が生じる。一方、多くの歯周専門医の間で議論の分かれるところであるが、矯正治療に先立って小帯切除術を実施することで、歯間乳頭を形成しやすくなるとの見解がある。本症例においては、両側中切歯を近づけるが、隣接面を接触させるわけではなかったので、小帯切除の期間は厳密に決めなくても良かったし、その時期の成否は学問的な関心事に留まった。

歯肉歯槽粘膜形態の改善

矯正治療中に頬側方向への応力がかかる場合には、右側第一小臼歯、左側犬歯および左側第一小臼歯の歯肉歯槽粘膜の不正な形態は矯正治療前に完了させておくべきである。一方、矯正治療中に頬側方向への歯の移動が予定されていない場合には、矯正治療が完了してから、小帯切除術と同時に歯肉槽粘膜の形態を改善しても良いことになる。矯正治療が完了した後に残った歯周組織の問題は、歯周外科手術時に明らかにされるべきである。矯正治療を開始するに先立って、右側中切歯周囲の歯肉炎の存在は確認されていた。旧被覆冠（クラウン）を撤去し、適合の良いプロビジョナル・レストレーションを製作し、リン酸亜鉛セメントで合着して置き換えた。その結果、クラウンのオーバーハングによる不適合のために生じた歯肉炎は解消され、矯正治療中に歯肉炎が残存する問題はなくなった。もし、この歯肉炎が生物学的幅径の侵襲のために惹起された症例では、外科的に問題を解決するのではなく、両側中切歯を挺出させて、臨床的歯冠長を延長する術式が選択されることになる。本症例では、プロビジョナル・レストレーションと歯肉との反応は良好で、歯肉炎は迅速に治癒した。

歯科技工士（セラミスト）との情報交換

上顎の両側中切歯の修復に際しては特別な課題があった。右側中切歯には旧被覆冠が存在するが、左側中切歯はできるかぎり侵襲が少ないポーセレン・ラミネートベニアによって保守的に修復されねばならなかった。しかし、クラウンとベニアという異なる修復物の色を合わせるのは通常困難で、予知性に劣ることがわかっていた。この方法が選択されたオプションではあるが、もっと広範囲にわたる症例の治療では臨床的により予知性の高い修復法を選択することで、両側の歯の色を間違いなく調和させることを推奨しておきたい。一般的な原則としては、オールセラミック・クラウンとラミネートベニアを併用する症例では、ベニアの試適と装着をまず完了するのが通例である。つづいて、オールセラミック・クラウンを試適し、接着することになる。ベニアの色をセメントで調節するのは実際的に限界があり、クラウンの色を調節していくほうが現実的に可能である。こうすることで、さらに調節が必要なクラウンは技工所に戻して改善し、試適に備えることになる。また、症例によっては、まずベニアだけをすべて接着し、その後にクラウンを製作するための印象をあらためて採取し、シェード選択を新たに行って、オールセラミック・クラウンだけを製作する術式も推奨できよう。

本症例では、ベニア用に長石（ポーセレン）か、圧縮型セラミックのいずれを選ぶかはセラミストに全面的にまかせることにした。どちらのシステムにせよ、審美的に優れた結果が達成できることはわかっており、その選択は技工所において使用されているポーセレンの商品またはシステムで決めれば良いと考えられるからである。もし、長石ポーセレンと圧縮型セラミックのいずれでも使用可能という場合には、つぎに挙げる基準に従って選択すると良い。

- 支台歯形成後のエナメル質の残存量。エナメル質の残存量が多いほど、長石ポーセレンによるベニアの活用の可能性が高まる。
- ベニアの厚さ（薄いベニアか、厚いベニアか）。ラミネートベニアの最終修復物としての厚さは、支台歯形態の種類、支台歯の厚さ、および修復する範囲などによって決められる。保守的に製作する薄いラミネートベニアは通常は長石ポーセレンで作られる。そうした場合には、ベニアの支台歯形成のための削除量は最小限に抑制し、できるかぎりエナメル質が全域に残っていることが望ましい。修復物で厚みを作ってみせる必要がないため、長石ポーセレンによるラミネートベニアが適応症ということになる。
- 両側中切歯をラミネートベニアと被覆冠（クラウン）を併用して調和させる術式。この場合には、圧縮型セラミックを活用するほうが臨床的に有利で、選択肢としては問題が少ない。
- 支台歯形成後の象牙質の露出量。象牙質の露出面積が広いほど、圧縮型セラミックをラミネートベニア製作に活用する可能性が高まる。

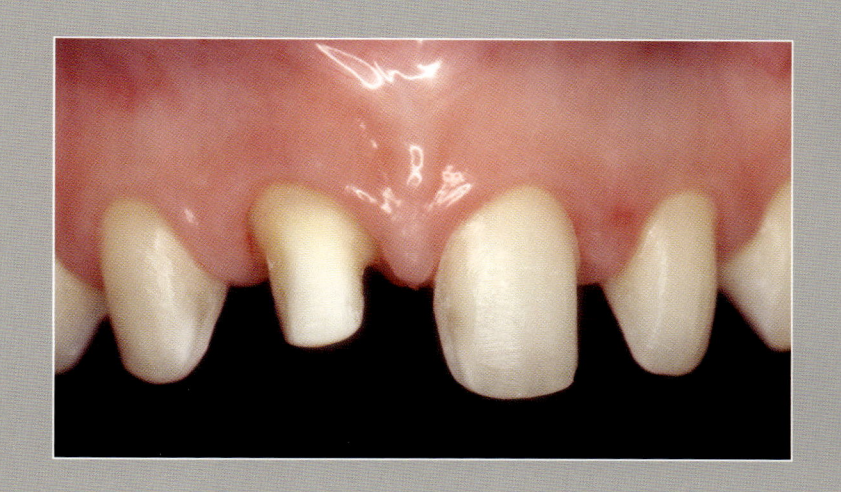

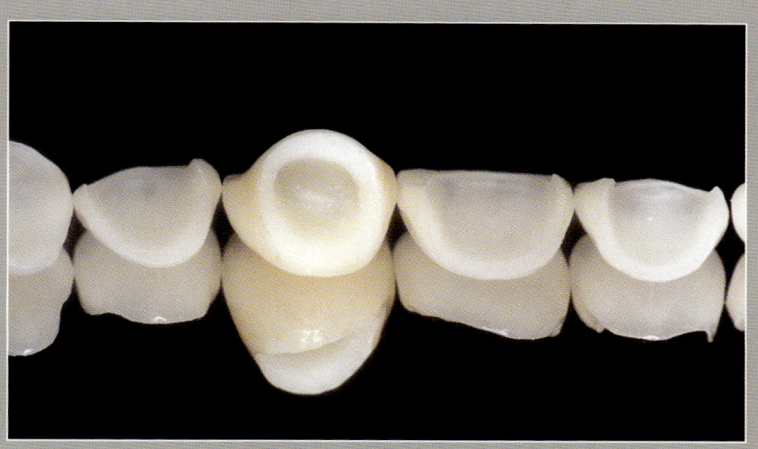

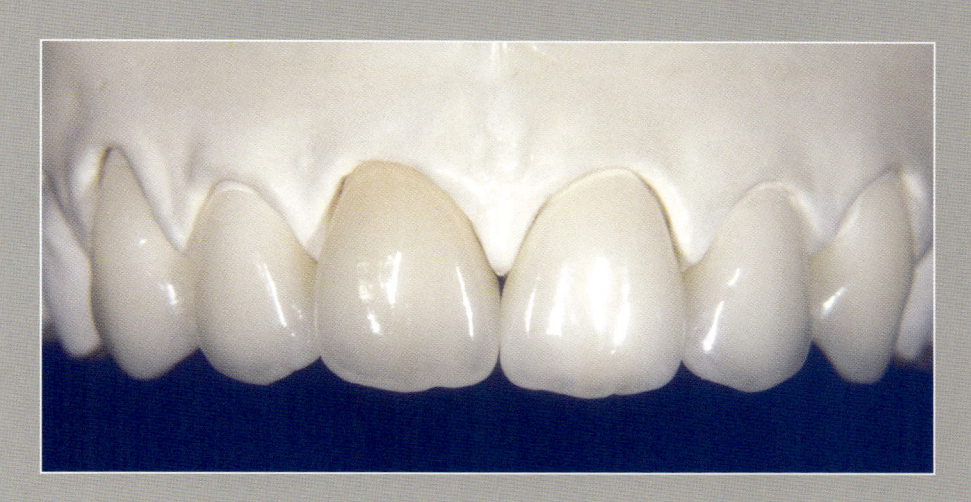

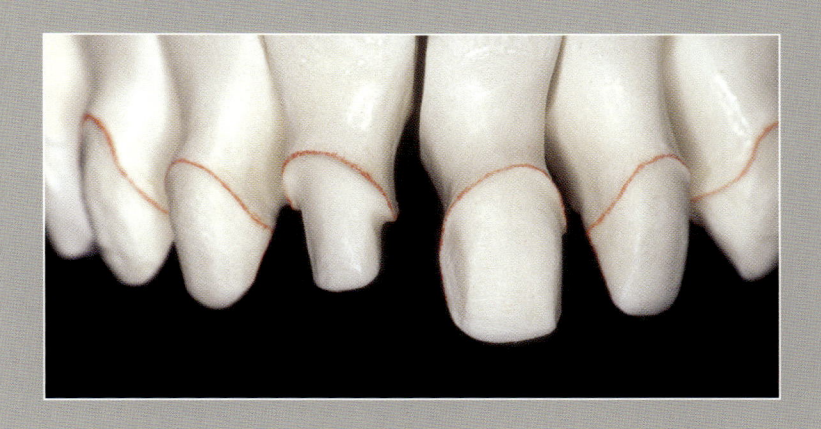

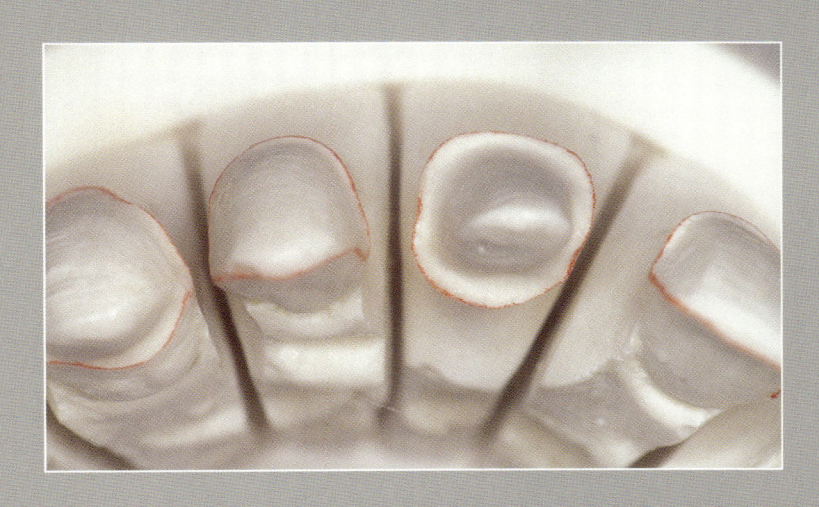

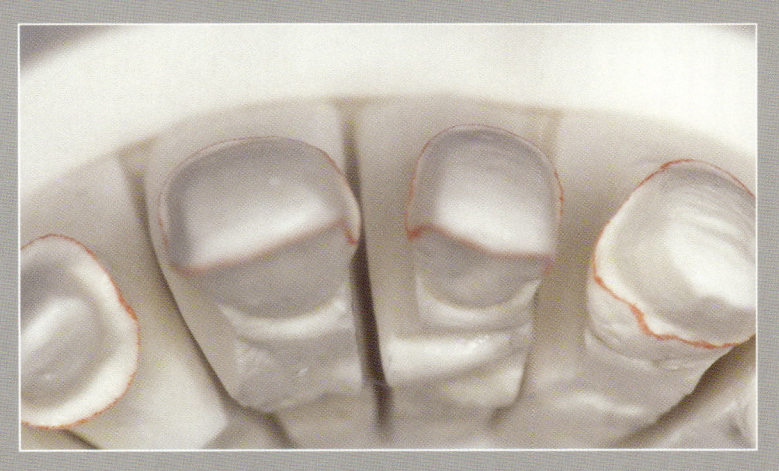

治療

治療

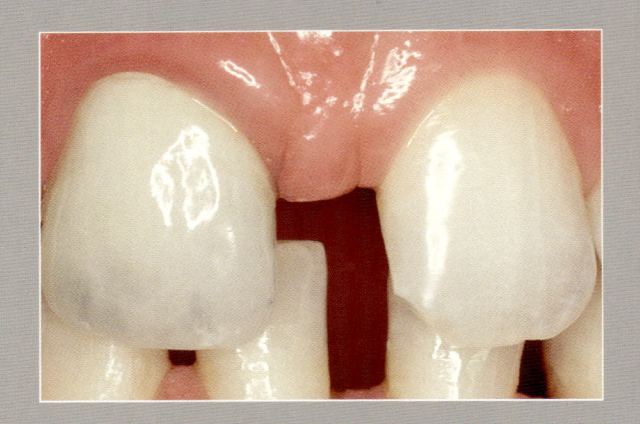

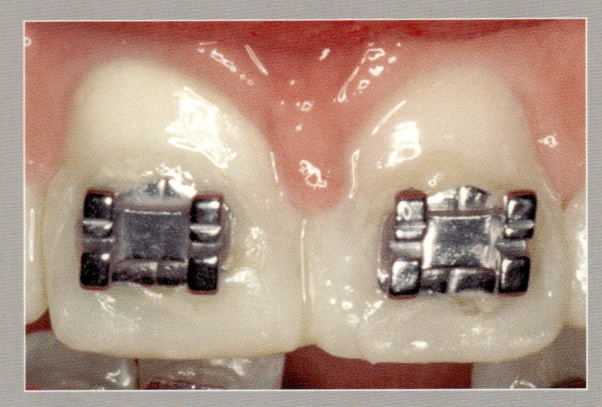

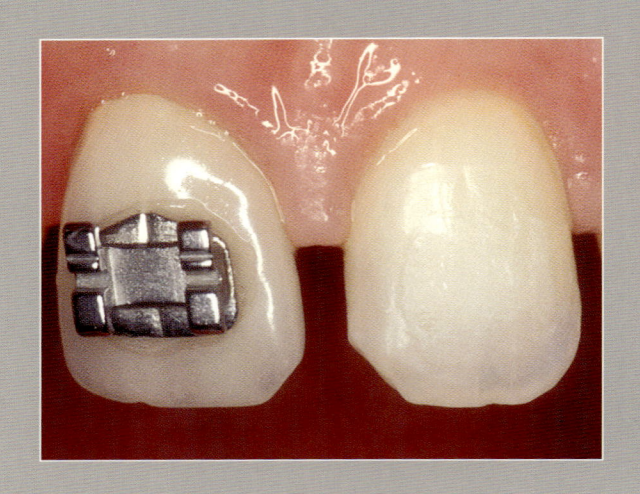

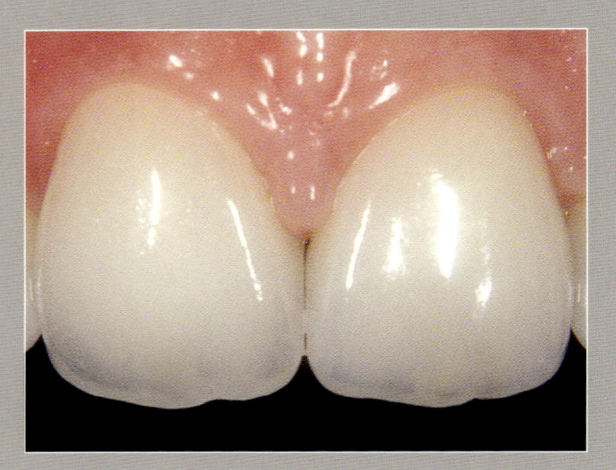

　ポーセレン・ラミネートベニア法で正中離開を封鎖すべく修復処置を行う場合には、両中切歯の近心隣接面部のフィニッシュラインを舌側方向へ延長し、歯頸部フィニッシュラインは歯肉縁下の約0.5mmに位置させるべきである。

　ポーセレン・ラミネートベニアの支台歯形成では、切縁は垂直的に1.5mm削除するが、舌側面へ形成を拡大する必要がなければ回避し、切縁内に留める。犬歯のポーセレン・ラミネートベニアの支台歯形成では舌側面に削除を延長したが、形成面はエナメル質であった。この舌側面への延長は約1.5mmで、咬合接触には関与しない範囲であった。ラミネートベニアの被覆範囲を拡大した目的は、セラミストが犬歯誘導咬合を付与することで下顎の偏心運動時に臼歯部のディスクルージョン（臼歯離開）が可能となり、かつ、切歯部の咬合干渉が回避されることにある。

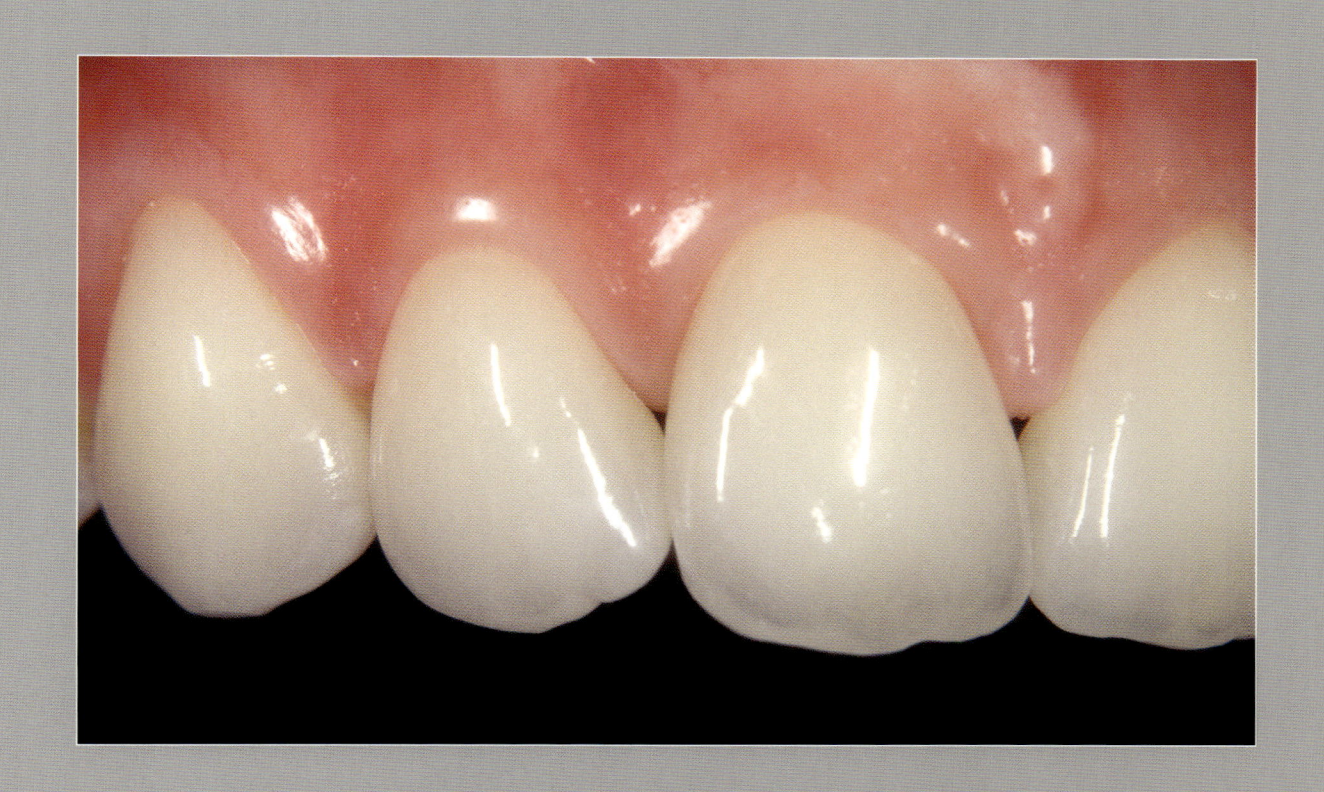

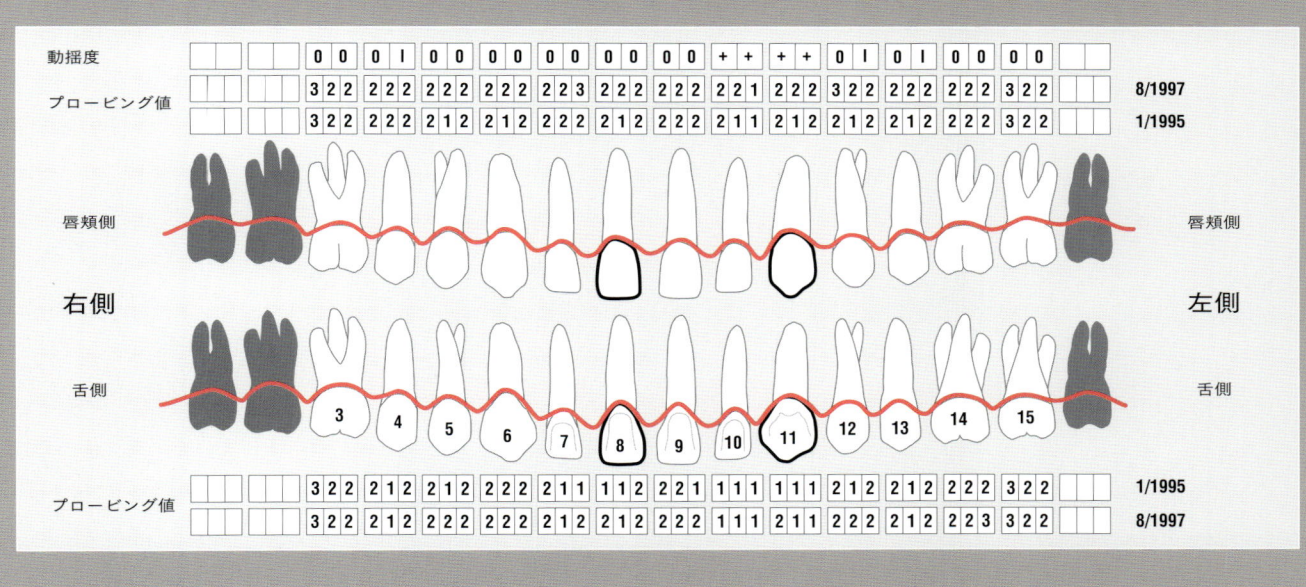

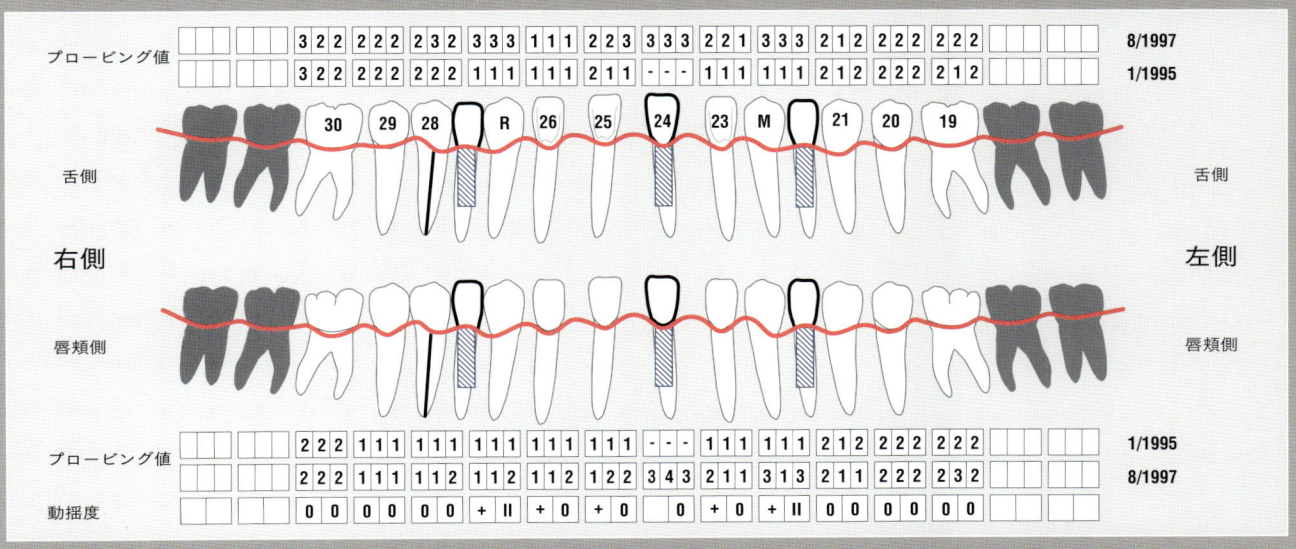

術後

術後に用いる可撤式スプリント

治療が完了した時点で、透明の加熱重合レジンで製作した夜間装着用のバイトガード（可撤式スプリント）を患者に処方する。この上顎用スプリントは中心位で咬合調整しておく。このスプリントは保定装置としても役立つことになる。

解説

治療計画の要としての比率、露出量および長さ

比率、露出量、および長さを適正に作り出すために活用すべき原則をつぎに挙げる。

比率

幅の大きい正中離開を修復する症例では、調和のとれた比率を付与するために厳密な計画が必要になる。両側の中切歯に75％〜80％の幅と長さの比率を与えるようにするには、10.5mmの長さに対して、幅を8.0〜8.5mmに設定する必要がある。両側の中切歯を近心移動して接近させることで、歯間部の歯肉は圧迫され、その結果として歯間乳頭の高さが増すことになるのが、適正な比率を確保するにはきわめて有効な手段である。

露出量

安静時における初診時の切縁露出量は4mmで、この値そのものは正常の範囲であったが、凹陥した緊張度の強い形態の上口唇との関係からみると、少し露出量が多いように見えた。黒マジックペンで切縁に黒線を引いて診査した結果、露出量が約1mm多すぎることが判明したので、短くすることとした。そのため両側中切歯を圧下し、矯正処置後に歯肉縁の高さを再評価することとした。一般的な原則として、審美歯科の治療計画は切縁の位置を決めることから始めるのが最善策と言える。

長さ

本症例では、初診時における両側中切歯の長さは9.5mmであったが、切縁の位置を1mm短くするため、長さは8.5mmになった。一方、両側中切歯は最終的に10.5mmの長さになるよう計画していたため、現在の歯肉縁の高さより根尖方向へ2mmだけ後退させる必要があった。歯肉縁の位置の最終調整は両側中切歯の圧下と傾斜による歯肉の退縮によって達成した。両側の側切歯と犬歯の歯肉縁の高さは元の位置に留めた。矯正治療が完了した時点で犬歯部の根面被覆歯周形成外科を実施する術式は患者が拒否した。そのため両側犬歯はラミネートベニアで修復して根面を被覆する方法が選択された。

各前歯間の比率

両側の側切歯の歯冠幅は狭く、見た目は嬌小な状態であり、犬歯は両側とも尖頭が非常に尖鋭な形態であったため、正中離開を狭くして、歯間空隙を再分散した状態で適正な比率を調節し直す余地が残されていた。両側の側切歯は目立つような幅の大きさであってはならず、両側中切歯の大きさによって設定される適正な比率を基準とした、見た目の良い歯種間の比率が確立される必要があった。Vincent Kokich先生によると、両側の嬌小な側切歯は、修復するに際して、近心部の外形が遠心部の外形より平坦になるよう、わずかに近心方向へ理想的に位置づけなければならない。こうすることで、形態はより審美的に好ましいものとなる。しかし、技工室では、両側の側切歯は遠心方向へわずかに偏位していることが判明した。遠心方向に位置づけられたことで、側切歯の近心面がより目立つことを解消するために、本章で前述した特殊な効果による修正を両側の側切歯に付与すべく、近遠心のラインアングルを近づけるようにした。さらに、両側の側切歯がより狭く、繊細な形態に見えるよう、「乳犬歯」の形に修復することにした。

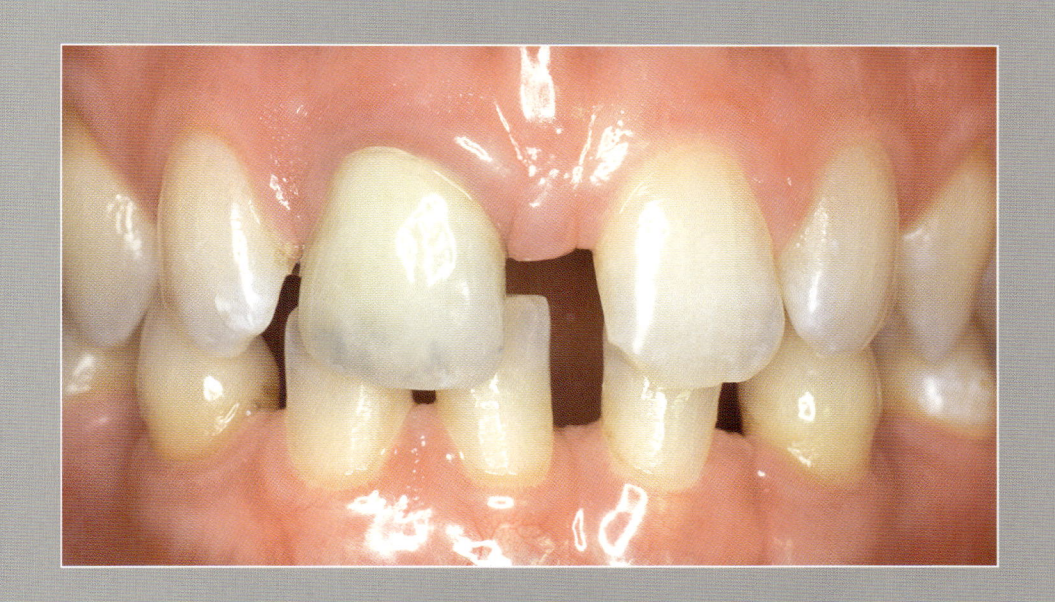

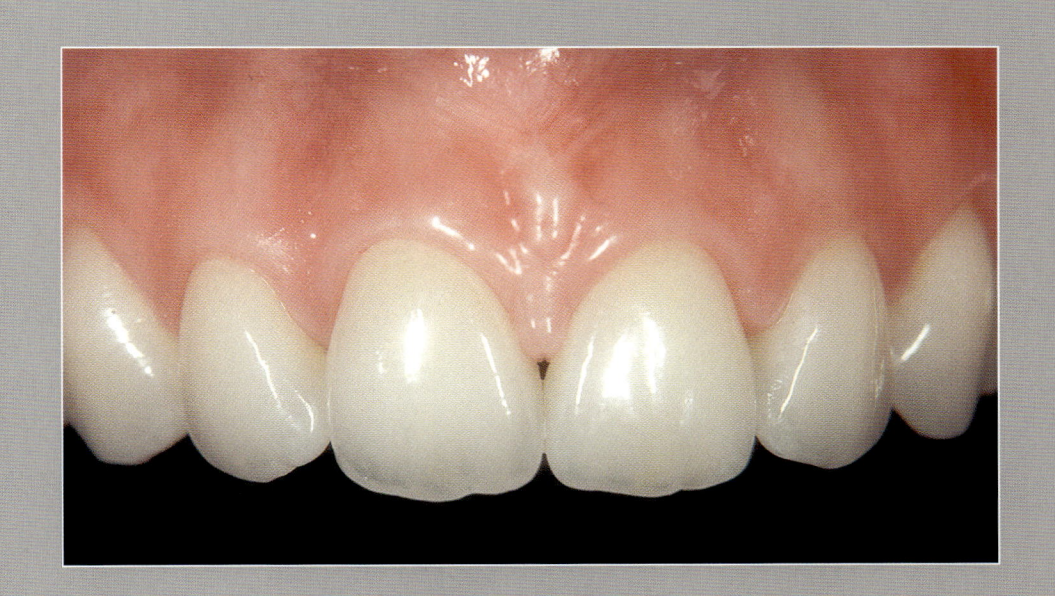

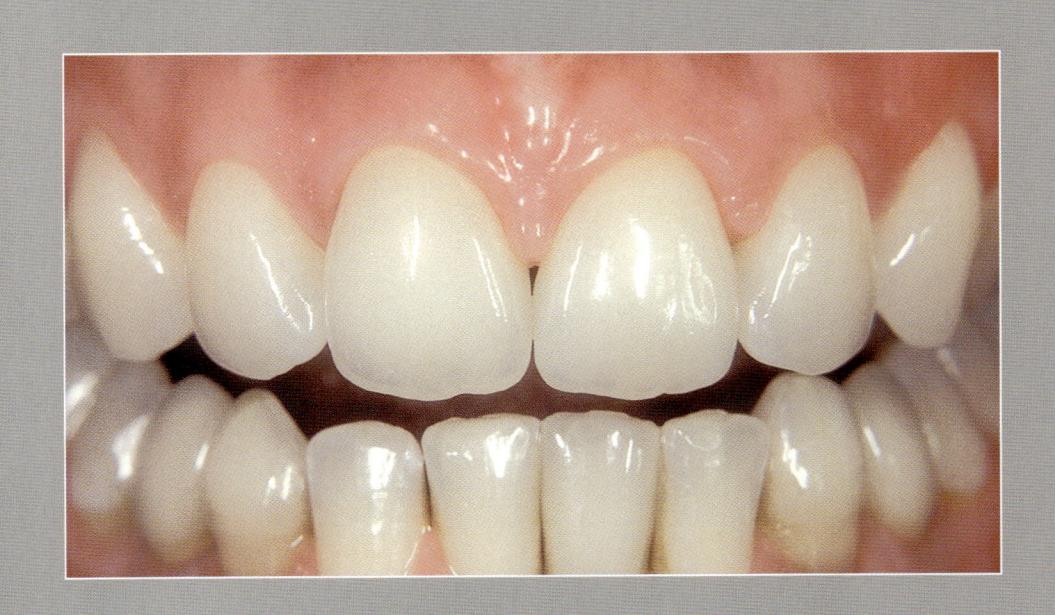

術後

セラミックの種類の選択基準

オールセラミック・クラウン

上顎の右側中切歯には Procera crown(Nobel Biocare)のための支台歯形成を行った。透明感が最大限に再現できるよう、コーピングとポーセレン(Cerabien、Noritake Dental)のためのスペースを確保すべく、唇側面の削除量は十分にとった(1.3～1.5mm)。

ポーセレン・ラミネートベニア

上顎前歯部の残りの5歯についてはポーセレン・ラミネートベニアの支台歯形成を行った。形成はきわめて保守的かつ全体がエナメル質内に留められたため、長石型のポーセレン・ラミネートベニア(EX3、Noritake Dental)を用いることとした。歯頸部のフィニッシュライン付近には0.2～0.3mmの厚さの透明ポーセレンを極薄層として活用し、「コンタクトレンズ効果」を与えるようにした。表面性状は Luster porcelain(Noritake Dental)の層によって作り出された。

セラモメタル・クラウン

下顎の3本のインプラント上部構造はセラモメタル・クラウン(EX3 porcelain)で修復した。アバットメントはチタン製アバットメントを形成して用いた。3本のインプラント体は直径が細いものであったため、アルミナ製またはジルコニア製のアバットメントは使えなかった。セラモメタル・クラウンを用いることで、リトリーバブル(回復可能)な舌側横ネジが活用でき、ワセリンと仮着用セメントを混和したセメント合着法と併用できた。

謝辞

本症例報告のすべてのセラミック修復物を製作してくださったその努力に対して、著者は技工士の Mr. Hitoshi Aoshima(Perla AOSHIMA, Tokyo, Japan)に感謝の念を掲げたい。

謝辞
Acknowledgments

　本文で示したいくつかの症例の治療に協力してくださった Dr.Michael Block, Dr.Paola Donaire, Dr.Diana Fat, Dr.Tyler Lasseigne, Dr.Sean McCarthy, Dr.Hisham Nass, Dr.Narong Potiket, Dr.Ariel Raigrodski, Dr.Avishai Sadan および Dr.Mike Shannon らに感謝する。

　本章のなかで、症例のほとんどのセラミック修復物を製作して下さった Mr.Hitoshi Aoshima（Perla AOSHIMA）に対して心からの感謝の意を表したい。また、本章でいくつかの症例の技工を担当して下さった Mr.Mike Bellerino, Mr.Naoki Aiba, Mr.Pinhas Adar, Mr.Andreas Saltzer, さらに Mr.Alain Pinault の歯科技工士諸氏にも感謝いたします。

　本章で用いたいくつかの図は、私 Gerard J.Chiche と Hitoshi Aoshima の共著になるクインテッセンス社出版の書物 Smile Desing（2005年）のなかから転載した。

歯周・修復処置を受けた患者における咬合高径の変化：矯正歯科治療の可能性

Vincent G. Kokich, DDS, MSD

咬合平面の位置によって、顔面高の改善が制限される。

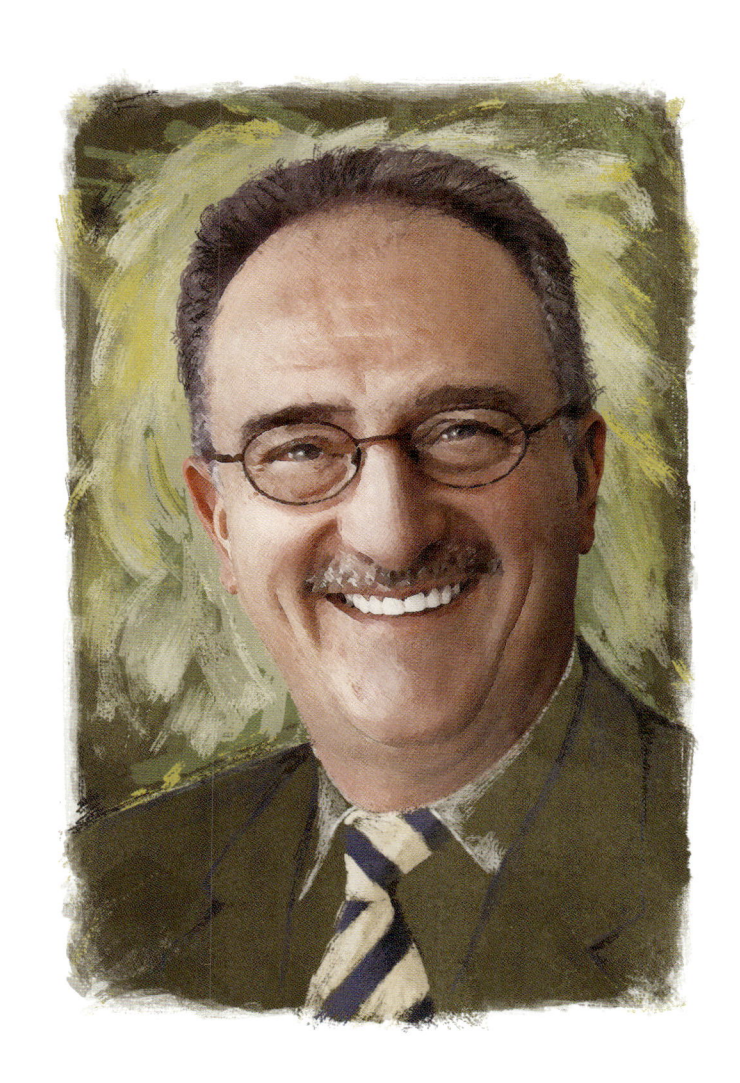

考え方とその背景
Philosophy and Background

　過去10年間で、矯正治療を希望する成人患者の数が、大幅に増加している。今日、ほとんどの矯正歯科医院において、アクティブな矯正治療を行っている患者の30％から50％は成人である。私の医院では、完全に成人患者を対象として治療を行っている。青年期と成人の不正咬合は似通っているけれども、通常、成人では、彼らの治療をより困難にする付加的な問題点を抱えている。もっとも有害な症状の１つとして、摩耗した歯が代償性に萌出することで、さらに咬耗する現象が挙げられる。こうしたタイプの患者が、修復専門医から紹介されてくるとき、共通している依頼内容は、十分な修復処置が行えるように「咬合高径を大きくしてほしい」ということである。「咬合高径を大きくする」とはどのような意味だろうか。あなたが連携して治療を行う矯正専門医にとって、どのような意味を持つべきなのであろうか。実際のところ、前歯が摩耗、あるいは咬耗している成人患者に対して必要なことと、矯正歯科学的に可能なことには明らかな違いがある。なかには、摩耗した前歯を有する患者は、「前上方に閉口」していて、咬合高径を大きくする必要があると信じている臨床医もいるが、通常、この診断内容とその治療結果は適切ではない。主たる問題は、前歯の代償性の萌出であり、つぎに切歯の咬耗である。修復専門医にとって、問題点は、これ以上歯質を削除したり、歯冠を伸張したり、場合によっては根管治療を行ったりすることなく修復するうえで、スペースが不十分なことである。しかしながら、矯正専門医は、修復のためのスペースを作るために、上顎切歯、下顎切歯あるいはその両方を圧下することができ、歯肉縁を根尖方向へ移動させ、歯牙の削除を不要にすることができる。矯正専門医と修復専門医の同意事項は、どの歯を圧下させるか、それらをどのくらいその位置に維持するか、そして、その歯の移動は患者の美観にどのように影響を与えるか、を決定することである。

修復処置のスペースを作るための上顎と下顎の圧下：指針となる４つの原則
Using Maxillary and Mandibular Intrusion to Create Restorative Space: Four Guiding Principles

　一般歯科医師にとってもっとも複雑な問題のひとつは、前歯部の過蓋咬合をともなう成人患者に対して、どのように修復処置を行っていくかということである。多くの症例では、前歯を十分に処置するためのスペースが、ほとんどあるいはまったくない状態であり、修復物のためのスペースを作るためには、しばしば、現存歯の歯質をかなり削除することが必要になる。上顎切歯と下顎切歯、またはどちらかの切歯の著しい咬耗あるいは摩耗を中程度にすることは、かえって過蓋咬合の問題を悪化させる。通常、それらの歯は咬耗するにつれて萌出し、それにともなって骨や歯肉が変化する。

　それらの短くなった歯を修復するために、通常、修復専門医は２つの可能なプランを考える。ひとつは、根管治療後に支台築造を行い、最終的に修復することによって、短く摩り減った歯冠を長くするという選択肢である。もうひとつは、前歯の修復に必要なスペースを獲得するために、大部分の後方歯に修復処置を行い、咬合高径を大きくするという選択肢である。しかしながら、３番目の可能性も存在する。すなわち、―矯正治療と外科矯正治療、あるいはそのどちらか―である。矯正専門医は上顎前歯と下顎前歯を圧下して、修復処置に必要なスペースを作ることができる。患者の顔貌を改善し、修復処置に必要なスペースを獲得するために、上顎と下顎あるいはそのどちらかを手術する顎整形手術によって、患者の前歯部の咬合高径を増加できる場合もある。本章では、こうした種類の問題に対して、正確な分析と適切な治療を行うために必要とされる諸原理と診断技法について、提示して解説する。

成長のメリット

垂直方向の問題を解決するうえで、矯正歯科治療の可能性について完全に理解するためには、臨床医はまず、顔面成長の重要性について理解しなければならない。不正咬合を早期に改善する根拠はいくつかあるが、もっとも重要な理由の1つは、患者の顔面成長の潜在能力を利用することである。

顔貌は2つの成長様式を示す。1つは、頭蓋骨と接している上顎骨周囲の縫合部で起こる縫合性成長である。しかし、青年期の成長では、垂直方向の変化は主に下顎頭の成長による。下顎頭が成長するにつれて、下顎枝は長さを増す。この過程で、下顎枝の成長を代償するように歯が萌出する。このことは、思春期の患者で、過蓋咬合を改善するためにうまく利用することができる。上下顎切歯の過剰な萌出を解決するために圧下させる代わりに、下顎枝の成長によって後方歯の萌出を図ることができる。もし、この過程において、上顎と下顎、またはどちらかの切歯が本来の垂直的な位置に維持されるならば、後方歯の萌出と相対的な切歯の圧下によって、過蓋咬合が改善される。

しかし、女性では10代半ばから後半にかけて、また、男性では20代の早い時期に本来の顔面成長は完了している。前歯部の過蓋咬合を有する成人患者では、成長はない。したがって、矯正専門医は、上顎前歯の圧下、下顎前歯の圧下、あるいは顎整形手術によって、成人患者の過蓋咬合を是正しなければならない。垂直方向の問題を是正するために、どの歯を圧下するのか、いつ顎整形手術を行うのかということについて、矯正専門医はどのように診断するのだろうか。もし、患者の前歯が補綴処置を受けた歯である、あるいは摩耗している場合には、矯正と補綴の2分野で連携した治療計画において、修復専門医の役割はどのようなものになるのであろうか。これらの疑問に答えるために、診断の過程とこのような患者を扱ううえでの原則について述べる。

原則1
咬合平面の位置によって、顔面高の改善が制限される。

前歯の過蓋咬合を有する患者で、修復処置のためのスペースをどのように確保するかを決定するとき、私はまず、固定された基準点（たとえば、私がコントロールできないもの）を用いて、患者の正しい咬合平面を決定する。そのための基準点として、上下顎の第二大臼歯の咬合接触点を特定する。成人では、この咬合関係を変化させることはできない。成人では、上顎と下顎、またはどちらかの大臼歯を挺出させることによって咬合高径を増加させると、安定しない。成人は成長しないため、咀嚼筋（咬筋、内側翼突筋、側頭筋）は、もはや伸展する能力がない。顎整形手術によって、後顔面高を増加させようとしても、通常、咬合高径は元に戻る[1-3]。したがって、上下顎の第二大臼歯の咬合接触点を基準点とすることによって、咬合平面の後方の限界を決定することができる。

つぎに、咬合平面の前方の限界を設定するための基準点を特定しなければならない。私は、安静位の上唇の位置を用いている。成長のない成人の上唇の位置もまた、変化させることはできないからである。さらに、もし、前歯の圧下によって過蓋咬合が是正されるならば、適切な歯が圧下され、患者にとって治療後の上唇に対しての前歯の見え方が美的に満足できる状態であることが重要である。したがって、咬合平面は、上下顎第二大臼歯の咬合接触点と上唇を結んだ線となる。これが、診断の第1ステップである。

原則 2
切歯と咬合平面の関係は、過蓋咬合の原因を明らかにする。

　診断のつぎのステップは、上顎あるいは下顎のどちらの切歯が「過剰に萌出」し、過蓋咬合の原因になっているかを決定することである。私は、上顎中切歯の切縁の位置を決定して、咬合平面からの距離を計測する。この距離は、年齢によって異なる。30歳では、咬合平面(上唇)から上顎中切歯の切縁までの距離は、少なくとも約3mmはあるべきである。しかしながら、30歳以降になると、加齢にともなってこの距離は減少し、60歳では、安静位における上顎切歯の切縁と上唇の距離が0mmであることも珍しくはない。

　したがって、患者が30歳で、上顎切歯と咬合平面の距離が5mmであるならば、少なくとも、過蓋咬合の原因の1つとして、上顎切歯の過剰な萌出が考えられる。前歯部の過蓋咬合を是正するために、これらの歯を矯正歯科的に2mm圧下することができる。

　つぎに、私は、下顎切歯の切縁の位置を特定し、咬合平面からの距離を計測する。下顎切歯の切縁は、咬合平面上かその近くに位置するべきである。もし、これらの歯が、咬合平面に対して3〜4mm上方に位置するならば、その過蓋咬合は、ほとんどが下顎切歯の過剰な萌出によるものである。過蓋咬合を是正して、一般歯科医師が修復処置を完了させるためには、これらの歯の切縁を咬合平面上に位置させるように、3〜4mm圧下させることが必要である。

　しかしながら、上下顎中切歯、またはそのどちらかが、ブラキシズムの結果として咬耗している可能性もある。こうした場合には、上下顎中切歯、またはどちらかを圧下させることによって、切縁の位置を是正することになるであろうが、一般歯科医師は、歯冠長を長くする補綴処置のために、さらにスペースを必要とするかもしれない。言い換えれば、これらの歯は、さらに圧下が必要とされるであろう。つぎの診断ステップは、上下顎中切歯の歯肉縁の位置と、側切歯ならびに犬歯に対する歯冠形態の評価である。

原則 3
是正後の歯肉縁の位置によって、圧下が正しい解決法であるかどうかが決定される。歯冠形態が、好ましい歯冠長に影響する。

　いったん、上下顎の中切歯と側切歯の切縁が、咬合平面に対して正しい位置に設定されたなら、つぎのステップは、それらの美観(上顎切歯)と構造的な完全性(下顎切歯)について検証することである。もし、中切歯の歯肉縁が犬歯の歯肉縁に対して歯冠側に位置するならば、中切歯が咬耗しているか、歯肉縁がかなり歯冠側に位置づけられているかの、どちらかであることを示している。歯肉溝の深さが正しい診断の指標となるので、私は、つぎのステップとして、歯肉溝の深さをプローブで計測する。

　もし、歯肉溝の深さが1mmで、セメント-エナメル境が歯肉溝の底部に位置するならば、歯肉溝の位置は適切である。この場合、切歯が咬耗しているように見える。私は、上下顎切歯、またはどちらかの切歯の切縁を診ることで、この疑いを確認する。もし、切縁に象牙質が認められるならば、それは、切歯が切縁から少なくとも2mm、あるいはそれ以上咬耗していることを示している。この場合、私は、上下顎の切歯、またはどちらかを、犬歯に対して適切な位置から、さらに2mmあるいはそれ以上に圧下する。その結果、上下顎の切歯の歯冠を長くすることができる。

原則 4
顎整形手術の必要性は、顔貌によって決まる。

　前歯の過蓋咬合を有する患者のほとんどは、前述の方法で治療される。しかしながら、オーバーバイトが大きく、患者の顔面高の長さが極端に不均衡な場合、あるいはそのいずれかが認められる場合には、過蓋咬合を改善するための別の選択肢として、顎整形手術が考えられる。顎整形手術が必要かどうかを決定するために、私は、患者の顔貌、とくに上顔面高と下顔面高の比率を評価する。上顔面高として、前頭部のグラベラ（眉上弓の高さにある正中線上の最突出点）から鼻の基底部までの距離を計測し、下顔面高として、鼻の基底部からオトガイの基底部までの距離を計測する。これらの計測は、顔面写真の側面観あるいはセファログラムを用いて行われる。

　標準の比率は、およそ、上顔面高が45％で下顔面高が55％である。患者が過蓋咬合を呈していて、上顔面高と下顔面高の比率が、55％と45％であるならば、その患者は、かなり下顔面高が短いということを示している。おそらく、過蓋咬合は歯の圧下によって治療されるであろうが、この解決法では、患者の容貌を改善することにはならないであろう。このような場合には、下顎の矢状骨切り術を施行し、後方の咬合高径を維持している上下顎の第二大臼歯の咬合接触を保ちながら、オトガイ部を下げるように下顎を回転させることによって、前歯部の咬合高径が大きくなる。手術後には、上下顎の小臼歯間に、開咬が生じる。そして、これらの小臼歯は、萌出して咬合するようになる。こうした手術は、矯正歯科治療の複雑さを減少させるだけでなく、過蓋咬合を是正して、患者の容貌を改善させる。

　重度の過蓋咬合を有する症例では、過蓋咬合を是正し顔貌を改善するために、上下顎の顎整形手術が必要な場合もある。これは、安静時とスマイル時に、上顎切歯がほとんど、あるいはまったく見えない患者に対して行われる治療方針として、適切である。もし、患者が上顎前歯をもっと見せたいと望んでいるならば、現実的でかつ安定させる唯一の解決方法は、上下顎骨の後方部の咬合高径を維持しながら、前方部を下方へ回転させることである。この方法は、上下顎の第二大臼歯の咬合接触を変化させるものではないので、後方の咬合高径は増加しない。したがって再発の可能性は低くなる。

　前歯の過蓋咬合と咬耗を有する患者の診断に、臨床医は、これらの原則を応用して、修復処置を行うための適切な治療方針を決定できなければならない。これらの原則の応用について、さらに説明と検討を加えるために、診断過程と治療結果がどのように展開すべきかを、つぎの症例報告を用いて示す。

図2-1 (a〜c)この女性患者は、前歯部の過蓋咬合と上下顎切歯の舌側傾斜を呈し、数ヵ所に及んで美容上好ましくない修復処置歯が認められた。(d〜g)過蓋咬合の原因は、上下顎切歯の萌出過剰であったため、矯正歯科的に圧下を行った。(h〜j)その結果、患者の咬合とスマイル時の美しさが著しく改善された。

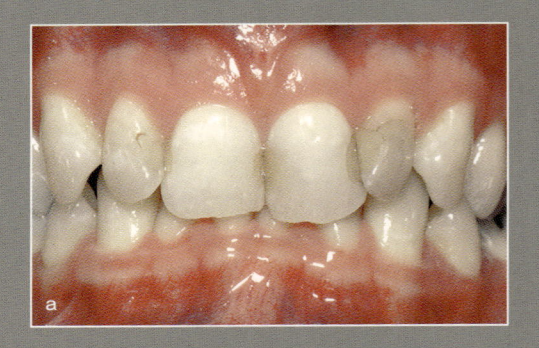

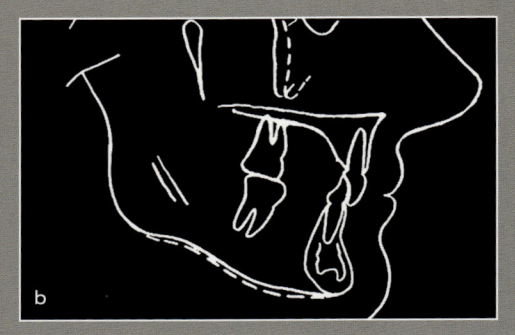

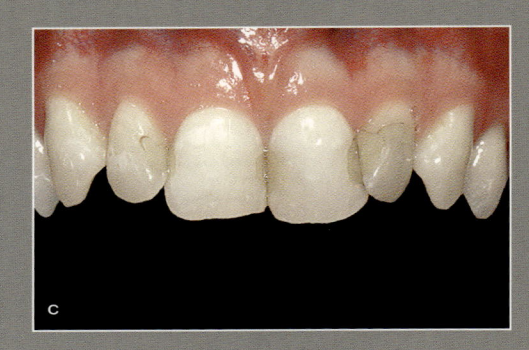

原則の応用
Application of the Principles

症例1：前歯部過蓋咬合

　32歳の女性患者は、上顎前歯の美観に関心があり、「美的なイメージチェンジ」を望んでいた。上顎前歯に長年経過した修復処置があった（図2-1a）。前歯部は過蓋咬合を呈し（図2-1b）、下顎切歯は口蓋粘膜に接していた。臼歯部は、1歯対1歯の正常なⅠ級の咬合関係であった。

　まず、私は、第二大臼歯の咬合面と上唇を結ぶ咬合平面を設定した。上顎中切歯と咬合平面の理想的な距離は、3mmであるが、本症例では4mmであった。咬合平面上に位置すべき下顎中切歯は、咬合平面に対して3mm上方に位置していた。上下顎の切歯に咬耗は認められなかった。上下顎中切歯の歯肉縁は、犬歯の歯肉縁よりも歯冠側にあり（図2-1c）、前歯が過剰に萌出していることを示していた。修復治療に先立つ矯正歯科治療として、下顎切歯が3mm圧下され、上顎切歯が1mm圧下された（図2-1d〜図2-1f）。その結果、上顎前歯の良好な咬合関係を維持しながら、オーバーバイト量を4mm減少させることができ（図2-1g、図2-1h）、スマイル時の美的な容貌も改善された（図2-1i）。修復治療後の結果は、図2-1jに示す。

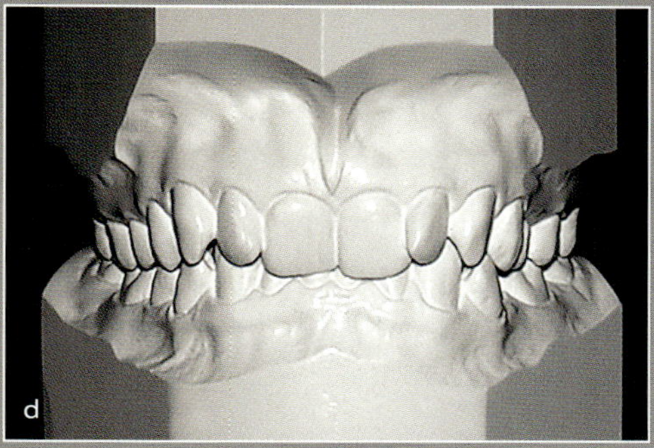
d

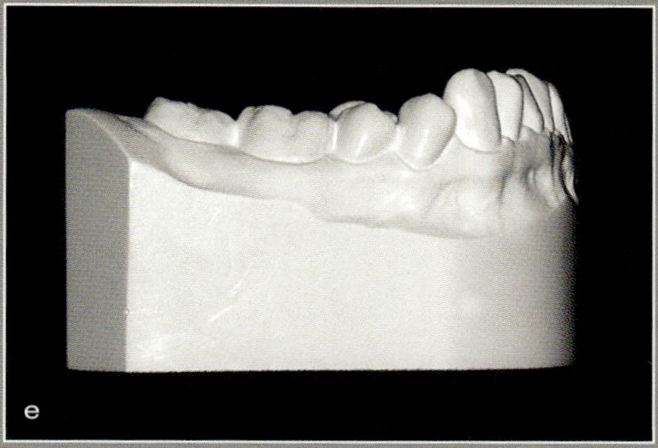
e

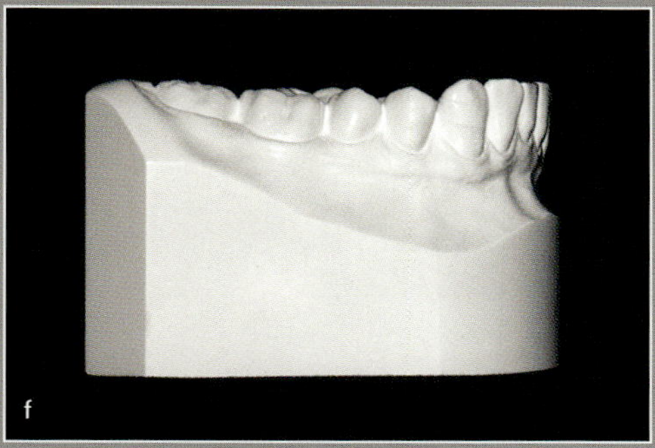
f

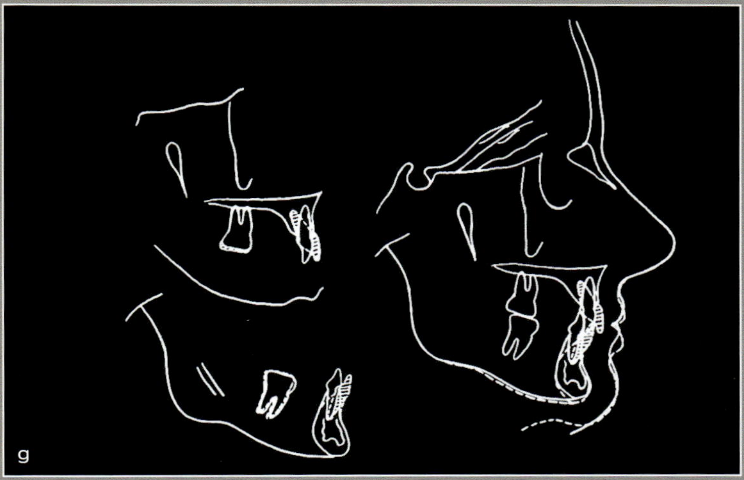
g

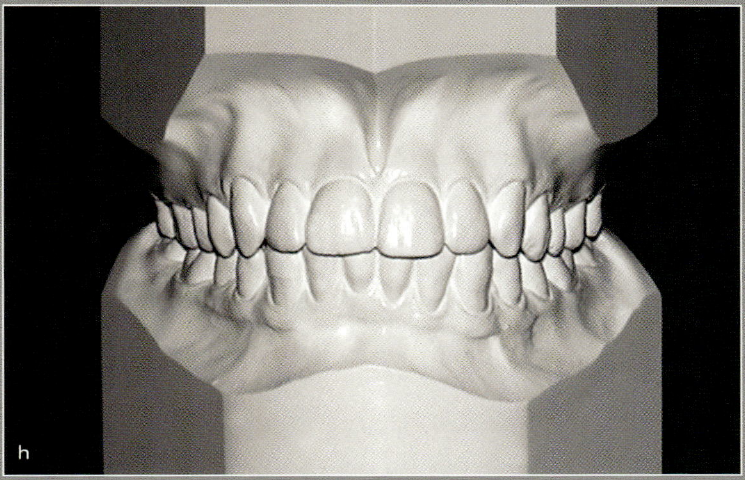
h

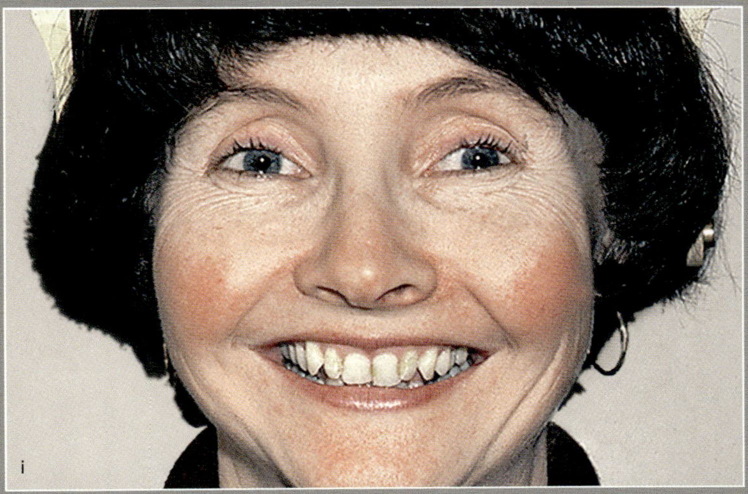
i

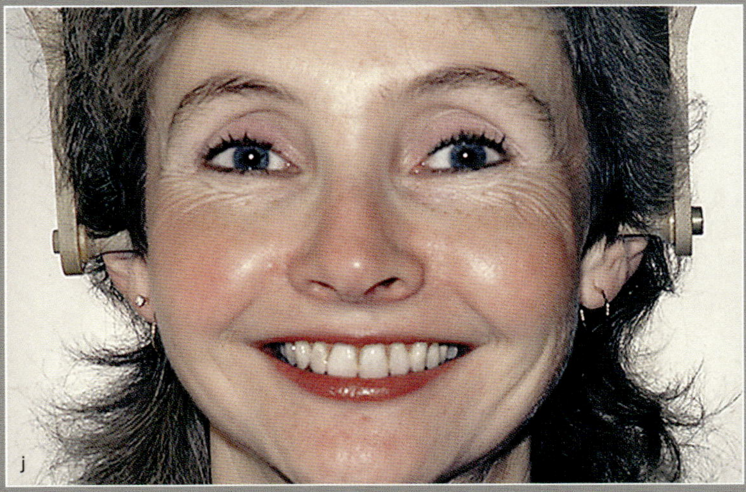
j

図2-2　(a)この男性患者は、上顎切歯が短いことを不満に思っていた。(b)前歯の過蓋咬合に対して、歯科医師によって歯冠長を長くする処置は行われていなかった。(c、d)このオーバーバイト量は、上顎切歯の過剰な萌出と、下顎を突き出すような歯ぎしりによって生じた、上顎切歯の著しい咬耗によるものである。(e～g)過剰に萌出している歯を圧下し、歯肉縁の位置を調節するために、矯正歯科用ブラケットを装着した。歯は暫間的にコンポジットレジンで修復され(h)、最終的にポーセレンベニアで修復された(i)。

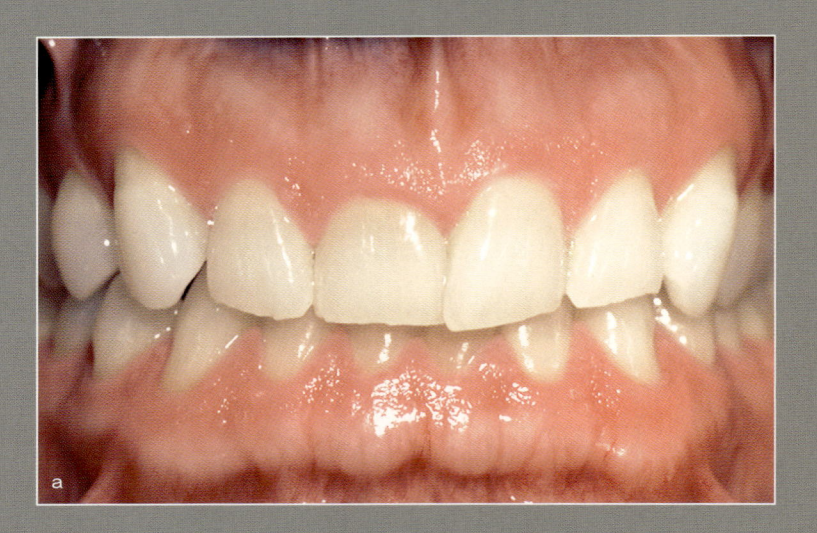

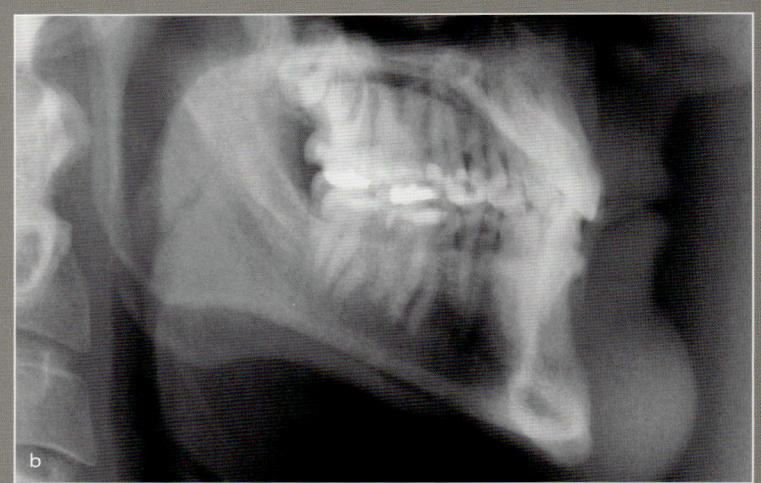

症例2：前歯部過蓋咬合と歯冠長の短い上顎切歯

　42歳の消防士である男性患者は、上顎前歯が短いことを気にしていた。彼の妻は歯科衛生士であったので、彼に上顎前歯の歯冠長を長くすることについて、彼女の雇主である歯科医師に相談するように勧めた。歯周組織は健全であり、顎関節症状も示していなかった。また、前歯部の過蓋咬合と、臼歯部の1歯対2歯の良好なⅠ級咬合関係を呈していた(図2-2a、図2-2b)。問題は、過蓋咬合の状態でいかに上顎切歯の歯冠長を長くするかということであった。最初のステップとして、原因の特定を行った。そのために、セファログラム上で、第二大臼歯と上唇から咬合平面を設定した。患者の年齢では、上顎中切歯の切縁は上唇から2mmの位置にあることが基準であるが、それに比べて3mm下方に位置していた。下顎中切歯の切縁は、咬合平面の1mm上方に位置していた。これらの所見から、下顎切歯の位置もわずかに影響しているものの、主に上顎切歯の過剰な萌出によって、過蓋咬合を呈していることがわかった。しかしながら、患者は、重度のブラキシズムの習癖を有し(図2-2c)、上顎切歯の切縁は、象牙質まで咬耗していた(図2-2d)。とくに、上顎右側中切歯の切縁は、約3mm咬耗しており、代償的に萌出していた。修復処置に先立ち、歯肉縁を歯の圧下量の指標として、咬耗した歯を圧下できるように(図2-2f)、矯正用ブラケットを装着した(図2-2e)。歯肉縁の位置がそろった後に、切歯の切縁をコンポジットレジンで修復した(図2-2g、図2-2h)。矯正歯科治療の1年後に、上顎切歯にポーセレンベニアを装着した(図2-2i)。矯正移動で歯を圧下させることは、修復処置のためのスペースを供給するだけでなく、過蓋咬合を改善するための一助となる。

57

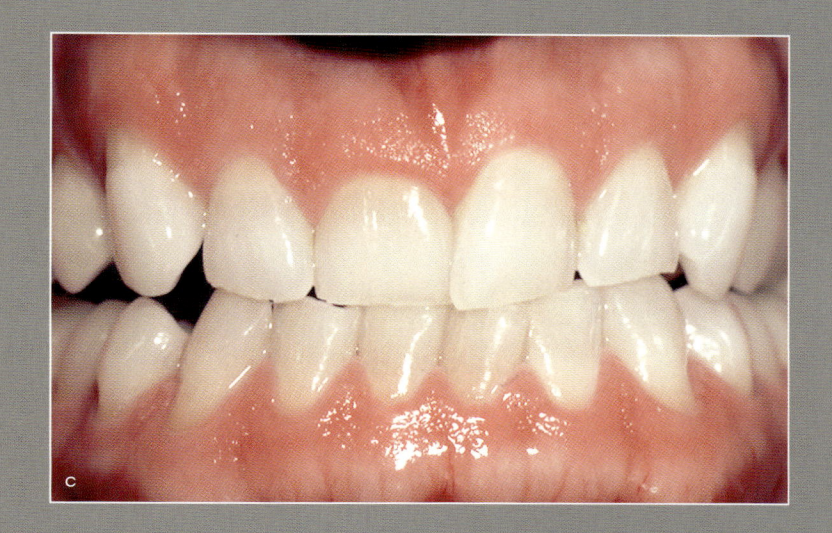

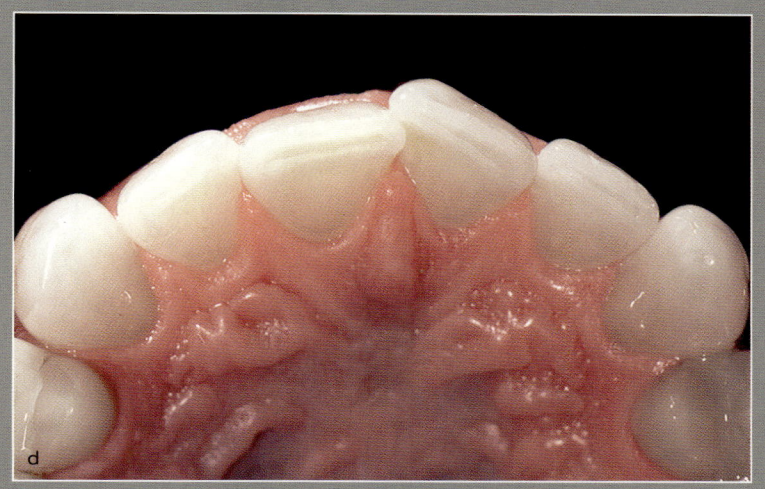

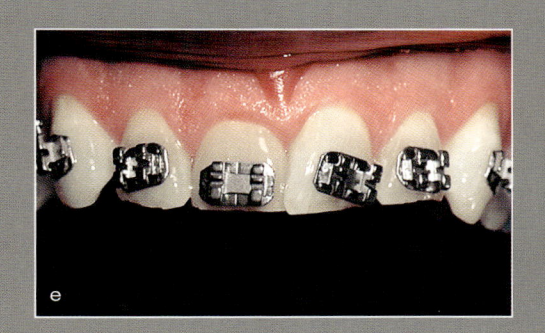

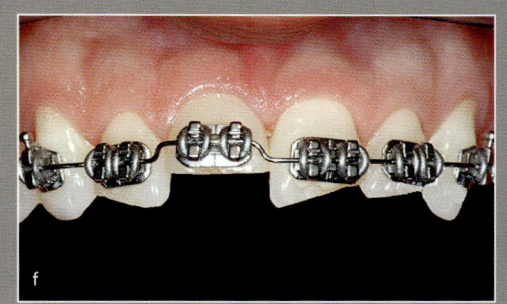

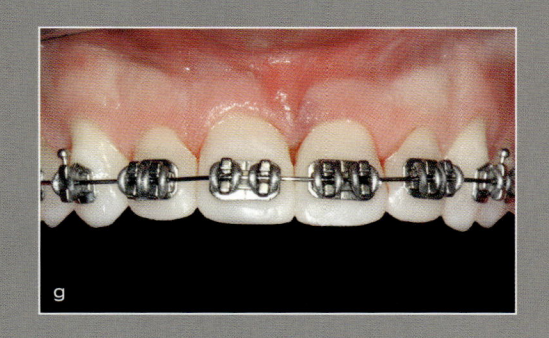

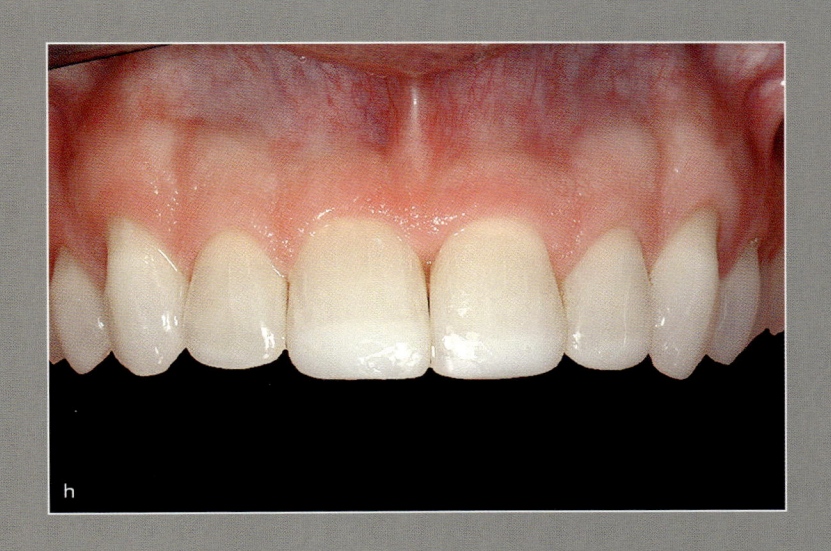

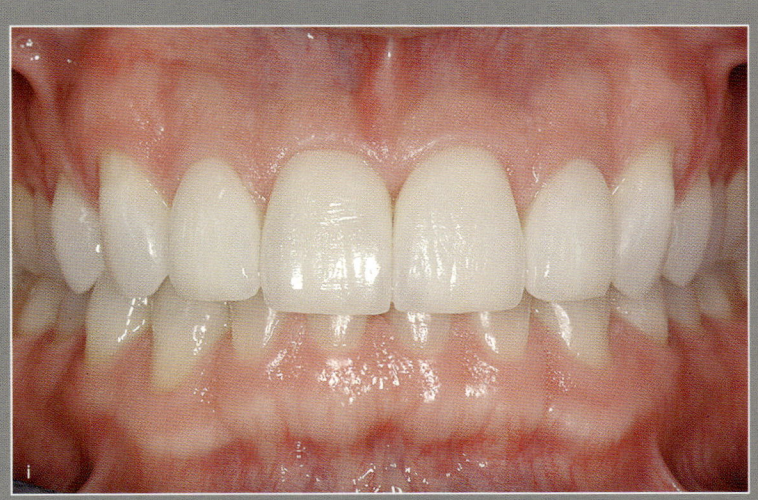

図2-3 （a～d）この男性患者は、上下顎切歯の咬耗と過剰な萌出による前歯部過蓋咬合を示した。（e～h）歯肉縁の位置をそろえるように、下顎の中切歯と上顎右側中切歯はかなり圧下され、矯正歯科治療中に、コンポジットレジンによる暫間的な修復処置を行うための、スペースが得られた。（i）矯正歯科治療の1年後、上下顎中切歯にポーセレンベニア修復が行われた。

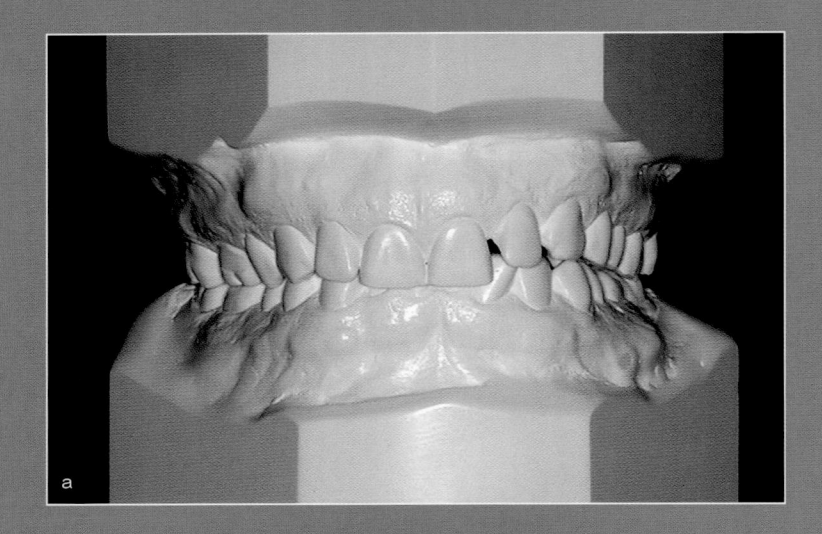

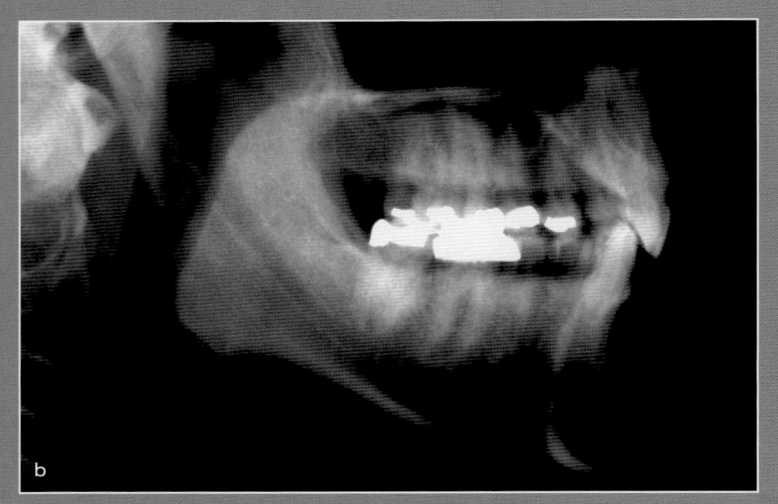

症例3：前歯部過蓋咬合と上下顎切歯の咬耗

　55歳の男性患者は、過度の咬耗による下顎切歯の知覚過敏の症状があった。また、上顎前歯の見え方についても、気にしていた。下顎切歯に対して修復処置が必要であったが、前歯部の過蓋咬合があるために、修復処置を行うためのスペースがなかった（図2-3a、図2-3b）。患者のかかりつけの一般歯科医師は、上下顎前歯を修復し元の状態に戻すために、「垂直的に咬合を開大させる」ことを望んでいた。

　私の基本的な手順にのっとって、まず、第二大臼歯の咬合面と上唇を結ぶ咬合平面を設定した。上顎前歯は咬合平面から2mm上方に位置し、これは患者の年齢から考えると標準的な位置であった。しかし、下顎切歯は、咬合平面から2mm上方に位置していた。上下顎切歯は、ともに長年の間に咬耗しており、上下顎の中切歯の切縁に象牙質が露出していた（図2-3c、図2-3d）。これらの歯は、切縁が咬耗するにつれて挺出して短くなったので、歯冠長を長くする修復処置が必要であった。修復処置に先立つ矯正歯科治療として、下顎中切歯の圧下が行われ（図2-3e）、それから暫間的にコンポジットレジンで修復された（図2-3f）。上顎中切歯の歯肉縁をそろえて、より正常な歯冠形態にするために、上顎右側中切歯も2mm圧下され（図2-3g）、暫間的に修復された（図2-3h）。矯正歯科治療の1年後に、一般歯科医師によって、上下顎の中切歯にポーセレンベニア修復が行われた（図2-3i）。

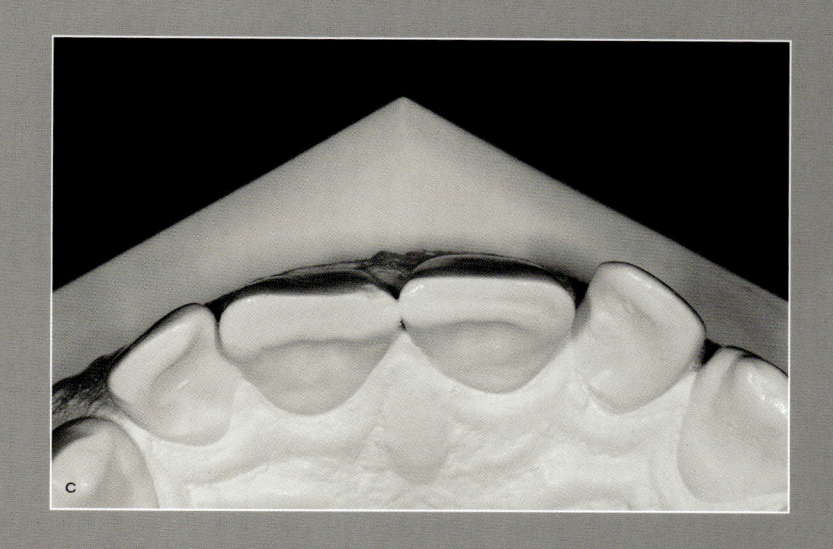

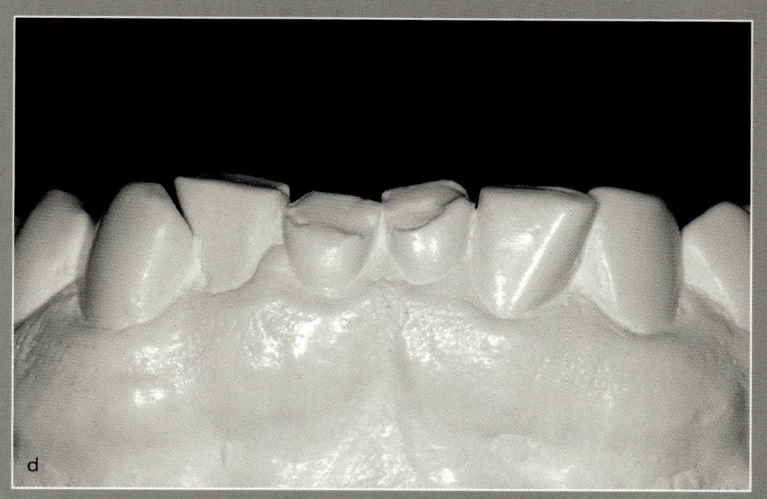

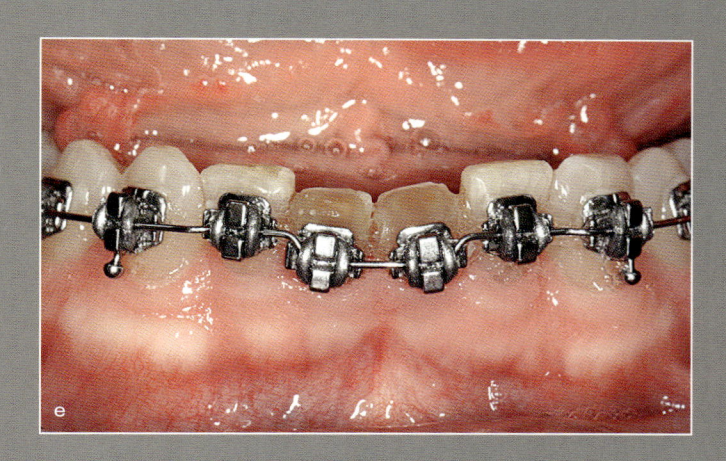

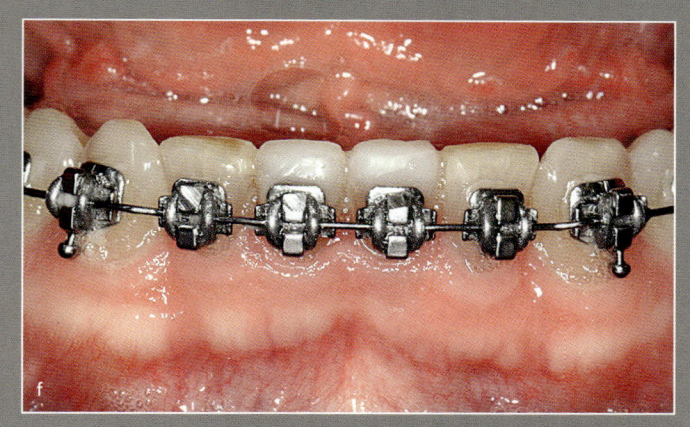

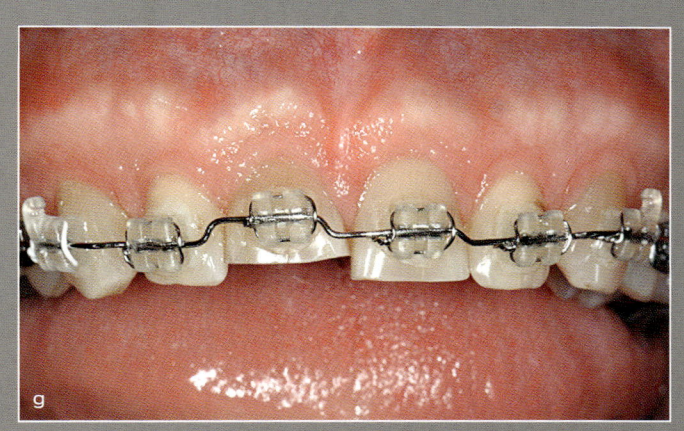

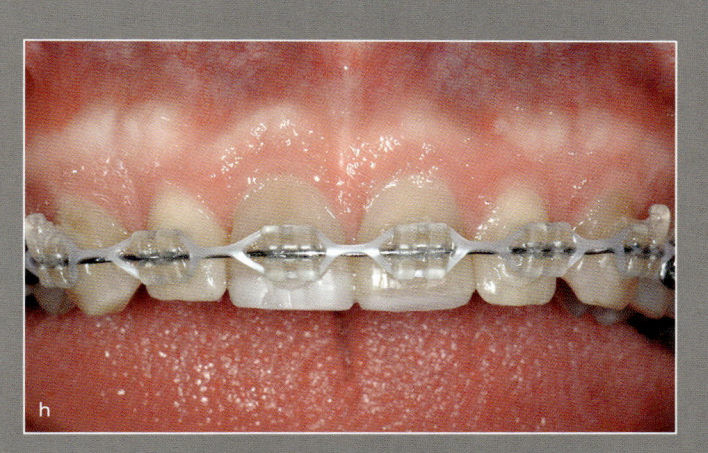

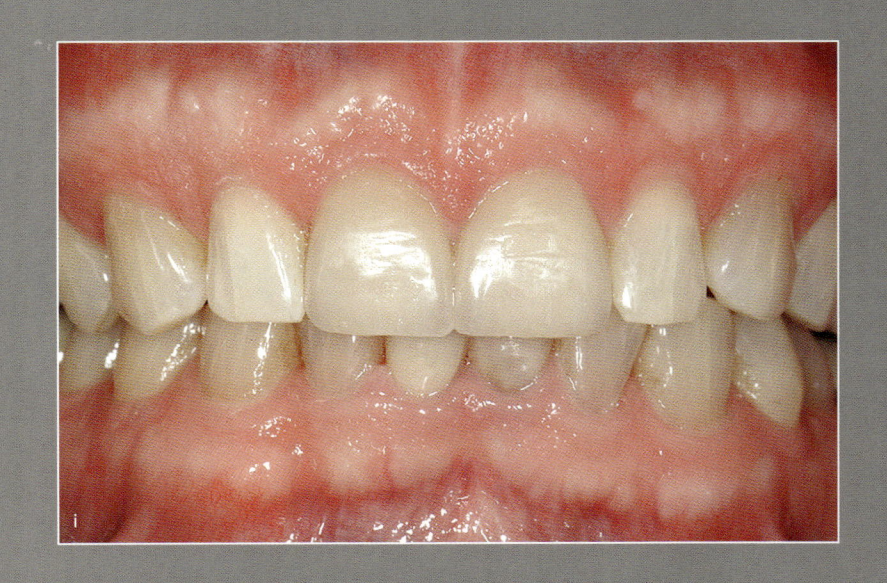

c

d

e

f

g

h

i

59

図2-4 （a〜c）この女性患者は、前歯部の過蓋咬合を呈し、上顎前歯には、構造的に不完全な修復処置が行われていた。（d）上顎切歯は抜去され、即時に側切歯の抜歯窩にインプラントが植立された。（e、f）5ヵ月の治癒期間を経て、インプラントに支持を求めた暫間的な部分義歯が装着され、矯正歯科治療を容易にするために、ブラケットが装着された。下顎切歯は咬耗し、過剰に萌出していたので（g）、圧下され（h、i）、矯正歯科治療の間、暫間的にレジン修復された（j）。（k、l）1年後、下顎切歯にポーセレンベニア修復が行われ、上顎には、4歯分のメタルボンドのインプラントで支持された部分床義歯が装着された。

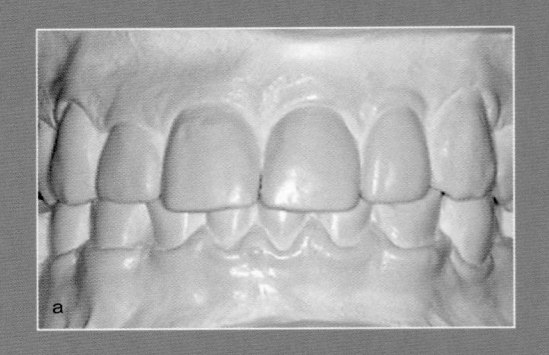

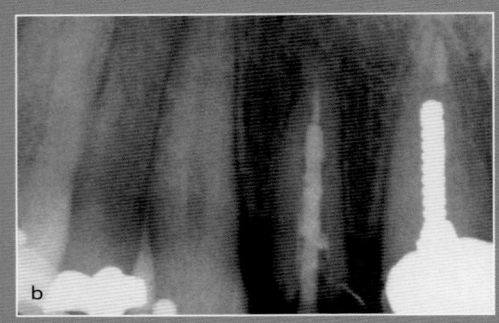

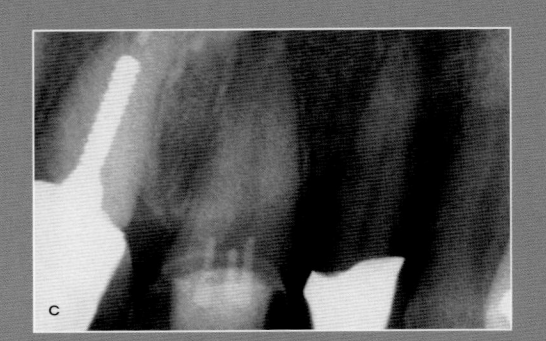

症例4：回復不能な上顎切歯と咬耗した下顎切歯

　48歳の女性患者は、前歯部の過蓋咬合を呈しており（図2-4a）、彼女の笑顔の美しさが改善されることを望んでいた。上顎切歯は、以前に修復処置がされていて、右側の中切歯と側切歯は根管処置を受けていた（図2-4b、図2-4c）。患者は、長年におよぶ歯ぎしりの既往があり、その結果、上顎前歯の口蓋側歯面は咬耗していて、下顎切歯の歯冠長はおおよそ半分近くになっていた。オーバーバイトは大きく、下顎切歯は過剰に萌出して上顎切歯の歯肉縁付近の口蓋粘膜に突き当たっていた。上顎切歯の状態は悪く、予想どおりに修復することは困難であると考えられた。上顎の全4切歯を抜去し、直ちに、側切歯の抜歯窩にインプラントを植立し（図2-4d）、治癒の5ヵ月後に（図2-4e）、インプラント支持の部分義歯を装着することを含めた、修復治療計画が立てられた（図2-4f）。しかし、下顎前歯は、重度に咬耗しており（図2-4g）、さらに歯の歯冠長を短くしないかぎり、修復するためのスペースは残っていなかった。

　上下顎前歯部の切縁は、咬合平面に近接していた。問題は、下顎切歯の過剰な萌出と咬耗であった。解決法として、下顎切歯の圧下とコンポジットレジンによる切縁の暫間的な修復処置が行われ、それらの歯の位置を維持するために矯正歯科用ブラケットが装着された（図2-4h〜図2-4j）。1年後、矯正歯科治療は終了し、下顎切歯にはポーセレンベニア修復が行われ（図2-4k）、さらに上顎4切歯にはインプラントで支持されたメタルボンドの義歯が装着された（図2-4l）。

61

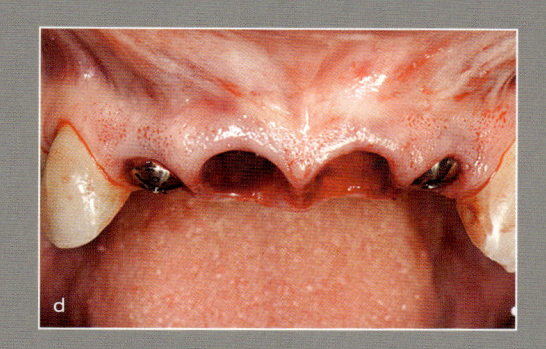

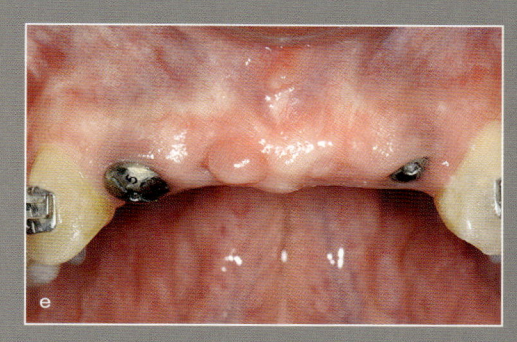

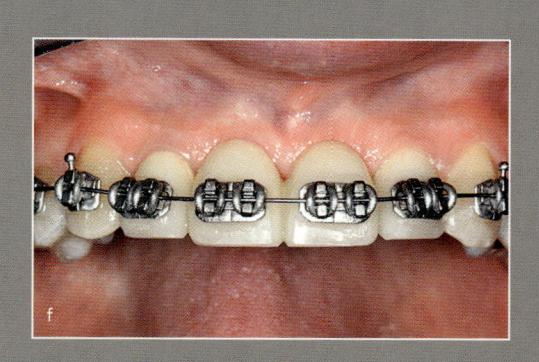

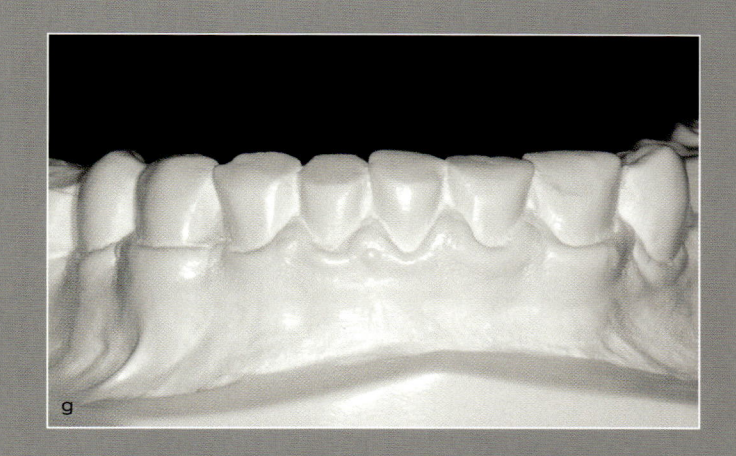

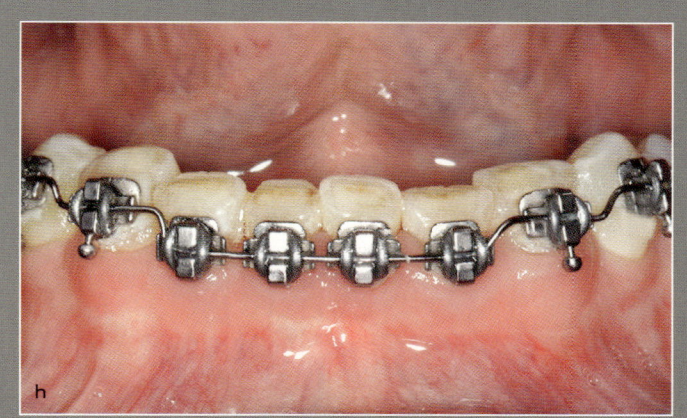

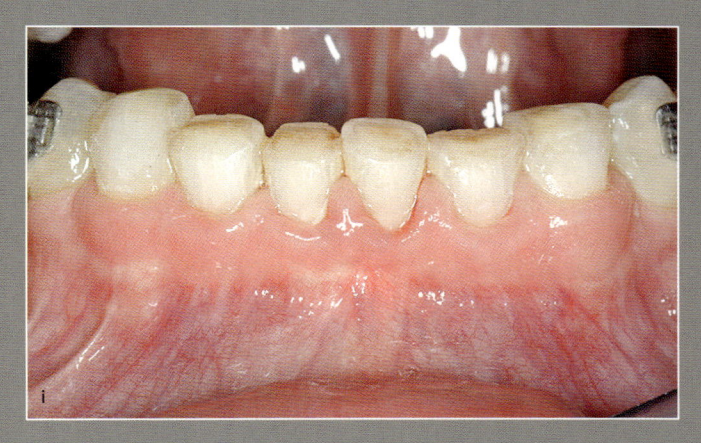

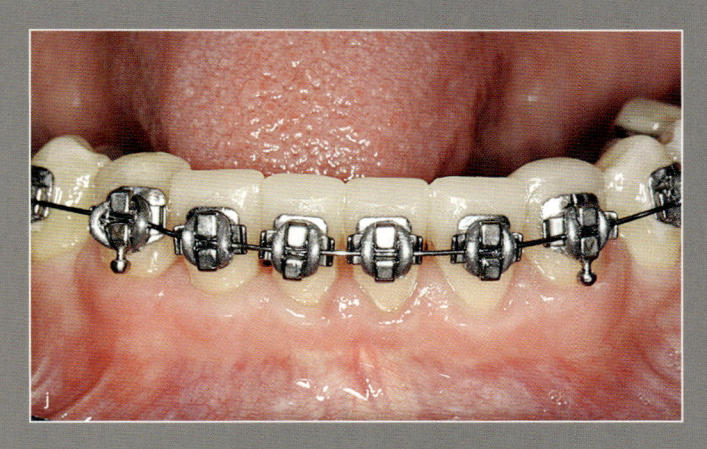

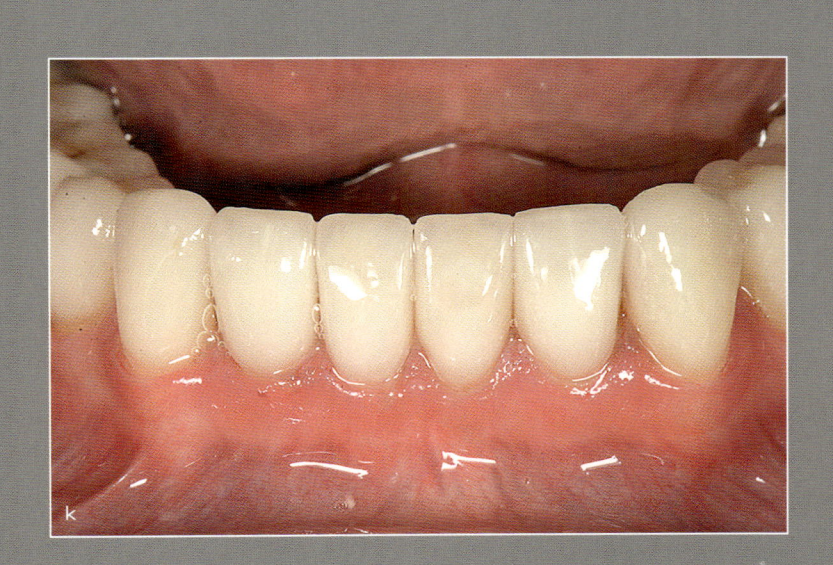

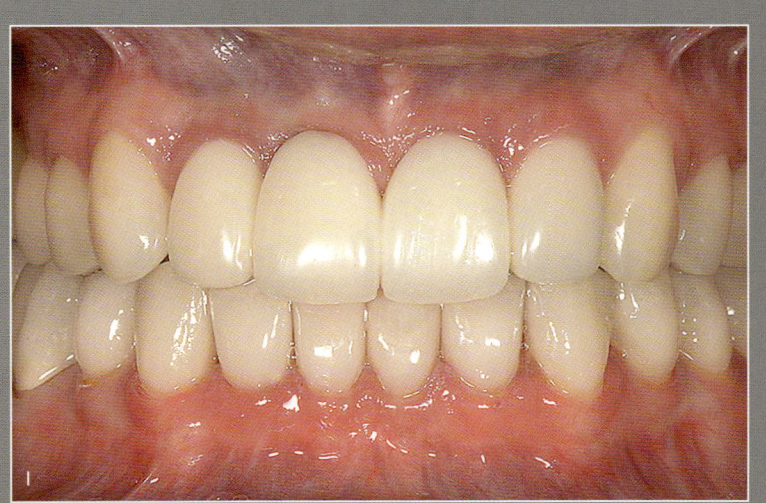

図2-5　この男性患者は、前歯部の過蓋咬合(a)、上下顎切歯の舌側傾斜(b)、ならびに下顎切歯の唇側面と切縁の重度の咬耗(c)を示した。過大なオーバーバイトは、下顎切歯の咬耗と過剰な萌出によるものであった。この症例では、矯正歯科治療前に下顎切歯が暫間的に修復され(d)、それによって、ブラケットを装着することが可能となり(e)、下顎切歯が圧下された(f、g)。(h、i)矯正歯科治療の1年後に、下顎切歯にポーセレン・ラミネートベニア修復が行われ、上顎中切歯にはポーセレンクラウンが装着された。

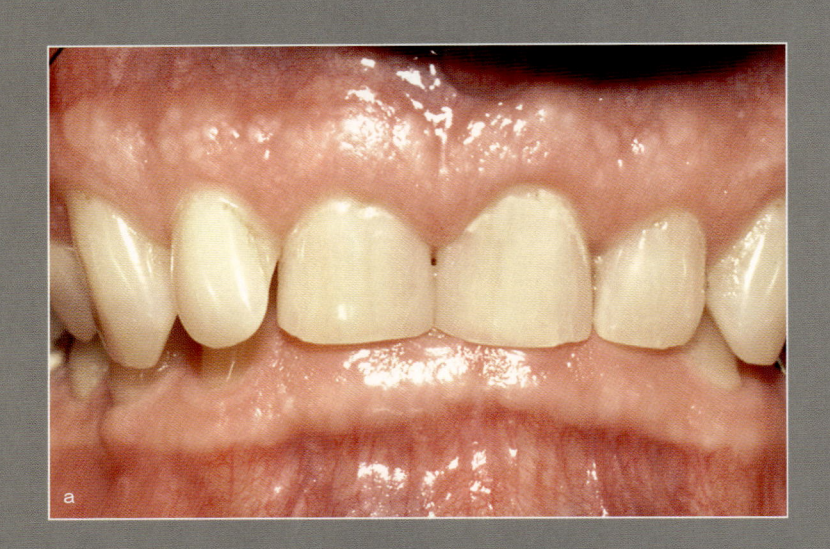

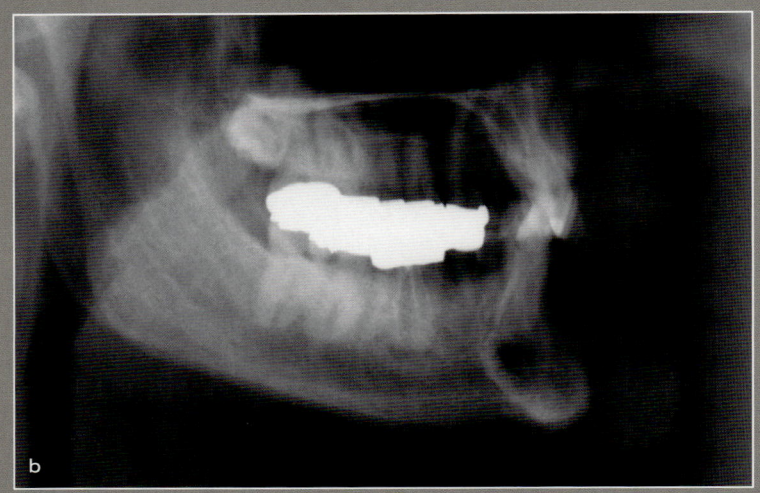

症例5：口蓋側に傾斜した上顎切歯と重度に咬耗した下顎切歯

　56歳の男性患者は、上顎切歯の舌側傾斜をともなう重度の過蓋咬合であった(図2-5a、図2-5b)。垂直方向に突き上げる歯ぎしりが原因で、下顎切歯の唇側面は重度に咬耗しており、患者は、これらの歯を修復することを希望した。

　この場合もまた、私の最初の診断手順は、下顎の第二大臼歯の咬合面と上唇を結んだ咬合平面を設定することによって、患者の前歯部の過蓋咬合がどの歯に起因するものかを判断することであった。上顎切歯は上唇に対して適切な位置にあり、上顎切歯によって過蓋咬合が生じているのではないことを示していた。さらに、上顎切歯の歯肉縁は、犬歯とほぼ同じ高さにあった。下顎切歯の切縁は、咬合平面から2mm上方に位置していた。しかし、下顎切歯の切縁は、約2〜3mm咬耗していた(図2-5c)。したがって、下顎切歯は4〜5mm過剰に萌出しているであろうと考えられた。

　オーバーバイトを減少させるために、下顎切歯の圧下が計画された。咬耗前の歯冠形態を再現するために、レジン修復が行われた(図2-5d)。ブラケットの装着後(図2-5e)、下顎切歯は4mm圧下され(図2-5f)、ブラケット除去後に(図2-5g)、歯肉縁と同様に下顎切歯の切縁もより正常な位置関係になった。矯正歯科治療の1年後に、修復専門医によって、上下顎の前歯部に、ポーセレンベニアが装着された(図2-5h、図2-5i)。

63

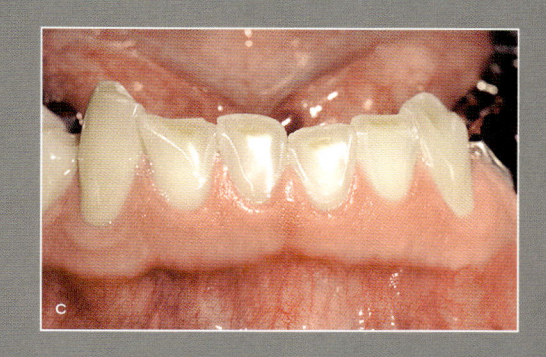

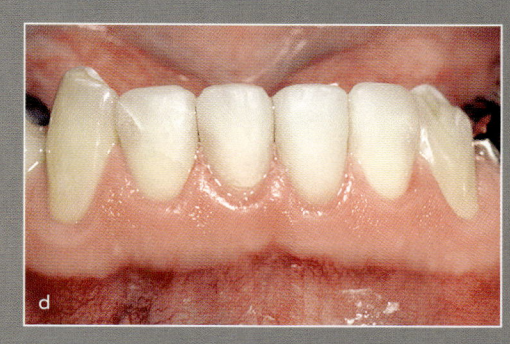

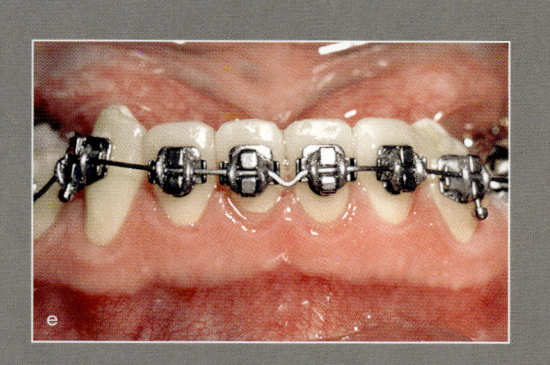

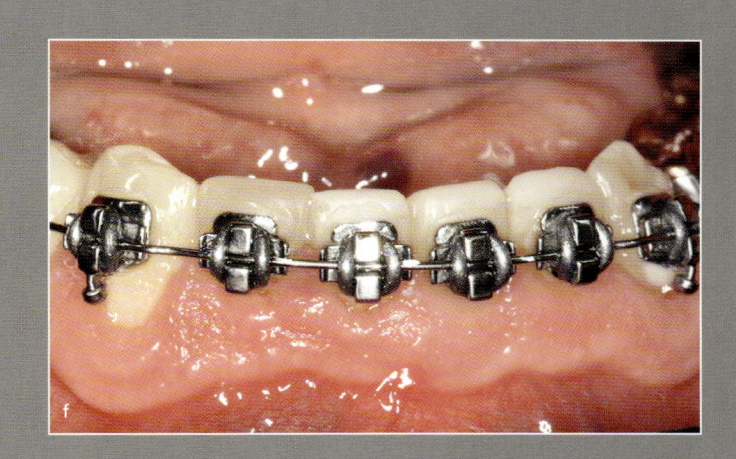

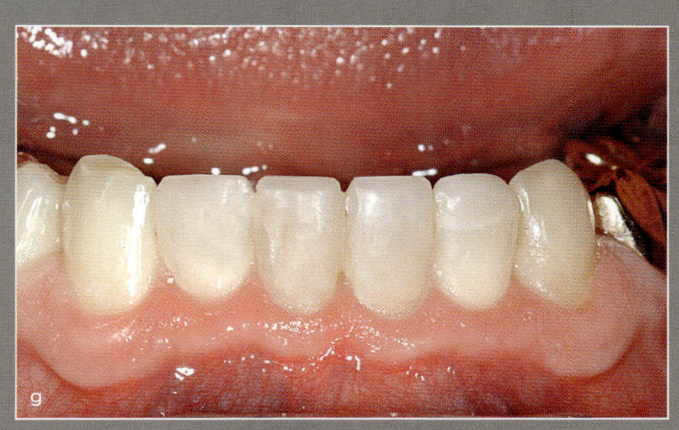

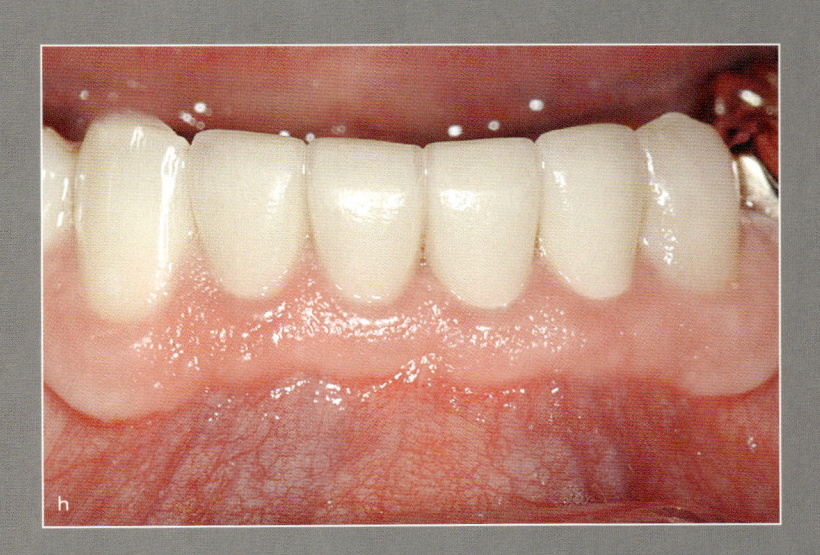

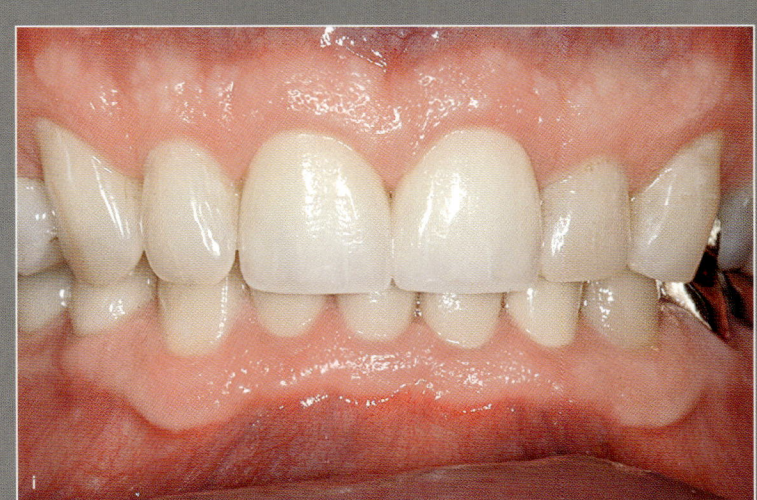

図2-6 （a、b）この男性患者は、強く咬合することによって下顎の唇側歯肉に著しい退縮が生じた前歯部過蓋咬合を呈した。（c～e）セファログラム上で15mmと計測されたオーバーバイトは、上顎切歯の2mmの過剰な萌出と、下顎切歯の10mmの過剰な萌出によるものであった。（f、g）上顎切歯の圧下（2mm）、下顎切歯の圧下（3mm）、下顎を下方に回転（7mm）させる下顎枝矢状骨切り術、および下顎のスピーの湾曲を是正するための後方歯の挺出が行われた。治療終了時には、オーバーバイトは3mmになり(h)、新たな前歯部の咬合高径によって咬合は確立された(i)。

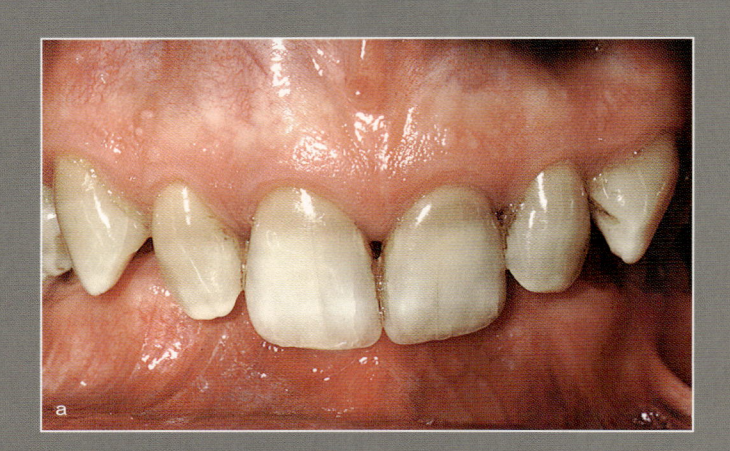

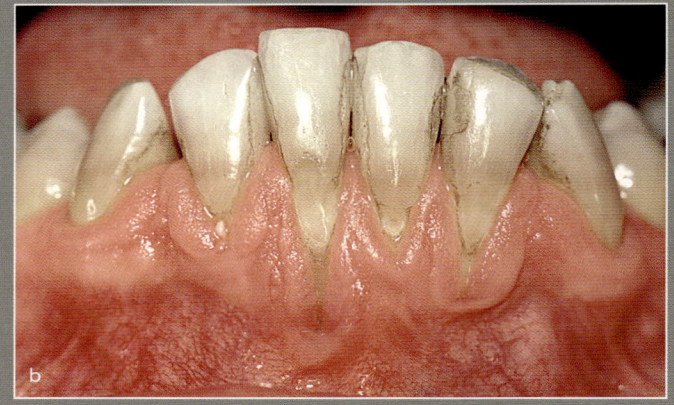

症例6：重度の前歯部過蓋咬合と短い下顔面高

　34歳の男性患者は、過剰な過蓋咬合による口蓋歯肉の痛みを気にしていた（図2-6a）。さらに、過蓋咬合によって、下顎切歯の唇側歯肉は著しく退縮していた（図2-6b）。セファログラム上で計測された上下顎切歯の垂直的被蓋量は、15mmであった（図2-6c）。

　この症例でもまた、最初の手順として、第二大臼歯と上唇を結んだ咬合平面が設定された。上顎中切歯の切縁は、咬合平面に対して3mm下方に位置することが理想であるが、この患者では、5mm下方であった。下顎中切歯の切縁は、咬合平面上にあるべきところ、10mm上方に位置していた。したがって、オーバーバイト量を3mmとするためには、下顎切歯を10mm圧下し、上顎切歯を2mm圧下する矯正歯科治療が必要であろうと考えられた。上顎切歯の位置の設定は適切であったが（図2-6d）、下顎切歯は3mmの圧下が限度であった（図2-6e）。残りの7mmのオーバーバイト（図2-6f）をどうやって是正すれば良いのだろうか。

　その答えは、患者の顔貌のバランスの分析にあった（図2-6c参照）。患者の上顔面高は55％、下顔面高は45％で、下顔面高が小さいことを示していた。後方の筋の長さを維持し、起こりうる後戻りを防ぐために、臼歯部の咬合高径を長くすることなく、前歯部の被蓋を開大させる方向で下顎を回転させる顎整形手術を適応することが可能であった。その結果、この患者では、上顎切歯は2mm、下顎切歯は3mm圧下され、下顎骨は顎整形手術によって7mm下方へ回転し、臼歯部はスピーの湾曲を是正するために挺出させた。この一連の移動によって、オーバーバイトは12mm減少し、前歯の咬合関係は改善された（図2-6g～図2-6i）。

65

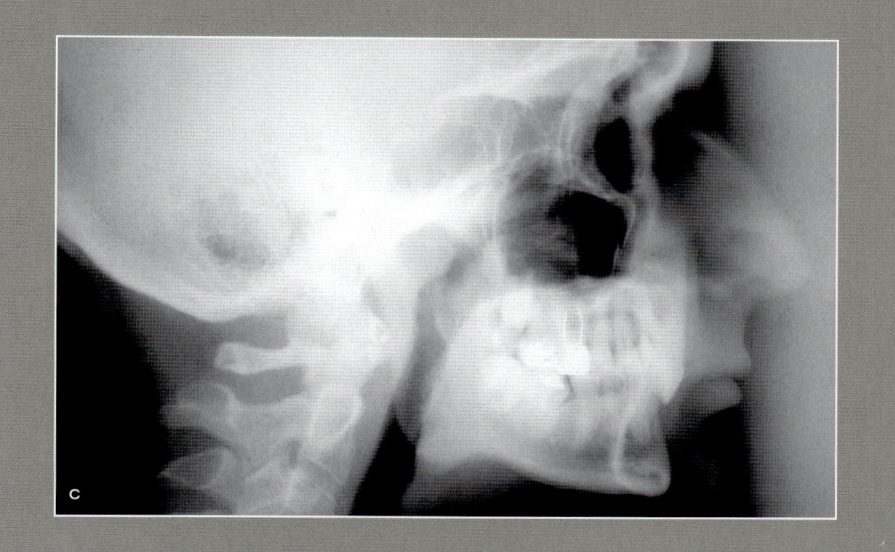

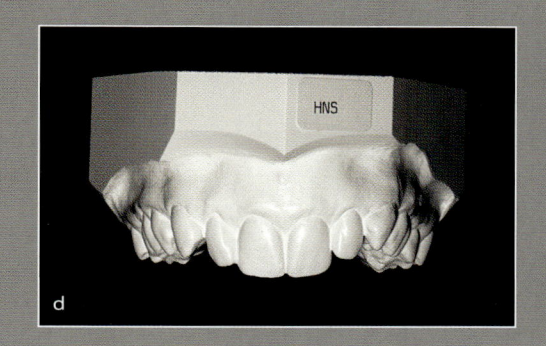

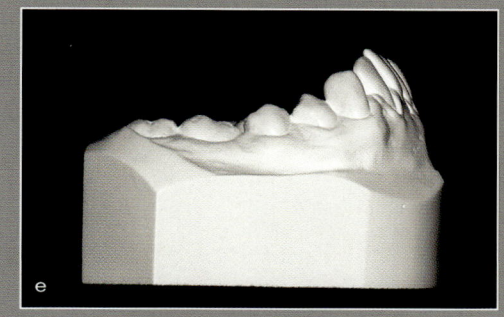

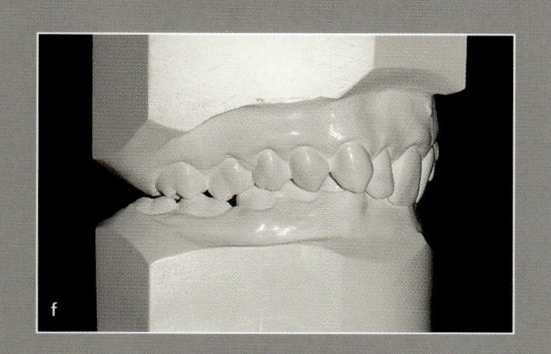

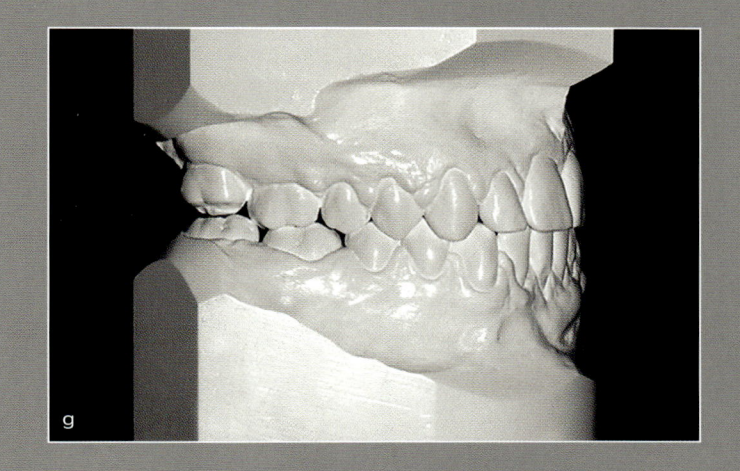

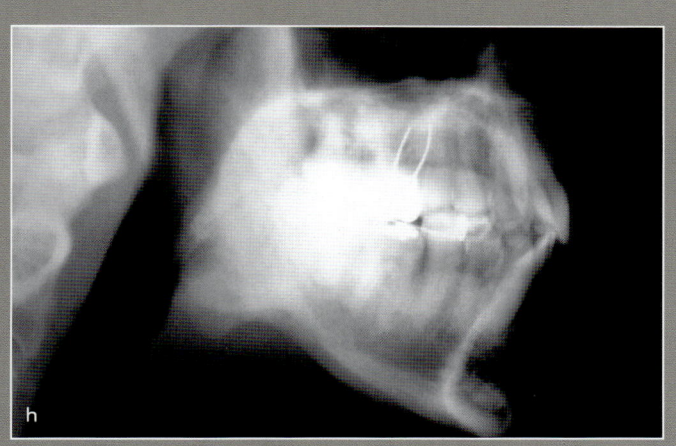

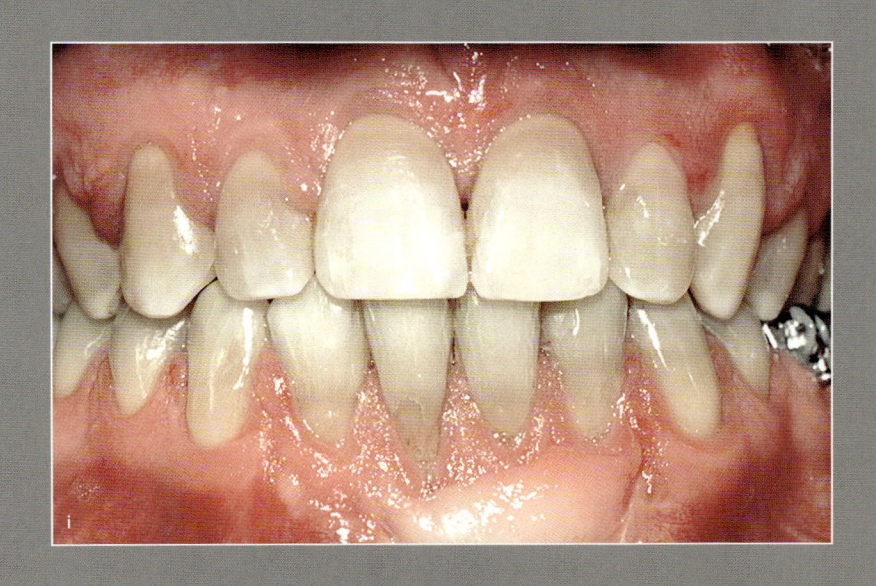

症例7：前歯部過蓋咬合と極端に短い顔面高

59歳の女性患者は、笑顔の美しさに満足していなかった。とくに、スマイル時に上顎切歯がほとんど見えないことを気にしていた。多数の修復処置歯を有し、前歯部のオーバーバイトは7mmであった（図2-7a～図2-7d）。

最初の手順として、第二大臼歯と上唇を結ぶ咬合平面が設定された。上顎の切縁は、咬合平面に対して1mm下方にではなく、1mm上方に位置していた。咬合平面上にあるべき下顎切歯の切縁は、5mm上方にあった。上顎前歯をもっと見せるために、下顎切歯を圧下し上顎切歯を挺出させることは、矯正歯科的に困難であると思われた。しかし、患者の顔貌、例として極端に短い顔面高などから、顎顔面の前方部で上下顎を下方に回転させるように移動させる顎整形手術によって、顔貌が改善できることが示された。この上下顎の手術は、筋の長さを変化させず、治療後の安定性を高めるように、後方の咬合高径を開大させるように施行された（図2-7e）。術後の顔面高は長くなり、笑顔の美しさも改善された（図2-7f～図2-7h）

矯正歯科的に行う咬合高径の増加：生物学的考察
Increasing the Vertical Dimension Orthodontically: Biologic Considerations

前歯の過蓋咬合と上下顎前歯の咬耗をともなう患者に、修復処置を計画することは困難であり、しばしば、修復専門医を困惑させる作業となる。咬耗している歯の歯冠長を長くするために、修復処置で咬合を挙上して咬合高径を増加させるべきであると考えられる。しかし、下顎前歯の咬耗が限界に達している場合には、後方歯の修復処置を行わなくてはならないかもしれない。修復専門医は、こうした状況下では、下顎を突き出すような歯ぎしりの結果として歯が咬耗し、それらの歯は咬合接触を維持するために萌出し続けることを、認識しなければならない。歯肉縁と歯槽骨も、歯の萌出にともなって変化する。そのため、この問題を解決するための、もっとも論理的な方法は、咬耗している歯を圧下することによって、歯冠を本来の歯冠長に修復できるようにすることである。圧下させるためには、補助的な矯正歯科治療が必要となる。

下顎前歯に重度の咬耗を有する患者では、矯正歯科用のブラケットやバンドあるいはその両方を装着するには、歯冠長が不十分である。この場合、矯正歯科治療による圧下に先立って、ある種の歯周外科的処置と歯冠長を長くする処置が行われるかもしれない[4]。重要な点は、咬耗した歯の本来の歯冠長を見極めることである。最小で1.5から2mmのバンドに対して、長軸方向ならびに唇舌方向の歯冠長が十分であるのか。もし答えがイエスならば、咬合面間のスペースを作るために、矯正歯科的に圧下を行って、歯冠修復のための準備をすることができる[5-10]。しかし、歯冠長が不十分な場合は、バンドを設定するために、まず歯冠長を長くする手術を行うべきである[11]。その後、修復処置のために必要な咬合高径を作るために、矯正歯科的に歯を圧下すべきである。

矯正歯科的に歯根が圧下されると、隣接した歯槽骨には、何が起こっているのだろうか。なかには、歯の圧下によって新たな付着が形成されるとする報告もあるが[12]、この理論を支持する根拠はほとんどない。歯の圧下や挺出にともない、歯槽骨は歯とともに移動するので、歯槽頂とセメント-エナメル境の距離が維持される。言い換えると、歯が圧下や挺出をされても、患者の付着歯肉の幅は、ほとんど維持される[13]。

図2-7 （a～c）この女性患者は、スマイル時に上顎前歯が見えにくいことを気にしていた。(d)彼女の上顎骨の垂直方向の成長は不十分で、上顎切歯は安静時の上唇の上方にあった(e)。これらの問題を解決するために、上下顎の手術を行って、後方部の咬合高径は変えずに、それぞれの骨の前方部で下方に回転させることが必要であった。（f～h)患者は、スマイル時の歯の見え方が改善されたことと同様に、顔の垂直的な長さが変化したことにも満足した。

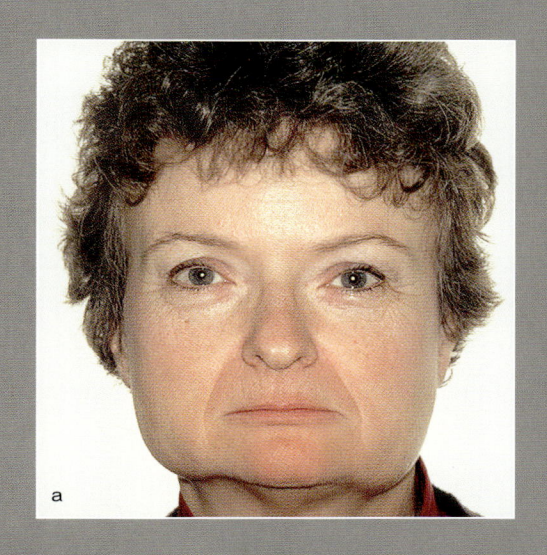

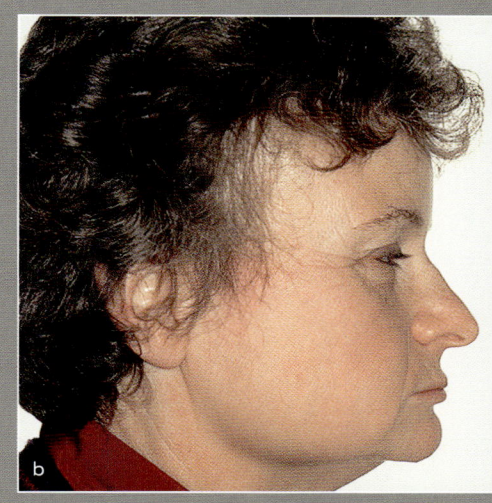

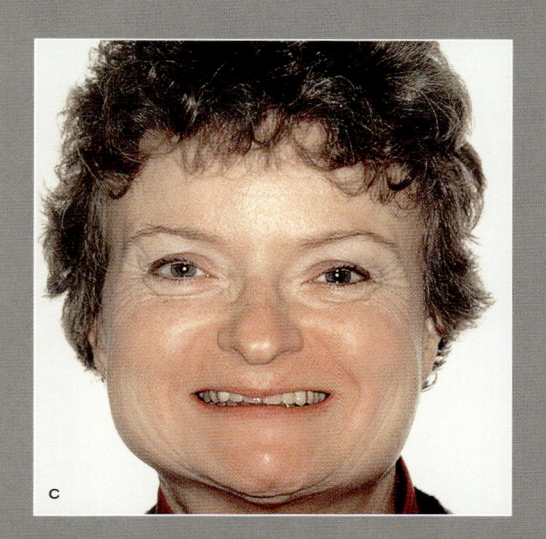

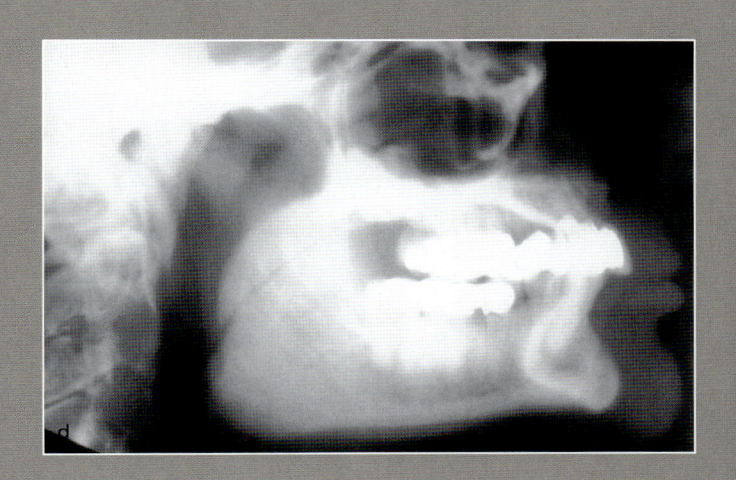

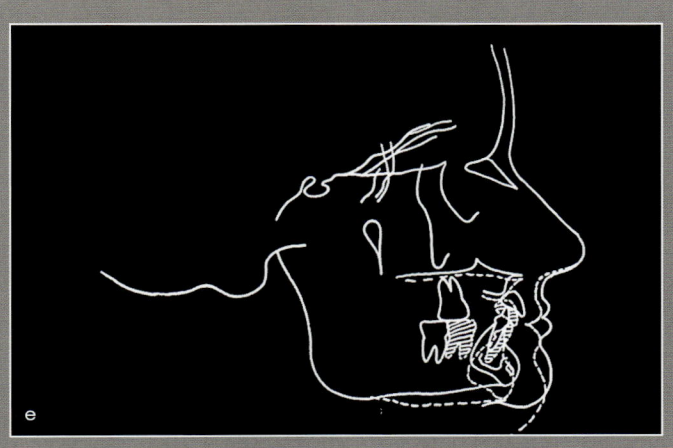

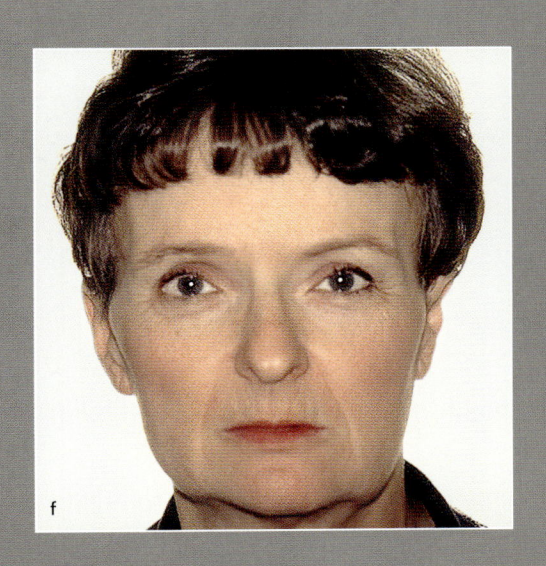

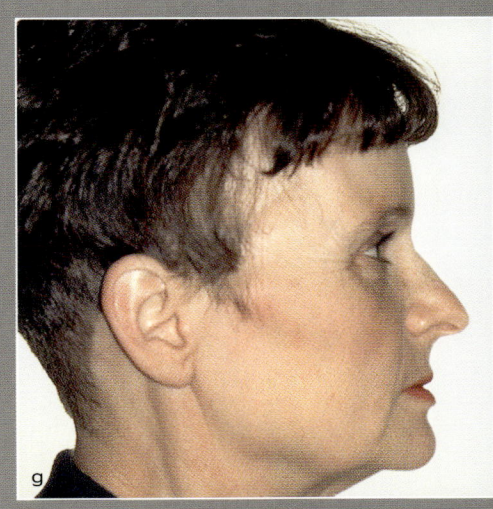

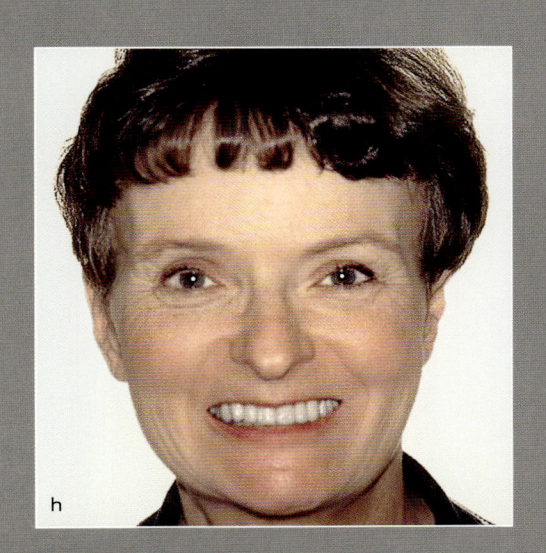

歯が圧下されるとき、歯肉縁には何が起こっているのだろうか。歯根が歯槽骨内に押し込まれることにともなって、臨床的歯冠長は短くなるのだろうか。あるいは、歯肉縁は歯とともに移動するのだろうか。私の経験では、歯が圧下されるとき、歯肉縁はおおよそ歯と同様に移動する[14]。さらに、このことは、歯が圧下されるか挺出されるかにかかわらず、患者の付着歯肉の幅は、維持されるということを示している。圧下される歯が、ポーセレンあるいはゴールドのクラウンを装着している場合は、この原則の例外となる。この場合、骨の移動は歯の圧下量に一致するが、歯肉縁は同じようには反応しない。こうした患者では、歯冠が歯肉内に押し込まれるように見える。つぎに述べる症例報告では、下顎切歯の圧下にともない歯肉縁が根尖方向に移動したので、臨床的な歯冠長が維持できた症例を紹介する。

　歯根に加えられた圧下の力は、歯根吸収による歯根の短小化を起こすのだろうか。サルを用いた研究では、大きな圧下力によって歯根吸収が起こることが示されている[15]。しかしながら、歯の移動にともなうこの副作用は、すべての人間に起こるものではない。成人での中等度から重度の歯根吸収の発症率は、約4％である[16, 17]。もし、患者が、歯根吸収を起こしやすい患者、たとえば矯正歯科治療中に歯根吸収を起こす可能性があるような全身的な素因を有する患者であるなら、圧下の力は、吸収性の反応を悪化させるかもしれない。しかし、もし、患者に歯根吸収を起こしやすい素因がないのであれば、圧下の量に関係なく、著しい歯根吸収は起こらないであろう。

　歯根吸収は、進行性であるのか。歯根吸収を起こしやすい患者では、矯正歯科治療後も歯根吸収はつづくのだろうか。この疑問に対して、中等度から重度の歯根吸収を示した100名の患者の歯根長を評価した1つの研究によって、答えが出された[18]。この矯正治療後14年間についての後ろ向き評価によって、矯正力が終了したときに歯根の短小化も止まり、それ以降は長期にわたって歯根吸収は起こらないことが、明らかにされた。

なぜ下顎切歯を圧下するとともに後方歯を挺出させないのか。歯を圧下するよりも挺出させるほうが簡単であるが、成人では、咬筋、内側翼突筋、側頭筋といった咀嚼筋群によって、下顎の後方歯の萌出は妨害される。成人では、これらの筋肉の筋線維を本来の長さ以上に永久的に伸ばすことが不可能であるので、後方歯の挺出は困難である。つぎに述べる症例報告で示す患者は、矯正歯科治療中に、咬合高径は変えず、後方歯は挺出させずに、切歯を3mm圧下させた。

　前歯の圧下は長期的に安定するのだろうか。もし、圧下された歯が、十分な期間、圧下された位置で固定あるいは保定されているならば、この答えはイエスである。実験動物を用いた研究[19,20]では、圧下あるいは挺出にともなって、歯根膜の主要な線維（歯根と歯槽窩を結び、根尖方向へ走行するコラーゲン線維）は伸展し、斜走する。しかし、歯が挺出あるいは圧下された位置で固定されると、コラーゲン線維は、その位置に合わせて、歯根と歯槽窩の間で水平になるように再配列する。動物実験では、この保定期間は28日であった[19,20]。しかし、人間では、歯根膜の主要な線維が同様に再配列するためには、少なくとも6ヵ月の保定期間が必要であろう。

　この種の歯の是正は、どのように維持すれば良いのか。矯正専門医が歯を圧下した後は、修復専門医は接着性レジンあるいは暫間的なレジン冠で、暫間的な修復処置を行うべきである。歯を圧下された位置に維持するために、矯正歯科用ブラケットは、少なくとも6ヵ月、できればもっと長く装着しておくべきである。ブラケットの除去後には、私は、歯の咬耗を防止し、切歯の垂直的位置を維持するために、ナイトガード（上顎か下顎のいずれか一方）の使用を推奨している。

結論
Conclusion

　本章では、前歯部の過蓋咬合、重度の咬耗と上下顎前歯の過剰な萌出あるいはそのどちらかをともなう成人患者の歯列を修復するために行う、補助的な矯正歯科治療と顎整形手術の有用性について述べた。この章で示したガイドラインと考察が、臨床チームに、これらの困難な状態をうまく治療するために必要な、多分野にまたがる治療の順序を提供する一助となることを望む。

症例報告

治療を行った歯科医師
矯正歯科医師：Vincent G. Kokich, DDS, MSD
修復歯科医師：Rhonda Savage, DDS

治療計画の立案

初診時年齢：58歳
初診：2002年11月
治療終了：2005年12月

現症と既往歴

この58歳の男性は、上顎前歯の見え方、とくに上下顎切歯の咬耗と、スマイル時に歯が見えないことを気にしていた。患者は、建築家で理想的な治療を受ける経済力もあった。彼の主な治療目標は、歯を保存し笑顔を改善することであった。

医科的既往歴

特記事項はない。

診断所見

口腔外および顔貌所見

・相対的に平坦な顔貌。
・正面観は左右対称。
・スマイル時に歯の見え方が不十分。
・安静時に上顎の歯が見えない。

顎関節と下顎の運動範囲

・顎関節雑音なし。
・開口障害の既往なし。
・筋痛の既往なし。

模型分析所見

・Angle Class II の大臼歯ならびに犬歯関係。
・過大なオーバーバイトを呈する。
・両側の下顎第一大臼歯は欠損がみられる。
・上下顎の切歯に過度な咬耗がみられる。
・下顎を前方運動させる歯ぎしり（グラインディング）の習癖を認める。

口腔内所見

・修復処置を受けている歯は少ない。
・下顎前歯部にスペースが存在。
・相対的に歯肉の状態は良好。
・著明な上下顎切歯の咬耗を認める。

術前

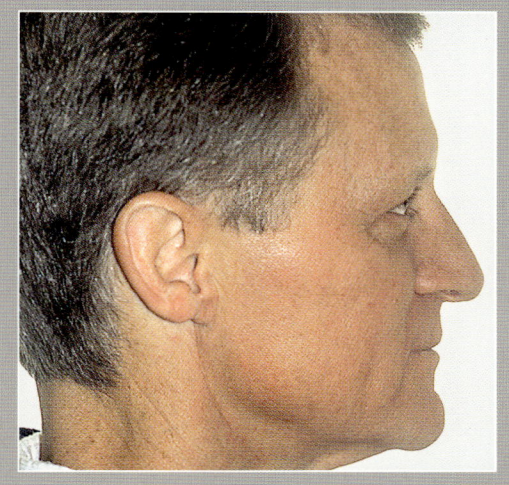

顔の側面観。 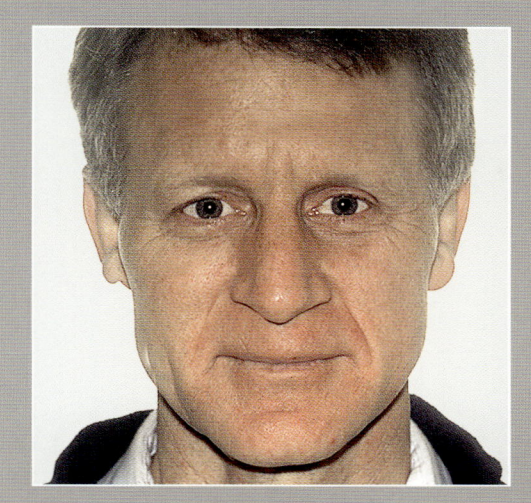　　　　　　　　　　顔の正面観。 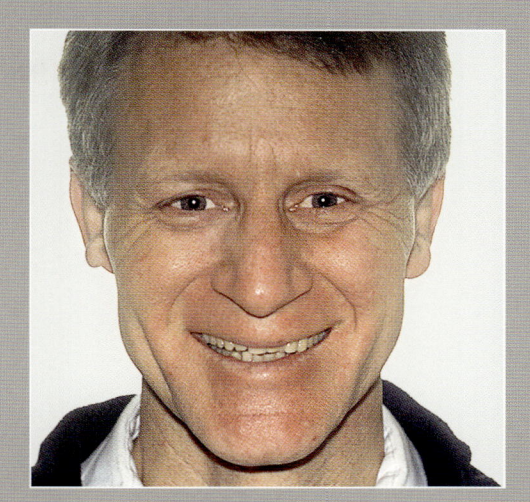　　　　　　　　　　スマイル時の正面観。

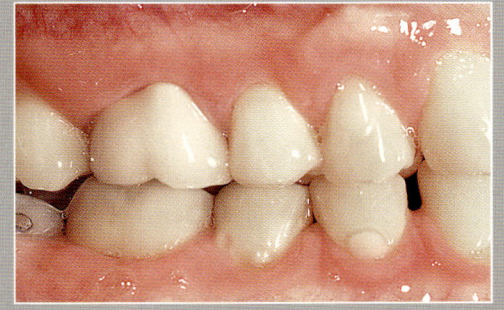

口腔内の右側側面観。 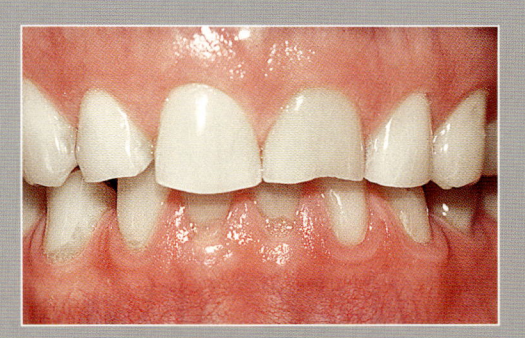　　　　　　口腔内の正面観。 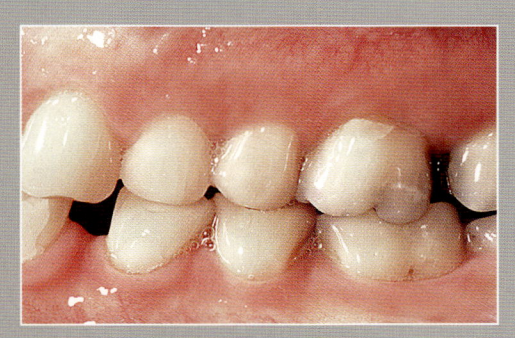　　　　　　　　口腔内の左側側面観。

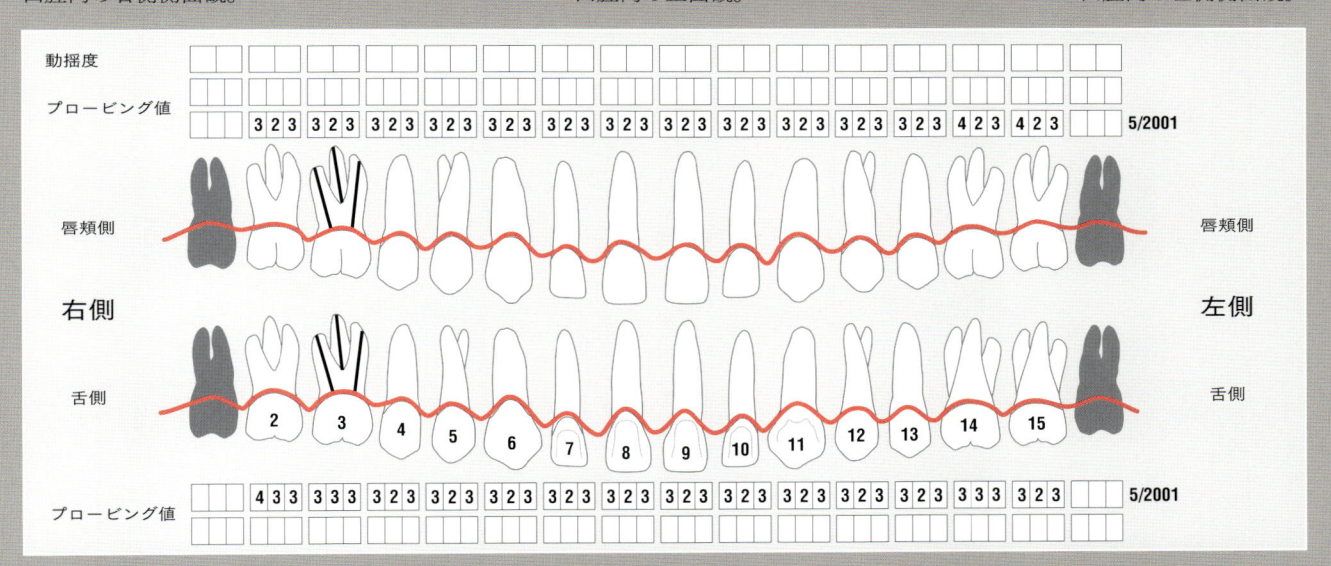

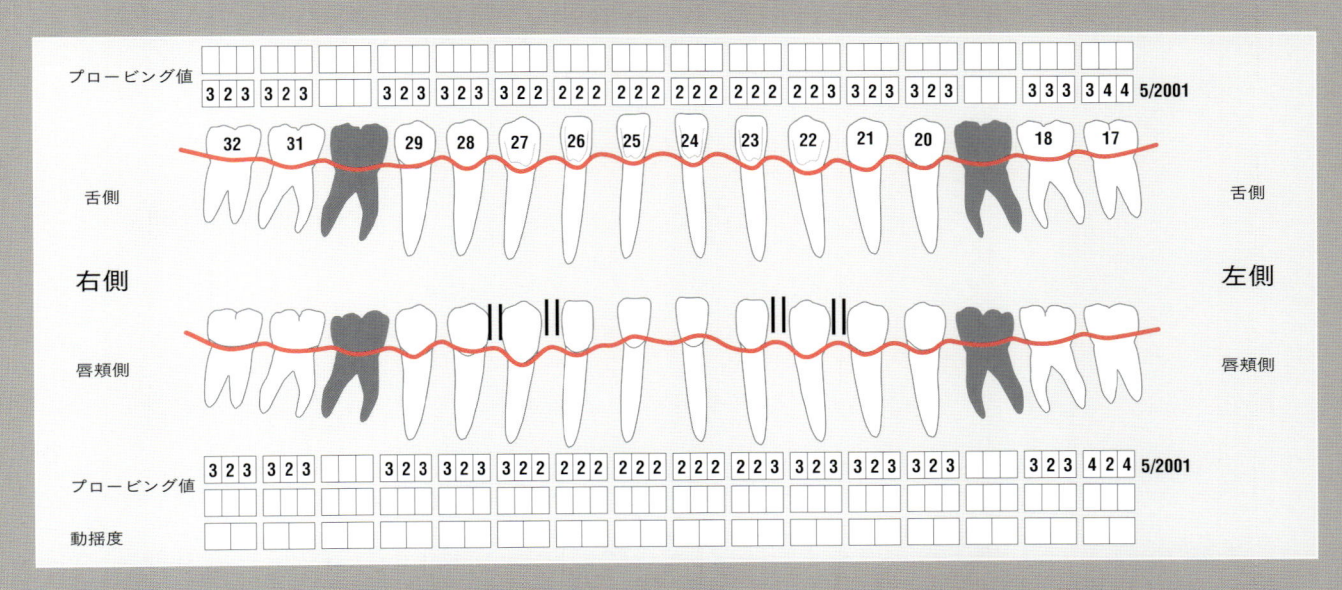

71

術前

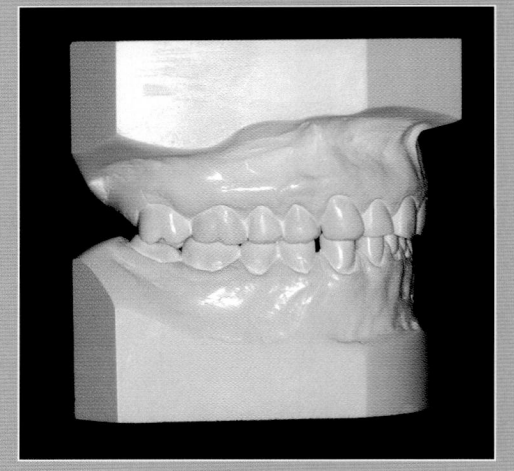

- 標準的な顔貌。
- 上下顎の前後的位置関係は標準的。
- 上顎中切歯の切縁は、上唇の1mm上方に位置する。

右側側面観。 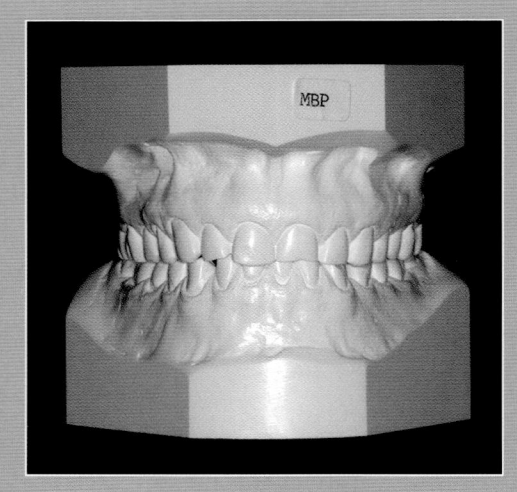　　　　　　　正面観。 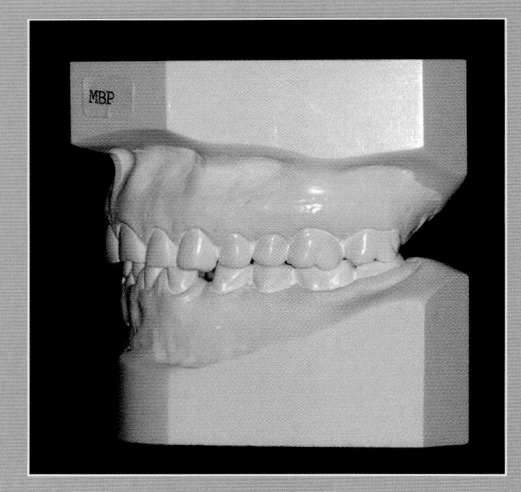　　　　　　　左側側面観。

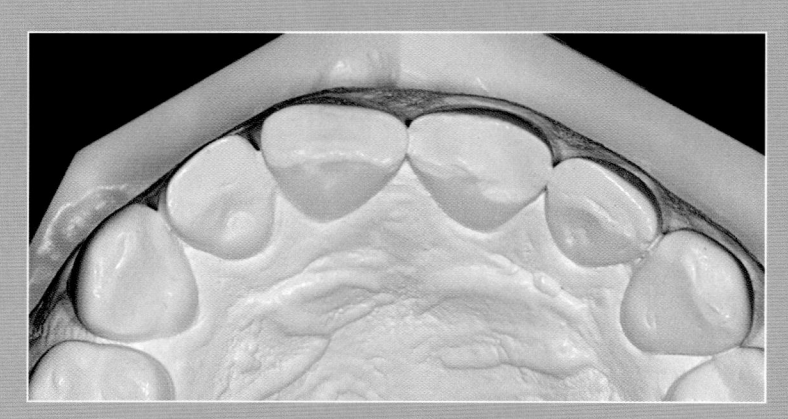

上顎前歯部の咬合面観。 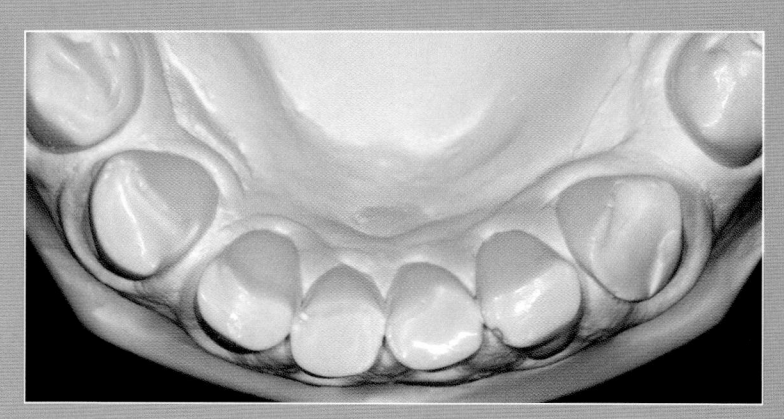　　　　　　　下顎前歯部の咬合面観。

エックス線写真所見

- 前歯部と臼歯部の歯槽骨の高さは正常。
- う蝕は認められない。
- 修復処置は、ほとんどが以前に行われた咬合面の小さな処置である。
- 象牙質にいたる過度の咬耗が前歯部に認められる。

セファログラム分析

- 骨格性Ⅰ級。
- 上下顎の前後的位置関係は標準的。
- 標準的な顔貌。
- 上顎中切歯の切縁は、上唇の1mm上方に位置する。

注意事項のまとめ

1. 重度の前歯部の過蓋咬合に対して、どのくらい効果的に対処することができるか。
2. 現在、上顎前歯が見えないことと下顎前歯部の不均衡なスペースに対して、患者が抱いている美的な向上への期待に、どのように答えることができるか。
3. 前歯の歯質と咬合するスペースが失われていることに対して、どのように修復処置を行うことができるか。

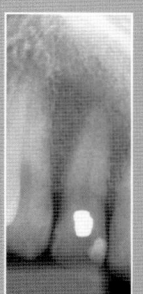

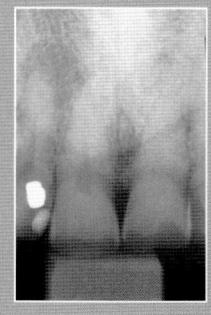

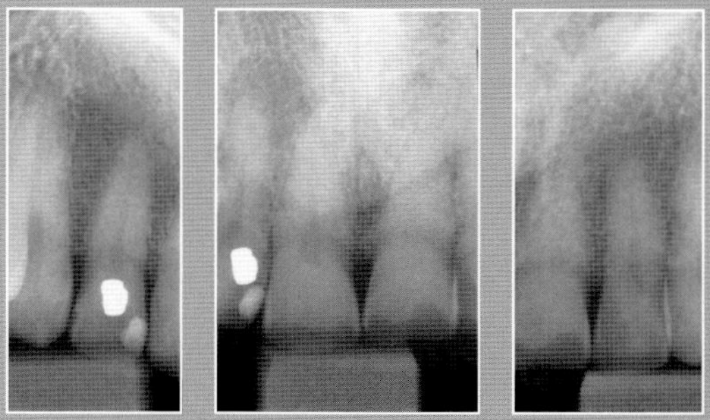

演習問題のつもりで、治療目標と治療計画を立案してみよう。

上顎前歯部のデンタルエックス線写真。

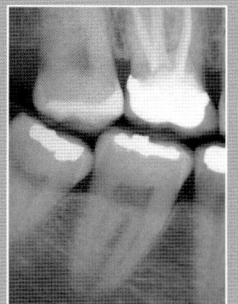

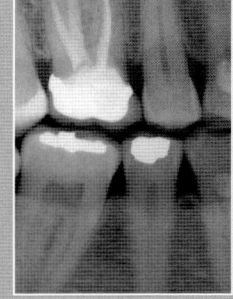

右側臼歯部の咬翼法エックス線写真。

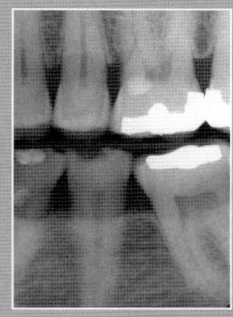

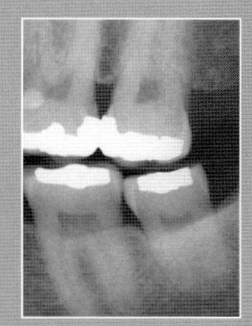

左側臼歯部の咬翼法エックス線写真。

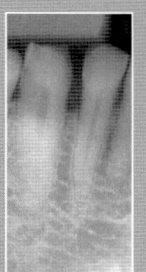

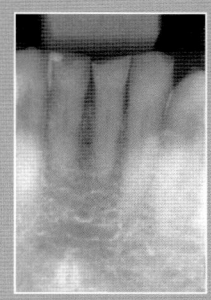

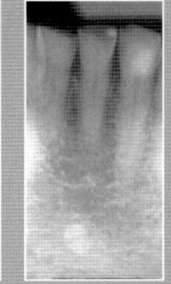

下顎前歯部のデンタルエックス線写真。

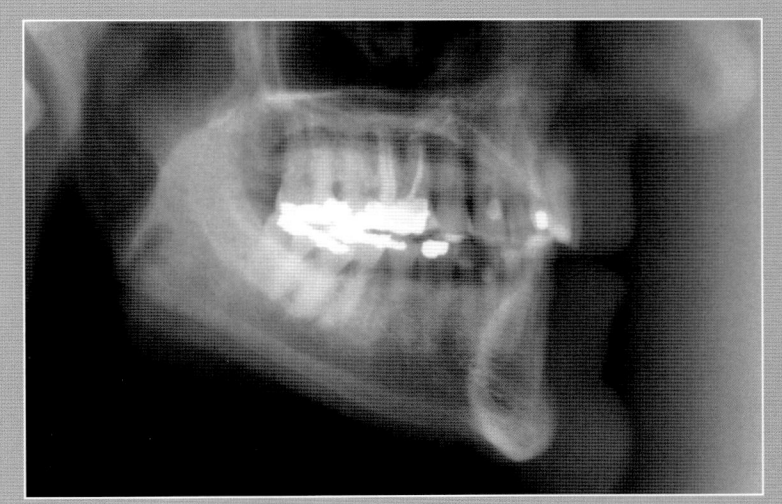

セファログラム（側面位）。

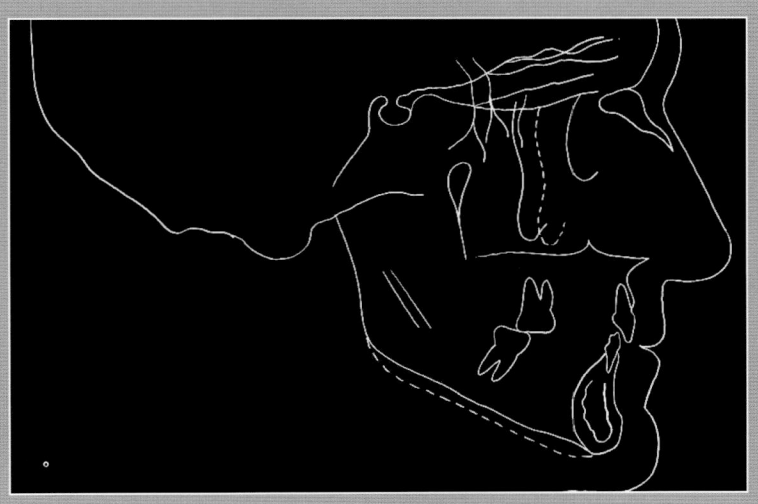

セファログラム（側面位）のトレース図。

演習問題のつもりで、治療目標と治療計画を立案してみよう。

患者に提案した治療計画

治療の目的と目標

　この患者に対する本来の治療方針は、歯科医師のために修復処置に必要なスペースを作り、後方歯を適切に扱うことであった。これらを達成するために、矯正歯科治療と修復歯科治療の連携治療が必要とされた。治療計画を決定する決め手となったのは、修復処置のためのスペースを確保して、現在の臼歯の咬合状態を保持するために必要な歯の移動量を評価した、診断用ワックスアップ模型であった。

第1段階：治療計画の立案と準備

- 治療計画を決定するための、矯正専門医と修復専門医間の打ち合わせ。
- 治療結果のビジョンを描くための診断用ワックスアップ模型の作製。
- 矯正専門医と修復専門医が同席して行う、患者へのコンサルテーション。
- 矯正歯科治療に先立って行われるルートプレーニングとスケーリング。

第2段階：初期の矯正歯科治療

- 上下顎の歯へブラケットを装着する。
- 上下顎切歯を圧下し、歯肉縁の高さをそろえる。
- 前歯部の暫間的修復処置のためにスペースを作る。

第3段階：前歯部の暫間的修復処置

- ブラケットを除去する。
- コンポジットレジンによる上下顎切歯の暫間的な修復処置を行う。
- 歯を垂直方向に修正するために、ブラケットを再装着する。

第4段階：矯正歯科治療の仕上げ

- ワックスアップ模型上で歯を排列し咬合を確立させる。
- 保定と暫間的修復物を保護するために、上顎にエシックスリテーナーを使用する。
- 下顎前歯に、ボンディングタイプの犬歯―犬歯間固定装置を装着する。

第5段階：最終的な修復処置

- 1年後に、前歯部のポーセレンベニアとポーセレン冠を装着する。
- 上顎に、夜間の装着用として熱可塑性のナイトガードを装着する。
- 6ヵ月ごとに歯周治療的なメインテナンスを行う。

治療内容

治療の経過

はじめに、修復専門医と矯正専門医が、この患者の連携治療について話し合った。修復専門医の最初のコメントは、咬耗した下顎前歯を修復するために、スペースが必要であるということだった。しかしながら、矯正歯科治療単独では、後方歯の咬合高径を増加させることは不可能であり、また、患者の後方歯は修復する必要性がなかった。したがって、後方歯は本来の位置に維持して、修復のスペースを作るために、上下顎の切歯を圧下することに決定した。

歯の移動量をシミュレーションするために、矯正専門医は診断用ワックスアップ模型を製作した。修復専門医は、下顎前歯の隣接歯間に、修復のための十分なスペースを希望した。ワックスアップ模型では、臼歯部のAngle II級の咬合関係は変わらないが、上下顎前歯は好ましいオーバーバイトとオーバージェットになることが示された。患者は、長年の間、この臼歯の咬合状態で生活しており、これまでに何ら顎関節症状を経験していないので、この咬合状態は好ましいものであろうと考えられた。

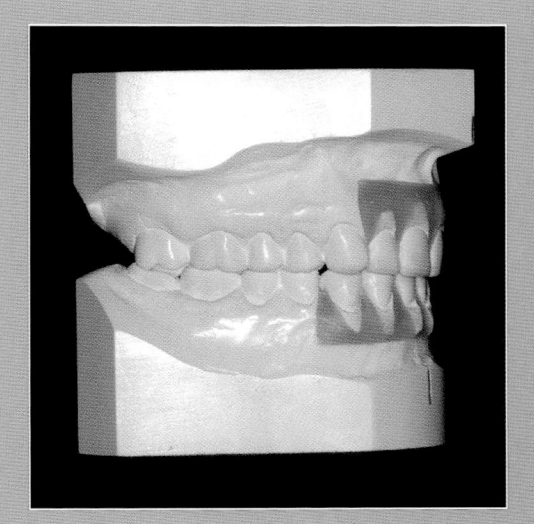

診断用ワックスアップ模型の右側側面観。 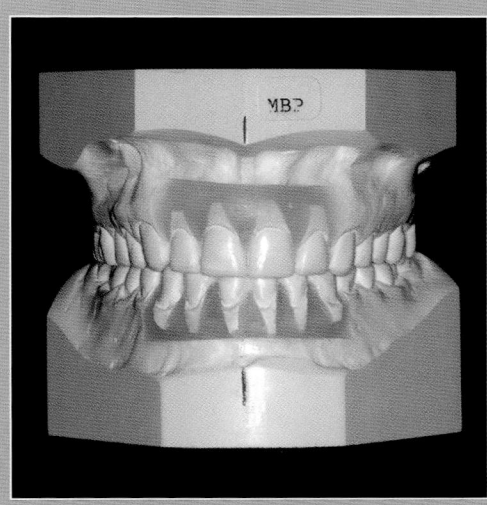　　診断用ワックスアップ模型の正面観。 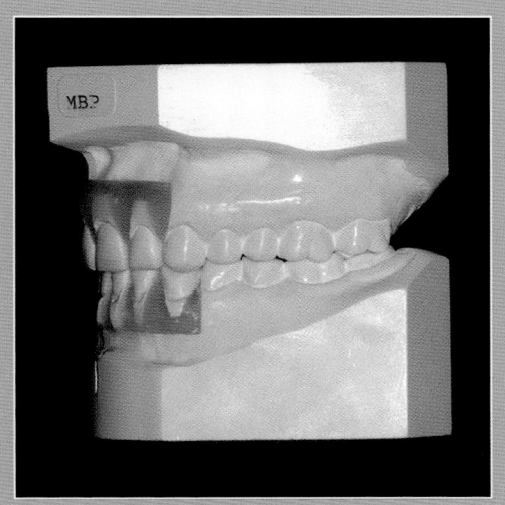　　診断用ワックスアップ模型の左側側面観。

治療は、初期のルートプレーニングとスケーリングから始まり、つづいて、上下顎の歯にブラケットとバンドが装着された。上下顎の切歯を圧下するためのステップワイズベンドが付与された、ラウンドのアーチワイヤーが使用された。上下顎犬歯の歯肉縁は、正しい切歯の圧下量を設定するための指標として利用された。圧下が完了するまでに、8ヵ月を要した。その時点で、患者は前歯部の開咬を呈した。矯正治療の仕上げの期間中に、上下顎の前歯の適切な機能的関係を設定するために、矯正専門医は、上下顎の切歯のブラケットを除去し、修復専門医は、同部を暫間的にコンポジットレジンで修復した。

治療

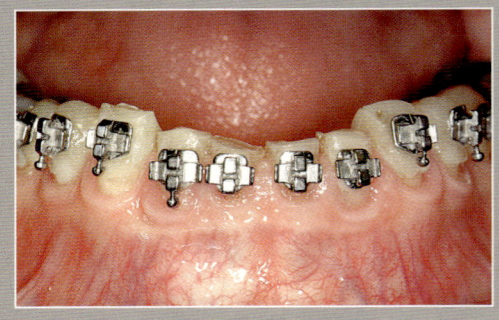

下顎切歯の圧下。

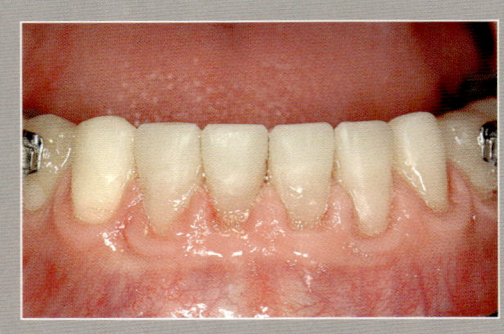

下顎切歯の暫間的な修復処置。

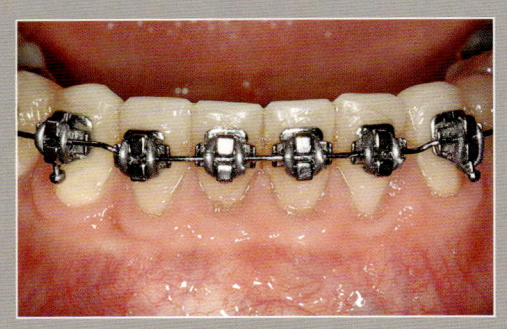

下顎切歯の固定。

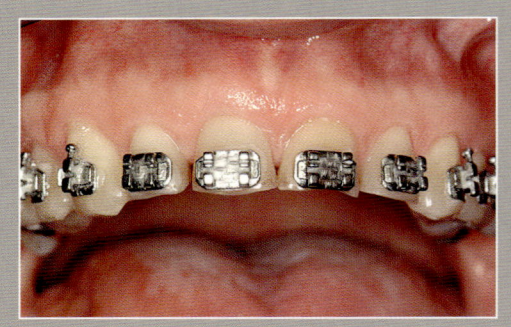

上顎切歯の圧下。

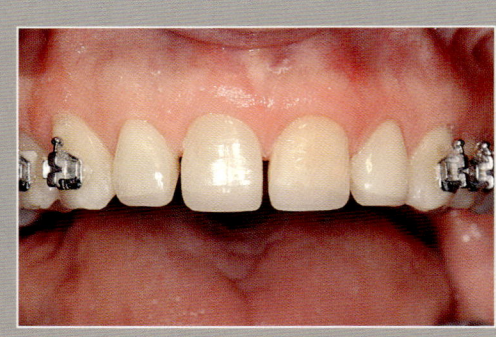

上顎切歯の暫間的な修復処置。

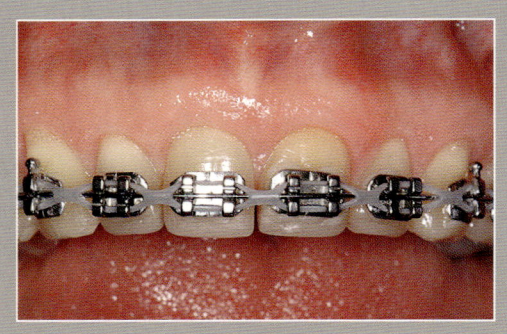

上顎切歯の固定。

暫間的修復処置の後、上下顎切歯の位置を安定させるために、ブラケットが再装着された。歯が再び萌出するのを防ぐために、少なくとも6ヵ月の固定期間が必要であった。歯が固定された時点で、矯正歯科治療の仕上げの過程が完了した。その間、最初に矯正専門医と修復専門医によって合意された、最終的な咬合の位置を決定するための指標として、診断用ワックスアップ模型が利用された。

修復専門医が歯の位置決めに満足したので、ブラケットは除去された。圧下された切歯の垂直的な位置の維持と、コンポジットレジン修復の防護のために、下顎は固定式のボンディングリテーナー、上顎はエシックスのリテーナーによって、歯の位置を固定させた。患者は、これらの保定装置を1年間使い続けた。

術後

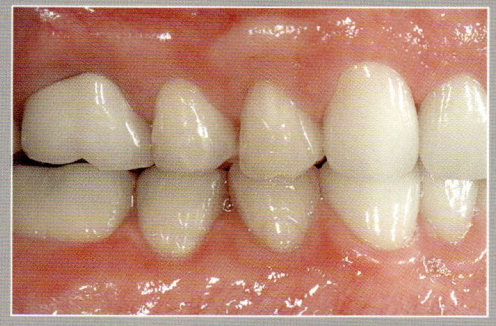

口腔内写真の右側側面観。 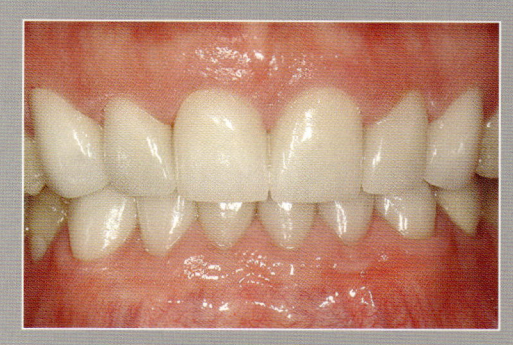 口腔内写真の正面観。 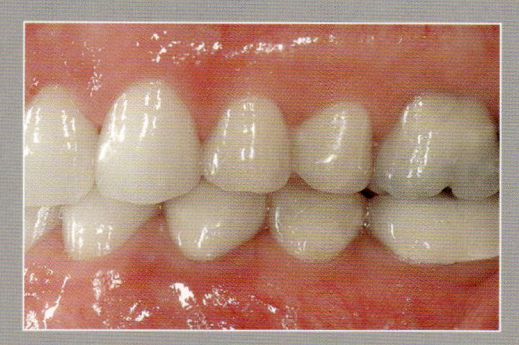 口腔内写真の左側側面観。

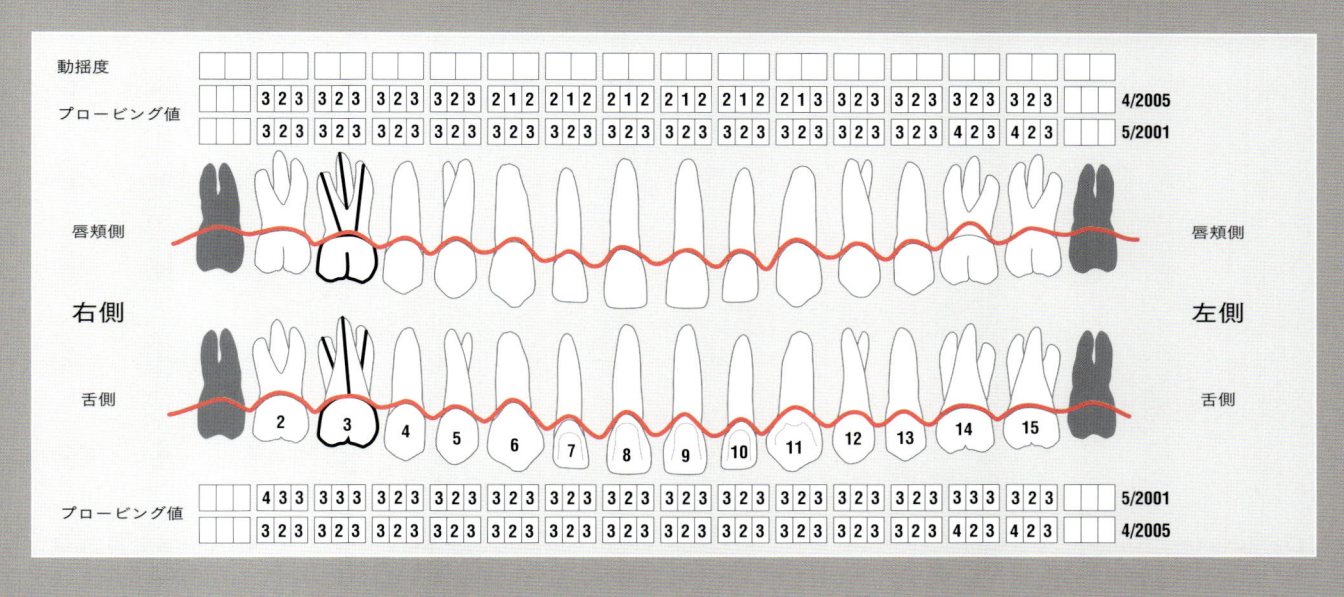

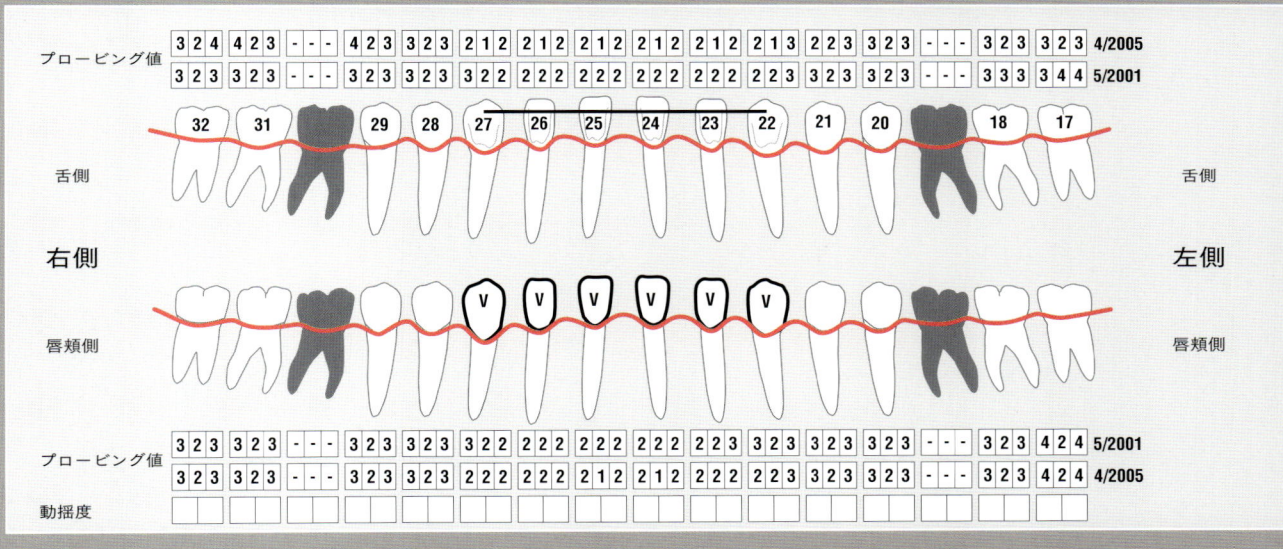

術後

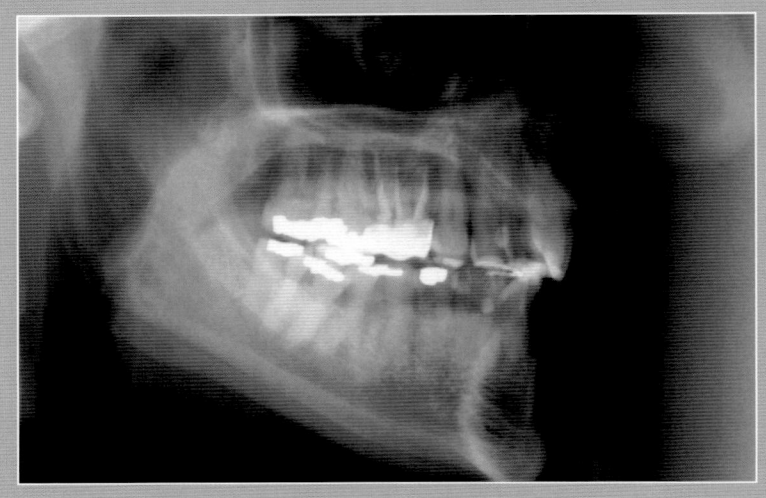

セファログラム(側面位)。

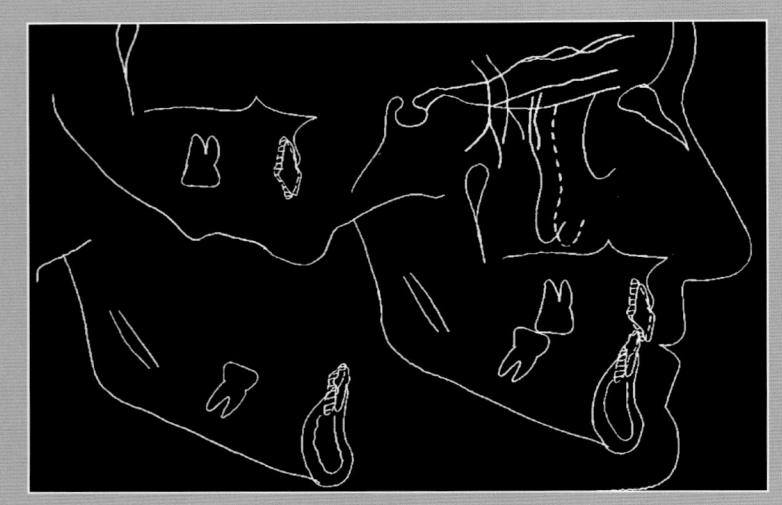

セファログラム(側面位)のトレース図。

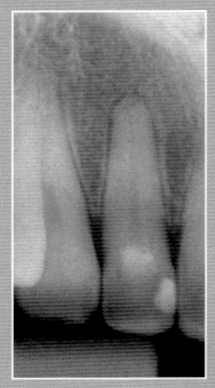

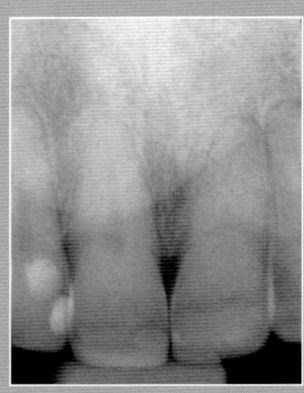

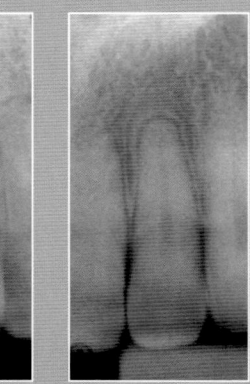

上顎前歯部のデンタルエックス線写真。

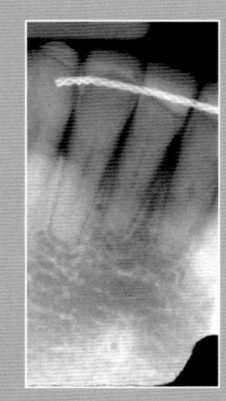

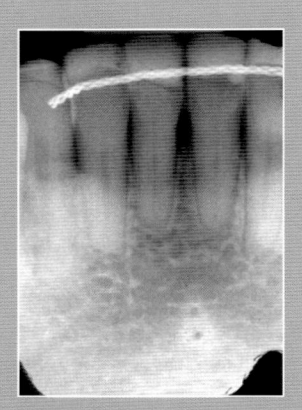

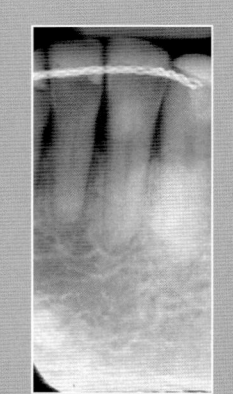

下顎前歯部のデンタルエックス線写真。

　１年間、矯正歯科治療の保定を行った後に、歯科医は、咬耗していた上下顎切歯と犬歯にラミネートベニアを装着した。修復専門医は、さらに咬耗が生じないようにすることと、矯正歯科治療による歯の是正を維持するために、熱可塑性の樹脂でできた上顎用のナイトガードを製作した。

解説

　この患者の治療には、矯正歯科治療と修復歯科治療の連携が不可欠であった。矯正歯科的に切歯を圧下することによって、切歯をさらに形成することなく、咬耗した切縁を修復するためのスペースを得ることができた。治療終了時の前歯部のデンタルエックス線写真と口腔内写真から、歯が圧下されていることと、歯肉と歯槽骨が根尖側へ移動していることがわかる。治療終了時のセファログラムとその重ね合わせから、上顎切歯の切縁は、安静位の上唇よりもわずかに下方に位置していることがわかる。その結果、笑顔の美しさが改善された。

　重度に咬耗した上下顎切歯を本来の位置に復位させるために、上下顎切歯を矯正歯科治療によって圧下する方法は、実現可能であり、現実的で適切な方法である。これらの歯は、修復専門医によって、さらに目立たないように修復される。本症例は、難しい成人修復処置症例の治療において、複数の診療分野が連携する重要性を示す、絶好の症例である。

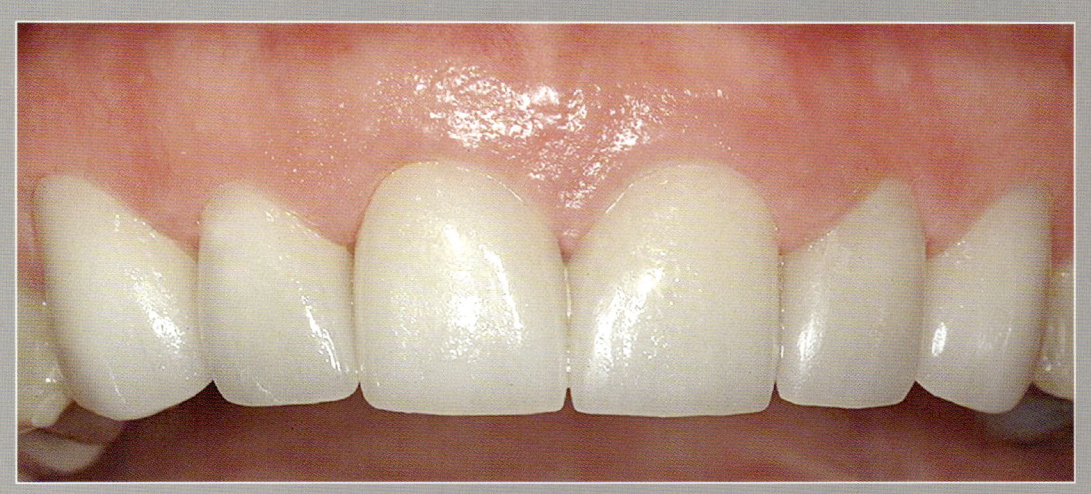

上顎前歯部の口腔内所見。

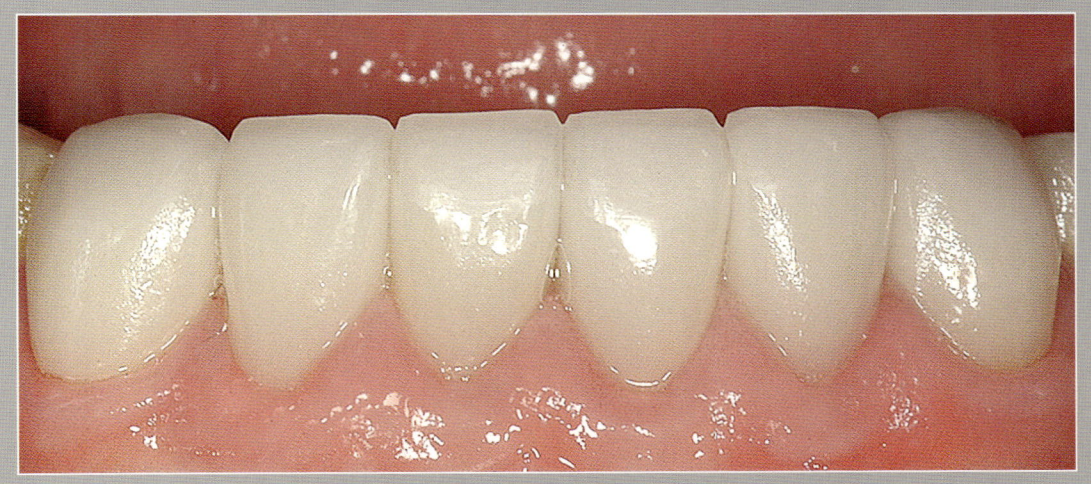

下顎前歯部の口腔内所見。

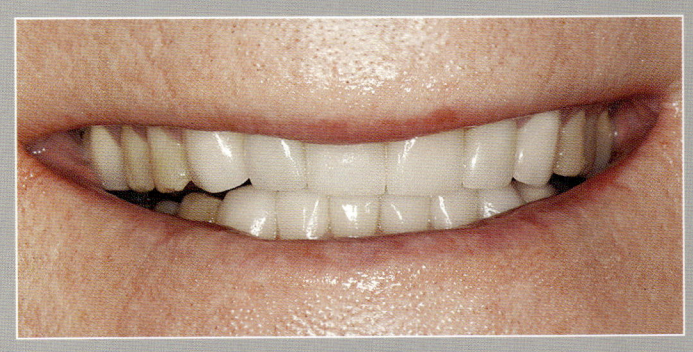

スマイル時の正面観。

参考文献
References

1. De Mol van Otterloo JJ, Tuinzing DB, Kostense P. Inferior positioning of the maxilla by a Le Fort I osteotomy: A review of 25 patients with vertical maxillary deficiency. J Craniomaxillofac Surg 1996;24:69-77.
2. Major PW, Phillippson GE, Glover KE, Grace MG. Stability of maxilla downgrafting after rigid or wire fixation. J Oral Maxillofac Surg 1996;54:1287-1291.
3. Costa F, Robiony M, Zerman N, Zorzan E, Politi M. Bone biological plate for stabilization of maxillary inferior repositioning. Minerva Stomatol 2005;54:227-236.
4. Spear F, Kokich VG, Mathews D. Interdisciplinary management of anterior dental esthetics. J Am Dent Assoc 2006;137:160-169.
5. Kokich VG. Esthetics: The ortho-perio-restorative connection. Semin Orthod 1996;2:21-30.
6. Kokich VG, Kokich VO. Orthodontic therapy for the periodontal-restorative patient. In: Rose L, Mealey B, Genco R, Cohen D (eds). Periodontics: Medicine, Surgery, and Implants. St Louis: Mosby, 2004:718-744.
7. Kokich VG. Anterior dental esthetics: An orthodontic perspective. I: Crown length. J Esthet Dent 1993;5:19-23.
8. Kokich VG. Esthetics and vertical tooth position: The orthodontic possibilities. Compend Contin Educ Dent 1997;18:1225-1231.
9. Kokich VG. Managing orthodontic-restorative treatment for the adolescent patient. In: McNamara JA (ed). Orthodontics and Dentofacial Orthopedics. Ann Arbor: Needham, 2001:395-422.
10. Kokich VG, Kokich VO. Interrelationship of orthodontics with periodontics and restorative dentistry. In: Nanda R (ed). Biomechanics and Esthetic Strategies in Clinical Orthodontics. St Louis: Elsevier, 2005:348-373.
11. Kokich V, Spear F, Mathews D. Inheriting the unhappy patient: An interdisciplinary case report. Adv Esthet Interdiscip Dent 2005;1:12-22.
12. Melsen B, Agerbaeck N, Markenstam G. Intrusion of incisors in adult patients with marginal bone loss. Am J Orthod Dentofacial Orthop 1989;96:232-241.
13. Kokich VG, Spear FM, Kokich VO. Maximizing anterior esthetics: An interdisciplinary approach. In: McNamara JA (ed). Frontiers in Dental and Facial Esthetics. Ann Arbor: Needham, 2001:1-18.
14. Kokich VG, Spear F. Guidelines for treating the orthodontic-restorative patient. Semin Orthod 1997;3:3-20.
15. Dellinger EL. A histologic and cephalometric investigation of premolar intrusion in the Macaca speciosa monkey. Am J Orthod 1967;53:325-355.
16. Mirabella AD, Artun J. Prevalence and severity of apical root resorption of maxillary anterior teeth in adult orthodontic patients. Eur J Orthod 1995;17:93-99.
17. Mirabella AD, Artun J. Risk factors for apical root resorption of maxillary anterior teeth in adult orthodontic patients. Am J Orthod Dentofacial Orthop 1995;108:48-55.
18. Remington DN, Joondeph DR, Artun J, Riedel RA, Chapko MK. Long-term evaluation of root resorption occurring during orthodontic treatment. Am J Orthod Dentofacial Orthop 1989;96:43-46.
19. Reitan K. Clinical and histologic observations on tooth movement during and after orthodontic treatment. Am J Orthod 1967;53:721-745.
20. Reitan K. Principles of retention and avoidance of posttreatment relapse. Am J Orthod 1969;55:776-790.

インプラント治療における審美：
成功のための青写真

Sonia S. Leziy, DDS

Brahm A. Miller, DDS, MSc

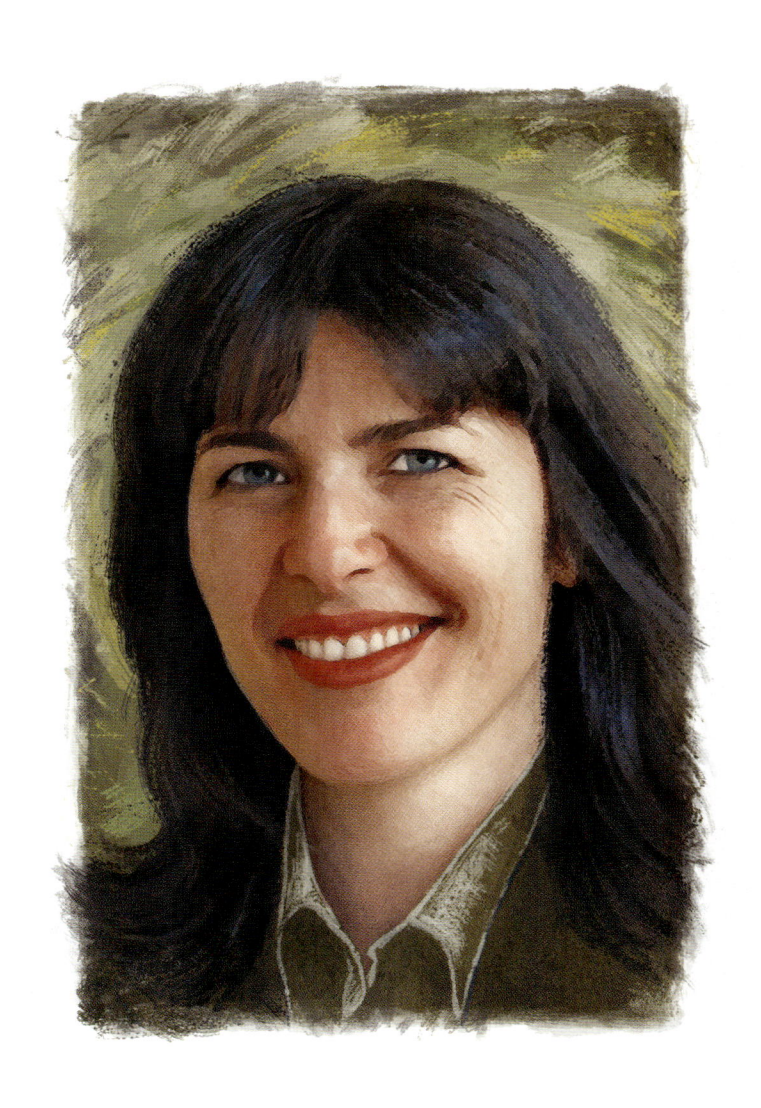

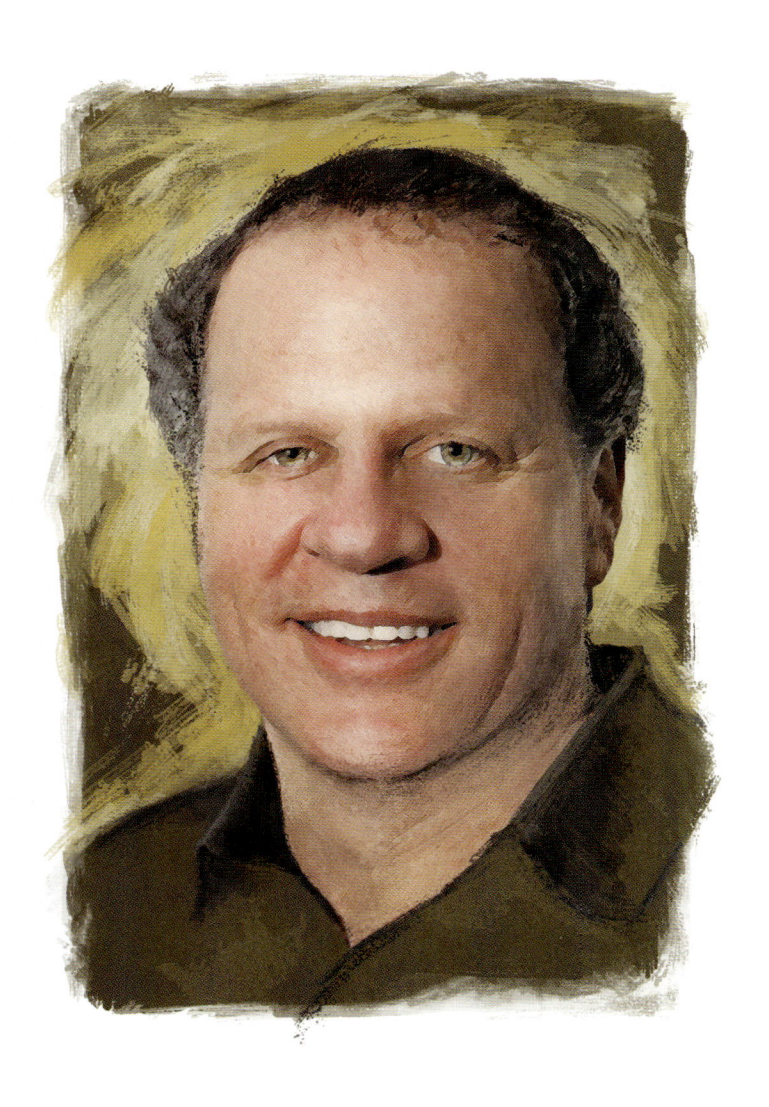

抜歯時からの硬組織と軟組織の保全が、
治療成功のための基礎を保つために必須である。

考え方とその背景：自己ベスト
Philosophy and Background : "Personal Best"

　5年前に標準的な治療法と考えられていたものは、今日必ずしも有効ではない。インプラント治療はつねに変革と進歩の状態にあるので知識や経験にかかわらず、すべての臨床家にとって挑戦である。実際に、われわれの熱意の程度やわれわれの臨床改善のためのコミットメントには衰退と流れがある。定期的に、われわれは継続する教育と文献を読むこと、そして同僚との会話によってわれわれの知識を増やすことの必要性を思い出さなくてはならない。同様に重要なことは、新しく進歩的であると同時に、自分自身の仕事に対して批判的に評価し続ける必要がある。われわれの治療の成功率は高いが、われわれのインプラント治療において毎日行っていることを改善することに情熱を注ぎ続けなくてはならない。

　われわれが知り合って尊敬する人々は、われわれの技量を高いレベルに持ち上げるためのもっとも強い基盤を形成する。歯周病専門医と補綴専門医が密接に仕事をする関係は、われわれのキャリアの方向性を著しく変えた。歯周病専門医として、補綴専門医の眼で見ることを学ぶことで、慣例どおりにふるまう歯周病専門医としての臨床を行わない。補綴専門医として、軟組織の重要性をより意図的に考えることを学ぶ。結局のところ、われわれは歯のカントゥアや色を簡単に変えることができるが、軟組織の欠損を治すことはかなりの挑戦となるのである。治療計画の過程と、希望する結果を達成するために必要なステップについて、より包括的に考えるようにわれわれは刺激を受けている。われわれの仕事の産物についてさらに疑問に感じ、われわれが日常的に行っていることを改善するための概念的そして技能的な方法について積極的に探究する。われわれの目標はエラーを最小限にして、好ましくいないあるいは理想以下の結果の症例から学ぶためにそれらを綿密に調べることである。われわれの周囲で起きていることには関係なく、毎日われわれのベストを尽くすことを意識的に行う。

　目標を決めること、臨床とわれわれのそのほかの仕事の役割において行うことを改善することをわれわれはつねに思い起こす。これを心に留めることで、われわれのもっとも大きなインスピレーションは歯科界の外からきた。われわれにとっての動機づけはいろいろな形で、時々普通でない方法でくる。私の子供の1人のAlexandraは10歳から競泳の選手になった。真剣に運動競技とかかわったことがある人やアスリートを知っている人は、「自己ベスト」という言葉の使用を聞いたことがあるだろう。長年の練習や競技の間にこの語句が数えきれないほど使用されるのを聞く。われわれが実感したのは、彼女の自己ベストは動的な過程であることであり、今日の自己ベストは明日のそれへの布石であるということである。「自己ベスト」という言葉は、われわれが歯科医師として目標を定め、臨床と努力の結果を改善するために努力することを思い出させるものである。

治療の新しい基準：審美の論点
A New Standard of Care : The Issue of Esthetics

　インプラント治療において受け入れられる治療結果を達成することは、ただ骨結合を達成すること、あるいはインプラントの補綴を行えるということではない。臨床的な成功は、少なくとも審美的に満足できる治療結果が治療の目標であるべきであり、歯と歯肉の複合体の「ピンク」と「白」の高い質的バランスを達成することを求める（訳者注：「ピンク」とは「歯肉色」、「白」とは「歯の色」のこと）。経験のある「インプラントロジスト」はとくに熟練した芸術的なセラミストと協働するときに、天然歯の色とカントゥアを達成することはしばしば容易に成し遂げられることを知っている。知識と技術のあらゆるレベルの臨床家が、インプラント補綴周囲の理想的な硬組織と軟組織の構造を作る困難性に立ち向かう。つねに増加している文献が、今日の臨床家に、治療計画の留意点、外科的、補綴的な技法、審美領域で直面する特別な問題についての価値ある情報を提供する[1]。この情報を、組み立てた計画にして、考え、治療の外科的結果を最適化するためにどのような治療要素が必要かを理解することは、とくに経験の少ない臨床家にとっては恐ろしい作業である。もし計画のガイドラインと治療戦略が明確にされていれば、外科的、補綴的な結果はより確実に予測可能となる。

　成功したインプラントの（骨との）結合は常識であるが、治療を行った臨床家とその患者が評価したときに、審美的に受け入れることができない結果を見つけることは、よくあることである。この問題は、欠損した顎堤の構造のままに治療を行ったこと、あるいは、審美的要求の高い部位において考慮されるべき外科的技法と補綴材料の知識の欠如や経験不足による治療計画のエラーによって恐らく始まった。われわれの経歴のある時点において、症例を不適切に計画し、あるいは、技法を適切に行うことに失敗して、その結果、審美的に理想的ではない結果となったことがある。微妙な軟組織の不一致、あるいは、歯のカントゥアや色の問題は、審美的に目の肥えた要求の多い患者にとっては、とくに笑ったときにたいへんな苦痛となる。一方で、エラーは貴重な学習経験として役立つこともしばしば真実ではある。しかし、多くの歯科医師は自分自身のエラーよりも、歯科の文献に書かれた成功や失敗から多く学ぶことに注意を払っている。経験深い臨床家は、一般的に症例選択の基準を決め、治療計画を立てる際と、求める結果を達成するための技法と材料の選択において考えなければならない危険な因子を明確にする。

　この章の目標は、現在の外科的、補綴的な治療計画での考慮点と、審美領域でのインプラント支持の補綴治療を計画するうえで考慮すべき外科的技法について論評することである。審美的に満足できるクラウンはセラミストの手腕によることは心に留めるとして、この章は、適切な「ピンク」の審美的結果を達成するために継続された臨床的な挑戦を述べる。私たちはこの難しい領域において個々の臨床家にとって自己ベストを達成するための必須の概念と技法を読者と分かち合うことを望んでいる。2つの主題あるいは基礎原理が、治療計画において考慮されるであろう。

原則 1
抜歯時からの硬組織と軟組織の保全が、治療成功のための基礎を保つために必須である。

図3-1 以前の抜歯に関連した顎堤の水平的吸収

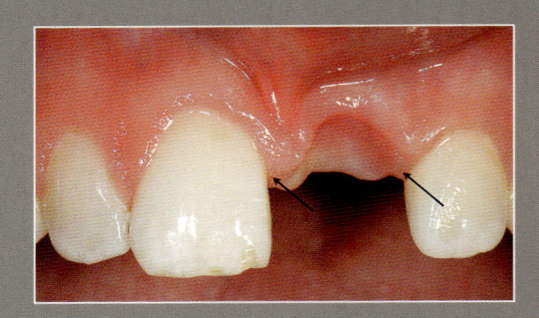

図3-1a 術前の唇側面観。可撤性の義歯を使用することで軟組織をガイドした。乳頭が丸みを帯びた形状になっていることに注意（矢印）。

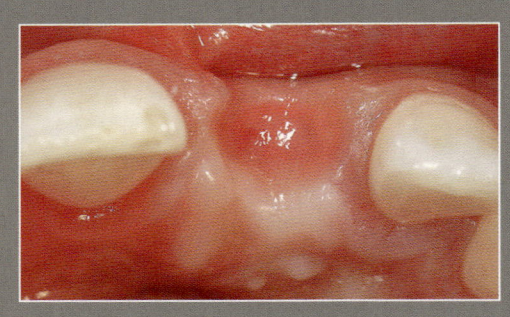

図3-1b 咬合面観より、欠損部の唇側のカントゥアの欠損が明らかである。顎堤の保存は抜歯時に考慮されなかった。

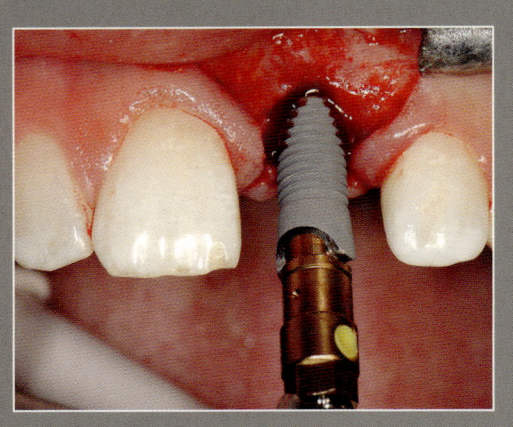

図3-1c スキャロップデザインのインプラント埋入。

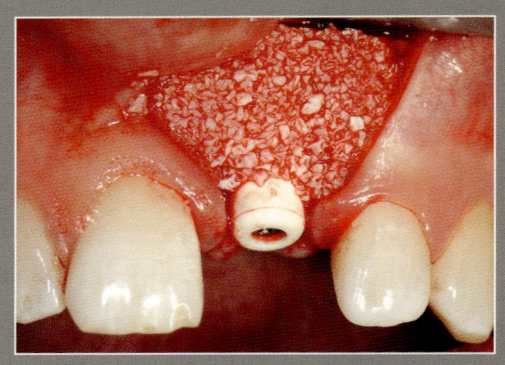

図3-1d 三次元的に理想的な位置へのインプラントの埋入につづいて、唇側のカントゥアは牛骨ミネラル Bio-Oss（Osteohealth）によって修復された。

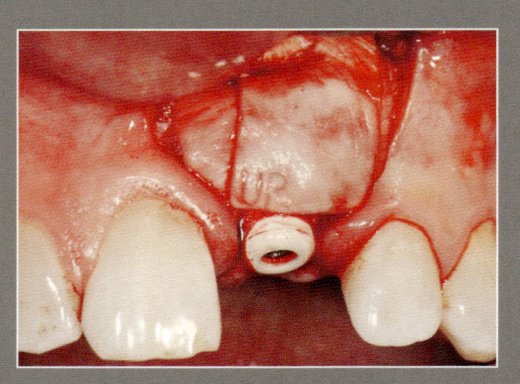

図3-1e 吸収性のコラーゲン膜 Bio-Gide（Osteohelth）はインプラントの唇側の必要な部位に補填材を安定させるために用いた。

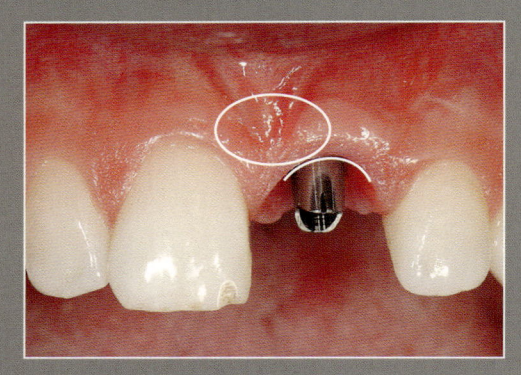

図3-1f スクリュー維持の暫間義歯によって軟組織のカントゥアが形成された。最終アバットメントが装着されている。

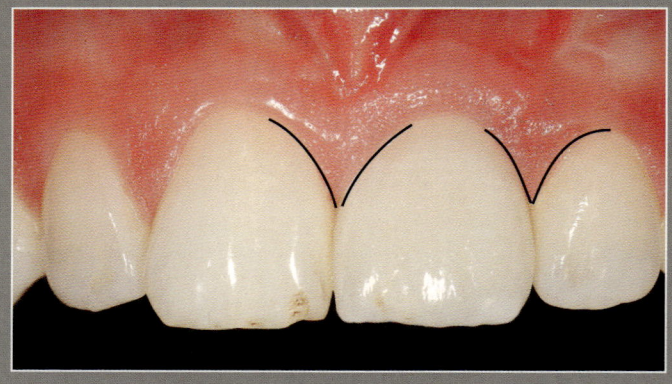

図3-1g 最終補綴物。丸まった乳頭と歯のサイズの違いに注意。高い歯肉のスキャロップは乳頭を完全に再現することは不可能である。

　抜歯後に起きる硬組織と軟組織の喪失を最小にすることは、臨床家の責任である。不意に歯を喪失する外傷のケースを除いて、臨床家はしばしば患者とともに、いつ歯からインプラント支持、あるいはほかの補綴に移行するかを決める。したがって、患者を教育し、歯の喪失が及ぼす硬組織と軟組織の構造への好ましくない影響と、それを最小限にするために考慮できるさまざまな手法について指摘することがわれわれの役割である（図3-1）[2]。同様に重要なこととして、将来インプラント治療が潜在的な治療のオプション

図3-2 歯内治療の失敗、歯根端切除、そして顎堤保存をともなわない抜歯による厳しい欠損

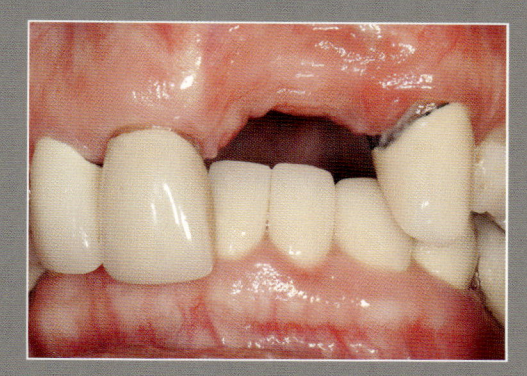

図3-2a 厳しい垂直的、中程度の水平的な欠損により、審美的に決まった位置にインプラントを埋入することができない。

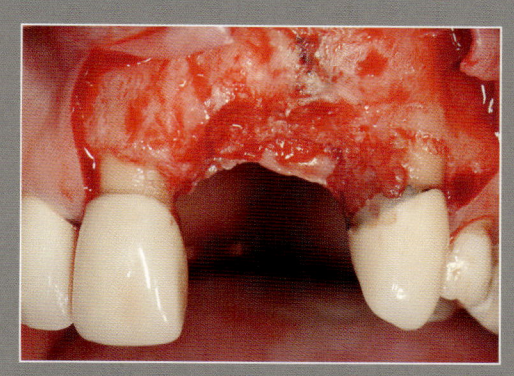

図3-2b 粘膜骨膜弁を挙げると、予定するインプラント埋入部位の高さの吸収とアマルガムの残存がみられた。

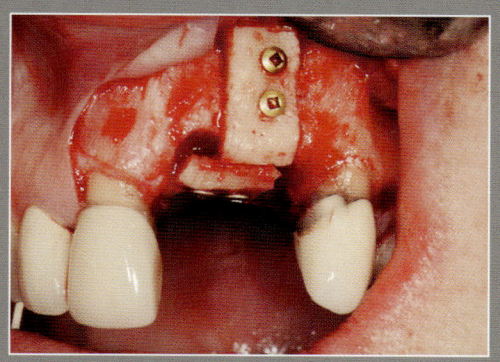

図3-2c オトガイ部から採取した自家骨のブロックと細粉骨を顎堤の再建のために使用した。

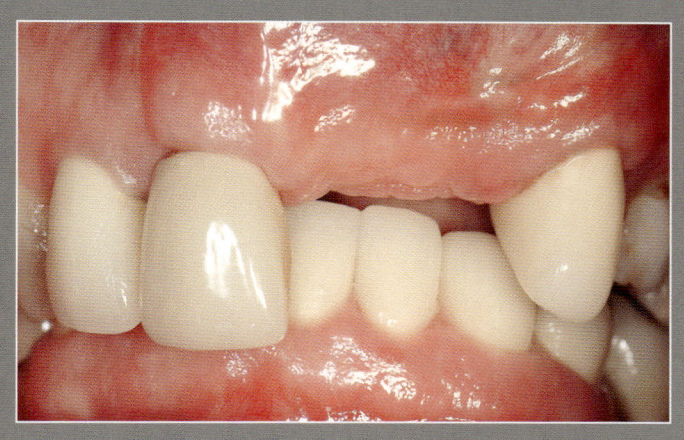

図3-2d インプラント埋入前に治癒した顎堤は、術前の様子に比較して軟組織のレベルが改善されている。インプラント間の硬組織と軟組織は理想的でないであろう。

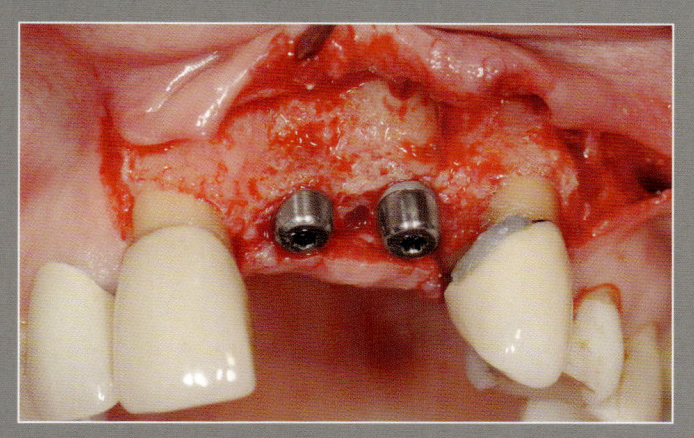

図3-2e NobelReplaceインプラント（Nobel Biocare）の正しい三次元的な2つの位置決め。

となる部位において、治療を施されないことによる感染からの悪い結果、不適切な補綴や歯内治療に関連した歯根破折の破壊的作用、歯冠延長術や歯根端切除の切除外科的手法の影響を、臨床家は考慮しなくてはならない。

この点を心に留め、図3-2に示した限界を避けることを目標として、以下の概念と技法ついて、抜歯からインプラント埋入までの間、理想的な軟組織の形態を維持するために考慮する。

重要な外科的概念と技法
Critical Surgical Concepts and Techniques

抜歯による外傷の最小化

　どのようなインプラント埋入プロトコールにとっても、存在している骨を保存するために細心の注意を払う必要がある。とくに、非侵襲的な抜歯手技は、即時埋入を行う際に重要である。多くの抜歯する歯は、歯肉縁レベルであること、あるいは頂部の破折、進行したカリエス、吸収病変によって、鉗子で把持するための歯冠部がほとんど残っていないので、外科的治療段階において抜歯がもっとも困難であることがたびたびある。ペリオトームや、垂直的な歯根抜去装置を含むさまざまな器具が開発され、これらは抜歯の際の故意ではない骨の喪失を防ぐため、抜歯を補助するための骨除去に必要である。すべての臨床家は好みの器具と技法を持っている。われわれのそのようなものの1つは、垂直的な歯根抜去器であり、これを用いて、骨に悪い影響を与えずに、軟組織をほぼ安静にして、もっともひどい状況の単根歯を適確に抜歯する（図3-3）。

インプラント埋入の理想的な時期

　待機インプラント埋入（抜歯後3ヵ月あるいはそれ以上）、早期インプラント埋入（抜歯後数週間）、即時埋入（抜歯時）を含むいくつかのインプラント埋入の方法が行われており、良く研究されている。1つの方法が別の方法より必ずしも良いとはかぎらない。それよりも、それぞれの利点をケースにおいて考慮する必要がある。このように述べたものの、術前の軟組織と硬組織の構造が理想的あるいは理想に近いときには、即時埋入には多くの利点がある。

図3-3　垂直的な抜去システムを用いた愛護的な抜歯法

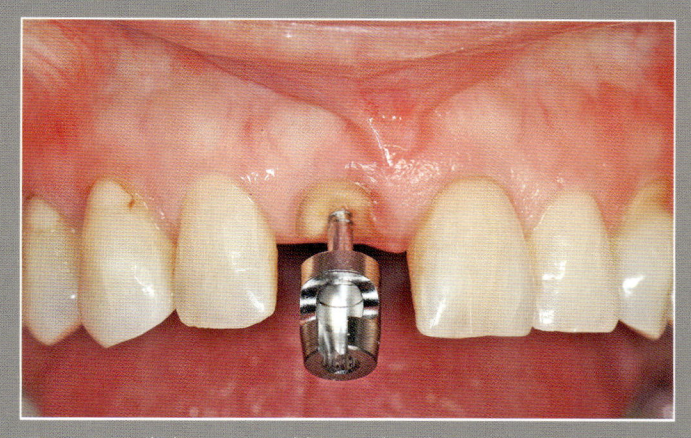

図3-3a　歯肉レベルで破折した中切歯。ポストを形成し、抜歯用ポストを挿入レンチで歯根に挿入する。

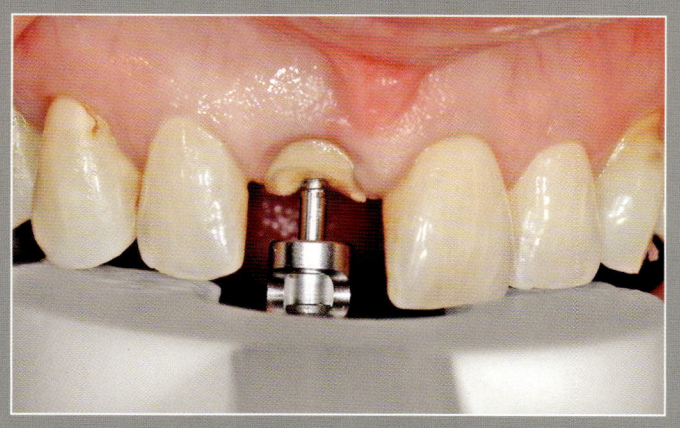

図3-3b　抜歯用のケーブルをポストに付け、近接歯上にテフロンプレートで支えられた抜歯器具(Benex, Meisinger)によって、引き抜く力が適用される。

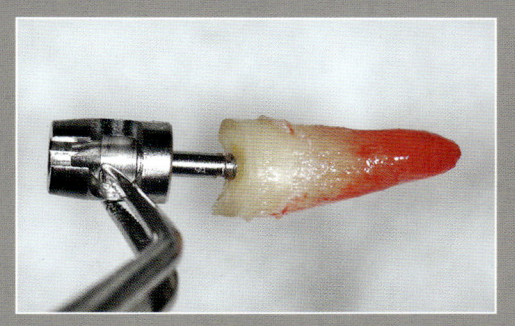

図3-3c　抜歯用ポストがまだ入っている抜去歯。

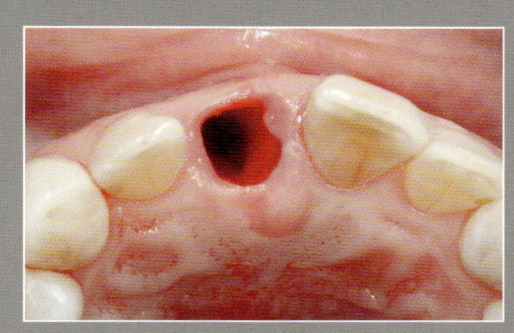

図3-3d　骨の喪失あるいは軟組織の損傷がない理想的な即時インプラント埋入部位。

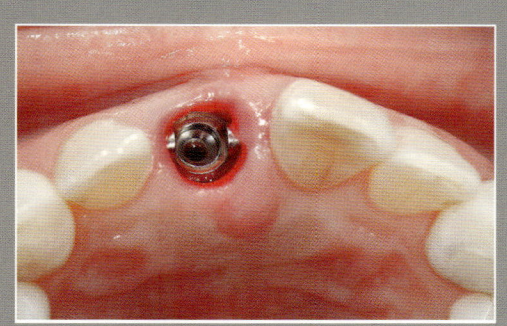

図3-3e　即時インプラント埋入。唇側の骨は保存されているので、フラップ挙上の必要はない。アクセスのために切開する必要はなく、骨あるいは骨補填材を残っている水平的な欠損部に添加することが可能である。

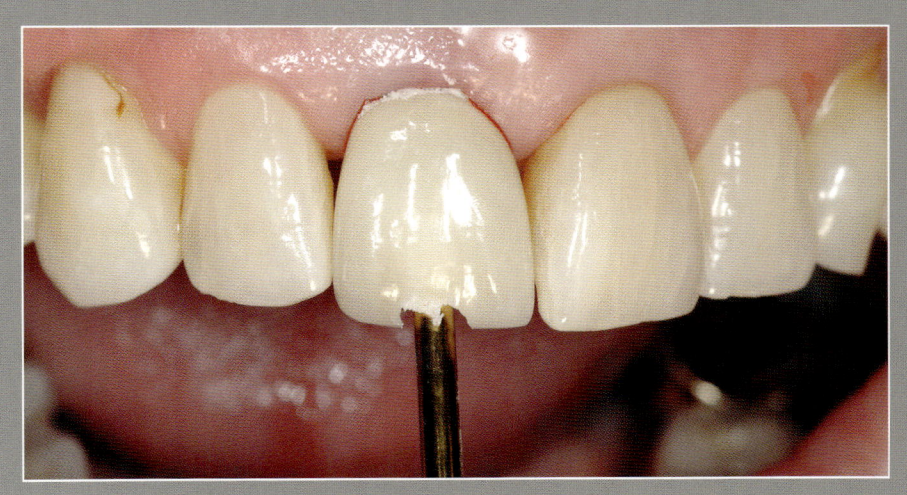

図3-3f　即時のスクリュー維持のインプラントプラットフォームレベルのプロビジョナル・レストレーションの装着。移植した結合組織はなじんでおり、唇側の組織の退縮を抑制するために、水平的な欠損部には骨移植材料を適用した。

87

抜歯後の即時インプラント(埋入)

　適切な症例選択がこの手法では重要である。不適切な症例選択がこの治療法における潜在的合併症の最大の原因である[3]。この手法は最初にSchulteらによって1978年に報告され、その利点が1989年にLazzaraにより、さらにそのほかの臨床家によって述べられた[4-6]。審美主導の臨床においてこの手法は日常的に行われている。患者にとっての利益は治療時間の短縮と手術回数が少ないことである。臨床医の立場としては、この手法の利点は外科治療を減らすことと、理想的に方向付けられた抜歯窩に示されており、補綴主導的な位置にインプラントを埋入することが容易なことである。図3-4は頂部の欠損部を修正するためにフラップを挙げた典型的な即時インプラント埋入を示している。図3-5は唇側の皮質骨がインタクトであり頂部の造成が必要ないか、抜歯窩から行うことができる典型的な無切開の手法を示している。抜歯後の即時インプラント埋入と同時の唇側の骨移植は、頂部の吸収を抑制するかもしれない。頂部の吸収は埋入部位を損ない、最終的には図3-1や図3-2に示したような手の込んだ頂部の造成を必要とする。即時インプラント埋入は、骨の外形の変化による軟組織の好ましくない構造的変化を抑制することで、治癒過程の早期において適切な軟組織の審美をもたらす[7]。治癒とインプラントの骨結合も抜歯によって引き起こされる骨修復の本来の潜在能力から良い影響を受けるかもしれない。この部位は治癒のために「導火線に火をつけた」あるいは「運命づけられた」とも言われている[8]。活動的な感染がある場合には、一部の臨床家は抜歯後に期間をおいてからインプラント埋入を選択する。しかし、多くの症例報告と後ろ向き研究は、以前に感染していた部位への埋入にもかかわらず、インプラントの成功率は必ずしも悪い影響を受けないことを示唆している[9-11]。前の感染の受け入れられるレベルの程度については、臨床家の間で非常に多様な選択肢がある。抜歯を行うことと、インプラントの骨切削の過程で抜歯窩を清掃することで、できるだけ感染を除くことで即時インプラント埋入戦略を考慮することは論理的であると言うことは理にかなっている。

　即時インプラント埋入法を成功裡に適用することのキーポイントは、適切な症例選択基準を開発することである。ある程度この決定は治療を行っている歯科医師において直感的に決定され、しばしば臨床家の間の激しい討論の対象となる。論文は基本的なガイドライン作成の助けとなる知識を提供するが、個人の経験が最終的な治療を決定する[12]。過去10年以上のわれわれの臨床における400以上の即時インプラント埋入症例の後ろ向き研究から、審美的な結果は通常のプロトコールによるインプラント埋入の結果と同等かそれ以上であることが判明した。文献において実証された症例選択基準、経験と治療結果の後ろ向きの批判的な評価を用いることで、高い成功率、同時に重要で理想的な審美的結果を達成することが可能であり、期待されるべきである。以下は成功する審美的結果のために状況が適切であると確信するための考慮すべき要素である。

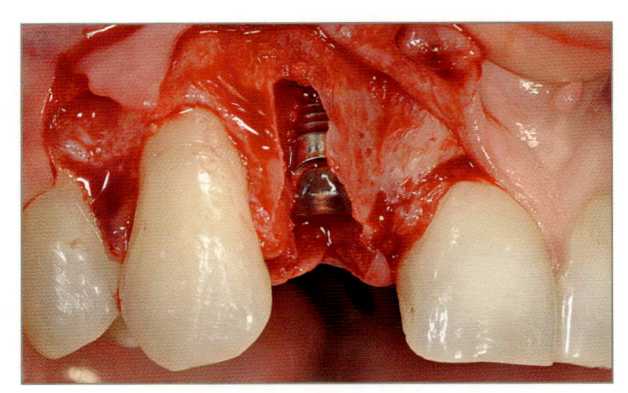

図3-4　抜歯後の即時インプラント埋入。唇側のインプラントの露出に対処するGBRのために、フラップを挙上した。

- 活動的な感染が存在しないか、埋入過程で感染を除去できる。
- 埋入トルクで決定されるような十分な初期固定と補綴主導のインプラント埋入のための適切な頂部の構造。実際には、35Ncmトルク以上で埋入されたインプラントは即時埋入と即時修復のための十分な初期固定を示す。それ以下のトルクで埋入されたインプラントは、とくにもし荷重されると、骨結合の失敗リスクが高い[13]。
- インタクトな抜歯窩壁とインプラントの間の2mm以上の欠損を修正するために骨移植法の補助的な適用[14]。文献は、潜在的な治癒力によって2mm以下の欠損には骨移植材料は必要ないことを示唆しているが、多くの臨床家は水平的な欠損に骨移植材料を日常的に使用している。Bio-Oss(Osteohealth)のような非吸収性で多孔性の牛骨材料は、構造的に安定しており唇側のカントゥアを維持し、吸収あるいは「崩壊」を抑制し、治療結果を良好にする。そして、このことは歯肉の安定性を維持する。われわれの意見では、歯肉の安定性をコントロールするために、移植材料をすべての残っている欠損に適用することが考慮されるべきである。

図3-5　唇側プレートインタクトの部位への無切開の即時インプラント埋入　頂部造成のためのフラップアクセスは必要ない

図3-5a、b　保存不可能な側切歯の術前写真とエックス線写真。

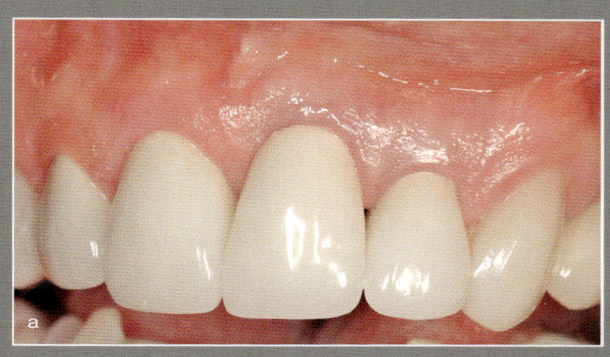

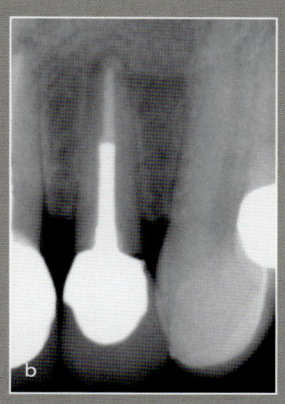

図3-5c　フラップを挙上せずにスキャロップインプラントを埋入。

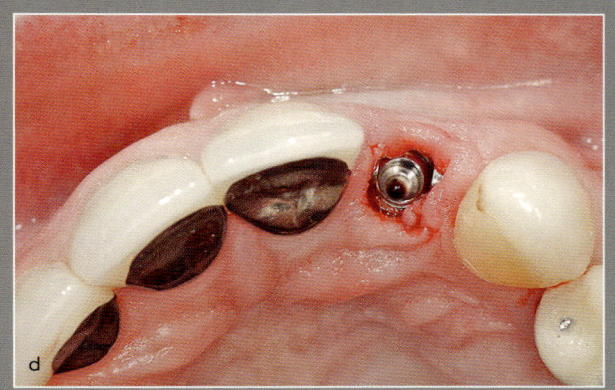

図3-5d、e　術後の写真とエックス線写真は、インプラントが理想的な位置にあることを示している。インプラントのカラー部が頂部を越えた位置にあることに注意。

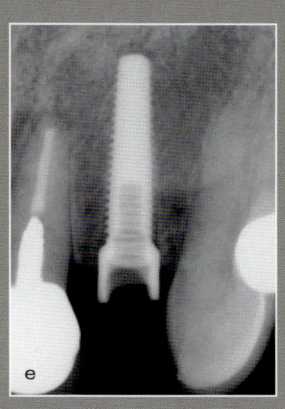

図3-5f　プロビジョナル・レストレーション。咬合はオクルーザルレジストレーションストリップ（Artus）で評価する。

- 歯周組織のバイオタイプを改善し、唇側の歯肉の退縮の危険性を減らすために必要なさまざまな軟組織移植術の補助的適用[15,16]。生物学的幅径の結合組織要素を増すことは頂部のリモデリングを減少させるかもしれない（原則2参照）。多くの臨床家によって考慮されないが、この過程は前の過程とまったく同様に重要である。

89

図3-6 結合組織移植に適用されるマイクロサージェリーは適確で明確な切開、最小限の外科的侵襲と治癒促進を可能にする

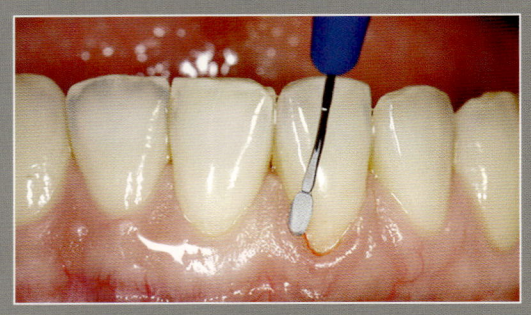

図3-6a 移植部位の準備のためのマイクロサージェリーナイフ（iMed Pharma）の使用。小さな刃と鋭い刃先が、非常に薄いバイオタイプの組織においても正確な切開を可能にする。

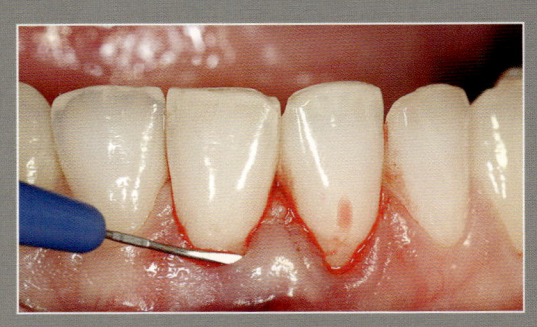

図3-6b 封筒タイプの移植部位が準備される。優れた血液供給とグラフトの閉じ込めにより、乳頭の無傷な状態が維持される。

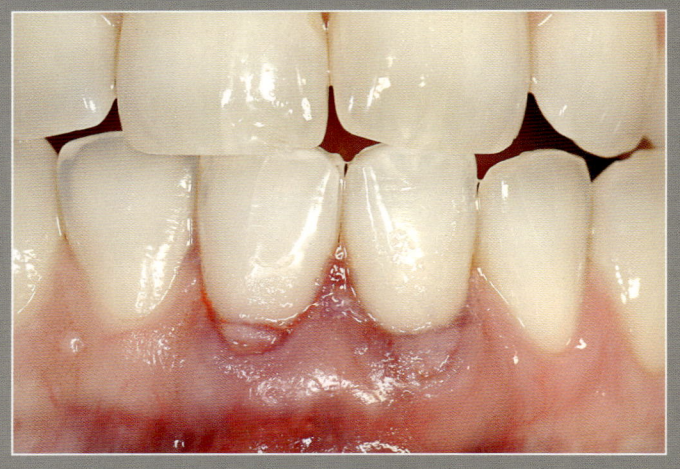

図3-6c 結合組織グラフトは封筒フラップのなかにしっかりと固定されてなじんでおり、歯肉のマージンはシアノアクリレートの接着材（PeriAcryl, Glustitch）で安定させる。

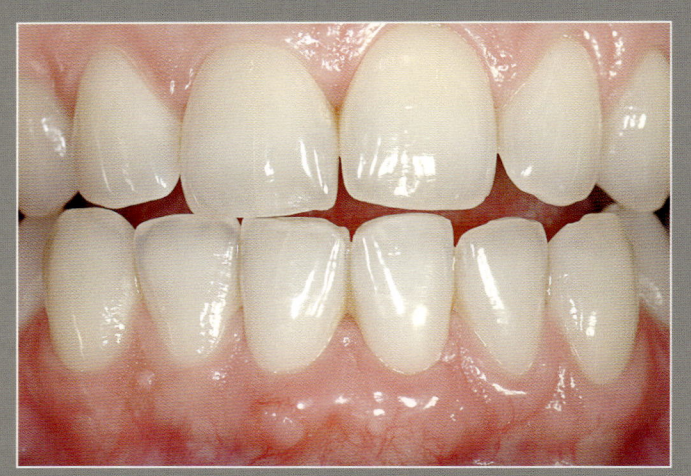

図3-6d 術後3週後の典型的な治癒。

マイクロサージェリーおよび「無切開」手術

　臨床および組織の構造をコントロールする必要性を強調する論文において、低侵襲で正確な外科手技がますます重要視されていることは明らかである。テクノロジーは、拡大鏡とマイクロサージェリーの機器を用いる手法によって、われわれに外科的、補綴的な結果を改善することを可能にし、劇的に「よりきれい」で低侵襲の処置をもたらす（図3-6）。

　コンピューターによる計画とインプラント埋入は、コンピューター画面上の正確な計画と仮想治療によって、チェアーサイドにおける術者のエラーを最小限にする。いくつかのコンピューターによるシステムはフラップレスあるいは無切開の手術と組み合わさっており（図3-7）、治療をさらに早く、硬組織と軟組織への侵襲を減らし、そしてしばしば患者の術後の体験を改善する。それぞれの症例の計画において、歯科医師は十分な訓練を積み、そしてこのような技術的な進歩の未だ知られていない利益について認識できるよう努めなければならない[17]。

　フラップレスで無切開のインプラント埋入法を図3-3dから図3-3fに示した。抜歯窩を通過して作業すること、あるいは治癒した部位にパンチでアクセスすることは、術者の頂部構造の観察を明らかに制

図 3 - 7　コンピューターによる計画とガイドサージェリー

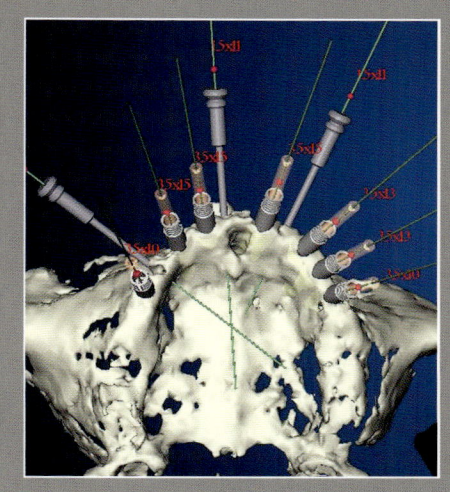

図 3 - 7 a　コンピューターのスクリーンの像は無歯顎の 7 本のインプラントの位置を示している。コンピューターに基づく埋入計画は外科手術中の判断決定を除き、手術中の潜在的な位置的な誤差を防ぎ、骨移植を行わずにかぎられた頂部の容積を扱うことを可能にする。

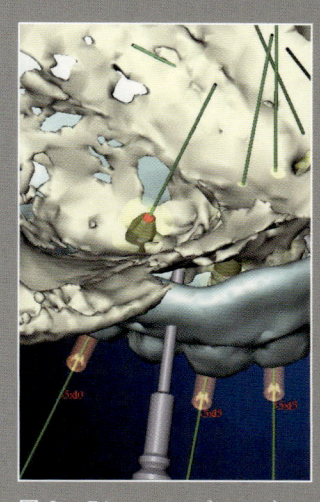

図 3 - 7 b　コンピューターのスクリーンの像は上顎洞内にインプラントが位置することを示している。コンピューターによって作成されたガイドを用いて、オステオトーム法を用いる骨移植を計画した。

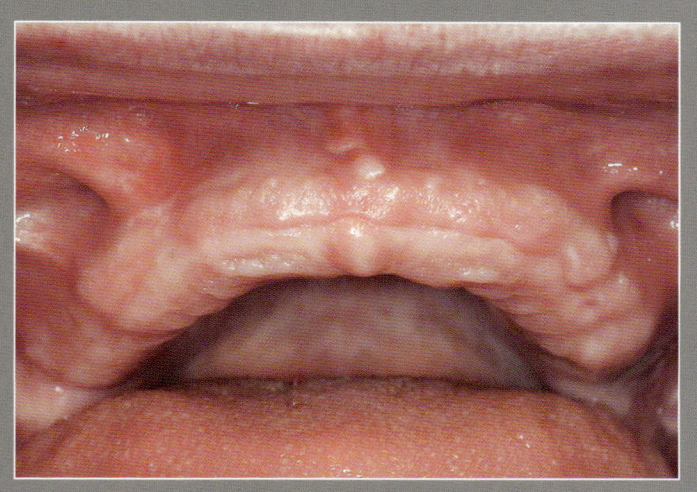

図 3 - 7 c　術前の無歯顎の顎堤写真は、好ましい組織の状態を示している。

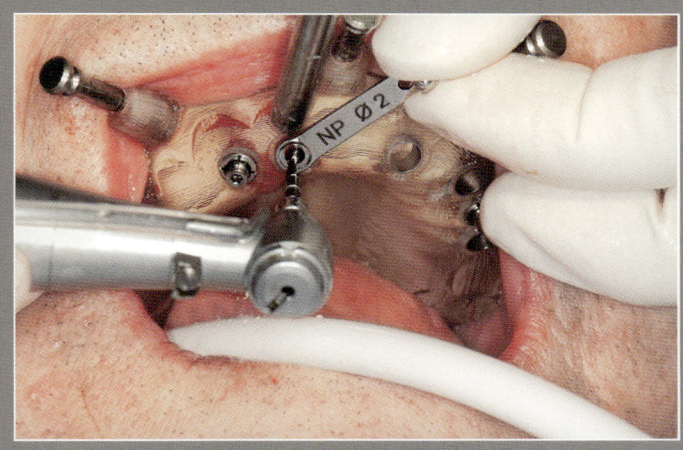

図 3 - 7 d　NobelGuide(Nobel Biocare)を用いたガイドによる無切開の手術は、外科的侵襲を最小限にして、早くて正確なインプラント埋入を可能にする。

限する。この欠点は、フラップ挙上にともなう硬組織および軟組織のカントゥアの好ましくない変化を最小限にするという利益を相殺してしまう[18,19]。このインプラント埋入法は、臨床的かつエックス線画像評価によってインプラント埋入予定部位に理想的な頂部を確認し、頂部の造成法のために移植材料の適用が必要でない状況において行われることが可能であり、また行われるべきである。概念的にはこの外科的戦略は難しくない。しかし、たとえば Campelo と Camara による10年の後ろ向き研究では、術者の経験が治療結果に著しく影響を与えることを報告している[20]。彼らは初期のインプラント成功率は74.1%と低いが、術者の技能が向上によって100%になると述べている。手術は本質的に「ブラインド」であるので、頂部のカントゥア、近接する歯根の位置と深く考察されるべき解剖学的構造について術前に評価することが重要である。このことを念頭におくと、CTスキャンは助けになり、治療の成功と安全を保障するために恐らく必須であると考えるべきである。さらに、デジタルファイルを三次元画像に変換する診断と計画のツールは、臨床家が外科手術部位を事前にみること、インプラントの位置を正確に計画すること、そしてその結果、治療前にすべての関連ある解剖的配慮の明確な知識によってインプラントを理想的な位置に埋入することを可能にする。

インプラントとアバットメントデザインの選択
Implant and Abutment Design Selection

　臨床家が使用するインプラント埋入のベストの方針を決めると、つぎに重要な配慮は、適切な表面性状に適したインプラントデザインの選択である。テーパーインプラントは、パラレルウオールインプラントより、抜歯窩の壁にもっとかみ合って初期固定を増すことで、即時埋入においてとくに利点を示すかもしれない。テーパーインプラントは抜歯窩をさらに容易にふさぐかもしれないので、必要な骨移植材料の容積を最小にする[21]。骨とインプラントの接触が増すことが報告されているので、機械仕上げ表面でなく表面処理した粗面のインプラント表面を用いることを好む明らかな傾向がある。Esposito らによる無作為対照試験の最近のシステマティックレビューは、特別な表面の特別なインプラントが、ほかのインプラントに比べて優れた長期の成功を示さないことを示唆している[22]。同様に、Corso らは即時荷重においてインプラントの初期固定と頂部の骨レベルはインプラント表面性状によって影響されないことを見つけた[23]。

　それぞれの臨床家によって選択されるインプラントのタイプは、臨床的な成功、または残存の違いに基づくよりも、治療部位にとってデザインの知られた利点、システムの用途の広さ、使用者にとって使い勝手の良さの程度、製品の評判、そして技術的サポートの得やすさというような基準に基づく。異なるメーカーのインプラントでユニークなインプラントとアバットメントのデザインでもそれらのインプラントが、1 歯欠損補綴において満足できる審美的結果を創造することは珍しいことではない一方で、多数の近接したインプラント周囲の正常な歯肉スキャロップを保存することあるいは創造することに、臨床で残された挑戦がある[24]。ある程度、この問題はインプラント埋入後にインプラント周囲に起る特徴的な骨のリモデリングの結果である。通常のインプラントとアバットメントデザインを用いると、角度のある欠損あるいは周囲の皿状の吸収が起きる。1 つのインプラントを用いる場合は、近接する歯の歯周組織に支えられるので、乳頭は安定する[25]。図 3 - 8 は側切歯 1 歯のインプラント補綴であるが、インプラントが理想的に審美領域に埋入されたときには、多くのインプラントデザインに典型的に隠されている頂部リモデリングの存在にもかかわらず、周辺軟組織が完全な構造となることを示す 1 例である。近接するインプラントの場合、インプラント間において乳頭はその高さにおいて 1 〜 2 mm 不足する（図 3 - 9）[26]。歯科の出版物においてインプラント間の丸まった乳頭はしばしば長いコンタクト面あるいはピンクセラミックによって偽装させられる。研究のいくつかの領域は、インプラント周囲およびインプラント間の硬組織および軟組織の形に焦点を絞っている。なぜインプラント補綴を行った後にどうして頂部の骨の変化が起きるかの説明のために、多くの理論が提案され、興味を引き起こし、以下の研究が行われた。

頂部の剪断応力効果の低減

　多くのインプラントデザインは、頂部での剪断力を減らすために、粗面とスレッドをインプラントとアバットメントの境界部まで持っていき、平滑なカラー部を排除している。そのほかの近代的なインプラントデザインにおいては、インプラントカラー部より大きい頂部のスレッドにより、頂部に圧縮応力を生じさせて頂部の固定を改善する[27,28]。インプラント周囲の軟組織も上皮のダウングロースの減少によって粗面のインプラントの周囲でより安定であるかもしれないし、そしてそのことはまた恐らく頂部の固定に有利に作用する[29]。

図 3 - 8　インプラントとアバットメントのマイクロギャップにおける頂部のリモデリング
軟組織の安定性における隣接歯の歯周組織の役割

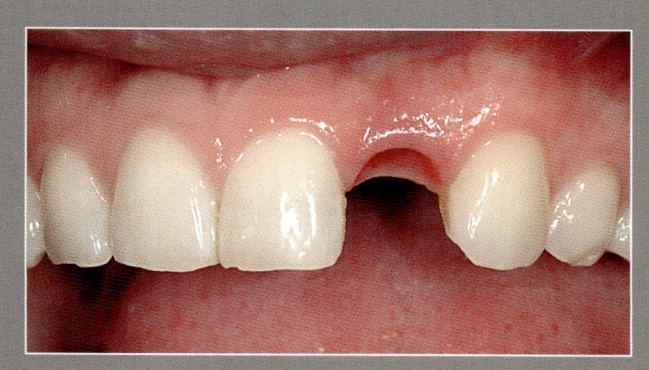

図 3 - 8 a　側切歯部のインプラント周囲の理想的な軟組織の構造。

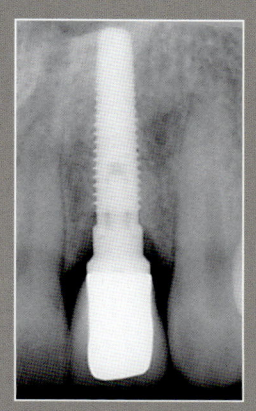

図 3 - 8 b　インプラントとアバットメントのマイクロギャップ周囲の特徴的な骨のリモデリングを示す同じインプラントのエックス線写真。

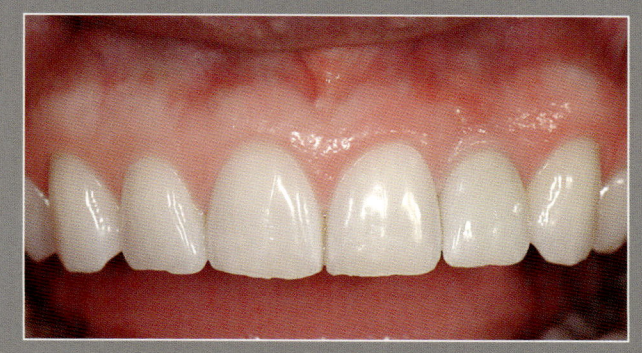

図 3 - 8 c　最終補綴物は「ピンクとホワイト」の理想的なバランスをみせている。

図 3 - 9　隣接歯につながっている部位の正常な乳頭の構造とインプラント間の丸まった構造の対比

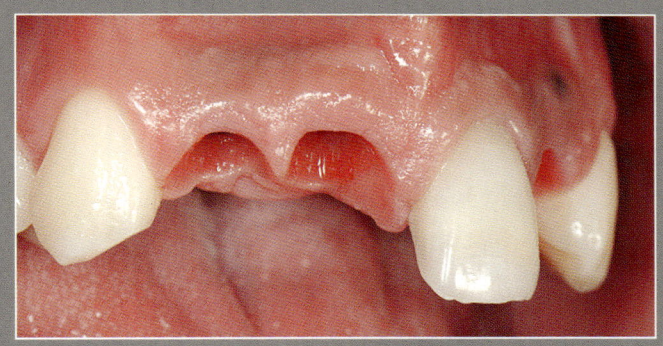

図 3 - 9 a　プロビジョナル・レストレーションによって調整されたエマージェンス・プロファイル。インプラント間の歯肉の軽度の丸まりに注意。

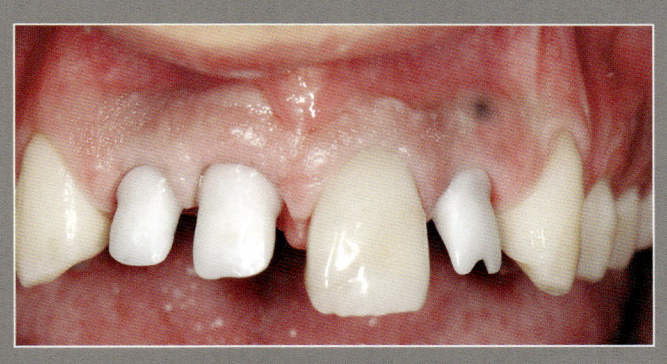

図 3 - 9 b　ジルコニアアバットメントは歯肉縁の軟組織の色を強調し、セメントラインの歯冠側へのポジショニングを可能にする。

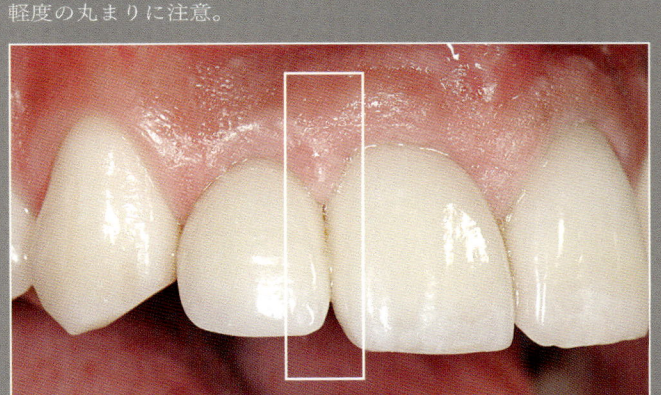

図 3 - 9 c　右側中切歯と側切歯に埋入したインプラント間の典型的な丸まった乳頭。

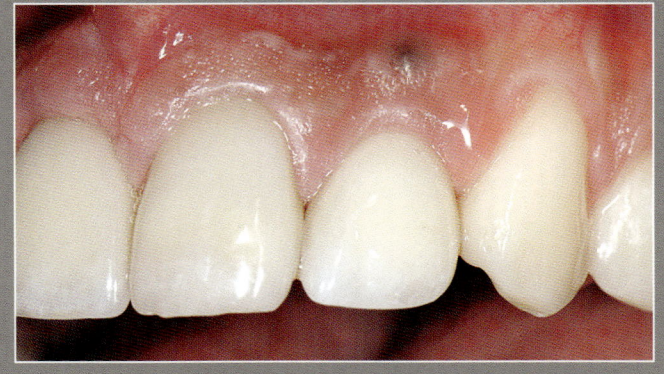

図 3 - 9 d　乳頭が隣接歯の歯周組織に支えられている左側切歯部に埋入された単独インプラント周囲の理想的な乳頭。

93

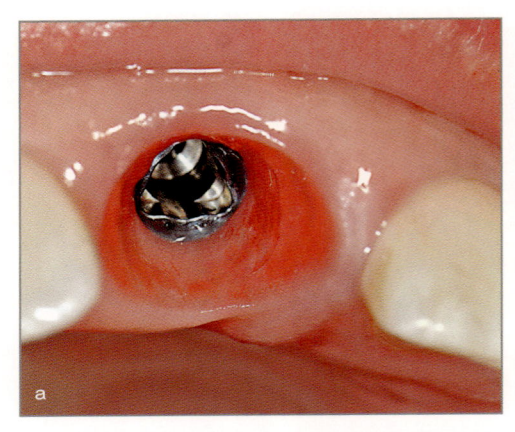

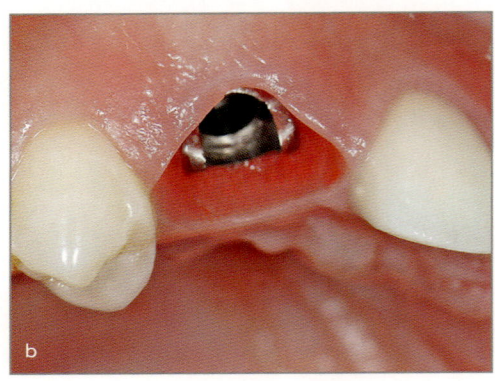

図3-10　インプラントカラー部のデザインの対照。(a)インプラントとアバットメントの境界面が平坦。(b)スキャロップインプラントデザインはインプラントとアバットメントのマイクロギャップを骨頂部から遠ざけて、乳頭を物理的に支える。

インプラントとアバットメントのマイクロギャップの除去あるいは移動

　生理的なスキャロップデザインを用いてマイクロギャップを頂部に対して動かすことは、審美領域の硬組織および軟組織への影響を減らす(図3-10)。解剖学的にデザインされたインプラントを用いて頂部からマイクロギャップを遠ざけることは、マイクロギャップと生物学的幅径の影響を最小限にする(図3-11)。解剖学的インプラントであるNobelPerfect(Nobel Biocare)は、近接部位間のマイクロギャップを歯冠方向に移動させ、それによって頂部のリモデリングを減少させる(図3-11b参照)。スキャロップインプラントは近接歯を失った症例においても、長期間利点を提供するかもしれない。とくに1歯を事故で破折し、傷ついて連結した歯も時間が経過して吸収を示す症例に関連すれば、このような症例はかなり一般的である。

　この種のインプラントデザインは水平的および垂直的なリモデリングを2つの方法で最小限にすることで生物学的幅径の影響を減らすために設計された。(a)マイクロギャップをまったく除くこと、(b)正常な生理的あるいはスキャロップ構造が存在する場合、頂部からマイクロギャップを歯冠側に移動すること[30-33]。骨のリモデリングを起こす生体力学的に好ましくない頂部の骨レベルの剪断応力を避けるために[34]、解剖学的なインプラントとマイクロギャップのない(ワンピース)インプラントデザイン(NobelDirect)が埋入されるべきであり、その結果インプラント体の最初のスレッドは頂部に近いところに位置する。

　スキャロップインプラントデザインによる放射線学的な所見および審美的な結果は好ましいものである[35,36]。KinselとLambは、組織を保存し軟組織への血液供給の阻害を最小限にするために、Straumannインプラントをフラップレスで最小限浅目に埋入し、つづいてスキャロップ型のインプラントのプラットフォームを作るためにインプラントカラー部を形成した[37]。この戦略は効果的に近接間部のインプラントカラー部を歯冠側に、より理想的な頂部の上方に移動し、生物学的幅径による頂部の変化を恐らくは最小限にする。

マイクロギャップの水平的な移動

　マイクロギャップを水平的に移動することの理論的根拠は、インプラントとアバットメントのマイクロギャップにおいて生物学的幅径が形成される機構に影響を与えて頂部の骨のリモデリングを最小限にすることである。これは通常 platform switching と呼ばれる。インプラントとアバットメントの境界を中心部にあるいは水平的に内側にインプラントプラットフォームの端から離して移動することは、基本的には前に議論したインプラントとアバットメントのマイクロギャップを骨から離すというテーマのバリエーションである。

最終アバットメントを外科手術時に装着

　最終アバットメントを外科手術時に装着することは頂部の骨レベルに前向きに作用する。部品を外す繰り返しの補綴治療の過程によって結合組織線維や上皮付着が破壊されないからである。この概念への興味はAbrahamsson[38]らの研究に起因している。これらの研究者は、イヌの実験において、インプラントが骨と結合した後のヒーリングアバットメントの繰り返しの着脱は、ヒーリングアバットメントを着脱しなかった対照と比較して、より多くの辺縁骨の喪失を起こすことを見い出した。彼らは、これらの変化が軟組織の閉鎖あるいは付着の障害の結果であり、上皮付着をより根尖方向に再形成させることを示唆した。結果は結合組織線維の根尖側への移動とこの軟組織の移動を収めるための下にある骨のリモデリングと、唇側と近接部位間の軟組織のレベルの変化による審美修復失敗の可能性である。

図3-11 頂部骨の安定におけるスキャロップインプラントの役割

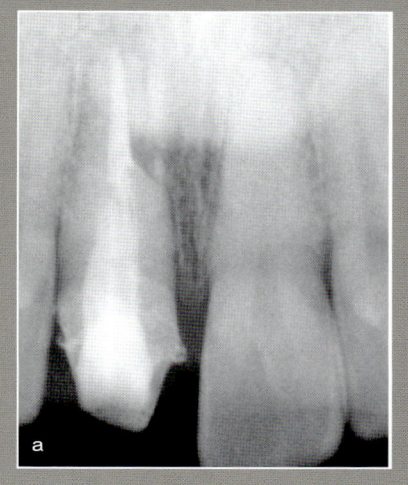

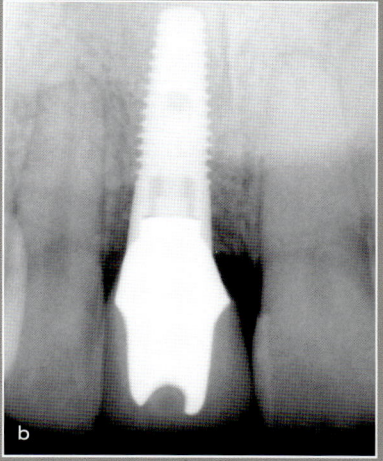

図3-11a、b （a）歯根の外部吸収がある中切歯の術前のエックス線写真。（b）顕著な頂部のリモデリングを示していない術後24ヵ月後に撮影したスキャロップインプラントのエックス線写真。

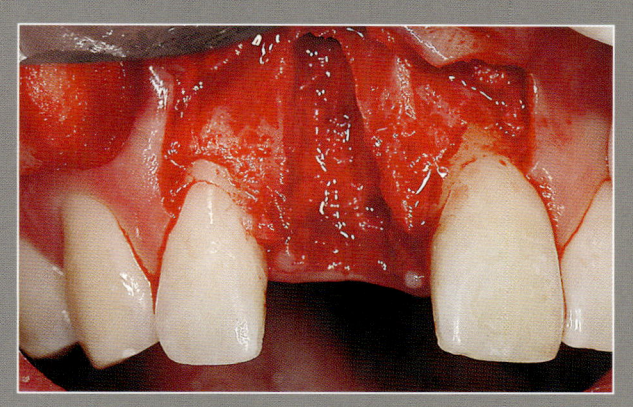

図3-11c 保存不可能な中切歯抜歯後に大きな頂部の欠損が明らかである。

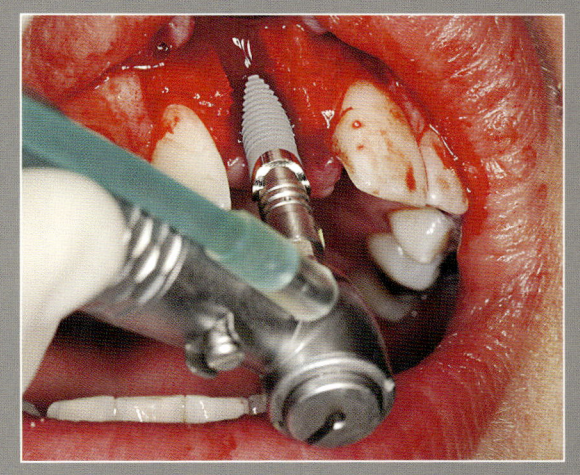

図3-11d 理想的なインプラントのポジショニング。唇側皮質骨の欠損部はGBRによって再生し、治癒のために結合組織移植を用いてインプラントは被覆される。

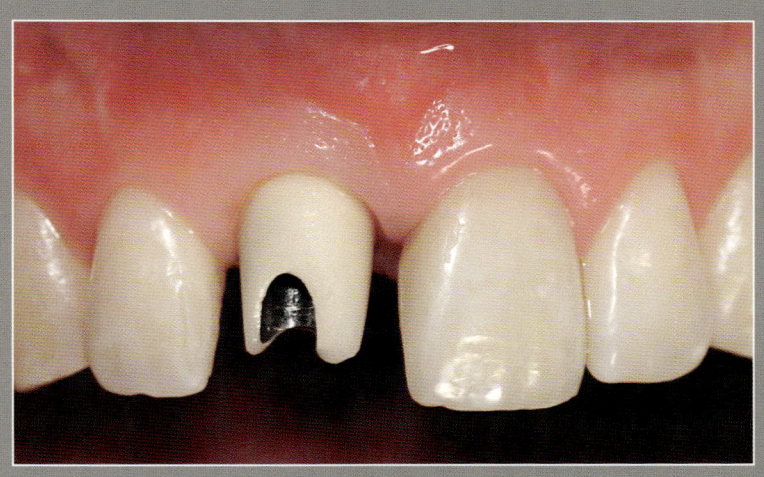

図3-11e 手術から6ヵ月後のカスタマイズ（注文した）アバットメントの装着。

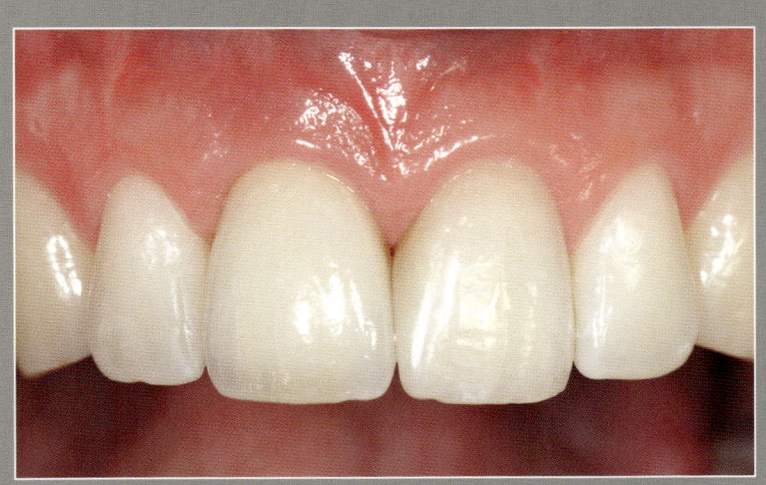

図3-11f フォローアップ24ヵ月後の最終補綴物。

ジルコニアアバットメントによる審美領域の2つの変化に焦点を当てる

　審美領域のインプラント補綴は2つの潜在的な問題を克服しなくてはならない。バイオタイプが薄い場合にとくに起きやすい軟組織レベルを灰色にする影響と、金属を隠すために深く設定されたか、あるいは既製のアバットメントによって設定されたセメントラインにおけるセメントの閉じ込めである。

　組織の色の変化の問題を回避するので、審美的に敏感な部位にはジルコニアアバットメントがますます使用されている。ジルコニアアバットメントは好ましい性質がある。優れた生体親和性、歯肉縁により近接した位置にセメントラインを設定することを可能にするカスタマイズが可能なこと、前歯部に加えられる生理的な力に耐えることができる圧縮負荷に対する破壊強度である[39-41]。チタンあるいはジルコニア製のあらゆるカスタムアバットメントの問題は、印象を採り、外科手術時に比較して遅れた装着が必要なことである。すでに製作されたジルコニアアバットメント（Procera）の最近の導入によって、臨床家に見本のなかからチェアーサイドそして口腔内でアバットメントを選択して研磨し、外科手術時あるいは骨結合の後に装着することが可能になった。このことは補綴部品の取り外しを減らすかなくすので、その結果、軟組織の根尖方向への移動を引き起こす上皮付着と結合組織線維の破壊とそれにつづく骨のリモデリングを回避するか最小限にする。ほんの少しの修正を加えて、既製のアバットメントを外科手術時に装着することが可能であり、取り外す必要はない（図3-12）。研磨処理がジルコニアの曲げ強度と構造的な安定性にどのように影響するかは論争の対象となっている[42,43]。注意深い形成あるいは表面処理がこの歯科用セラミックの疲労強度を損なわないために考慮される必要がある。

　既製のジルコニアアバットメントはインプラント外科装備へのとくに有用な追加であり、外科医は最終アバットメントとプロビジョナル・レストレーションを用いて、通常の治療に比べてより早期に、軟組織の構造を作ることができる。治療ステップと器具の数を最小限にすることは、つづく補綴治療をとても簡便にし、現実的に、すばらしい臨床を構築する戦略を提供する。インプラントの最終補綴は必要であれば、アバットメントマージンの簡単な仕上げと、ていねいな糸のパッキングと通常の印象を必要とする。とくにもしアバットメントを外科手術時に装着するなら、マージンは少しだけ歯肉縁から下部に位置しており、ジルコニアによって上皮のバリアがすでに確立しているので、クラウンをセメントの停滞を心配せずに装着するこが可能である。糸のていねいなパッキングはセメントの残存に対する追加のバリアとして機能する。

図3-12　インプラント埋入時に装着した既製のジルコニアアバットメントのチェアーサイドでの修正

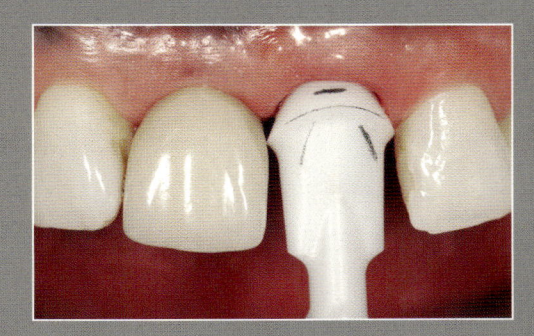

図3-12a　Procera esthetic abutment selection kit の既製ジルコニアアバットメント。わずかな調整が必要とされる部位に印を付けた。

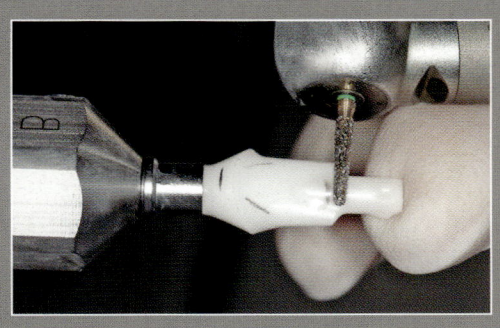

図3-12b　ダイヤモンドバーと十分な注水下でアバットメントマウントの上でアバットメントのおおまかな修正を口腔外で行う。わずかな修正は口腔内で終えることができる。

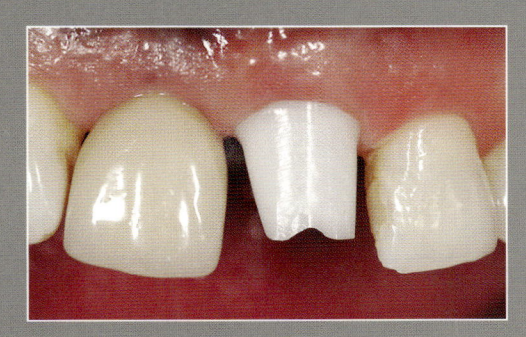

図3-12c　修正したアバットメント。

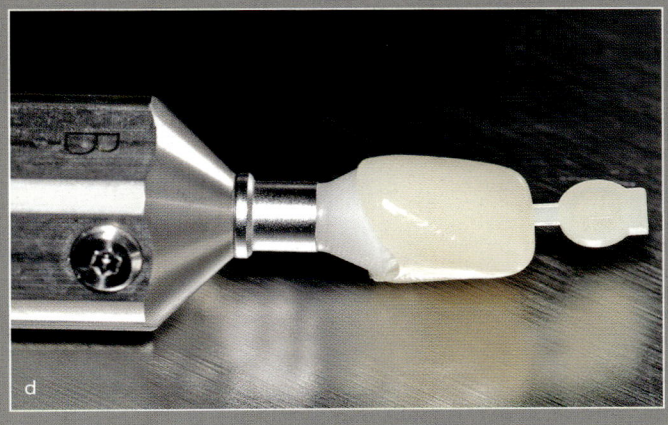

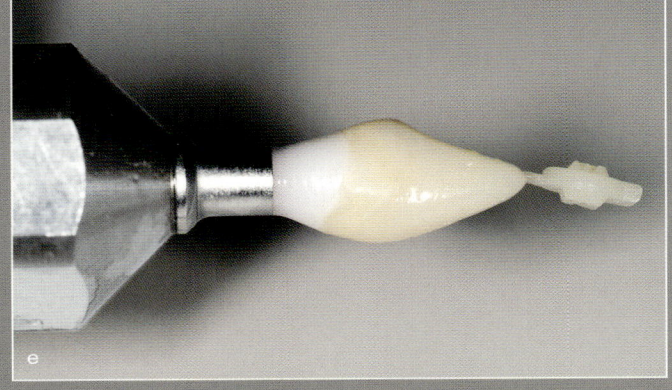

図3-12d、e　プロビジョナル・レストレーションは、最初は口腔内でアバットメントに合わせ、マージンは口腔外で仕上げる。口腔外の仕上げによって達成できる素晴らしいマージンの適合に注意。

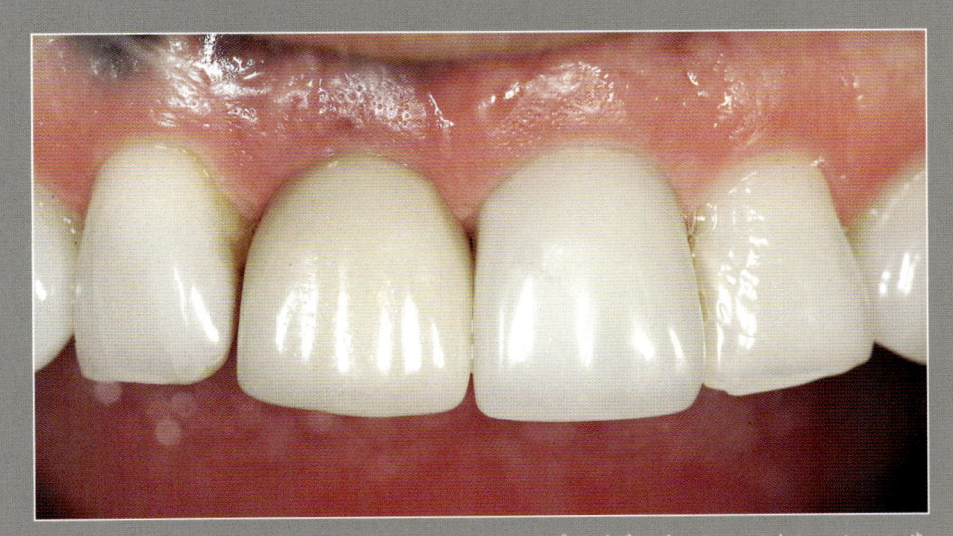

図3-12f　35Ncmで締結されたアバットメントにプロビジョナル・レストレーションをセメント合着する。プロビジョナル・レストレーションとアバットメントは軟組織を理想的に作り支持する。アバットメントと補綴物によって軟組織構造が不十分に設定された右側中切歯部位のインプラント補綴と対照的である。

図3-13　唇側口蓋方向のインプラントの位置決め

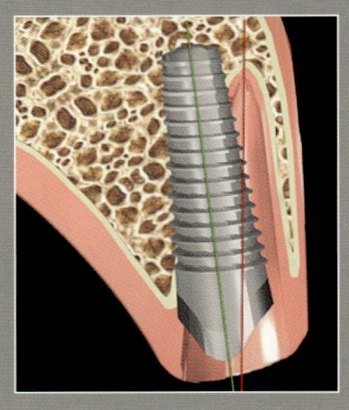

図3-13a　抜歯窩と関連した望ましいインプラントの中心線。

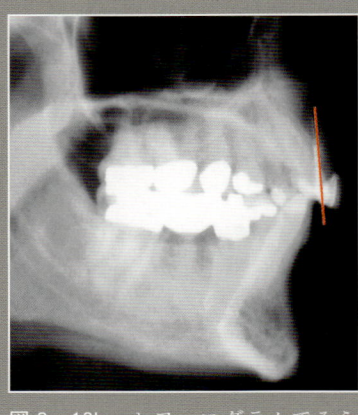

図3-13b　セファログラムでみられる典型的な唇側寄りの上顎切歯歯根の位置。

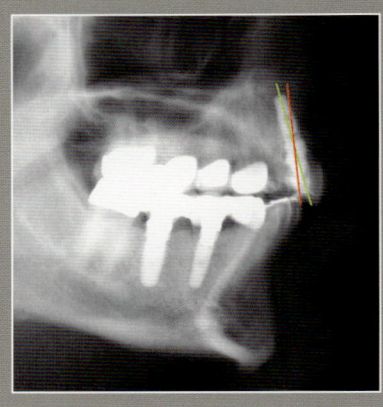

図3-13c　より口蓋側に向いた前歯部インプラントが入った同じ患者のセファログラム。

三次元的なインプラントの位置決め
Three-Dimensional Implant Positioning

　インプラントの位置決めの誤りは治療の審美的な結果に大きな影響を及ぼす。わずかな位置決めの誤りでも軟組織のマイナスの変化を起こし、修正不可能な審美的問題をもたらす。重大な位置決めの間違いはしばしばインプラントの除去とインプラントの再埋入と頂部の再建、あるいは固定性部分義歯で補綴することでインプラントを埋もれさせて「眠らせる」ことが必要となる。現在、審美領域において近接する歯とほかのインプラントとの関係で理想的なインプラントの位置決めを定める明確に確立したガイドラインが存在しており、審美治療の結果を確実にするためにはこのガイドラインに従うことが不可欠である[1,44]。これらのガイドラインは使用されているあらゆるインプラントに適用可能であると考えられる。満足できる結果を作るためには、3つの位置決めの決定(スキャロップインプラントを用いる場合には4つ)が考慮されなくてはならない。

唇側口蓋方向の位置決め

　唇側口蓋方向の位置決めは何人かの著者によって確立している[1,45,46]。インプラント即時埋入のプロトコールにおいて、歯根が不完全に位置している場合には抜歯窩を無視して、より理想的な軸で骨を削除する必要がある。一般的に歯根は唇側に傾斜しており薄い唇側の皮質骨があるので、歯根の軸よりインプラント体を少し口蓋側に移動することも重要である。しかし、リッジラップ補綴でエマージェンス・プロファイルの問題を起こす非常に口蓋寄りのインプラント埋入を行わないことは重要である。とくに即時インプラント埋入の詳細にあまり精通していない臨床家にとって、良い位置の歯根(ソケット)に従ってインプラントを埋入する間違いを起こしやすい。考慮されなくてはならない点は、インプラントに比較して(天然

歯の)歯根の上の薄い皮質骨板は軟組織を理想的に支持していることである。インプラント周囲の薄い唇側の皮質骨は吸収しやすく、その結果、不安定な唇側の軟組織カントゥアと退縮を起こす。したがって、埋入するインプラントの直径への注意深い配慮も重要である。抜歯窩を埋めるインプラントを選択する傾向があるが、そうすることで、われわれは自然の骨の修復あるいは移植のために得られるスペースを制限する。適切な唇側頂部のカントゥアは、最終補綴の理想的審美の目標に必須である。少なくとも2mmの唇側頂部の厚さが長期の軟組織の安定に必要とされている[47]。

図3-13は、前歯部の抜歯窩との適切な唇側口蓋方向のインプラント埋入を示している。図3-14は、適切なインプラントの埋入位置とサイズを示しており、適切な軟組織安定性のための生体親和性のある構造的に安定した骨移植材を適用できる水平的な欠損を残している。残っている欠損の取り扱いには、一般的に硬組織の造成法を必要とする。遮断膜の必要性は、露出したインプラントのスレッドがあるかどうかと、治療された頂部欠損の大きさと構造に基づく(原則2参照)。

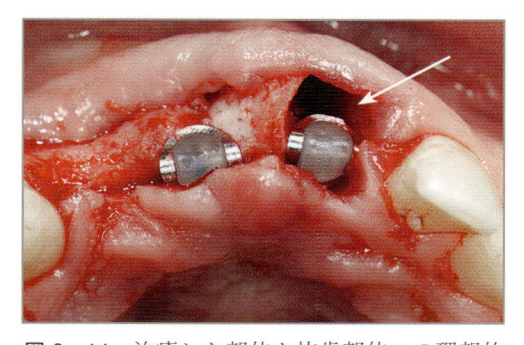

図3-14 治癒した部位と抜歯部位への理想的な唇側口蓋方向のインプラントの位置決め。インプラント間のスペース、インプラントと歯の間のスペースとして抜歯部位の残っている水平的な欠損(矢印)に注意。骨欠損はクリティカルサイズ(欠損を残さずに治癒できるサイズ)を超えており、この欠損は骨で満たされないので、グラフトされなくてはならない。大きな直径のインプラントを用いることは隣接した側切歯の唇側のエマージェンス・プロファイルを超えて退縮を起こす。

軸方向の位置決め

インプラント埋入の深さは審美的治療のきわめて重要な因子である。審美領域でのインプラントカラーの適切な深さは、理想的な唇側の遊離歯肉マージンから2〜3mmであることが一般的に容認されている[1,48]。図3-15は将来のクラウンのカントゥアの理想的な高さに対する2つのインプラントの理想的な軸方向の位置の例である。深く埋入されたインプラントは、頂部に対してインプラントとアバットメントのマイクロギャップが深く位置するため大きな皿状の吸収を起こす。その結果は、唇側と近接部の辺縁骨のリモデリングによって軟組織退縮の危険性の増加である。厚い骨壁がある場合、その結果は深いポケット形成と慢性炎症の危険性の増加である。近接する歯周組織の完全さが、審美的な結果に対して重要であるので、乳頭の形への好ましくない変化の危険性が増加する。一方で、不適切に浅く埋入されたインプラントは、正常なエマージェンスカントゥアのために不適切な空間によって、理想的なクラウンの形態を作る障害となる。アバットメントあるいはアバットメントの一部をインプラントデザインのなかに組み込んだインプラントは、インプラントとアバットメントのマイクロギャップが及ぼす頂部のリモデリングへの影響を最小限にすることで、インプラントの位置決めにおける融通性をより増加させることが可能である。

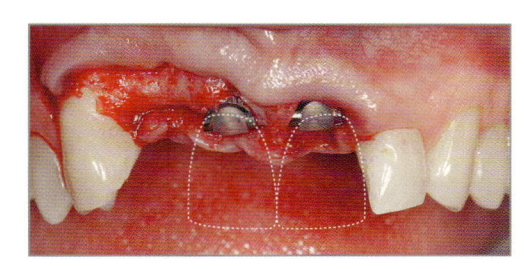

図3-15 術前の審美的分析に基づく理想的なクラウンの形態および遊離歯肉マージンに対するインプラントの理想的な位置。

近遠心的な位置決め

近接した歯に対するインプラントの位置決めは、われわれの現在の頂部のリモデリングの理解と、最終的にそれが乳頭の支持に影響するかに基づいて考えられるべきである。近接するインプラントの位置決めも重要である。図3-16aは現在の文献のガイドラインに基づく理想的なスペースを示しており、図3-16bは異なるインプラントデザインの周囲の頂部の異なるリモデリングを示している。確立されたガイドラインは、頂部の骨のリモデリングによる歯槽骨の喪失を防ぐために、インプラントと近接する天然歯との間の最小距離の1.5mmを要求する[49,50]。歯根に面した部位で頂部が好ましくない変化をするならば、皿状の吸収はインプラントと近接する歯の間の軟組織の安定性に影響する。インプラントデザイン、アバットメントデザイン、そしてあるいはアバットメント装着の時期が頂部のリモデリングを絶えず妨げる場合においては、隣接歯に対するインプラントのスペースは軟組織の安定性にとってもはや重要ではない。

近遠心のインプラントの位置決めは近接するインプラント埋入において同様に重要である[51]。インプラント間は最低3mmの距離が推奨されているが、4.0〜4.5mmの距離が、垂直的な骨の減少とインプラント間の乳頭の丸まりを起こす近接したリモデリングゾーンの合体を避けるために選択される。

図 3-16 インプラントの近遠心の位置決め

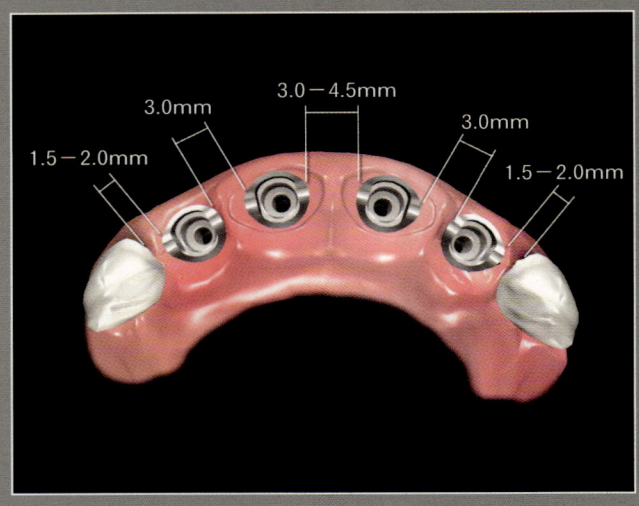

図 3-16a　インプラント間とインプラントと隣接した歯の間の理想的なスペース。

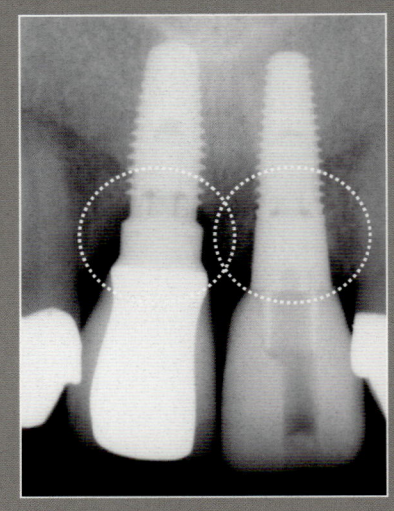

図 3-16b　エックス線写真は 2 つの異なるインプラントデザイン周囲の対照的な頂部のリモデリングを示す。

原則 2

歯の喪失、外傷、疾患あるいは医原性の処置によって組織が失われたか変化したとき、組織の構造を改善することは、インプラント治療を成功させるための決定的なステップである。

　臨床家はしばしばインプラント埋入時かその前に、軟組織そしてあるいは硬組織の欠乏によって「ピンク」の構造を改善しなくてはならない状況に直面させられる。洞察力あるいは患者のその部位へのビジョンの不足、未だにより不幸なことは臨床家による不適切な計画あるいは治療によって、長期的な補綴的計画あるいはまた治療の予知性への考慮なしに、歯が治療されるか抜かれていることである。その結果は、審美的に損なわれた硬組織と軟組織の構造である。このような状況は、臨床家に計画と治療の難題を示し、歯周組織構造の改善の目的のために、インプラント治療と同時に(図3-1参照)、そして頂部の欠損が重篤な部位ではインプラント埋入に先立って(図3-2参照)、附随する再生治療を必要とする。最終補綴物を枠に入れる軟組織の改善をゴールとするなら、付加的な外科治療と非外科治療が重要であるとわかる。事実はこれらの症例のほとんどは決して理想的な審美的結果に到達できないことである。不十分な理解と計画は実質的に医原性歯科治療の典型であり、完全な自然の外見を達成する機会は少ないという結果をもたらす。

　どのようにしてわれわれはインプラント補綴周囲の軟組織の構造を増加させ、あるいは完全にすることができるのか。答えは、前に注意した原理のより良いそしてより完全な理解に到達することにある。補綴主導の位置にインプラントを埋入するために、頂部の造成は通常インプラント埋入前あるいは同時に必要とされる。骨欠損を修正するために、口腔内あるいは口腔外採取のブロックあるいは粒の骨の移植を含む多くの手法がある。しばしば骨や骨補塡材と組み合わせる遮断膜を用いる GBR、リッジエクスパンジョン法そして仮骨延長法。今日多くの臨床家は水平的な造成に良い成功を収めているが、垂直的な造成は困難な状態のままである。インプラント埋入のためのもっとも利点のある時点を考えることで、大規模な再建の必要性をできるだけ最小限にすることが、われわれの目標であるべきである。このことを心に留めることをもって、審美領域へ適用できる直接的な硬組織と軟組織の再建的アプローチができる。

インプラント部位の造成：硬組織と軟組織の増加
Implant Site Development : Hard and Soft Tissue Enhancement

矯正的挺出

　骨との結合という点では部分欠損の患者での治療結果はきわめて良いが、とくに術前に垂直的な欠損がある部位において審美的成功は難しい[52,53]。インプラント埋入への連携的なアプローチの重要性を認めることは、審美的結果の目標を改善した。矯正的挺出とそれにつづく抜歯は、垂直的な硬組織と軟組織の欠損部位の造成の必須要素となった[54]。この手法はインプラントに置き換えられる歯の周囲に健全な歯周組織を必要とする。ゆっくりとした挺出とそれにつづく挺出歯の固定化は、初期に垂直的に欠損があった部位の歯根膜と骨そして歯肉の複合体の歯冠方向への移動を可能にする。われわれの臨床的な観察では、25～30％の余分な組織の挺出は最終補綴の理想的な軟組織のカントゥアに近い結果をもたらすことを示した。目印（余分な組織）は失われ、インプラント埋入は（組織）を減ずる外科処置であるので、過度の挺出が問題となることはまれである。フラップ挙上によるあるいは補綴器具を外したり接続したりすることによる唇側軟組織の根尖方向への予想された移動は、25～30％の組織の過剰の造成を相殺する。図3-17には、典型的な挺出の手順と、それによる唇側組織レベルと乳頭のカントゥアの改善を示す。

　硬組織と軟組織の不適切な変化を避けるために、挺出過程における歯根の移動の適切な方向を用いることの重要性を過度に強調すべきではない。矯正的な造成で起きる不具合は、挺出過程での歯根があまりに唇側に移動するときに予想できる。このことは、必要のない部位への骨形成と、もっとありそうなことは、間違った方向への歯根の移動によるインプラントの唇側への骨移植の必要性を含むいくつかの結果を潜在的にもたらす。同様に問題なのは、歯根が唇側に大きく外れる場合の歯肉の退縮の可能性であり、修正的な軟組織移植を必要とする。

歯肉のバイオタイプ

　われわれの考えでは、インプラント治療での軟組織移植の重要な役割が十分に強調されることはない。インプラント補綴における唇側の退縮は、よく起きる不具合として依然残されている。軟組織のバイオタイプは軟組織の安定性に大きな影響を及ぼし、そのために補綴治療の審美的結果に影響を及ぼす[55,56]。その結果、結合組織移植術とほかの組織移植術は、インプラント補綴周囲の軟組織の安定を向上させる点で、重要な役割がある[16]。結合組織移植は、露出した歯根の上の組織再生や（図3-6を参照）、頂部の少ない欠損の修正に習慣的に用いられる通常の歯周形成外科処置である。今日、歯肉のバイオタイプを薄いものから厚いものに変えるため、唇側の軟組織の欠損のある部位の組織の高さを作るため、そして歯を喪失した後の軽いあるいは普通の術前のくぼみのある部位の組織の大きさを改善するために、これらの処置はインプラント外科処置に組み込まれている。図3-18はインプラント埋入時のマイクロサージェリーのフラップ形成を示す。それは、口蓋から採取した好ましい性質のサイズの合った結合組織移植と、術前の薄い軟組織のバイオタイプを修正するための正確な適合と接着材による安定化のコンビネーションである。インプラント埋入時の結合組織移植の組み合わせは、組織の安定性によって優れた軟組織の結果をもたらす。マイクロサージェリーのフラップデザインと注意深い組織の扱いによって促進した新生血管は、著しい移植の成功と、さらに重要なことには、予知性の高い軟組織のレベルをもたらす[57]。われわれの経験では、術後の唇側の組織の退縮の問題はほとんど除かれた。

暫間補綴

　暫間補綴は軟組織の構造の非外科的な改善としてみなすべきである。今日暫間補綴は補綴治療の最初の

図3-17 インプラント部位造成のための矯正的挺出

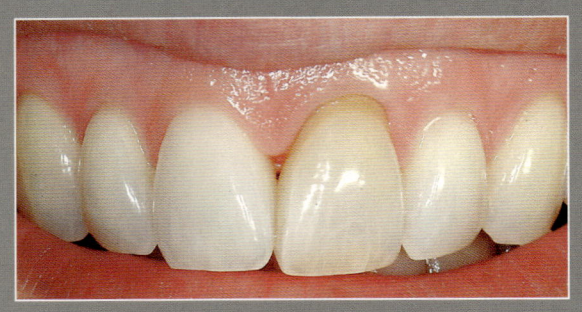

図3-17a 術前の写真。中切歯間の丸い乳頭と左側中切歯の唇側の退縮。

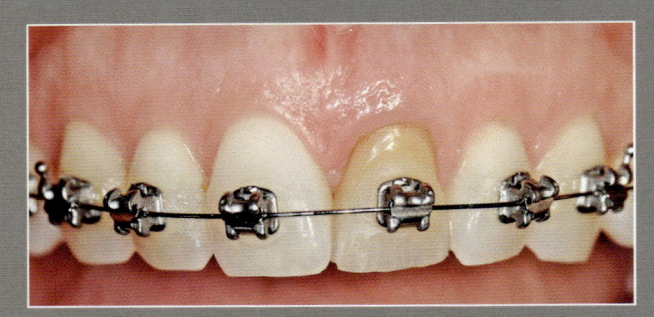

図3-17b 矯正的挺出を用いた乳頭と唇側軟組織の再生。

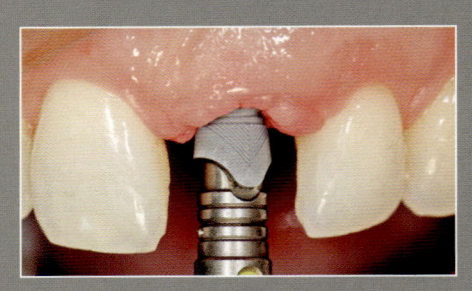

図3-17c フラップレスによるインプラント埋入。理想的な埋入トルクが即時の暫間補綴を可能にする。

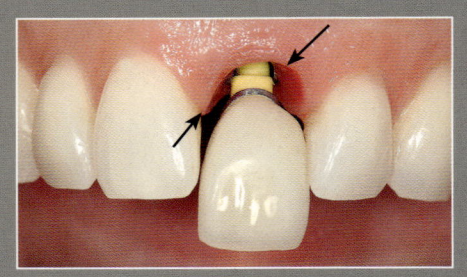

図3-17d インプラント埋入後4ヵ月後の組織の様子と補綴。好ましい軟組織レベル(矢印)に注意。

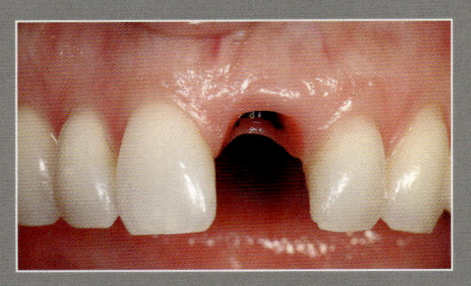

図3-17e 最終補綴物装着時の理想的な歯肉の構造。

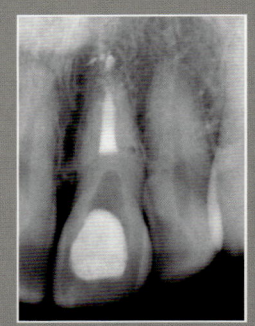

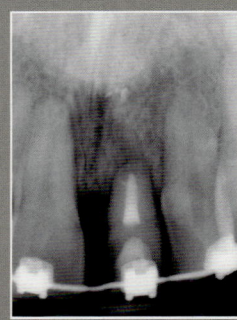

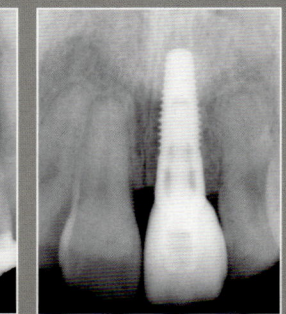

図3-17f エックス線写真での経過。左から術前、つづく挺出そして術後6ヵ月。治療後の頂部の好ましいレベルに注意。

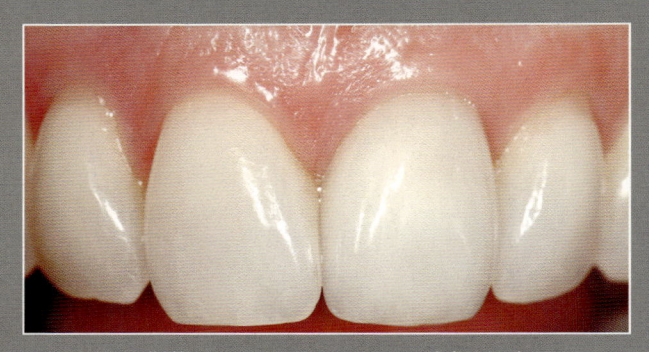

図3-17g 術後20ヵ月のフォローアップ時の写真。

ステージというより外科手技の最後のステップと考えるべきである。ヒーリングアバットメント周囲の軟組織の構造は初期においてめったに理想的であることはなく、歯肉の構造は最終補綴物の装着後に発達し、それには2年必要である[58,59]。(この章のいくつかの症例で示したように)即時荷重のためにインプラント埋入時に装着されるか、待時荷重のために2ヵ月半の骨結合期間あるいはそれ以上の期間後に装着されるかのいずれにせよ(**図3-19**)、適切に作られたプロビジョナル・レストレーションは、最終印象を採る前の軟組織の構造を改善できる[60]。その結果、臨床家が理想とし、患者も納得した軟組織の構造に関する情報を技工士/セラミストへ正確に伝達すべきなのである。

インプラント埋入時の即時補綴は、インプラントの初期固定と、パラファンクショナルの習癖と咬合のコントロールが必要である。この治療プロトコールの明らかな利点は、とくに抜歯時に行った場合、この章のいくつかの症例で示したように、硬組織の初期造成だけではなく、理想的な軟組織の造成にある。軟組織の構造は、歯肉の下ではアバットメントによって、そして遊離歯肉縁に向けてプロビジョナル・レストレーションによって支えられている。その結果、前から存在している軟組織のカントゥアは寸法的に正しいアバットメントとプロビジョナル・レストレーションによって支えられているので、形を悪化させる

図 3-18 結合組織移植を用いた歯肉の造成

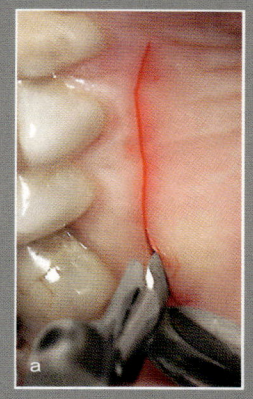

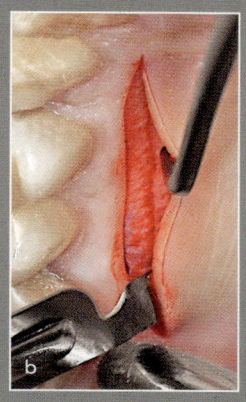

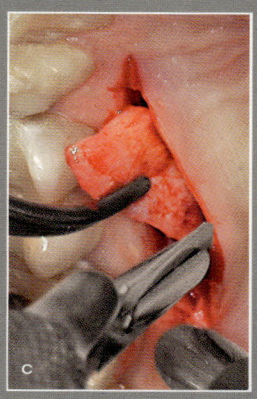

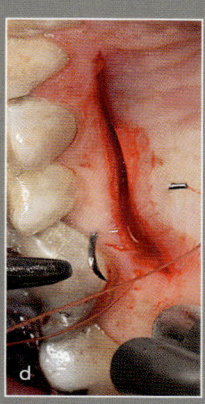

図 3-18a〜d　口蓋から結合組織を採取。1つの切開によるエントリー術式は提供部位の最初の閉鎖を可能にする。

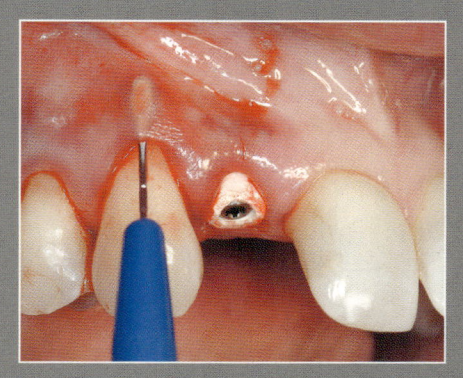

図 3-18e　マイクロサージェリーメスによるスプリットシックネス(Split-thickness)切開。インプラントと歯の上の組織の薄さに注意。

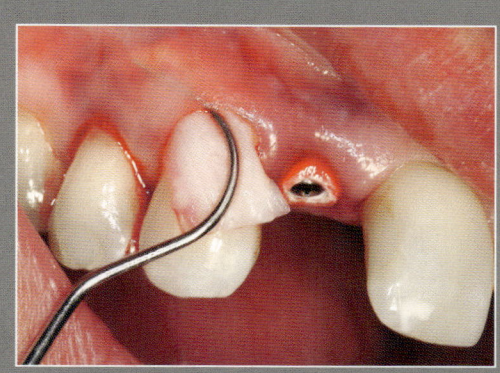

図 3-18f　結合組織移植片の形成したエンベロープ(envelope)への挿入。

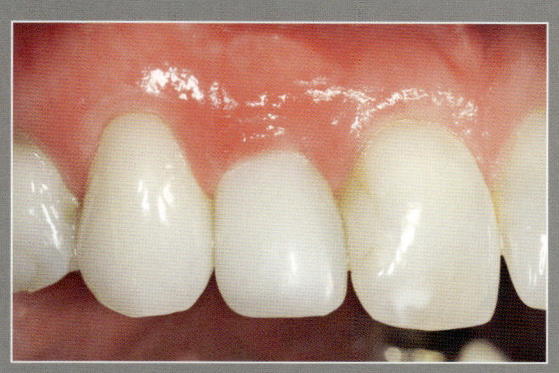

図 3-18g　プロビジョナル・レストレーション装着後2ヵ月後の移植部位。移植部の成熟はまだ進行している。

機会がない。即時補綴は、生物学的な結合の過程に悪い影響を与えないことが示されている[61]。いくつかの研究はこのアプローチではインプラントの低い成功率を報告しているが、多くの研究は待時荷重の通常のインプラント治療と同程度の成功率を報告している[62,63]。1歯と部分欠損部への即時荷重に関する最近のコンセンサス会議の声明は、即時荷重において考慮すべきパラメーターのガイドラインを臨床家に提示している[64]。

技工所で製作されたセメントあるいはスクリュー維持のプロビジョナル・レストレーション、チェアーサイドで製作したCEREC CAD-CAMで削ったプロビジョナル・レストレーション、暫間あるいは最終アバットメントに合わせてアクリルで裏打ちしたクラウンから製作した補綴物を含めて、いくつかの暫間補綴の手法を用いることが可能である。One-pieceインプラントが使用されているか、最終アバットメントが装着されている場合を除いて、スクリュー維持のプロビジョナル・レストレーションは多くの利点を与える。外科手術時の歯肉縁下のセメントの残存の危険性を回避し、アポイントメントの間の補綴物の喪失の危険性を減らし、補綴物を外すときの破損の危険性を除き、最終補綴に再現するための暫間補綴のエマージェンス・プロファイルの表示と記録の選択肢を呈示する。

近接するインプラント埋入：最後の審美的挑戦

　近接したインプラント埋入は行われているが、依然として最大の審美的な難問題がある。同時の多数歯の喪失によってしばしば唇側の骨は吸収し、歯と歯の間の骨のスキャロップは平らになるので、近接するインプラント間の理想的な軟組織の達成は予測不可能である[24,65]。インプラント間の乳頭の構造を維持することは難しく、治療の開始時に失われている場合、それを再び作るのはより困難である。（前に議論したように）硬組織と軟組織のリモデリングを最小限にするために、新しいインプラントデザインと外科的さらに補綴的戦略を用いることで、理想的な軟組織の結果を維持する確率は向上できる。図3-20には、近接するインプラント周囲において可能であり、適切な症例選択によって予知性が高く維持されている理想的な軟組織の結果を示す。外科的戦略の重要性と、近接したインプラント周囲の理想的な硬組織と軟組織のレベルを支持するスキャロップインプラントの潜在的な利点は、LeizyとMillerの症例報告で述べられた[36]。スキャロップインプラントの後ろ向きの放射線学的かつ審美的な評価と症例報告は、このインプラントデザインを使用することにわずかな利点があることを示している[66,67]。反対に、McAllisterは最近スキャロップインプラントによって近接間の組織の保存が高められることと、これらの研究デザインの潜在的な限界と弱点を述べている[68]。このインプラントでのわれわれの経験は、一般的に、インプラントが正しく埋入されて、理想的な遊離歯肉縁からわずかに沈めた場合、骨と軟組織のレベルを増大すること示した。

　インプラント埋入とタイミングの戦略も軟組織の結果の増大に貢献できる。RungcharassaengとKanは、インプラント間の骨と軟組織のリモデリングあるいは喪失を最小限にするために、連続したインプラント埋入を推奨する[69]。興味深いことに、彼らの報告は、近接歯を抜歯する前にインプラントを骨と結合させて補綴物を装着し、2番目の近接するインプラント埋入は、中央部の硬組織のレベルを安定させ、乳頭の形を維持する可能性を増大させることを示唆している。

図3-19 最終補綴前に理想的な軟組織の構造を作るための暫間補綴

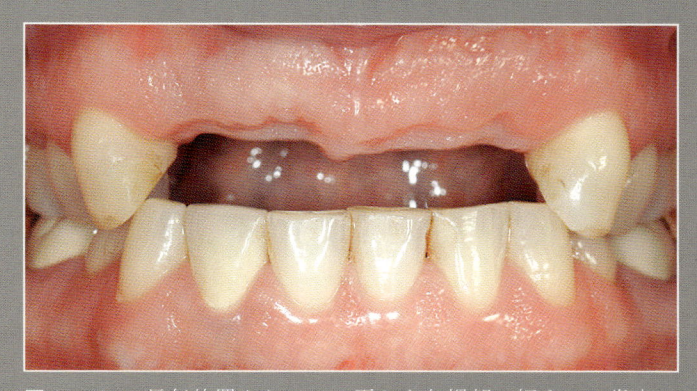

図3-19a 長年放置されている平らな欠損部。好ましい歯肉のバイオタイプと頂部の高さに注意。

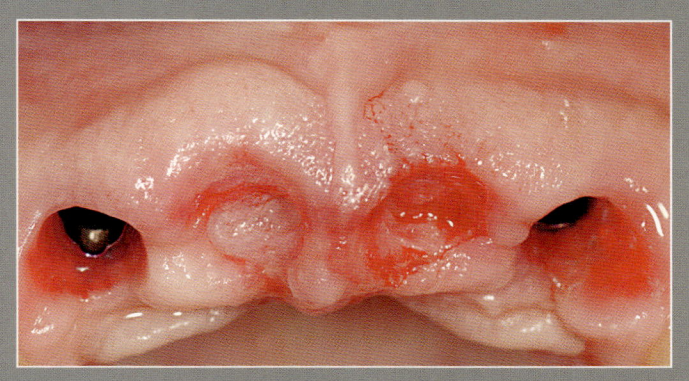

図3-19b 3ヵ月のインプラントの結合期間の後、ポンティック部位の造成を選択的な歯肉形成によって開始した。

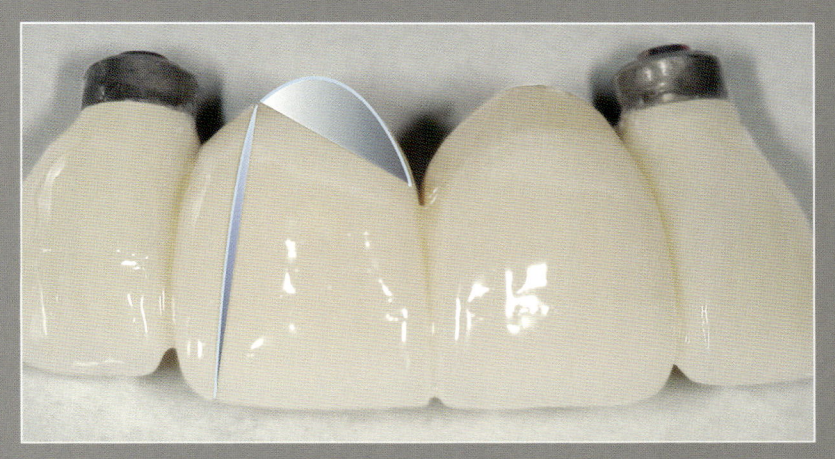

図3-19c インプラントとポンティック部位の歯肉縁下の補綴的な構造の造成のために選択的な圧力を適用する目的で、暫間の固定性部分義歯はチェアーサイドで調整された。選択的な組織の除去と合わせて、このアプローチは平らな頂部をスキャロップ型に改造した。

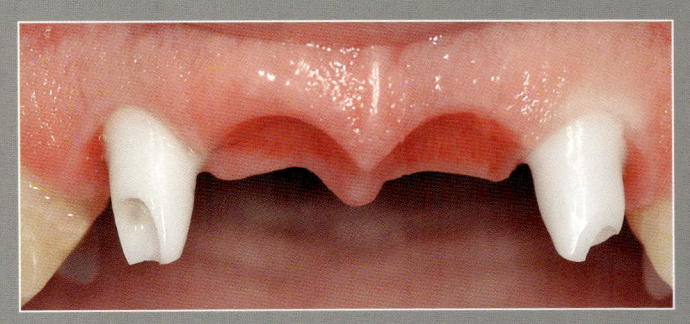

図3-19d 軟組織の色を改善し、セメントラインを歯冠方向に移動させる目的でジルコニアアバットメントを使用。

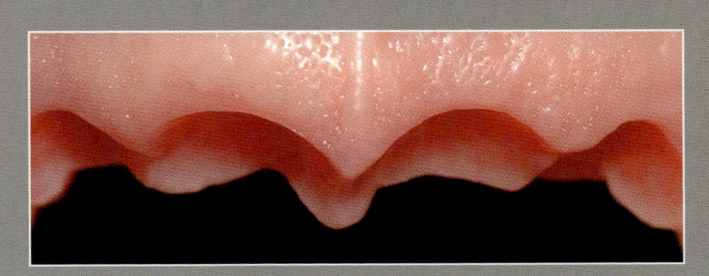

図3-19e 成熟し、しっかりと定められた歯肉のスキャロップは最終補綴物を理想的に組み込む。

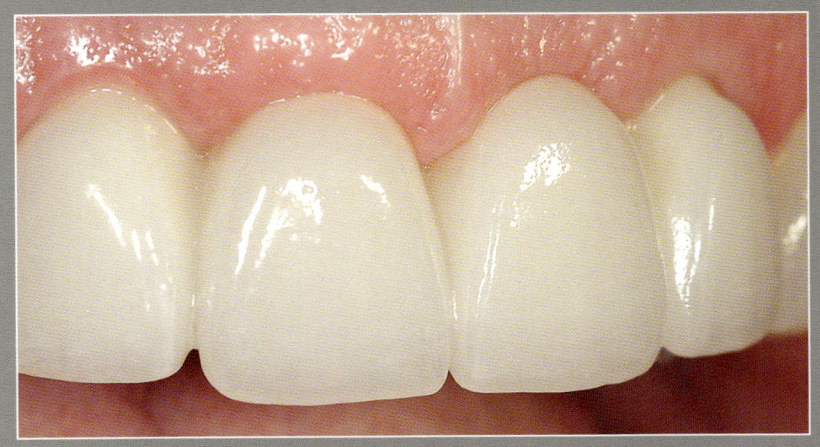

図3-19f インプラント支持の固定性補綴物。

105

結論
Conclusion

インプラント治療の審美に関するこのディスカッションから、重要な治療計画と、多様なインプラント埋入戦略と附随した処置の理解は、抜歯してからの硬組織および軟組織のカントゥアの好ましくない変化を最小限にする効果があることは明らかである。われわれの目標は臨床家にインプラントとアバットメントのデザインに現れる変化の利点を考慮して探究することを奨励することである。なぜなら、とくに近接したインプラント埋入の困難な状況において、硬組織と軟組織の形の増加に貢献する可能性があるからである。このような期待できそうなデザイン変化の使用と長期の成功を支持するために得られるわずかな文献によって、臨床家はしばしば哲学的に試される。事実上、開業医は、多くのコントロールされていない変数と専門家の先入観を持ったテストセンター、臨床製品の評価者となった。このレビューのひとつの意図は、治療の最終目標として審美的な完成を達成するために、審美領域のインプラント治療は、治療における外科と補綴の両面の広い知識のベースが必要なことを強調することである。そして、またわれわれの治療アプローチの改善を強調したい。CTのようなより正確な術前計画の道具、三次元の治療計画プログラム、より保存的であるが技術を必要とする外科手技、そして外科医の責任範囲であるかもしれないより正確な暫間補綴の戦略である。結果として、外科医と補綴専門医の以前のようなしっかりと決められた役割は現在ではより曖昧であり、インプラントロジストあるいはインプラントチームを編成することの利点を強調する。すなわち、計画の段階の最初から適用でき、外科手術の段階での熟練を要求し、最終補綴において芸術家としての手腕で完結する知識と技術を持った個々人あるいはグループのことである。

図 3−20 近接する即時インプラント埋入の軟組織の最適化

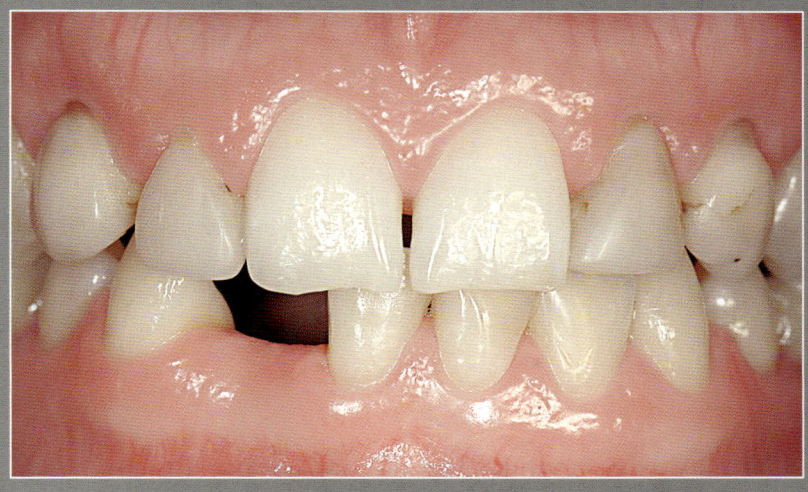

図 3−20a 術前写真。この症例の困難な点は、薄い歯肉のバイオタイプ、乳歯とそのほかの部位の早期の退縮、高いスマイルラインそして高いスキャロップ型の歯肉の構造。頂部の構造は好ましい。

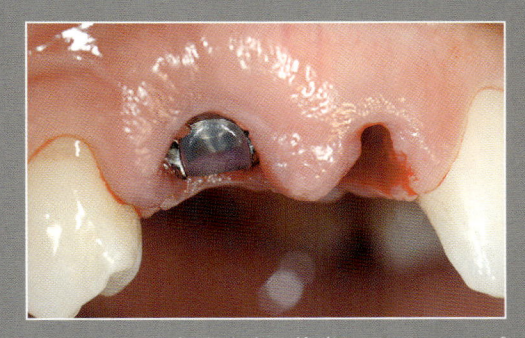

図 3−20b 右側乳犬歯の抜歯とスキャロップインプラントの理想的な埋入位置。インプラントカラーが軟組織の足場となるわずかに沈んだインプラントの位置に注意。

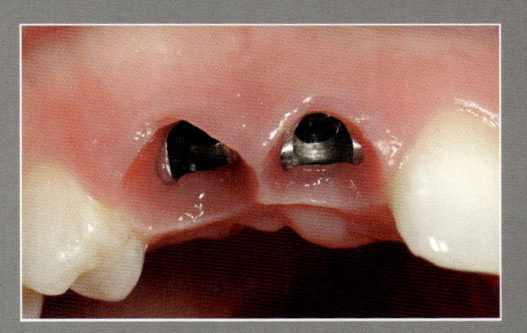

図 3−20c プロビジョナル・レストレーションによって造成された理想的な軟組織構造。

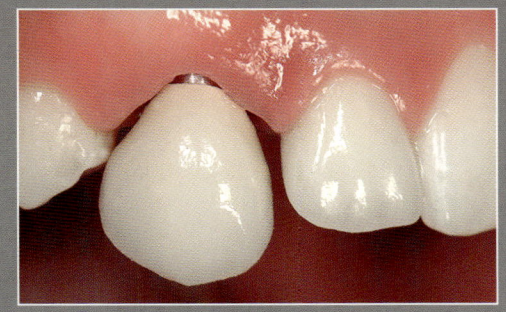

図 3−20d 最終アバットメントとプロビジョナル・レストレーションの試適。早期に歯肉縁下の理想的なエマージェンス・プロファイルを作ることで最終印象において技工士に情報の正確な伝達が可能になる。貧血あるいは組織の崩壊なしで、軟組織は最終アバットメントによって理想的に支えられている。

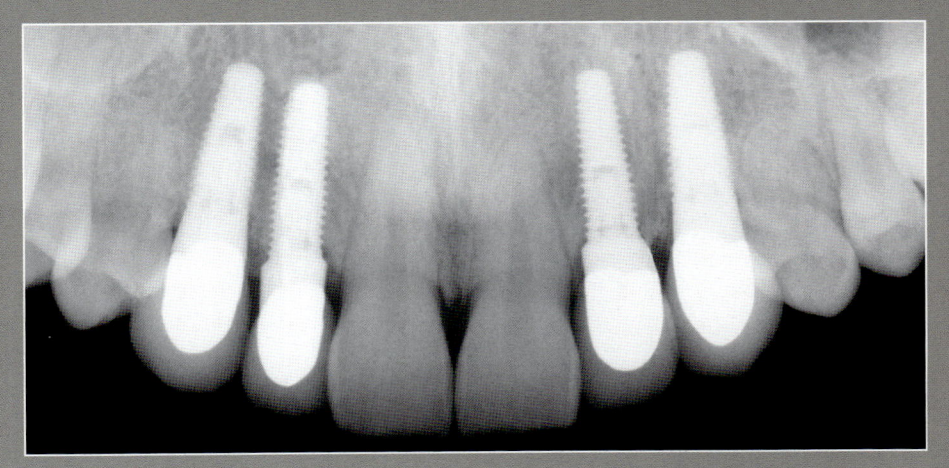

図 3−20e 4年のフォローアップ時のエックス線写真。頂部のわずかなリモデリングは軟組織の安定性に貢献する。

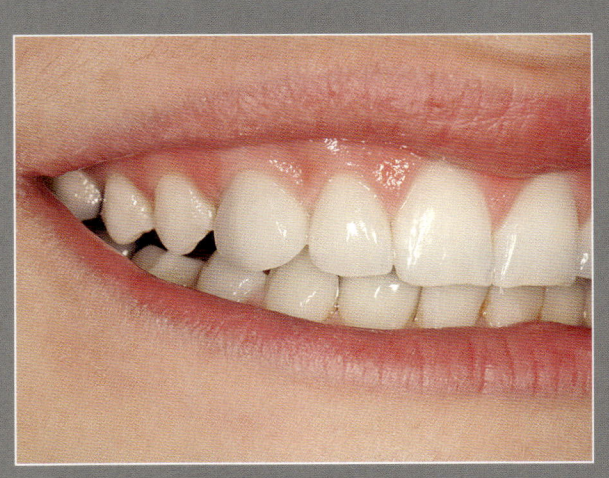

図 3−20f 自然なスマイルは近接間の理想的な軟組織の構造を示している。天然歯からインプラント治療部位（側切歯と犬歯）にかけての乳頭の正常な伸展に注意。

107

Case Presentation 症例報告

治療を行った歯科医師
Sonia S. Leizy, DDS
Brahm A. Miller, DDS, MSc

治療計画の立案

初診時年齢：34歳
初診：2004年6月
治療終了：2007年5月

現症と既往歴

　この章での症例を選択する際に、最初にわれわれは再調査して、全顎的なわかりやすい治療を提示する症例を考えた。しかし、この章は全体的に前歯の審美に焦点を当てていたことを心に留め、われわれは最終的に関心事のより限定されたエリアで、複雑の程度が高くて珍しい審美的難問の症例を選択した。この症例において骨の喪失は近接する歯に影響を与える重要性は、臨床家が治療計画の過程において考慮すべき重要な外科的あるいは補綴的な難問を提示する。

　患者は上顎左中切歯の最近の歯肉の軟らかさを主訴として訴えた。歯肉が異常に赤くなり、ブラッシング時に出血することに気がついたと患者は言った。先月には歯肉が腫脹した。患者は14歳のときの落下による前歯の外傷によりこれらの歯根を破折したことを報告した。外傷後の治療は、上顎右側中切歯と、上顎左側中切歯の歯内療法であり、上顎左側中切歯は10代の後半にクラウンによって補綴した。

　患者はそのほかの心配はないこと、定期的な6ヵ月ごとの通常のデンタルケアと通常の治療歴があることを述べた。

医科的既往歴

特記事項はない。

診断所見

口腔外および顔貌所見

・口腔外所見は特記事項はなし。
・歯肉を提示する高いスマイルライン。

口腔内所見

・線維性の歯肉バイオタイプ。
・中程度の歯肉のスキャロップ。
・上顎左側中切歯の唇側は中程度の炎症で、プロービング時に出血がある。
・上顎左側中切歯の歯根の中間部に相当する唇側の瘻孔は、唇側の皮質骨が慢性炎症の影響を受けていることを示唆している。
・歯周組織のパラメーター（歯周ポケットの表を参照）：プロービング値は2～3mmの範囲にあり、歯肉の退縮はなく、根分岐部の骨欠損はなく、上顎右側中切歯と上顎左側中切歯の唇側歯肉に軽度の歯肉の増殖がみられ、上顎右側中切歯の動揺度は1、上顎左側中切歯の動揺度は2であった。
・口腔清掃状況は良く、プラークのレベルは低い。
・そのほかに顕著な修復的な所見はない。
・修復的治療歴は少ない。

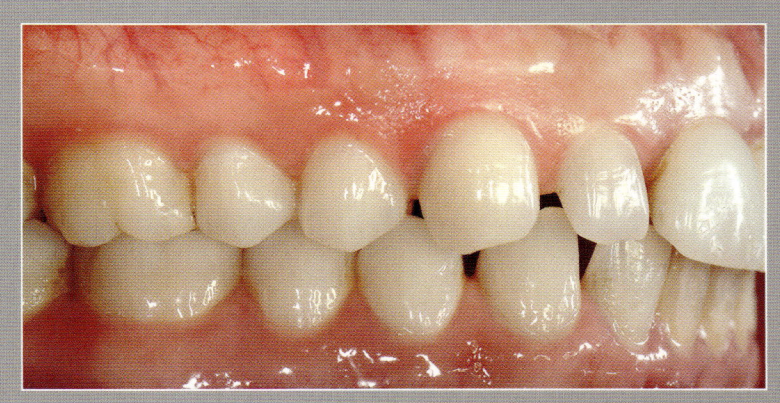

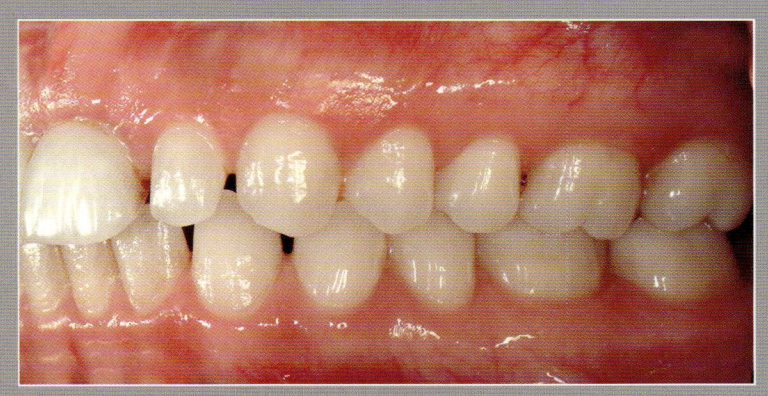

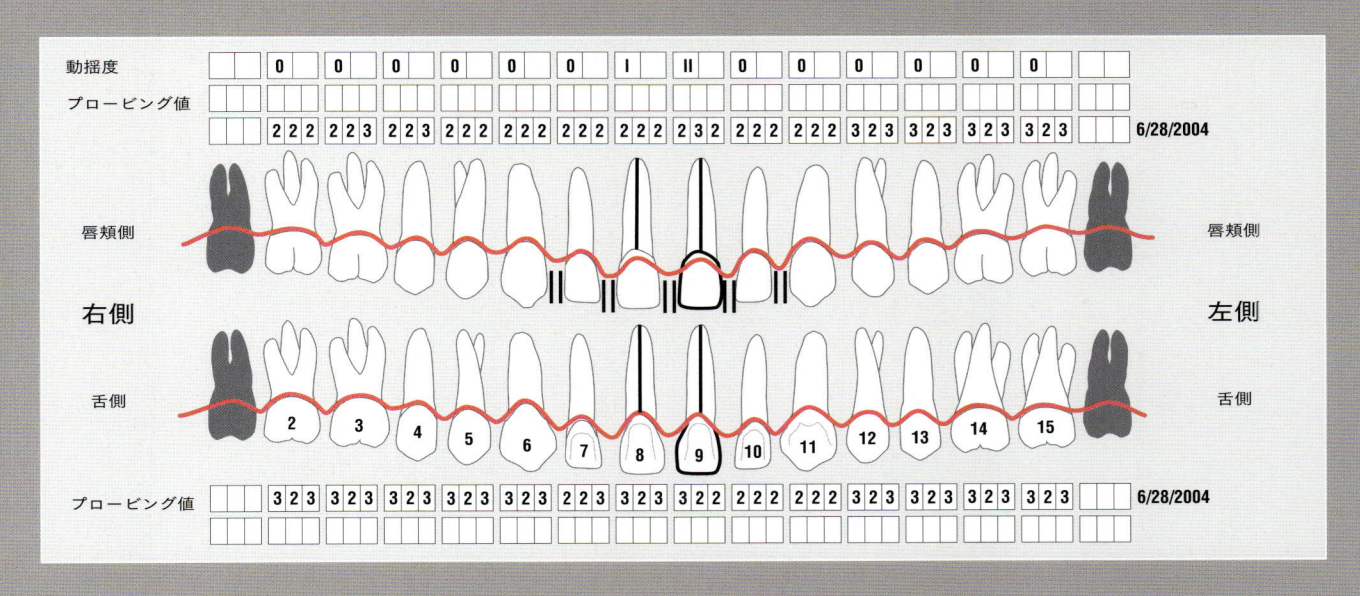

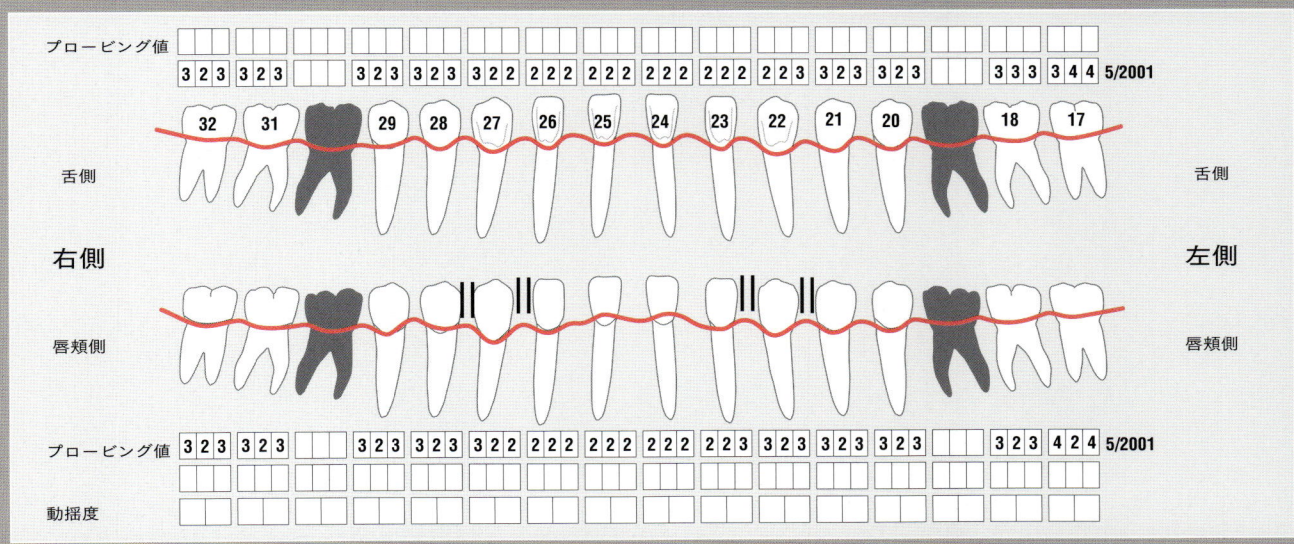

術前

右側側方面観。 　　　　　　　　　　　左側側方面観。

術前

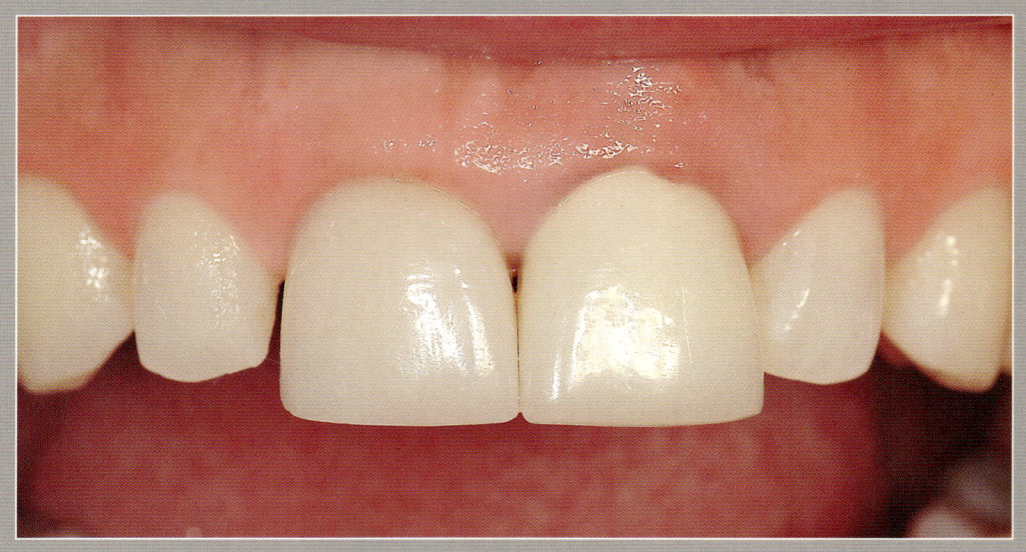

唇側面観は上顎左側中切歯の炎症を示している。

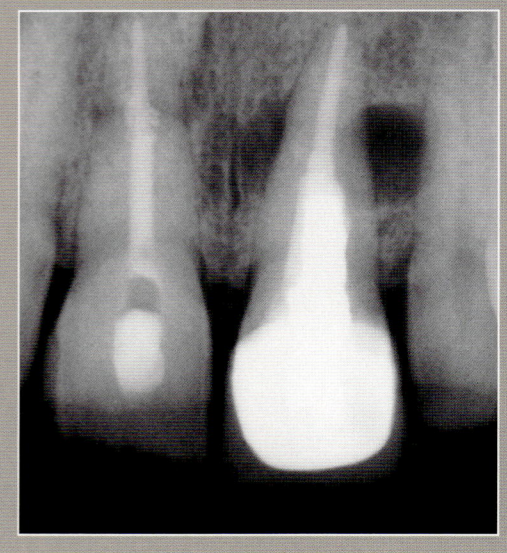

エックス線写真は上顎右側と左側の中切歯の水平的な破折を示している。

咬合所見

- Class Ⅰ の咬合。
- オーバーバイト50％。
- オーバージェット 2〜3 mm。
- パラファンクショナルな習癖はない。
- 上顎右側犬歯と側切歯の間(1.5mm)、上顎右側側切歯と中切歯の間（1 mm）、上顎左側中切歯と側切歯の間（1 mm）、上顎左側側切歯と犬歯の間(1.5mm)の空隙。

エックス線写真所見

- 上顎右側中切歯と左側中切歯の歯根破折が、歯根中央部から根尖1/3で認められる。
- 上顎左側中切歯の水平的な歯根破折にともなって、顕著な骨吸収が認められる。
- 骨吸収は上顎左側側切歯の歯根の近心部周辺に及ぶ。
- 上顎左側中切歯には大きなポストがある。
- 上顎右側中切歯の部位の拡散性の骨吸収は、歯根中央部から根尖1/3の水平的歯根破折に関連している。
- そのほかに特徴的な所見はない。

診断

- 歯周は健全な歯周組織。
- 矯正は上顎前歯部の過度の空隙をともなう Class Ⅰ。
- 修復において喪失歯はない。上顎左側中切歯のマージンの軽度の露出をともなうクラウン。Ⅰ級およびⅡ級の臼歯部の修復。
- 上顎右側中切歯と左側中切歯部の水平的な歯根破折により、エックス線写真所見である骨吸収と、臨床的に観察される上顎左側中切歯部の急性炎症が起きている。
- 両歯は根管治療が施されている。

予後

- 一般的に良好。
- 上顎右側中切歯と左側中切歯は保存不可能と予測。
- 近接する上顎左側中切歯の影響により側切歯の保存の可否が不明。

治療の選択

- 患者は、破折した切歯に関連した感染を治めるための永久的な解決法を求めることに興味があることを主張した。感染症状の増加のため上顎左側中切歯の根の治療は緊急性があると考えられた。
- 歯を抜いてインプラントで治療する選択肢を示した。近接するインプラント治療の潜在的なあまり良くない特徴、とくにインプラント間の軟組織のスキャロップの喪失と乳頭の丸まりについて説明した。この症例において、高いスマイルラインと治療開始時の顕著な骨の喪失によって、これらのリスクが大きいと考えられた。以下の治療の選択肢が議論された。
  - ―1つのインプラントとカンチレバー
  - ―側切歯と恐らく犬歯によって支えられた固定性部分義歯
  - ―可撤性義歯
- 患者は非可撤性の治療選択肢に興味を示し、さらなる議論の後に、側切歯と恐らく犬歯の治療を避けるために、インプラントを基本とした治療を選ぶことを主張した。カンチレバーのインプラント治療を考慮することの潜在的な利点は、インプラントを骨の質と量のもっとも良いところに埋入し、原則2に示した(暫間補綴)、スキャロップ形成のオベイドポンティックにより、理想的ポンティック部位を作ることである。潜在的リスクを理解し、患者は近接するインプラント治療を考えてみることを選んだ。彼女は保存不可能な歯を抜歯し、個々の歯を作ることを優先した。
- 患者は上顎右側犬歯から左側犬歯の範囲での前歯部の過度の空隙を矯正治療あるいは補綴治療によって治すことを希望しないと述べた。

注意事項のまとめ

1. 側切歯の治療を避けて、上顎左右側の中切歯のインプラント治療を決定したとして、どのような戦略を考慮すべきか(待機インプラント埋入、即時インプラント埋入、1回法あるいは2回法、連続したインプラント埋入)。
2. 待機埋入を考慮するなら、抜歯後の頂部の吸収を予防するためにどんな戦略を採るか。
3. 治癒、骨結合とその後において、どのような暫間補綴を行うか。
4. インプラント埋入後の頂部のリモデリングを最小限にするために、インプラント間の軟組織の構造を支持するためにどのようなインプラント、そしてまたアバットメントデザインが考慮されることができるか。

演習問題のつもりで、治療目標と治療計画を立案してみよう。

患者に提案した治療計画

治療の目的と目標

　この患者の治療の目的は、近接する治療されていない歯の治療を行わずに、保存不可能な中切歯を抜歯し、一定のリハビリテーションを達成することであった。この目的のために、治療の選択はインプラントに基本とした解決法に限定した。適切な審美を達成するために、インプラント間の軟組織の喪失を最小限にすることにとくに集中して、理想的な硬組織と軟組織の構造を作るために、補綴の戦略が計画された。

第1段階：感染のコントロール

1. 上顎左側中切歯の抜歯と頂部の保存を確実に行う。
2. 上顎左側中切歯のクラウンの形態を変えた上顎右側中切歯から左側側切歯までの補強したプロビジョナル・レストレーション。
3. 上顎右側中切歯と上顎左側側切歯の部位の骨の喪失を経過観察する。

第2段階：最初のインプラントの埋入手術

4. グラフトを行って6ヵ月の治癒期間を待って上顎左側中切歯の部位にインプラントを埋入。
5. 上顎左側中切歯の抜歯とグラフトにつづいて上顎左側側切歯は良く反応した。この部位（側切歯）の治療は必要とされない。
6. 上顎左側中切歯の部位のインプラントの位置の記録のために最初の印象採得。
7. （前と）同じ補強連結した暫間補綴。

第3段階：ほかの問題歯の抜歯

8. 上顎左側中切歯の部位のインプラントの3ヵ月にわたる骨結合につづいて、上顎右側中切歯を抜歯し、ソケットプリザベーションを行う。
9. 上顎左側中切歯の部位のインプラントの印象に基づいて技工所で製作した上顎右側中切歯部位のカンチレバーの暫間補綴。

第4段階：上顎右側中切歯部部位へのインプラント埋入

10. グラフト材が落ち着いた6ヵ月後に、上顎右側中切歯部の部位にインプラントを埋入。
11. 上顎左側中切歯の支持、上顎右側中切歯部の部位へのカンチレバーのプロビジョナル・レストレーションの交換。

第5段階：上顎右側中切歯部の部位の軟組織の構造の改善

12. 上顎右側中切歯部と上顎左側中切歯の部位のインプラントのプロビジョナル・レストレーションの修正と改造を終える。
13. 6～8週後に最終印象を採る。

第6段階：最終補綴

14. 上顎右側中切歯部と上顎左側中切歯の部位にクラウンを装着。

治療内容

　歯科臨床のすべての分野において、臨床的問題の解決に絶対的に正しいあるいは間違った治療法はない。多くの手法と材料が同じ状況を解決するために使用可能であり、そして臨床家はしばしば自身の臨床経験に基づいた自らの観点と選択を熱心に主張するものである。このセッションでは、この症例を解決するための選択した治療と、その決定の論理的根拠を示す。

　この患者は非可撤性補綴物による治療を選択した。とくに歯周組織が無傷で、スマイルラインによる歯肉の露出が少ないときは、多くの臨床家がインプラントをベースにした補綴の利点を認めている。この特別な症例において、患者は特別な既往歴がないこと、隣接する天然歯の良好な歯周組織と修復状態は利点である。潜在しているあまり良くない側面は、高いスマイルラインとかなりの歯肉の露出、歯根破折による顕著な骨吸収と、とくに近接したインプラント埋入部位の潜在的に好ましくない硬組織と軟組織の構造変化のリスクである。

第1段階：感染のコントロール

　保存不可能な上顎中切歯に関連した感染の解決を除いて、本症例では必要な治療はない。強いて挙げるとするならば、上顎歯列の前歯部の過度の空隙である。しかし、患者はこの問題に取り組むことに興味を示さなかった。

1. 上顎左側中切歯の抜歯と頂部の保存。

　　抜歯、インプラント埋入の順番で行うことに決定された。不快症状と炎症の広がりのため、上顎左側中切歯の歯を最初に抜歯した。上顎左側中切歯と側切歯の部位において、徹底的なデブライトメントと骨欠損の修復のためにフラップを挙上した。症状がないことと、上顎左側中切歯の部に隣接した部位の乳頭の支持を維持できることから、最初に、上顎右側中切歯はその場に残した。近接する歯を同時に抜歯することは、歯肉の構造を平らにする結果をもたらす。その軟組織が丸くなるリスクを減らすことがその意図である。

　　上顎左側中切歯部位の頂部の欠損に対応するために、全層の唇側と口蓋側の骨膜弁を挙上し、好ましくない抜歯後の頂部の吸収を最小限にするために、リッジプリザベーションを行った。ウシ由来の骨ミネラル補填材(Bio-Oss)を使用し、グラフト材を安定させる目的で吸収性のコラーゲン膜(Bio-Gide)でカバーした。フラップを動かして少し進めるために、骨膜減張切開を加えた。抜歯窩は口蓋の左側から採取した結合組織グラフトによって閉鎖された。グラフトは抜歯窩を閉鎖して、歯肉のバイオタイプを改善する目的で使用された。この軟組織マネージメントの審美的な結果は、歯肉と頬粘膜の境界線の位置を変えて軟組織の審美に影響する歯冠方向へのフラップの伸展に比べて優れている。

2. 上顎左側中切歯のクラウンの形態を変えた上顎右側中切歯から左側側切歯までの補強したプロビジョナル・レストレーション。

　　抜歯した歯の歯根を切除し、残った歯の形を変えて、その歯を両隣在歯の上顎右側中切歯と上顎左側中切歯（訳者注：上顎左側中切歯ではなく、上顎左側側切歯と思われる）にグラスファイバーで補強して連結することで暫間補綴を行う。接着を用いた補綴物(resin-bonded prosthesis)が考えられたが、治療費を不必要に増加すると考えられた。

3. 上顎右側中切歯と上顎左側側切歯の部位の骨の喪失を経過観察する。

この段階の治療に関する解説

- 骨の喪失の大きさと、適切なインプラントの初期固定が得られない高い確率によって、この部位は即時インプラント埋入には適していないと判断された。上顎左側中切歯の感染によって問題を起こしている側切歯の状態も評価されるためには、適切な治癒期間も重要であった。
- ウシ由来の骨補填材を使用する決定は、この種の材料がリッジプリザベーション材として成功しているという報告に基づいてなされた。ほかの材料を用いることも可能であり、この決定は一般的に術者の好みのよってなされる。示された原則を思い出し、本章で論じたように、顎の先あるいは下顎枝からの自家骨を用いて、頂部の造成を行うことはできたが、この選択は2番目の外科手術部位とそれによってもたらされる不具合が欠点である。
- 唇側の皮質骨の部分的な破壊のため、グラフト材を固定するための膜の使用は必須である。インプラント埋入時に非吸収膜を除くことを求められるより侵襲的なリエントリー手法を避けるため、吸収性の膜を選択した。非吸収性膜も、術後の露出と感染の危険性が高く、このことはグラフト材の成功に対し好ましくない方向に作用する。
- 唇側のフラップを歯冠方向に位置させることに比較して、抜歯窩を閉鎖するために結合組織移植が最善の方法であると判断された。前者は、歯肉頬粘膜移行部を不適切な位置に変え、軟組織の審美に不利に作用する。この症例での高いスマイルラインから、これはとくに重要である。
- 固定性連結の暫間補綴が、費用効果の高さと非可撤性補綴ということで選択された。注意深くデザインと支持がなされなければ、可撤性義歯は動いて手術部位を障害する。また、患者は固定性暫間補綴を使用することで一般的により快適で自信を持つ。

第2段階：最初のインプラント埋入手術と7日の経過観察

4．グラフトを行って6ヵ月の治癒期間を待って上顎左側中切歯の部位にインプラントを埋入。

　　上顎左側中切歯の部位の抜歯とリッジプリザベーションの治癒につづいて、頂部の構造は理想に近いと考えられた。組織のボリュームは軽度に過度であり、このことはインプラント治療を計画する場合に明らかに利点となる。この部位のフラップレスのインプラント埋入窩の形成と埋入は理想であると決定された。連結したクラウンを外し、切開と部位の形成を開始するためにバイオプシーパンチを使用した。通常のドリルのプロトコールが続いた。多量の骨補填材があるので、適切なインプラントの埋入を確実にするために、この部位はタップを切らなかった。近接する部位のマイクロギャップを歯冠側に移動することで、頂部の骨を支持するデザインの潜在的な利点から、NobelPerfectスキャロップインプラントを選択した。それは、インプラントカラーの歯肉位置によって軟組織を支持しインテグレートする利点を授けてくれる。インプラントはヒーリングアバットメントを用いて1回法で埋入した。連結した暫間補綴は元に戻した。

5．この部位のそれ以上の治療は必要ない。

　　上顎左側中切歯の抜歯とグラフトにつづいて上顎左側側切歯は良く反応した。

6．上顎左側中切歯の部位のインプラントの位置を記録するための最初の印象採得。

7．（前と）同じ補強連結した暫間補綴。

この段階の治療に関する解説

・無切開の埋入は術後の組織構造の好ましくない変化へのリスクを最小限にする。この手法は、インプラント補綴の審美的結果に本質的なプラス効果がある。インプラント埋入時に補足的な造成を行わないか、切除的な手技が必要な場合、1回法のアプローチは通常かつ予測されているかのように用いられる。

・即時荷重の選択も考えられるかもしれない。しかし、インプラントを多量のグラフト材に埋入した事実は、インプラント補綴を遅らせる決定をさせた。これは主観的な決定である。以前に議論したように、近年の論文は即時荷重による有望な成功率を報告している。

治療

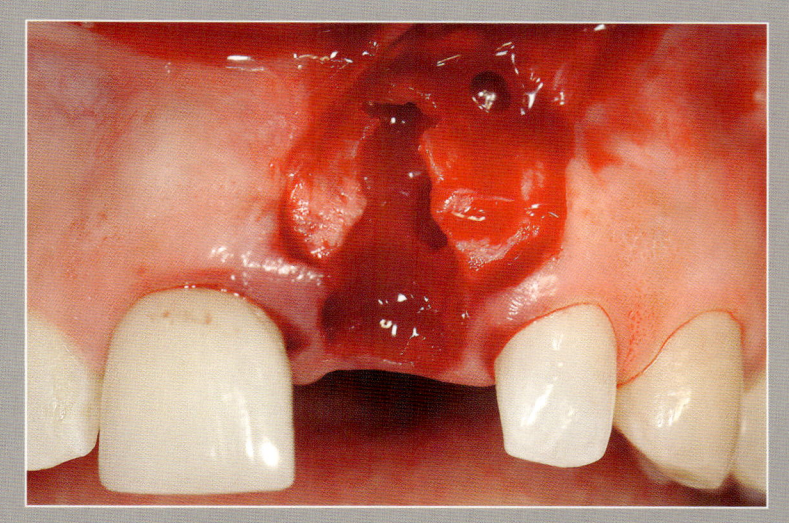

抜歯後の上顎左側中切歯の部位の唇側面観。

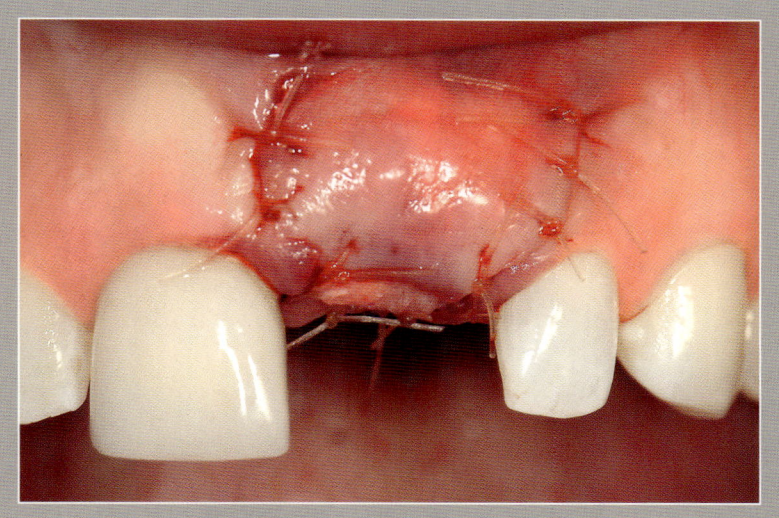

上顎左側中切歯の部位の顎堤欠損の処理。

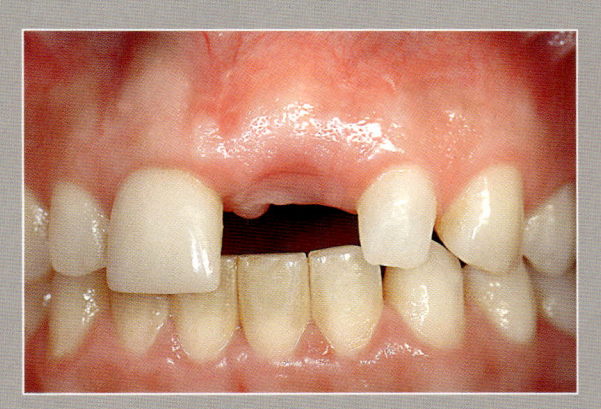

治癒した顎堤再生部位の唇側面観。

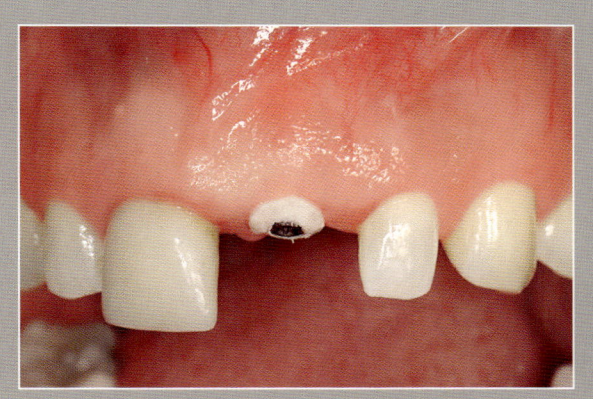

Nobel Perfect インプラントと修正したヒーリングアバットメント。

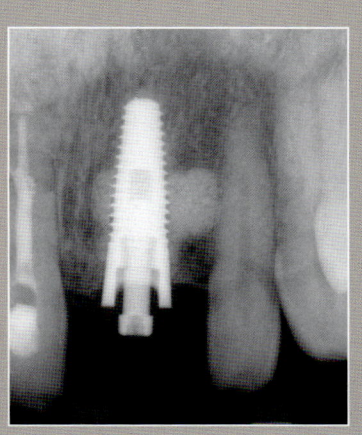

上顎左側中切歯の部位のインプラントのエックス線写真。

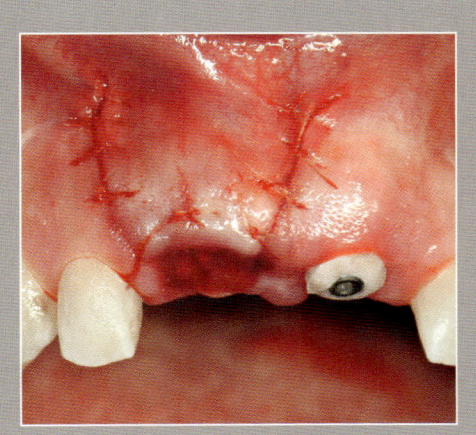

上顎右側中切歯の部位の抜歯と顎堤再生の唇側面観。

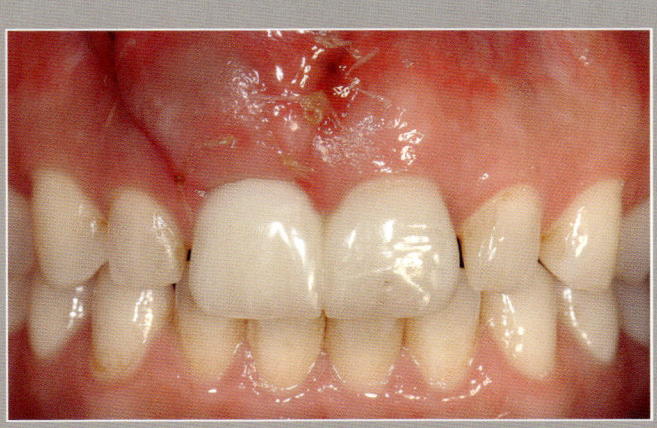

術後7日後の唇側面観。

治療

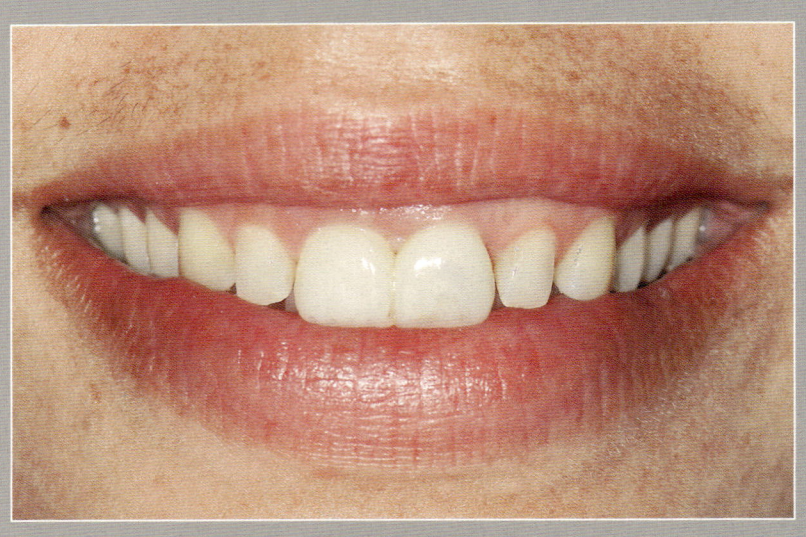

2回目の上顎右側中切歯の抜歯と顎堤の再生法の6ヵ月後に装着した上顎左側中切歯の部位のインプラント支持と上顎右側中切歯の部位のプロビジョナル・レストレーション。

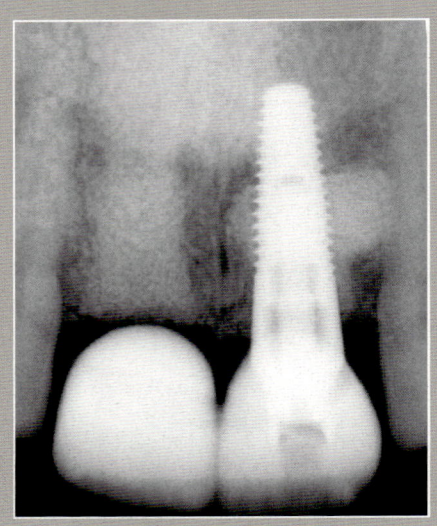

術後6ヵ月のエックス線写真。

第3段階：ほかの問題歯の抜歯

8. 上顎左側中切歯の部位のインプラントの3ヵ月の骨結合につづいて、上顎右側中切歯を抜歯し、リッジプリザベーションを行う。上顎右側中切歯を抜歯して、上顎左側中切歯の部位で行ったのと同様のリッジプリザベーションを行った（Bio-Oss, Bio-Gideと結合組織移植）。
9. 上顎左側中切歯部位のインプラントの印象に基づいて技工所で製作した上顎右側中切歯部位のカンチレバーの暫間補綴。

   この時点で、欠損部位の大きさによって、プロビジョナル・レストレーションを再度連結することはもう効果的な選択ではない。暫間補綴の選択肢として考えられるのは、可撤性部分床義歯、レジン連結補綴物、あるいは骨と結合したインプラントで支持されて抜歯した部位にカンチレバーの固定性のプロビジョナル・レストレーションであり、この補綴物は上顎右側側切歯に連結することも可能である。最初のインプラント埋入手術時の印象に基づいて、上顎左側中切歯の部位のインプラントで支持され、技工所で製作したスクリュー維持のプロビジョナル・レストレーションが製作された。卵型のポンティックが上顎右側中切歯の部位に張り出している。外科手術時に、インプラント支持のプロビジョナル・レストレーションをチェアーサイドで調整する。時間をかけ、注意を払ってポンティック部位を仕上げ、歯肉の窪んだ範囲を最小限にして、唇側の軟組織の支持を適切にする。

   術前のエックス線写真と比較した頂部の安定と最初に骨結合したインプラント周囲の骨に注目されたい。

リストに挙げた問題に関連した解説

- 段階的インプラント埋入についての理論的な根拠は、組織の構造をコントロールするために原則の項目で述べた概念に基づくものであり、隣接するインプラント埋入を計画するときに、もっとも近い組織を支持することにおける段階的インプラント埋入の潜在的な利点を思い起こさせるものである。隣接する歯を抜く前に、インプラントした部位の硬組織と軟組織を支持するために骨結合したインプラントを使用することは、隣接したインプラント埋入による典型的な状況である乳頭構造の平坦化を、最小限にすることが予測される。
- スクリュー維持インプラント支持の補綴への転換は、引き続き行われる治療の進展と固定性暫間補綴による治癒を可能にする。注意深いスキャロップ型ポンティックによる将来のインプラント埋入部位の軟組織形態の理想的形態の造成は、つぎの段階の治療において明らかである。

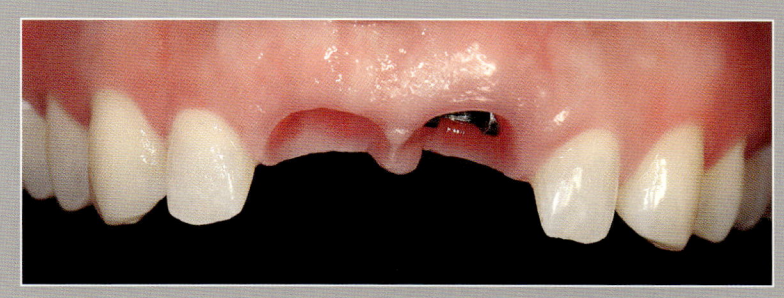

インプラントを予定された上顎右側中切歯の部位の造成された
組織の構造と暫間クラウン、カンチレバーポンティックを
外したのちの欠損部位の唇側面観。

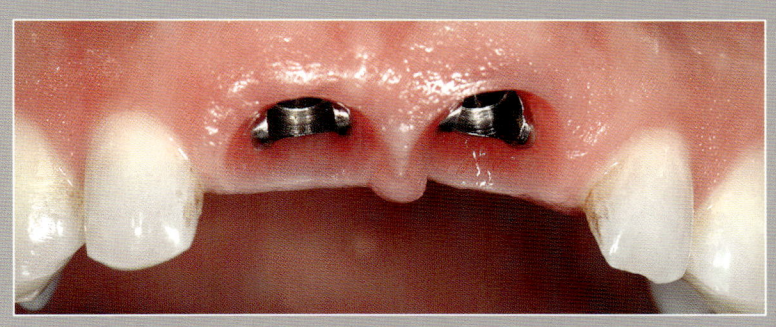

フラップレスの術式を用いて埋入した2つ目のインプラント。

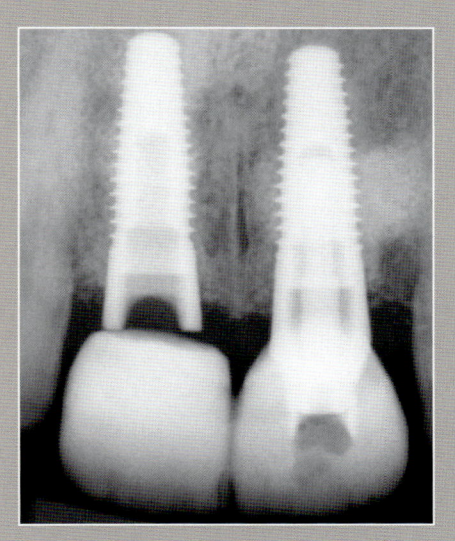

上顎右側中切歯の部位のインプラントの
エックス線写真。

第4段階：上顎右側中切歯の部位へのインプラント埋入

10. グラフト材が落ち着くために必要な6ヵ月後に、上顎右側中切歯の部位にインプラントを埋入。

    グラフト材が落ち着くために必要な6ヵ月の治癒の後に、上顎右側中切歯の部位に2番目のインプラントを埋入した。上顎左側中切歯の部位のインプラントに支持されたプロビジョナル・レストレーションを外したときに、インプラント周囲と欠損部の造成が理想的に進行したことが明白であった。実際に、造成された軟組織の構造は、軟組織サージカルガイドとして働き、2本目のインプラントを理想的な位置に導く。造成した頂部の構造が理想的であるので、フラップレスのインプラント埋入法を、2本目のスキャロップインプラントを適切な四次元的位置に埋入するために、また用いることができる。4番目の次元とは、近接部位に対するスキャロップインプラントのピークの正しい位置のことである。カバープラグ（カバースクリューに相当する部品）をこのインプラントに付ける。粘膜下に最小限に沈めたインプラントの位置の結果として、その上に位置するポンティックとのかぎられたクリアランスのため、ヒーリングアバットメントを付けることは不可能であった。

11. 上顎左側中切歯支持、上顎右側中切歯の部位へのカンチレバーのプロビジョナル・レストレーションの交換。

    プロビジョナル・レストレーションはポンティック部位が修正され、最初のインプラントだけに支持されたものに置き換えられた。2本目のインプラント埋入から3ヵ月後のエックス線写真を参照されたい。

リストに挙げた問題に関連した解説

- 自然の骨とは異なって、多量の骨補填材のなかに埋入されて上顎右側中切歯の部位のインプラントと同様の状況であるので、2本目のインプラント埋入も非荷重のプロトコールで行った。インプラントは良い初期固定（埋入トルク35N cm）を示したので、既存の補綴物をチェアーサイドでの暫間アバットメントに調整することで、埋入時に即時修復を行っても良かったかもしれない。

第5段階：上顎右側中切歯の部位の軟組織の構造の改善

12. 上顎右側中切歯、左側中切歯の部位のインプラントのプロビジョナル・レストレーションの修正と改造を終える。

    3ヵ月の骨結合期間につづいて、上顎右側中切歯の部位のインプラント周囲の歯肉縁下の補綴のエマージェンス・プロファイルを仕上げて完成するために、プロビジョナル・レストレーションは修正され、2つのインプラントに支持されたそれぞれのクラウンに変更された。

13. 6～8週後に最終印象。

    上顎右側中切歯の部位の組織形態が造成されて安定したので、最終補綴のための印象を採得した

第6段階：最終補綴

14. 上顎右側中切歯、左側中切歯の部位にクラウンを装着。

この段階に関連した解説

- スキャロップインプラントが最小限に粘膜下に沈んでいるとき、最終補綴物のインプラント上部へのセメンテーションは容易で予知性があり、セメント蓄積の危険性は低い。この症例においては、インプラントは簡単なセメンテーションのための理想的な位置にある。

    インプラントがより深い位置に埋入された状態（理想的な歯肉縁から2mm以上根尖部方向）において、セメントのトラップの危険性が増加し、完全な乾燥状態を保つことが困難となり、効果的なセメンテーションが困難となる。このインプラントは、（1）頂部からマイクロギャップを離すことで頂部のリモデリングを減少させ、（2）改変したインプラントカラー部で軟組織を結合させるために、明らかな頂部の上の位置への埋入を意図していることを理解することが不可欠である。

- インプラントが理想的な位置より深く埋入され場合には、クラウンのセメントラインを歯冠方向に移動するために、修正された暫間のチタンアバットメントにセメントで付けられたジルコニアのコーピングを製作すること可能であり、セメンテーションの過程を容易にする。この構造物はインプラントに挿入されて、35Ncmで締結される。このようにして、マージンのシールはより歯冠側に移動され、セメンテーションの問題は避けられる。

- 代わりのインプラントの選択。頂部と軟組織のマイナスの変化を最小限にするために用いる戦略の原則を探究する項目において、頂部のリモデリングにおけるさまざまなインプラントとアバットメントデザインの変化の役割が示された。本章は、頂部の骨を支持するためのスキャロップインプラントの重要な役割を示したが、とくに埋入時に最終アバットメントを用いる決定が、インプラントの適切な初期固定に基づいて可能であれば、通常のインプラントデザインを用いる選択肢も考慮できた（修正可能なジルコニアアバットメントが好ましい）。

術後

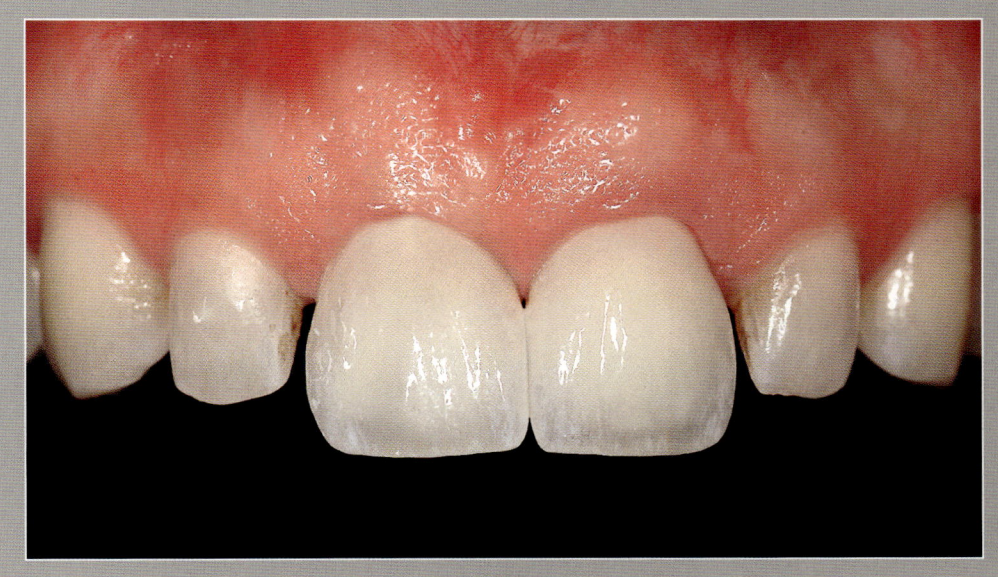

正面観。

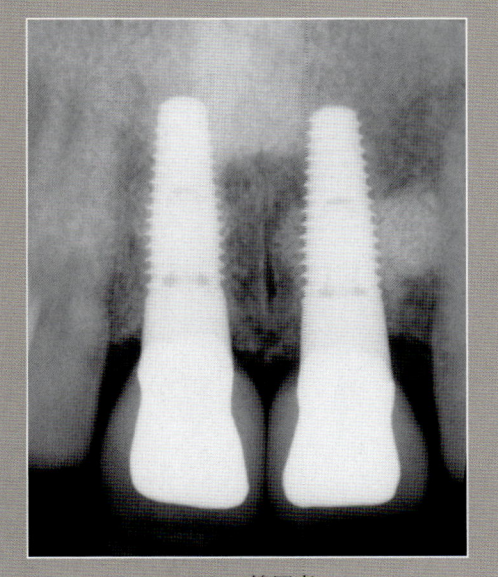

エックス線写真。

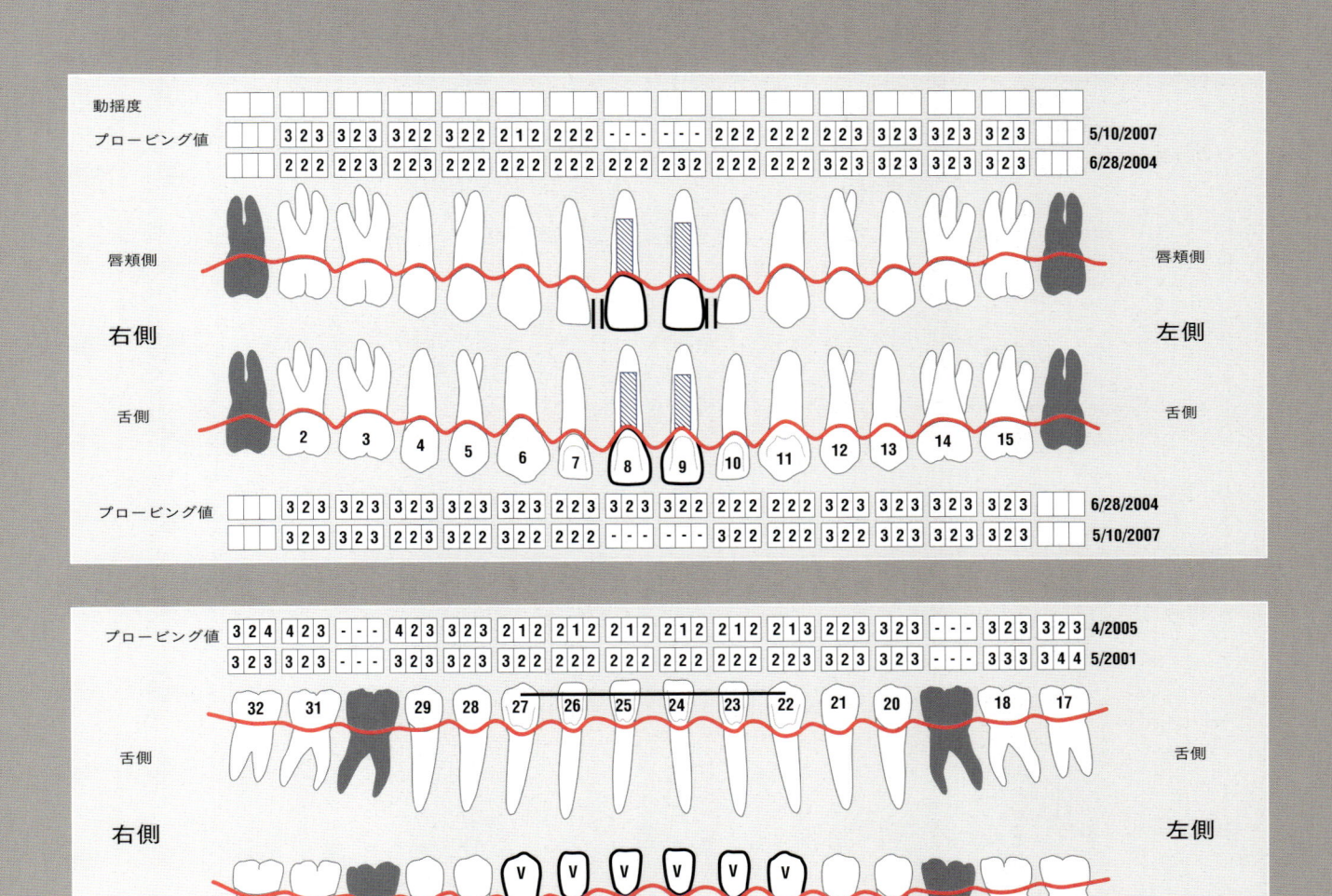

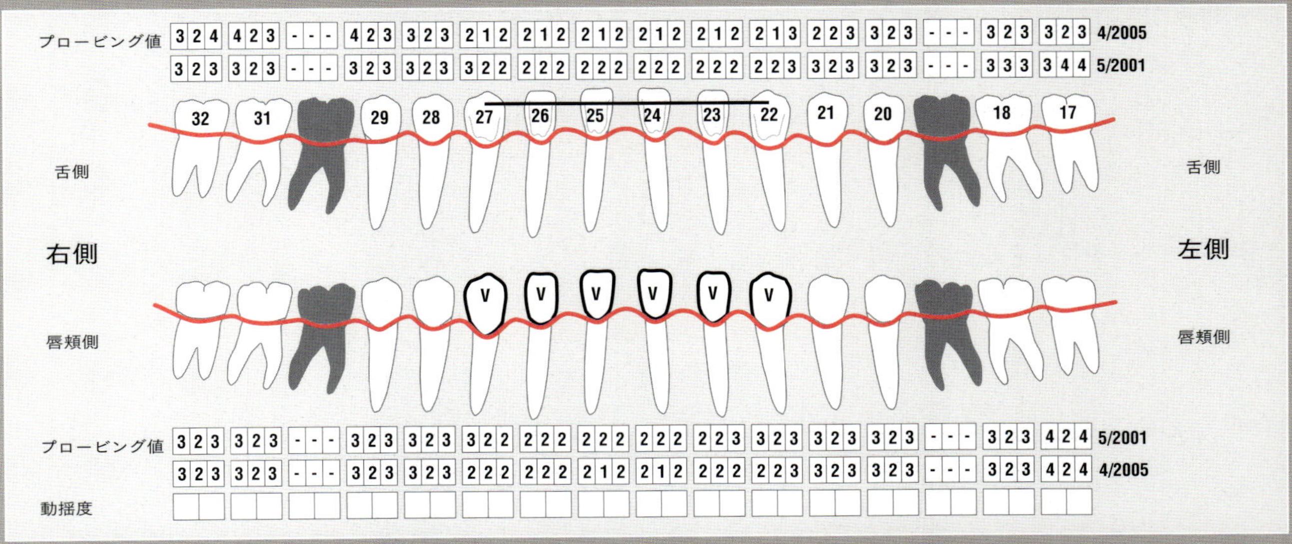

謝辞
Acknowledgments

われわれはこれらの症例においてわれわれのセラミストである David Choo(RDT)氏、Hans Forssander (RDT)氏、そして Angus Barrie(RDT)氏の芸術家として手腕を認めたい。成功と「自己ベスト」といった目標への到達について、われわれの協同の努力によって、はっきりと評価されている。

参考文献
References

1. Buser D, Martin W, Belser UC. Optimizing esthetics for implant restorations in the anterior maxilla: Anatomic and surgical considerations. Int J Oral Maxillofac Implants 2004;19(suppl):43–61.
2. Schropp L, Wenzel A, Kostopoulos L, Karring T. Bone healing and soft tissue contour changes following single-tooth extraction: A clinical and radiographic 12-month prospective study. Int J Periodontics Restorative Dent 2003;23:313–323.
3. Kan JY, Rungcharassaeng K, Lozada J. Immediate placement and provisionalization of maxillary anterior single implants: 1-year prospective study. Int J Oral Maxillofac Implants 2003;18:31–39.
4. Schulte W, Kleineikenscheidt H, Linder K, Schareyka R. The Tubingen immediate implant in clinical studies. Dtsch Zahnarztl Zeitschr 1978;33:348–359.
5. Lazzara RM. Immediate implant placement into extraction sites: Surgical and restorative advantages. Int J Periodontics Restorative Dent 1989;9:333–343.
6. Schwartz-Arad D, Chaushu G. Placement of implants into fresh extraction sites: 4 to 7 years retrospective evaluation of 95 immediate implants. J Periodontol 1997;68:1110–1116.
7. Hammerle CHF, Chen ST, Wilson TG Jr. Consensus statements and recommended clinical procedures regarding the placement of implants in extraction sockets. Int J Oral Maxillofac Implants 2004;19:26–28.
8. Schropp L, Kostopoulos L, Wenzel A. Bone healing following immediate versus delayed placement of titanium implants into extraction sockets: A prospective clinical study. Int J Oral Maxillofac Implants 2003;18:189–199.
9. Marcaccini AM, Novaes AB Jr, Souza SL, Taba M Jr, Grisi MR. Immediate placement of implants into periodontally infected sites in dogs. Part 2: A fluorescence microscopy study. Int J Oral Maxillofac Implants 2003;18: 812–819.
10. Novaes AB Jr, Marcaccini AM, Souza SL, Taba M Jr, Grisi MF. Immediate placement of implants into periodontally infected sites in dogs: A histomorphometric study of bone-implant contact. Int J Oral Maxillofac Implants 2003;18:391–398.
11. Lindeboom JA, Tjiook Y, Kroon FH. Immediate placement of implants in periapical infected sites: A prospective randomized study in 50 patients. Oral Surg Oral Med Oral Pathol Oral Radiol Endod 2006;101:705–710.
12. Chen ST, Wilson TG Jr, Hammerle CHF. Immediate or early placement of implants following tooth extraction: Review of biologic basis, clinical procedures, and outcomes. Int J Oral Maxillofac Implants 2004;19(suppl):12–25.
13. Ottoni JM, Oliveira ZF, Mansini R, Cabral AM. Correlation between placement torque and survival of single-tooth implants. Int J Oral Maxillofac Implants 2005;20:769–776.
14. Paolantonio M, Dolci M, Scarano A, et al. Immediate implantation in fresh extraction sockets. A controlled clinical and histological study in man. J Periodontol 2001;72:1560–1571.
15. Kan JY, Rungcharassaeng K, Lozada Jl. Bilaminar subepithelial connective tissue grafts for immediate implant placement and provisionalization in the esthetic zone. J Calif Dent Assoc 2005;33:865–871.
16. Bianchi AE, Sanfilippo F. Single-tooth replacement by immediate implant and connective tissue graft: A 1-9 year clinical evaluation. Clin Oral Implants Res 2005;15:269–277.
17. Leziy SS, Miller BA. Guided implant surgery and the use of osteotomes for rehabilitation of the maxilla. Pract Proced Aesthet Dent 2006;18:293–295.
18. Becker W, Goldstein M, Becker BE, Sennerby L. Minimally invasive flapless implant surgery: A prospective multicenter study. Clin Implant Dent Relat Res 2005;7(suppl):S21–S27.

19. Oh TJ, Shotwell JL, Billy EJ, Wang HL. Effect of flapless implant surgery on soft tissue profile: A randomized controlled clinical trial. J Periodontol 2006;77:874–882.
20. Campelo LD, Camara JRD. Flapless implant surgery: A 10-year clinical retrospective analysis. Int J Oral Maxillofac Implants 2002;17:271–276.
21. Groisman M, Frossard WM, Barcellos Ferreira HM, de Menezes Filho LM, Touati B. Single-tooth implants in the maxillary incisor region with immediate provisionalization: 2-year prospective study. Pract Proced Aesthet Dent 2003;15:115–122.
22. Esposito M, Grusovin MG, Coulthard P, Thomsen P, Worthington HV. A 5-year follow-up comparative analysis of the efficacy of various osseointegrated dental implant systems: A systematic review of randomized controlled clinical trials. Int J Oral Maxillofac Implants 2005;20:557–568.
23. Corso M, Sirota C, Fiorellini J, Rasool F, Szmukler-Moncler S, Weber HP. Clinical and radiographic evaluation of early loaded free standing dental implants with various coatings in beagle dogs. J Prosthet Dent 1999;82:428–435.
24. Belser U, Buser D, Higginbottom F. Consensus statements and recommended clinical procedures regarding esthetics in implant dentistry. Int J Oral and Maxillofac Implants 2004;19(suppl):73–74.
25. Kan JY, Rungcharassaeng K, Umezu K, Kois JC. Dimensions of peri-implant mucosa: An evaluation of maxillary anterior single implants in humans. J Periodontol 2003;4:557–562.
26. Tarnow D, Elian N, Fletcher P, et al. Vertical distance from the crest of bone to the height of the interproximal papilla between adjacent implants. J Periodontol 2003;74:1785–1788.
27. Hansson S. The implant neck: Smooth or provided with retention elements. A biomechanical approach. Clin Oral Implants Res 1999;10:394–405.
28. Misch CE. Consideration of biomechanical stress in treatment with dental implants. Dent Today 2006;25:80–85.
29. Glauser R, Schupbach P, Gottlow J, Hammerle CH. Periimplant soft tissue barrier at experimental one-piece mini-implants with different surface topography in humans: A light-microscopic overview and histometric analysis. Clin Implant Dent Relat Res 2005;7(suppl 1):S44–S51.
30. Berglundh T, Lindhe J. Dimension of the peri-implant mucosa: Biological width revisited. J Clin Periodontol 1996;23:971–973.
31. Piattelli A, Vrespa G, Petrone G, Lezzi G, Annibali S, Scarano A. Role of the microgap between implant and abutment: A retrospective histologic evaluation in monkeys. J Periodontol 2003;74:346–352.
32. Holt RL, Rosenberg MM, Zinswer PJ, Ganeles J. A concept for a biologically derived, parabolic implant design. Int J Periodontics Restorative Dent 2002;22:473–481.
33. Gallucci GO, Belser UC, Bernard JP, Magne P. Modeling and characterization of the CEJ for optimization of esthetic implant design. Int J Periodontics Restorative Dent 2004;24:19–29.
34. Rompen E, Touati B, Van Dooren E. Factors influencing marginal tissue remodeling around implants. Pract Proced Aesthet Dent 2003;15:754–761.
35. Wohrle PS. NobelPerfect esthetic scalloped implant: Rationale for a new design. Clin Implant Dent Relat Res 2003;5(suppl 1):64–73.
36. Leziy SS, Miller BA. Replacement of adjacent missing anterior teeth with scalloped implants: A case report. Pract Proced Aesthet Dent 2005;17:331–338.
37. Kinsel RP, Lamb RE. Tissue-directed placement of dental implants in the esthetic zone for long-term biologic synergy: A clinical report. Int J Oral Maxillofac Implants 2005;20:913–922.
38. Abrahamsson I, Berglundh T, Lindhe J. The mucosal barrier following abutment dis/reconnection. An experimental study in dogs. J Clin Periodontol 1997;24:568–572.
39. Abrahamsson I, Berglundh T, Glantz P-O, Lindhe J. The mucosal attachment at different abutments. An experimental study in dogs. J Clin Periodontol 1998;25:721–727.
40. Degidi M, Artese, Scarano A, Perrotti V, Gehrke P, Piattelli A. Inflammatory infiltrate, microvessel density, nitric oxide synthase expression, vascular endothelial growth factor expression, and proliferative activity in peri-implant soft tissues around titanium and zirconium oxide healing caps. J Periodontol 2006;77:73–80.
41. Att W, Kurun S, Gerds T, Strub JR. Fracture resistance of single-tooth implant-supported all-ceramic restorations after exposure to the artificial mouth. J Oral Rehabil 2006;33:380–386.
42. Papanagiotou HP, Morgano SM, Giordano RA, Pober R. In vitro evaluation of low-temperature aging effects and finishing procedures on the flexural strength and structural stability of Y-TZP dental ceramics. J Prosthet Dent 2006;96:154–164.
43. Zhang Y, Lawn BR, Malament KA, Van Thompson P, Rekow ED. Damage accumulation and fatigue life of particle-abraded ceramics. Int J Prosthodont 2006;19:442–448.

44. Saadoun AP, LeGall M, Touati B. Selection and ideal tridimensional implant position for soft tissue esthetics. Pract Periodontics Aesthet Dent 1999;11:1063–1072.
45. Saadoun AP, LeGall M. Implant positioning for periodontal, functional, and esthetic results. Pract Periodontics Aesthet Dent 1992;4:43–54.
46. Grunder U, Gracis S, Capelli M. Influence of the 3-D bone-to-implant relationship on esthetics. Int J Periodontics Restorative Dent 2005;25:113–119.
47. Spray JR, Black CG, Morris HF, Ochi S. The influence of bone thickness on facial marginal bone response: Stage 1 placement through stage 2 uncovering. Ann Periodontol 2000;5:119–128.
48. Hermann JS, Buser D, Schenk RK, Cochran DL. Crestal bone changes around titanium implants. A histometric evaluation of unloaded nonsubmerged and submerged implants in the canine mandible. J Periodontol 2000;71:1412–1424.
49. Esposito M, Ekkestube A, Grondahl K. Radiological evaluation of marginal bone loss at tooth surfaces facing single Brånemark implants. Clin Oral Implants Res 1993;4:151–157.
50. Choquet V, Hermans M, Adriaenssens P, Daelemans P, Tarnow DP, Malevez C. Clinical and radiographic evaluation of the papilla level adjacent to single-tooth dental implants. A retrospective study in the maxillary anterior region. J Periodontol 2001;72:1364–1371.
51. Tarnow DP, Cho SC, Wallace SS. The effect of inter-implant distance on the height of inter-implant bone crest. J Periodontol 2000;71:546–549.
52. Levin L, Pathael S, Dolev E, Schwartz-Arad D. Esthetic versus surgical success of single dental implants: 1- to 9-year follow-up. Pract Proced Aesthet Dent 2005;17:533–538.
53. Pradeep AR, Karthikeyan BV. Peri-implant papilla reconstruction: Realities and limitations. J Periodontol 2006;77:534–544.
54. Salama H, Salama M. The role of orthodontic extrusive remodeling in the enhancement of soft and hard tissue profiles prior to implant placement: A systemic approach to the management of extraction site defects. Int J Periodontics Restorative Dent 1993;13:313–333.
55. Kan JY, Rungcharassaeng K, Umezu K, Kois JC. Dimensions of peri-implant mucosa: An evaluation of maxillary anterior single implants in humans. J Periodontol 2003;4:557–562.
56. Goodacre CJ, Kan JY, Rungcharassaeng K. Clinical complications of osseointegrated implants. J Prosthet Dent 1999;81:537–552.
57. Burkhardt R, Lang NP. Coverage of localized gingival recessions: Comparison of micro- and macrosurgical techniques. J Clin Periodontol 2005;32:287–293.
58. Schropp L, Isidor F, Kostopoulos L, Wenzel A. Interproximal papilla levels following early versus delayed placement of single-tooth implants: A controlled clinical trial. Int J Oral Maxillofac Implants 2005;20:753–761.
59. Jemt T. Restoring the gingival contour by means of provisional resin crowns after single-implant treatment. Int J Periodontics Restorative Dent 1999;19:20–29.
60. Leziy SS, Miller BA. Developing ideal implant tissue architecture and pontic site form. Quintessence Dent Technol 2007;30:143–154.
61. Meyer U, Joos U, Mythili J, Stamm T, Hohoff A, Fillies T, Stratmann U, Wiesmann HP. Ultrastructural characterization of the implant/bone interface of immediately loaded dental implants. Biomaterials 2004;25:1959–1967.
62. Cornelini R, Cangini F, Covani U, Wilson TG Jr. Immediate restoration of implants placed into fresh extraction sockets for single-tooth replacement: A prospective clinical study. Int J Periodontics Restorative Dent 2005;25:439–447.
63. Petrungaro PS. Implant placement and provisionalization in extraction, edentulous, and sinus grafted sites: A clinical report on 1,500 sites. Compend Contin Educ Dent 2005;26:879–890.
64. Wang HL, Ormianer Z, Palti A, Perel ML, Trisi P, Sammartino G. Consensus conference on immediate loading: The single tooth and partial edentulous areas. Implant Dent 2006;15:324–333.
65. Hurzeler MB, Ficki S, Zuhr O, Wachtel H. Clinical failures and shortfalls of immediate implant procedures. Eur J Esthet Dent 2006;1:128–140.
66. Nowzari H, Chee W, Yi K, Pak M, Chung W, Rich S. Scalloped dental implants: A retrospective analysis of radiographic and clinical outcomes of 17 NobelPerfect implants in 6 patients. Clin Implant Dent Relat Res 2006;8:1–10.
67. Rocci A, Gottlow J. Esthetic outcome of immediately loaded scalloped implants placed in extraction sites using flapless surgery. A 6 month report of 4 cases. Appl Osseointegration Res 2004;4:55–62.
68. McAllister BS. Scalloped implant designs enhance interproximal bone levels. Int J Periodontics Restorative Dent 2007;27:9–15.
69. Rungcharassaeng K, Kan JYK. Esthetic implant management of multiple adjacent failing anterior maxillary teeth. Pract Proced Aesthet Dent 2004;5:365–369.

歯内療法の予知性：
修復と抜歯の選択基準を求めて

John D. West, DDS, MSD

根管の歯周組織への主要開孔部
（根尖孔や側枝の開孔部、穿孔部、歯根吸収部）を
非外科的もしくは外科的に完全に填塞することにより、
すべての歯内疾患を治癒に導きうる。
これが歯内療法の根本原則である。
したがって、歯内療法の予知性は、
三次元的な根管の填塞の成否に大きく委ねられる。

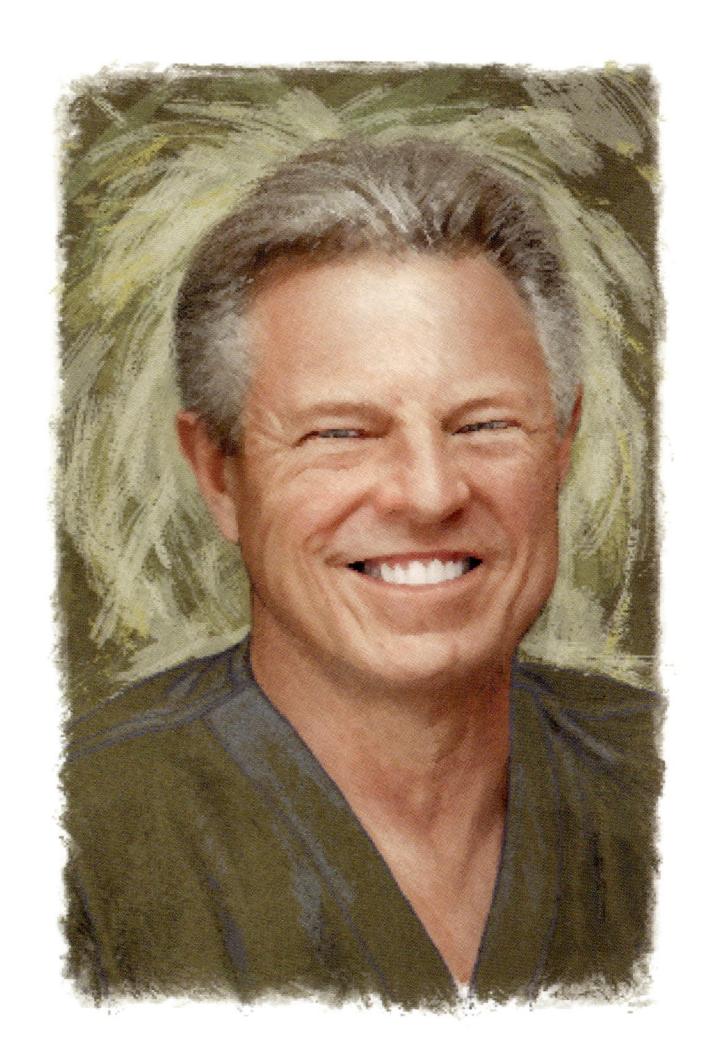

考え方とその背景
Philosophy and Background

根底にあるもの

　向こう見ずであれ─この概念から話を始めようと思う。「向こう見ずには、天賦の才と、力と、魔力が潜んでいる」というゲーテの格言のとおり、歴史にその名を刻んだ偉大な臨床家は例外なく、学理をきわめることに飽きたらず新たな治療法の可能性に果敢に挑んだものである。実際、歯内疾患を根本的に治療するという目標に向けた果敢なレースはすでに始まっている。たとえば、歯内療法の昨今の研究は、根管系の三次元的構造をどのように観察するか、高分子材料やレーザーがいかに金属やガッタパーチャに取って代わるか、歯内療法が歯髄の再生技術にどのように置き換わっていくか、さらには歯の再生技術が金属製の人工物に取って代わることができるか、といった情報をわれわれに提供してくれる。

正しいのは誰か

　1970年当時、歯学部の学生であった私が受けた教育は、「主根管を形成・填塞すれば歯内療法の成功が期待できる」というものであった。ところが1975年、歯内療法専門医を目指していた私は、臨床医として、多くの論文の著者として、さらには教育者としても国際的に名高い故 Herbert Schilder 教授から、「歯内療法の成否や予知性には根管系全体が決定的な影響を及ぼす」との教えを受けた。Schilder は、根管の歯周組織への開孔部（POE：portal of exit）が填塞不足の場合は、その位置（根尖部にあるか歯根側方に存在するか）にかかわらず、歯内疾患由来病変（LEO：lesion of endodontic origin）の成因あるいは治癒を阻害する因子になりうると確信していたのである。言い換えれば、歯根表面のあらゆる POE は主根管と見なすべき、ということになろう。果たして誰が正しいのであろうか─その答えを知るためには、歯内療法の発展の歴史、あるいは Schilder の起こした改革に目を向けねばならない。

Schilder の改革

　Herbert Schilder の歯内療法に対する先駆的識見と精緻をきわめた臨床は、非常に良く知られるところである。彼は正確無比な直感力と純粋な目的意識を兼ね備えるとともに、歯内療法の脈動に敏感であった。また、科学・技術の両面で先見性を備えるとともに、不屈の精神の持ち主でもあった。彼の手で既存のルールはことごとく塗り替えられた。

　Herbert Schilder が、何をいかに探究するか、さらにはそのことがいかに重要であるかを悟るにいたった道筋は、歯科医学における「改革」がいかになされるか─もしくはほとんどの場合なしえないか─ということを喩えるものである。Schilder のストーリーはつねにドラマティックであり、しかも、尋常ならぬ忍耐や几帳面さ、ときには過剰とまでもいわれる自信、加えて多少の幸運と好機と才能といったものをともなっている。彼にとっての歯内療法の根本原則は、多くの科学的原理をつきつめた場合と同じく、わずか1つ2つの文章で要約される。しかしながら、これを見い出し、教科書の1節に記載し、多くの歯内療法教育機関に働きかけ、広く知らしめる─ここにドラマがある。新たな技法を考案して自らの臨床に取り入れることで好結果がもたらされれば、専門医として十分満足であるとともにその適用を重ねるであろう。しかし、この技法を他者にも行わせるということはまったくの別物である。

Schilderの偉業がなければ、ほかの誰かが同様のアイデアに巡り会い、しかもそれを広めるまでにひと世代分もの時間が経過したであろう。十分な数の歯科医師に新たな認識を持たせることで、はじめて1個人が歯科医学を変革させることができる。これが成し遂げられた時点ではじめて、改革は確固たるものとなるのである。

　Schilderの改革は、まさに革命的というほかはないものであった。彼はボストン大学Henry M Goldman School of Dental Medicineの歯内療法卒後教育プログラムのなかで400名以上のレジデントの教育に従事するとともに、その情熱と実際的な学説は全世界数千人もの歯内療法臨床医を啓発することとなった。1人の臨床家の影響力は、いかに多くの歯内療法成功例を有していようとも微々たるものである。ところがSchilderが行ったように、多くの後進を育成し、さらに教えを受けた者がさらなる後進の育成に携わることで、波及効果はきわめて大きいものとなる。この革命のなかでのSchilderの道のりは、歯内療法を規定するもの、すなわち根管系の実態の把握に始まる。歯内療法を学ぶことは多大な困難がともなうが、これは根管処置のあらゆる努力を苛酷なものとする2つの基本的理由による。すなわち、根管系は類をみないほど著しい複雑さを示し、しかも微妙な形態的特徴がしばしばきわめて重要な意義を有するのである。

　現代の歯内療法のキーワードは、おそらく歯学におけるほかの領域と同様、再現性である。これは、歯科医師Aがある種の術式で問題解決できる場合、歯科医師BがAと同じことを行えば同じ結果を得られるということにほかならない。とりわけ根管系の封鎖に関する再現性は、歯内療法の新たな臨床技法や術式が歯科界で受け入れられるためにはきわめて重要であった。歯内療法には外科処置と同様、技術的な再現性が保証されづらいという特性もある。しかしながら、Schilderが確立した根管形成の5原則は、その達成により高い予知性が確保されるというものであった。この基本的原則は現在、そして今後とも臨床のキーポイントであろうが、これは歯科医師が技術、知識、手先の器用さ、研修経験、経歴、臨床経験、意欲、目標のいずれにおいても千差万別であるとともに、これらすべての相違点がいずれも、処置成功に何らかのかかわりを示すためである。Schilderは正しい方法を、向こう見ずな手立てをもってわれわれに教えてくれたのである。

私の歩んだ道

　私が歯内療法の研修を始めたのは1973年であり、それ以来Schilderの改革に身をおくこととなった。私は初期の弟子ではあったが、この改革の意味や重要性を明確に認識していたわけではない。私が「誰が正しい」のかを悩んだことも、この状況からのことである。1973年当時、根管治療は薬理学を基礎としており、「病巣感染説」が理論の中心にあった。歯内療法の目標は主根管を形成し、それを消毒するために薬剤を用いるというものであった。また、治療の成功は根管内細菌培養検査が陰性となることで得られるとするものであった。Schilderが、歯内療法成功のあらたな規範として、根管の形成目標という概念を提唱するとともに、これを実行しようとする意識を持つことが治療の成功につながるというコンセプトを創成したのは、そのような時代であった。

　「誰が正しいのか」を求める生涯の遍歴の道を私が歩み始めたのもそのころであった。私の探究は「三次元的な根管の封鎖と歯内療法の経過不良との関連」という3巻に及ぶ修士論文に始まった。そのなかで私は、歯内療法経過不良例の全例で、POEの少なくとも1つが十分に充塞されていないことを観察した。これらのPOEは分岐部から根尖にいたるどの位置でも見い出すことができた。Schilderの見解のとおり、すべてのPOEが潜在的に重要な臨床的意義を有することが示されたのであった。

　私が学位論文を執筆し、またSchilderの改革が私の歯内療法をより良いものとしてから32年が経過した。その間に私は、ほとんどの他領域の専門家以上に、意図したとおりの臨床結果を得られるようになった。1975年の学位論文のなかで、私は「歯内療法の経過不良は、より正確には歯内療法における人為的失敗と言うべきものである」と記した。しかしながら、より多数の開孔部の封鎖が良好な成績につながることを二重盲検比較試験で証明することは、もちろん不可能であった。当然ながら、2名の患者の生体反応も2本の歯も決して同一ではない。

最終的にたどりついた解答はきわめて単純である。すなわち、Schilder自身、あるいはその技術を習得した術者の成功率をみた場合、疼痛、自覚症状、瘻孔、さらにはLEOがほとんどの場合消退しており、再発もまれとされている。患者にとってはこれで十分である。そして私自身にとっては、「誰が正しいのか」という問題への説明も同様に単純である。すなわち、「封鎖の失敗は必ずしも治癒不全につながらないが、治癒不全は必ず封鎖の失敗をともなう」——これが歯内療法の根幹的な原則である。Schilderは向こう見ずながらも正しかった。Schilderは2006年に帰らぬ人となったが、彼の残したものは今後も、歯内療法の究極的な水準のあり方や予知性確保の面で、年余に渡り影響を及ぼすことであろう。

I 緒言：修復か抜歯か
Introduction : Restoration or Removal?

　歯内療法の目的は、歯内疾患由来病変(lesion of endodontic origin；以下 LEO)の予防もしくは治療を行うことである。予防もしくは治療のゴールは、根管内容物を除去し、さらに、根管系を歯周組織から隔離するため、生物学的に不活性な材料を非外科的あるいは外科的に根管内に挿入することによって達成される。「根管系が外科的もしくは非外科的に封鎖可能、かつ歯周組織が健全もしくは健康回復可能な状態であり、しかも患歯が修復可能で審美的にも保存が望ましい場合は、歯内病変を有する歯は高い予知性のもとで処置可能、もしくは処置すべきである」——これが歯内療法の理論的根拠である[1-3]。

　歯内療法はかつて単純な処置とされていた。根管系が十分に処置できた場合、患歯は高い予知性のもとで数年にわたり保存可能とされていた。しかしながら今日では、われわれ臨床家は、複雑な治療計画、治療のやり直し、高い審美的要求への対応、あるいは包括的なチーム診療を要する複雑な処置法選択が求められる患者にしばしば直面する。また、学際的な処置選択肢が増加かつ進歩していることから、生物学的病態、構造、機能、審美性、さらには歯内疾患罹患歯を保存することの価値について、かつてないほど注意深く評価する必要が生じている。そのなかで歯内療法の価値を考えた場合、その治癒率は現在どの程度のものであろうか。これについては、歯内療法は抜歯を除いてもっとも成功率の高い領域の1つと考えられている。すなわち、2004年に発表された「歯内療法の初回治療の成功率」と題する画期的な報告では、全米50州での1,126,288名の患者における1,462,000本の歯が治療を受けたのち8年間にわたり評価されている[24]。治療はDelta Dental社の保険プランに支払い請求した一般開業医あるいは歯内療法専門医が担当したが、この保険は全米に1,400万人もの契約者を有するものである。それによれば、全体では97％の歯が非外科的歯内療法により8年間にわたり口腔内に保存されていたとのことである。年月を経て有効性が証明された歯内療法の原則に現代の治療技術を組み合わせて適用するという手堅い治療方針により、長期にわたり高い予知性のもと確実な成功が得られることは明白である。

　歯内療法ではきわめて高率に成功が得られることから、歯内疾患罹患歯に治療を施すことの決断は従来単純なものであった。チーム歯科医療のなかでの包括的判断や治療計画立案が行われる以前、あるいはインプラントという選択肢が出現する以前では、歯内療法を行うか否かについては疑問の余地はなかった。しかしながら、これらの処置歯の一部は歯内療法の観点では成功と呼べるものであったが、残存歯質、歯周組織の状態、あるいは審美性のうえでは失敗というべき状態にあった。ところが、歯内療法の治療計画立案を包括診療のなかで行う場合は、歯内疾患罹患歯のみを問題としない。むしろ、治療計画全体を展望しながら、1本の歯内疾患罹患歯の将来おかれる状況について、「価値の低いもの」から「価値ある歯」までのいずれかに評価しようとするものである。また、言うまでもなく、治療における究極のゴールとは、生体反応、構造、機能、審美性のすべての面で、患者にとって最良かつ予知性の高い成功を収めることである。それでは包括的な治療を的確に成功へと導くためには、いかなる因子が歯内療法成功の決定・予測因子となるであろうか。これについては、ほかの残存歯に対する最終的な治療計画はどのようなものか、包括的な治療計画のなかでその歯は重要か、また必要なものか、さらには、その歯の喪失が全体的な治療計

画を大きく変えてしまう可能性はどの程度か、といったことを検討すべきである。

　本章では以下、歯内療法の予知性について、歯の保存の可否、あるいは保存する場合どのような処置を考慮すべきかに焦点を絞って述べる。とりわけ、歯内療法の臨床決断に関連する生物学的因子について強調したいと思う。また、本章は歯内療法に関するものであり、患歯に対して修復、歯周あるいは審美的処置が適切に行われると仮定して記述を行うこととする。これらの領域についても歯内療法の観点から吟味すべきことはもちろんであるが、歯内病変を有する歯を保存するか、もしくは抜去するかという問題は、基本的には歯内領域での生物学的状況に依存する。また、歯内療法の範囲内での方針決定が、しばしばほかの領域、さらに究極的には治療計画全体に影響を及ぼすことを認識しておくべきである。

> **原則**
> 　根管の歯周組織への主要開孔部（根尖孔や側枝の開孔部、穿孔部、歯根吸収部）を非外科的もしくは外科的に完全に填塞することにより、すべての歯内疾患を治癒に導きうる。これが歯内療法の根本原則である。したがって、歯内療法の予知性は、三次元的な根管の填塞の成否に大きく委ねられる。

　8項目の重要な決定要素が歯内療法の原則の達成に影響を及ぼす。そこで、これら8項目をそれぞれ解説した後、わかりやすいフローチャート、コラム（臨床決断のグレーゾーン）、および対応するガイドラインを順次用いて要約したい。

歯内領域の生物学的決定因子
Endodontic Biologic Determinants

根管開孔部（POE：Portals of exit）

　根管の封鎖と歯内疾患の治癒との関係はどのようなものであろうか（図4-1）。保存・抜歯の選択が問題となる場合、歯内療法成功の要点は以下のとおりである。「根管系が外科的もしくは非外科的に封鎖可能、かつ歯周組織が健全もしくは健康回復可能な状態であり、しかも患歯が修復可能かつ審美的にも保存が望ましい場合は、歯内病変を有する歯は高い予知性のもとで処置可能である」[1]。また、歯内病変はつねに治癒能力を備えているが、これは、健康であれば生体反応はつねに作動するという単純な理由による。たとえて言えば、まばたきをしなければならないとは誰も考えないということである。もしくは心臓についても考えてみよう。一般成人では心臓は毎分72回、1日103,680回、年間3億7,800万回、あるいは一生のうちに30から40億回鼓動するが、これは何の指示も必要とせず、自動的に行われるものである。歯内療法も同一であり、歯内病変は原因が除去されれば自動的に治癒する（図4-1a参照）。ところが、歯科医療におけるほかの領域と同じく、歯内療法に100％の成功はありえない。実際、歯内療法の成功は100マイナスxである。それではこのxは何を意味するのであろうか。病変部の大きさ（大きい病変部も小さいものと同様に治癒が期待できる）[2]、病変の組織像（上皮が存在しても病変は治癒に向かう）、病変の時間経過（長期間経過した病変であっても短期間のものと同様に治癒が期待できる）、瘻孔の存在（瘻孔のある歯はない歯と同様に治癒が期待できる）、歯種（前歯か臼歯か、あるいは上顎か下顎かによらない）、あるいは患者の年齢、さらには月齢（歯内病変とは無関係であろう）や患者による治療費の支払い（もちろん無関係である）ではない。xの意味するところはむしろつぎの3要素、すなわち（1）根管の解剖形態や処置法についての知識、（2）根管系を可及的に完全に治療できる技術、および（3）それを行う意欲を歯科医師が備えているということである[3-5]。

図4-1 根管の封鎖におけるPOEの意義

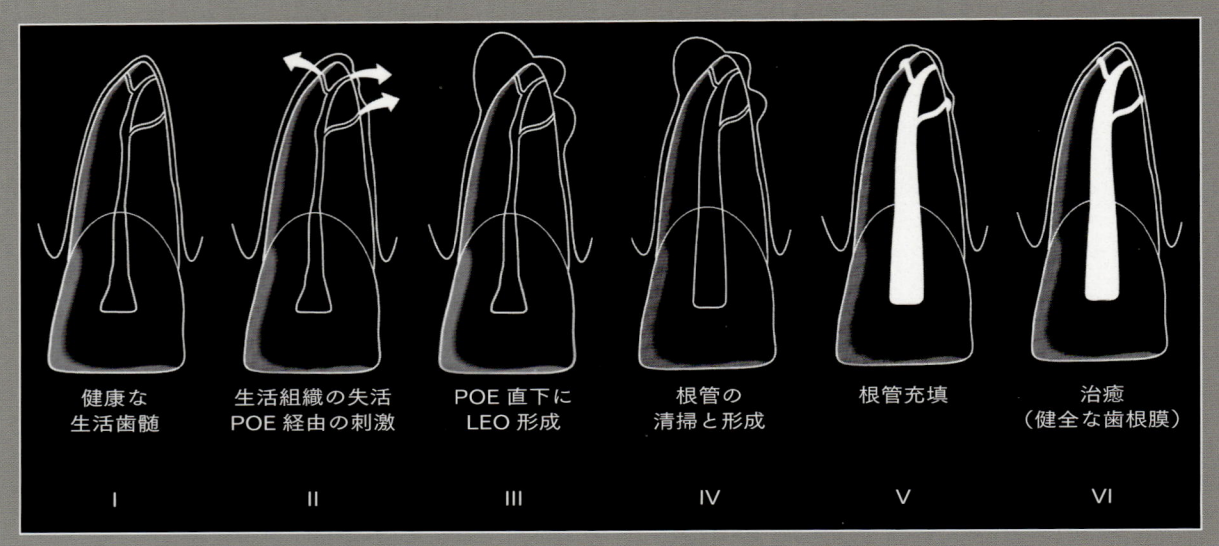

健康な生活歯髄	生活組織の失活 POE経由の刺激	POE直下に LEO形成	根管の清掃と形成	根管充填	治癒（健全な歯根膜）
I	II	III	IV	V	VI

図4-1a 歯内療法の理論的根拠。歯内療法には100％の治癒の可能性がある。

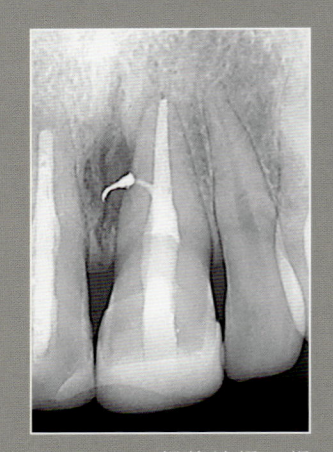

図4-1b 根管清掃、根管形成および根管充填の確実な実施により複数のPOEが確認できるようになる。

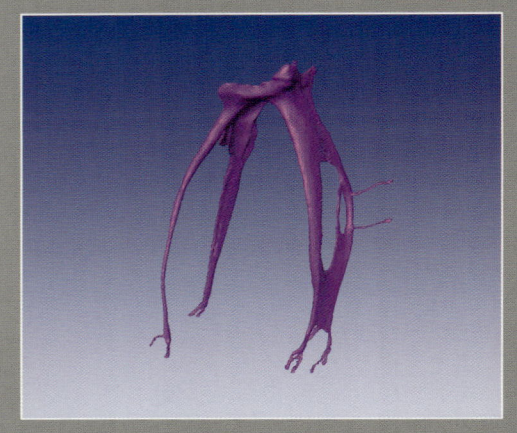

図4-1c 複雑な根管系の典型像。実際の臼歯の再構成像である（画像はtoothatlas.comの厚意による）。

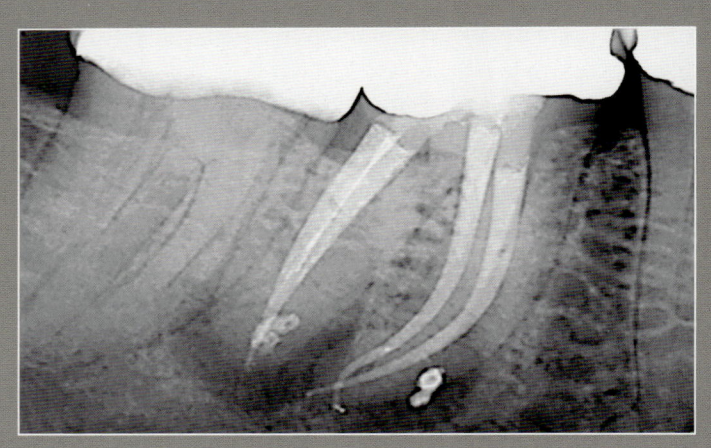

図4-1d 根管の解剖形態に三次元的に根管充填材を流入させるための根管形態を示す臨床例（歯内療法はDr. Jason West〈ワシントン州タコマ〉が行った。同氏の厚意による）。

　本章では根管系を可能なかぎり完璧に処置しようとする歯科医師の意欲については言及しないが、これはすべての歯科医師の望みであろう。むしろここでは、非外科的な根管系の清掃、形成と充填、もしくは充填不完全なPOEの外科的探索と充填により、すべてのPOEを封鎖することに焦点を当てることとする。それでは、歯内療法について歯科医師が完全に理解するためにはどのような知識が必要であろうか。また、適切に成功させるためにはどのような技術が必要であろうか。

知識

第1に、自然は直線を創らない。短いものであれば存在するであろうが、最終的には湾曲を示すであろう。たとえば川、樹木の枝、血管はすべて曲線的である。そして根管系も同様に、さまざまな程度で必ず湾曲する。そして第2点として、自然の創造物に同一のものはない。すなわち、個々に異なった形態を示す。雪片、顔、同一の顔の左右側、樹木、指紋、DNA、人体の解剖学的構造、そして根管系のいずれについても2つの同一物は存在しない。これらのことから、自然は曲線的かつ独自の形のものだけを創る。歯は根管数という面では共通性を示すであろうが、実際の形態は個々の歯で独自のものである（**表4-1**）[6]。

表4-1 各歯種における根管数

歯種	根管数	頻度（％）
上顎中切歯	1根管	100
上顎側切歯	1根管	99.9
上顎犬歯	1根管	100
上顎第一小臼歯	1根管	9.0
	2根管	85.0
	3根管	6.0
上顎第二小臼歯	1根管	75.0
	2根管	24.0
	3根管	1.0
上顎第一大臼歯	3根管	41.1
	4根管*	56.5
	5根管	2.4
上顎第二大臼歯（注1）	1根管	63.0
	2根管	37.0
近心頬側根*	1根管	10.0
	2根管	12.0
	3根管	54.0
	4根管	24.0
下顎中切歯	1根管	70.1
	2根管	29.9
下顎側切歯	1根管	56.9
	2根管	43.1
下顎犬歯	1根管	94.0
	2根管	6.0
下顎第一小臼歯	1根管	73.5
	2根管	26.0
	3根管	0.5
下顎第二小臼歯	1根管	85.5
	2根管	14.0
	3根管	0.5
下顎第一大臼歯	2根管	6.7
	3根管	64.4
	4根管	28.9
下顎第二大臼歯	1根管1根尖孔　近心	13.0
	1根管1根尖孔　遠心	92.0
	2根管1根尖孔　近心	49.0
	2根管1根尖孔　遠心	5.0
	2根管2根尖孔　近心	38.0
	2根管2根尖孔　遠心	3.0

* Stropko[7]は顕微鏡の使用により上顎大臼歯の93％以上でMB2を発見している。

訳者注：表の注1の箇所に誤りがあると思われる。正しくは以下のとおりと思われる。

上顎第二大臼歯	1根管	10.0
	2根管	12.0
	3根管	54.0
	4根管	24.0
近心頬側根*	1根管	63.0
	2根管	37.0

技術

根管系の解剖形態の理解はPOEの充填に必須である[8, 9]。それではどのような技術が三次元的な充填に要求されるのであろうか。後述の8項目の決定因子(153ページ参照)を考えた場合、私の経験では、歯内療法の予知性に関するすべての決定因子でもっとも変動の大きいものは、臨床的因子、すなわち術者の技量である。歯内療法においてもほかの臨床歯学領域とほぼ同様に、いわゆる名人芸はわれわれ専門医の手のなかにある。

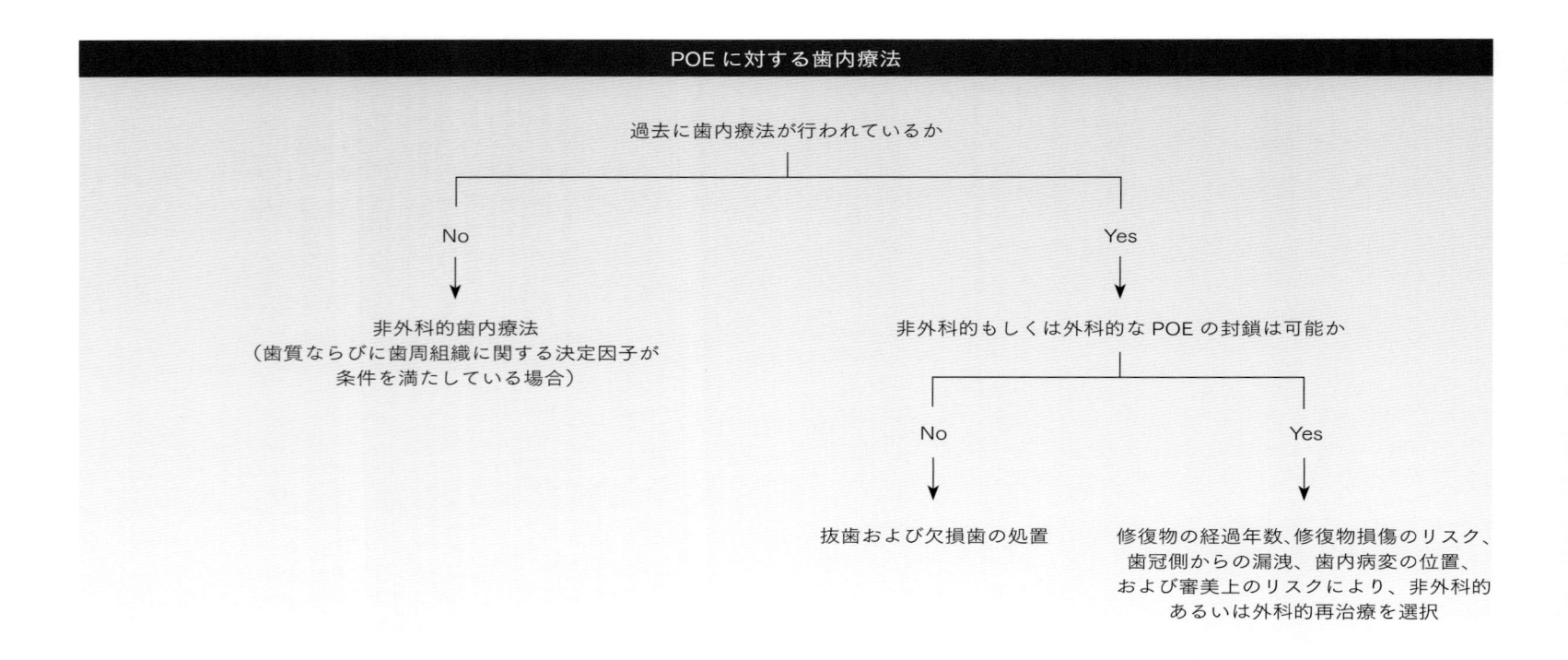

POEに対する歯内療法

過去に歯内療法が行われているか

- No → 非外科的歯内療法（歯質ならびに歯周組織に関する決定因子が条件を満たしている場合）
- Yes → 非外科的もしくは外科的なPOEの封鎖は可能か
  - No → 抜歯および欠損歯の処置
  - Yes → 修復物の経過年数、修復物損傷のリスク、歯冠側からの漏洩、歯内病変の位置、および審美上のリスクにより、非外科的あるいは外科的再治療を選択

臨床決断のグレーゾーン

根底に位置するのは「治癒不全は封鎖の不良を意味する」との概念である。逆に、封鎖の失敗は必ずしも治癒不全を意味しないが、これは(1)生物学的多様性、(2)歯冠側の封鎖、および(3)時間という3つの因子のPOEに対する未知の影響による。

1. **生物学的多様性**。真に重要な意義を有するPOEと、潜在的には重要なPOEとの関連を知ることは不可能である。また、開孔部の位置、あるいは治療成功に対する各POEの相対的重要性を認識したうえで歯内療法を行うわけではない。したがって、三次元的な根管の封鎖をより確実に達成しうる技法は、歯内療法の予知性向上のためのキーポイントとなる。

2. **歯冠側の封鎖**。充填不十分なPOEが細菌の漏洩源となる可能性は歯冠側の封鎖が不十分な歯のほうが、これが十分な歯よりも高い[10]。歯内療法の成功が維持される期間は修復物の封鎖性と密接にかかわっているが、修復物の封鎖性の有無を測定することは不可能と思われる。

3. **時間**。患者が長生きすればするほど長期にわたる成功が要求される。すなわち、時間はあらゆる治療結果に影響を及ぼすが、患者の寿命を知ることはできない。ところが高齢化の進展は周知のとおりであるため、治療成果がどの程度持続するかについても考慮しなければならない。

> **ガイドライン 1**
> 根管系全体の三次元的填塞、すなわち根管の封鎖は歯内療法の予知性のキーポイントである。

歯内疾患由来病変（LEO：lesion of endodontic origin）

　歯内病変、あるいは瘻孔の原病巣が歯根表面のどこに存在するかということは、歯内疾患に対する臨床決断の過程にどのように影響を及ぼすであろうか。

　初発疾患に対する歯内療法では、LEOの位置は大きい問題にはならない。完全にスムーズかつ連続的な円錐形の形成デザインにより、漏斗状の「通路」に沿って存在するPOEを封鎖するために十分な根管充填材の流動性が得られる。このような予知性の高い充填は、「流体力学」という工学的概念を基盤とするものである。しかしながら、外科的歯内療法では根管充填材にこの種の流動性を与えることはできない。したがって、十分に充填されていないPOEは外科的には確認かつ直達可能でなければならない。たとえば、根尖部のPOEは、口蓋側に位置する歯根中央部のPOEよりも容易に確認、直達可能である。また、再治療に際しての今ひとつの重要な検討事項は、初回治療時の根管充填の質、および既存修復物の質や複雑性である。したがって、歯内療法における治療計画立案上、根管充填と歯冠修復の両者が十分な検討を要する事項となる。実際には、対応困難なPOEがどこに存在するかを確実に知ることはできない。LEOが根尖部に限局している場合は、3mmの根尖切除および3mmの深さの窩洞形成と逆根管充填により、原因となるPOEはほぼ確実に除去、封鎖される（図4-2）。ところがLEOが根面に沿って存在する場合は、根側にPOEが存在する可能性が高い（図4-3）。ガッタパーチャポイントによる瘻孔の追跡は、しばしば根側のPOEの位置の特定に有用であり、結果として外科的処置を成功に導くことがある。一方、補綴専門医のほとんどは、既存修復物の破壊を避けるという意味で、外科的処置を可能なかぎり希望する。非外科的処置を選択した場合、固定式ブリッジやクラウンはCoronaflex(Kavo)を用いてしばしば破壊せず除去可能である。

　要約すれば、歯内療法の経過不良例に対する非外科的あるいは外科的処置選択に関する臨床決断には、エックス線透過像の位置がしばしば影響を及ぼす。基本的には、歯内療法の経過不良の兆候が根尖部に存在する場合は、外科的処置により患歯を歯内療法の面では救済できると思われる。しかしながら、根尖部における歯根長の短縮により歯冠歯根比が1:1以下となる場合は、非外科的処置を考慮すべきである。加えて、エックス線透過像が根側に存在する場合やガッタパーチャポイントで瘻孔を追跡した際にこれが根中央部に到達した場合では、歯周組織による支持や審美性を損なうことなくPOEに到達可能である場合を除いて、非外科的処置が選択される。外科的処置を行おうとする場合は、全層粘膜骨膜弁が歯肉におけるいわゆるブラックトライアングルの形成につながらないような配慮が重要である[11]。さらには、切開線が付着歯肉に設定され、かつ患者のスマイルラインが高い場合は、マイクロサージェリーによっても軽度の瘢痕形成がまれながら生じることを外科的処置の欠点として考慮することも重要である。また、非外科処置については、根管形成後の残存歯質量に関して、いわゆる「三分の一の法則」、すなわち根管幅径が歯根幅径の1/3を越えてはならないということを考慮しなければならない。歯冠部のフェルール（帯環）や象牙質壁の厚さの保存もまた、非外科的再治療の要点である。根管充填材の流動性の確保には円錐形の形成を適切に行う必要があるが、残存歯質が少なく連続的テーパーを有する形成が行えない場合は、外科療法が適切な処置となろう（図4-4）。

図4-2～図4-4　LEOの位置の根管の封鎖に対する重要性

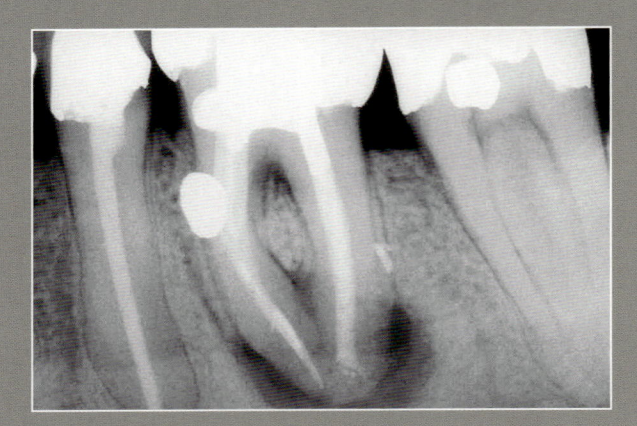

図4-2a　エックス線透過像は根尖1/3に限局しており、根管充填は密である。

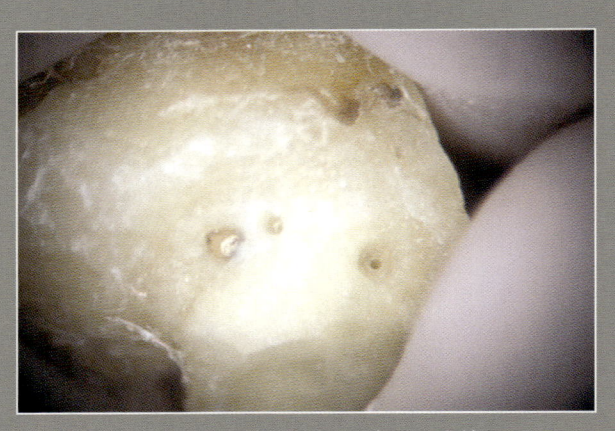

図4-2b　除去された根尖部には多くの充填されていないPOEが観察される。

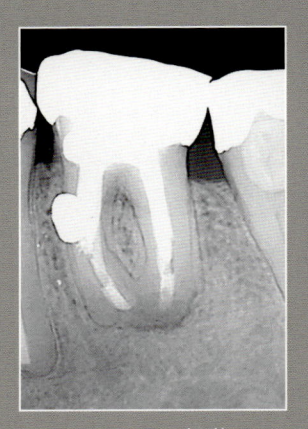

図4-2c　8年後のリコール時。歯槽骨の完全な治癒が観察される。

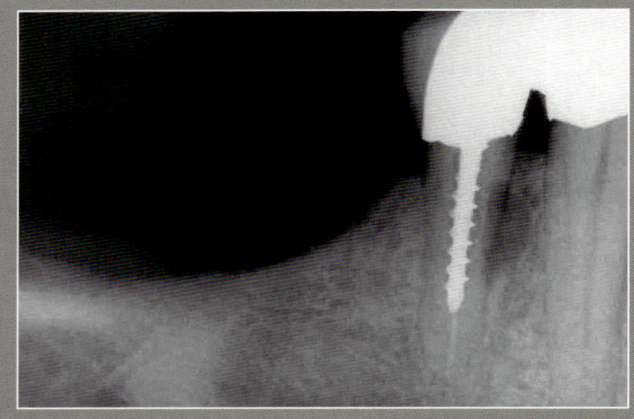

図4-3a　近心根側部にエックス線透過像が存在する歯内療法経過不良例。外科的に根側のPOEを見い出すことは困難もしくは不可能であろう。

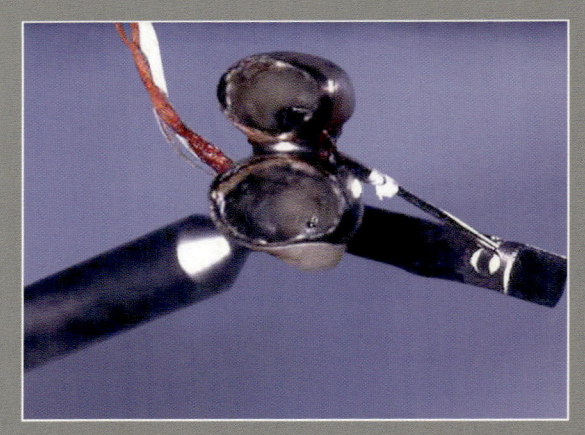

図4-3b　Coronaflex (Kavo)で除去された連結冠。

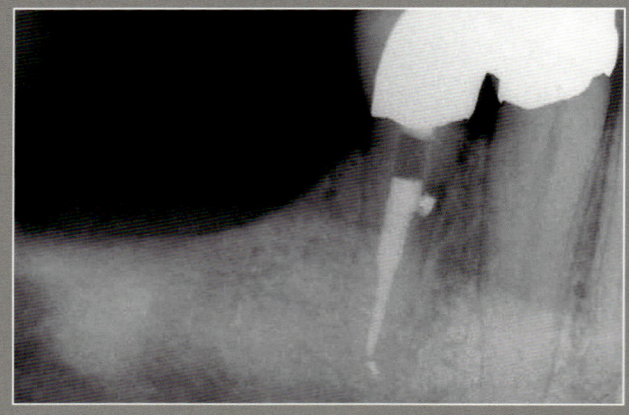

図4-3c　修復に先立ち非外科的再治療を実施後6ヵ月経過時。根側の治癒が確認された。

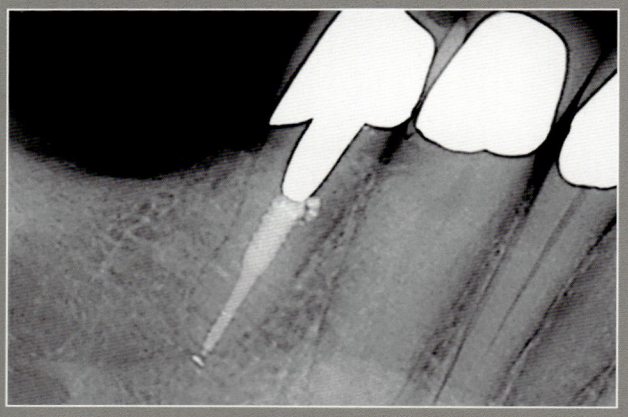

図4-3d　2年後のリコール時。歯槽骨の完全な修復と健全な歯槽硬線の形成が観察される。

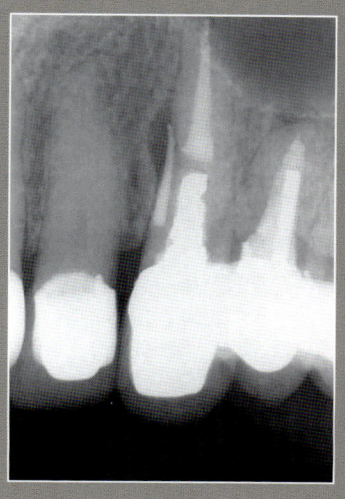

図4-4a 歯内療法が失敗し、ガッタパーチャポイントが根側のPOEに到達した症例。非外科的歯内療法は修復処置や残存歯質の面でリスクが大きいと思われる。

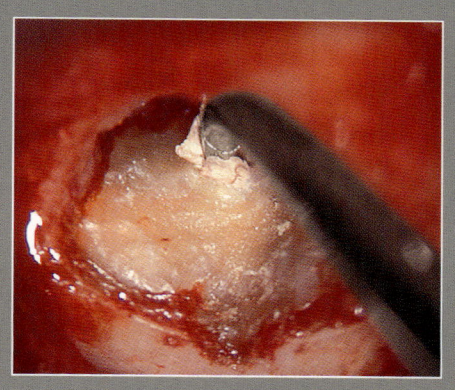

図4-4b 外科的に確認された未充填のPOEに対する超音波装置を用いた形成。

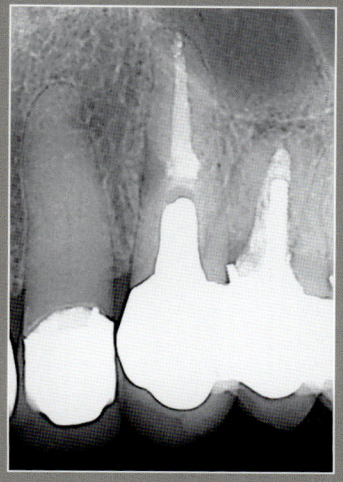

図4-4c 10年後のリコール時。治癒が観察される。

経過不良例に対する歯内療法。非外科的、外科的処置のいずれを選択すべきか

```
                    LEOが根尖部にのみ存在
                    ┌────────┴────────┐
                   No                 Yes
                    │                  │
            非外科的再歯内治療    非外科的再治療が修復処置上のリスクをともなうか
                               ┌────────┴────────┐
                              No                 Yes
                               │                  │
                       非外科的再歯内治療    外科的再歯内治療
```

臨床決断のグレーゾーン

　エックス線写真は二次元的なものであるため、LEOやその原因となるPOEの正しい位置に関する情報は正確とは言えない。したがって、非外科的再治療、外科的再治療とも臨床決断は曖昧となる。残存歯質量(少量であるほど外科的処置に傾く)、根管充填の質(質が低い場合は非外科的処置に傾く)、修復物の質(歯内療法の経過不良例の2/3に辺縁漏洩が認められることから、漏洩のある場合は非外科的処置ならびに修復物の再製作に傾く)、および審美性(瘢痕やブラックトライアングルの形成が懸念される場合、非外科的処置に傾く)に対して平等に配慮すべきである。

ガイドライン2

　歯内疾患由来病変が根尖部に限局している場合、前回の歯内療法が比較的十分に行われている場合、および非外科的歯内療法が歯の構造の損傷や審美的な問題を引き起こす可能性を有する場合は、外科的処置を選択すべきである。

穿孔

穿孔は人工的なPOEであり、再治療の成功と失敗に影響を及ぼす独特の問題点を含んでいる（図4-5）。これらは発生部位により髄床底穿孔と根管側壁穿孔に分類される。髄床底穿孔は典型的には根管口の探索や髄床底部のう蝕除去の結果として生じるが、歯周組織への疾患波及を最小限としながら最大限の成功を得るためには、発生後直ちに封鎖しなければならない。しかしながら、髄床底穿孔では（1）血流豊富な根分岐部からの出血のコントロール、および（2）修復のためのマトリックスの欠如という点が問題となる。すなわち、穿孔部の修復処置はマトリックスを使用せずにMODアマルガム修復を行うとすることに等しい。しかしながら、CollaCote(Integra)や硫酸カルシウムなどの「裏打ち」が適切に施された場合は、MTA (mineral trioxide aggregate：Dentsply Tulsa Dental)が健康な骨の保存や再生を期待できる有効な修復材であることが明らかとなっている[12]。根管側壁穿孔についても同様であり、穿孔の径が小さく修復が速やかであればあるほど処置の予知性が向上する。根分岐部の骨破壊が生じた状態では、填塞圧を受け止めるバリアとして人工的マトリックスを設置しなければならない。加えて、髄床底穿孔部と歯肉溝との交通が生じた場合は、口腔内細菌により真の歯内・歯周病変が形成されるため、成功の可能性は低下する。

髄床底穿孔や歯冠側における根管側壁穿孔の長期的予後に影響を及ぼす因子として（1）欠損部の大きさ——これに関連して歯根膜や骨の損傷の程度、（2）穿孔から修復までの経過時間、および（3）欠損の緊密な封鎖の可能性を挙げることができる[13]。根管側壁穿孔はしばしば、過剰な切削器具操作にともなう接線方向の「破れ目」として生じる。下顎大臼歯近心根の遠心面および上顎大臼歯近心頬側根の遠心面は、溝を有する解剖形態となっているため好発部位である。これらの部位はポスト設置の際の穿孔の好発部位でもある。このような位置に生じた穿孔は、填塞材のコントロールが難しく封鎖しづらいことから、非外科的な修復はしばしば困難である。

穿孔をともなうポストがすでに合着されている場合はどのように対応すべきであろうか。外科的、非外科的修復のどちらを試みるべきであろうか。穿孔部への外科的アクセスが可能で歯肉の「ブラックトライアングル」や瘢痕形成などの外科処置の欠点も問題にならない場合は、外科的修復が有効であり、かつ既存修復物へのダメージにともなう修復処置上のリスクもない。また穿孔部への外科的アクセスが不可能な場合は、細心の注意のもとでのアクセス窩洞形成、および超音波機器やポスト撤去器具の活用により、既存修復物やフェルールの保存が可能な場合がある。一般的には、ポストによる穿孔の修復は正方向からの処置のほうが良好な予後を期待できる。外科的な穿孔封鎖が成功した部位であっても、咀嚼中のポストの動揺により封鎖材が破壊される可能性があろう。

要約すれば、非外科的な穿孔封鎖を理想的に行うためには、（1）非吸収性かつ生体親和性の材料で欠損部を緊密に封鎖すること、（2）封鎖材の血液汚染を避けること、および（3）過剰充填や充填不足が生じないように修復材を取り扱うことの3点が必要である。歯内療法において穿孔はまさに、「1オンスの予防が1ポンドの処置に匹敵する」領域である。

図 4 - 5 　穿孔と根管の封鎖

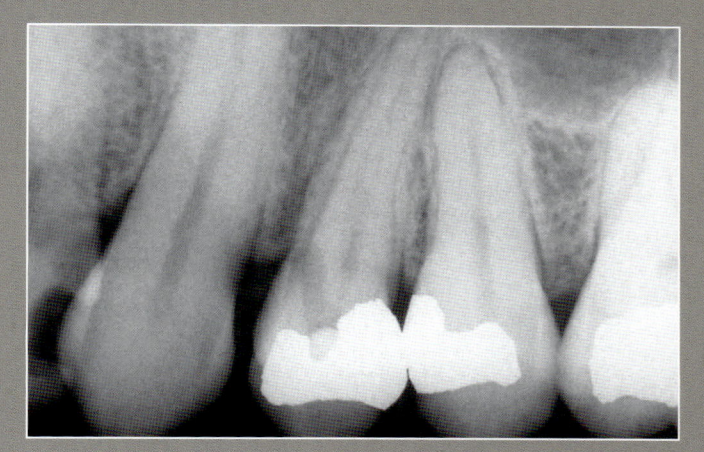

図 4 - 5 a 　アクセス窩洞形成中の穿孔例。術前。

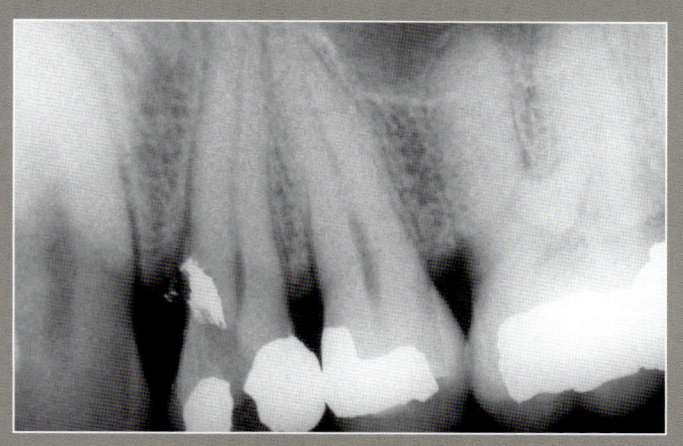

図 4 - 5 b 　穿孔部の暫間的修復。

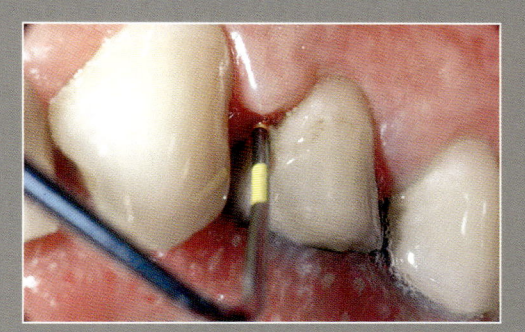

図 4 - 5 c 　医原性穿孔を原因とする近心部のポケット形成。

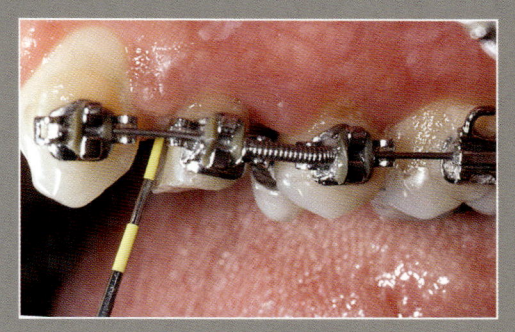

図 4 - 5 d 　歯槽骨頂からフェルールまで 4 mm の高さを確保するため、矯正的挺出を行った（Vincent G, Kokich 先生〈ワシントン州タコマ〉のご厚意による）。

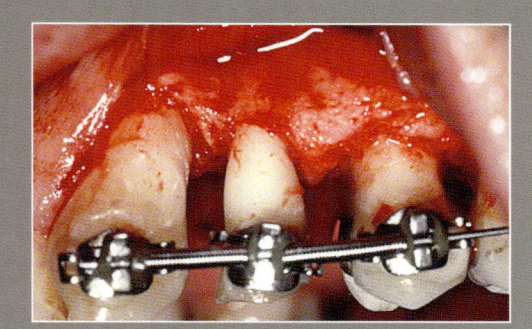

図 4 - 5 e 　歯槽骨成形術（David Mathews 先生〈ワシントン州タコマ〉のご厚意による）。

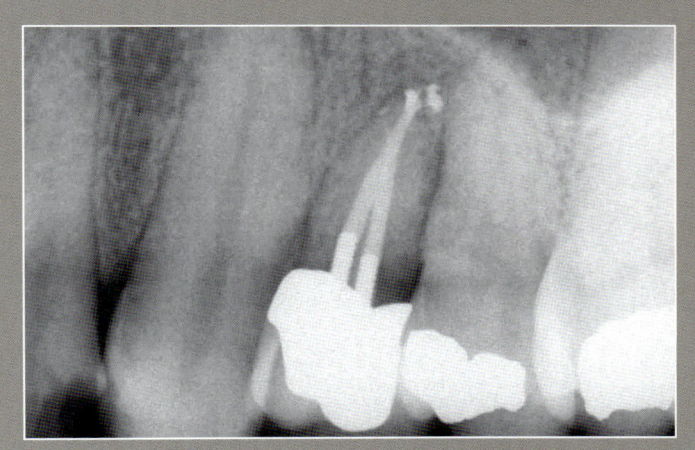

図 4 - 5 f 　歯内療法およびクラウン（John West 先生および Ralph O'Connor 先生〈ワシントン州タコマ〉のご厚意による）。

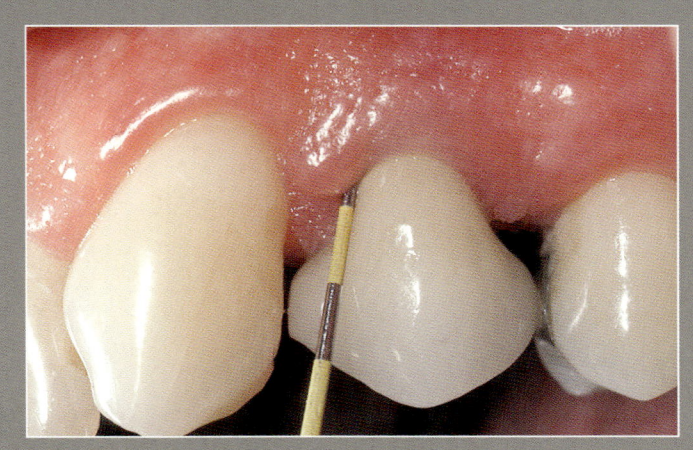

図 4 - 5 g 　矯正的挺出後の細い歯根に装着されたクラウン。カントゥアは適切である。プロービング値は正常範囲内である。

135

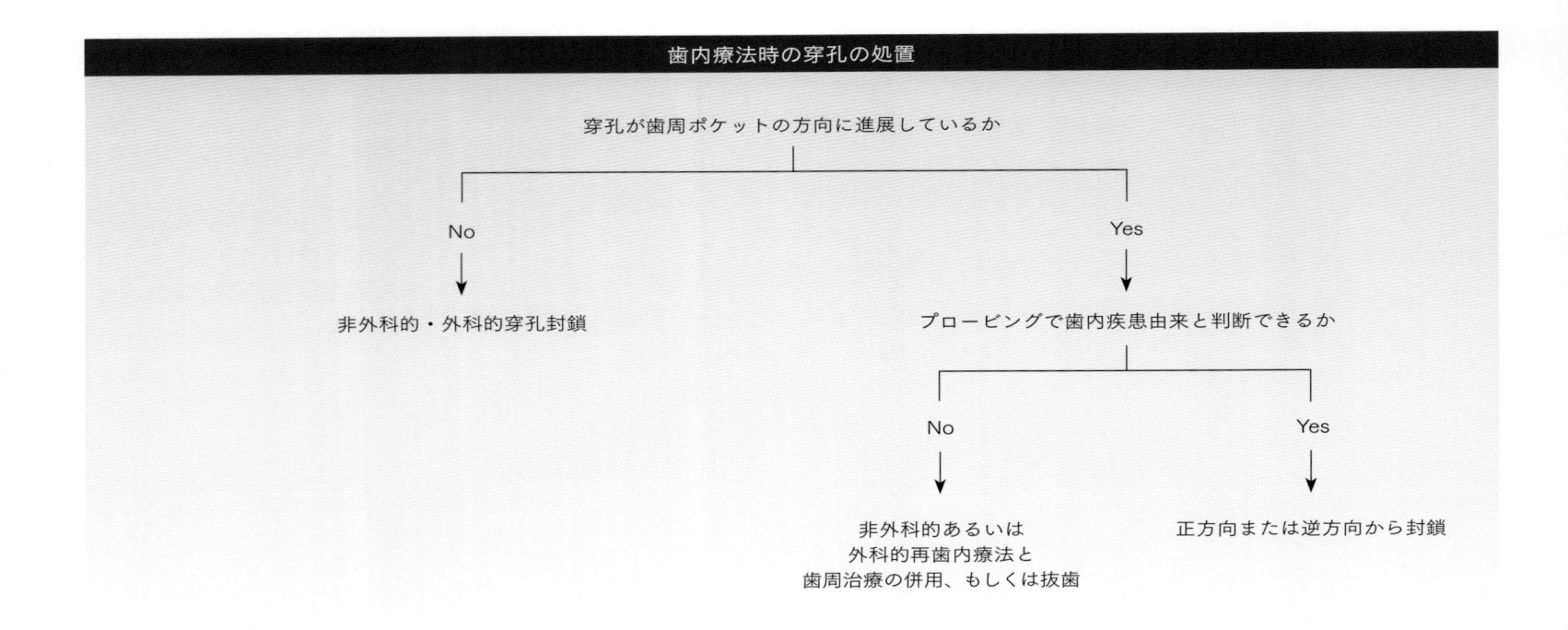

```
歯内療法時の穿孔の処置

         穿孔が歯周ポケットの方向に進展しているか
              ┌──────────┴──────────┐
              No                    Yes
              ↓                     ↓
       非外科的・外科的穿孔封鎖    プロービングで歯内疾患由来と判断できるか
                              ┌──────────┴──────────┐
                              No                    Yes
                              ↓                     ↓
                      非外科的あるいは          正方向または逆方向から封鎖
                      外科的再歯内療法と
                    歯周治療の併用、もしくは抜歯
```

臨床決断のグレーゾーン

穿孔が清潔かつ円形であることはまれである。穿孔部には薄いセメント質のマージンがあり、かつ直径の増加が2倍であれば、円の面積＝πR^2であるため封鎖すべき面積は4倍となる（実際はまれではあるが、穿孔が円形と仮定して）。穿孔部はしばしば不整な接線方向の「破れ目」として生じるため、確実な封鎖を図ることはきわめて困難となる。

ガイドライン3

穿孔は人工的なPOEであり、これを修復し完全に封鎖することは、歯内療法の予知性の面で必須である。

歯根吸収

歯内疾患に関連した歯根吸収の治療には困難なジレンマがともなう[14]。治療が「成功」と判定された場合であっても、実際はしばしば吸収過程の速度低下や停止が生じた状態となっている。5種類の歯の吸収が知られている[15]。

1．内部吸収
2．外部吸収（表在性、炎症性、置換性）
3．根管外侵襲性吸収（extracanal invasive resorption）
4．圧力による吸収
5．特発性吸収

これら各種の吸収は、吸収が歯根内部に位置するか否か、もしくは吸収が歯周ポケットと交通しているか否かを、基本的な相異点とする。

内部吸収

　内部吸収は外傷に起因すると推定され、根管の外形に歪みや消失がみられること、あるいは、境界明瞭な外形を呈するエックス線透過性の吸収窩が根管と連続して存在することから、通常は容易に同定可能である（図4-6a）。偏近心あるいは偏遠心投影によるエックス線写真では、内部吸収は中心部に留まる傾向を示すが、これに対して外部吸収では投影角度に応じた移動がみられる。また、歯髄の生死の検査はしばしば診断上有益である。すなわち、内部吸収は歯髄診陽性の生活歯に発症する。しかしながら、歯冠歯髄が壊死しているにもかかわらず、活発な吸収細胞が根尖側の根管内に存在する場合もあるため、歯髄診陰性の場合もまれではない。内部吸収に対する処置は、三次元的な根管の清掃、形成および充填である。予後はかなりの程度良好である（図4-6b）。

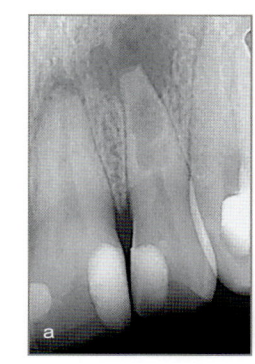

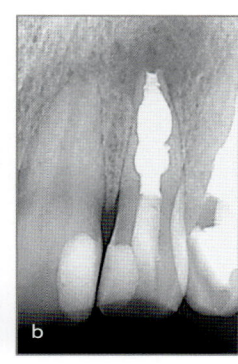

図4-6　（a）上顎左側側切歯に大型の内部吸収がみられる。（b）加熱ガッタパーチャを用いた垂直加圧法による三次元的充填。

外部吸収

　外部吸収が存在する場合、根管の外形は正常であるが、しばしばエックス線透過性の吸収窩に重なった形で観察される。骨吸収をともなった炎症性外部吸収は外傷に継発し、しばしば歯頸側1/3に生じる（図4-7a）。外部吸収が歯肉溝に達する場合は、Geristore（Den-Mat）などのレジン添加型グラスアイオノマーセメントが、歯周組織の緊密な付着獲得による患歯の保存に有効であることが示されている（図4-7b、図4-7c）[16,17]。一方、根尖部あるいは根側に生じた外部吸収は歯髄腔の感染をともなうことから、確定診断には歯髄診陰性であることが必要である。これらは打診痛、圧痛、歯の動揺、歯周ポケット形成といった症状を示す。しかしながら、歯頸部の歯根吸収は通常歯髄まで到達せず、また細菌は患歯の歯肉溝に由来すると思われることから、この種の吸収では歯髄診はしばしば陽性である。

　外部吸収は表在性、炎症性および置換性という3種の基本型に分類される。内部吸収と同じく、これら3種は通常外傷に継発する。

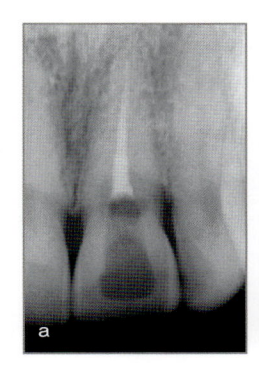

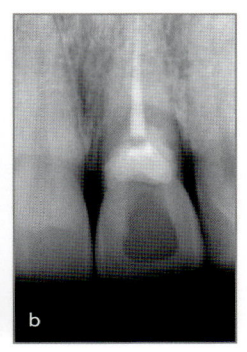

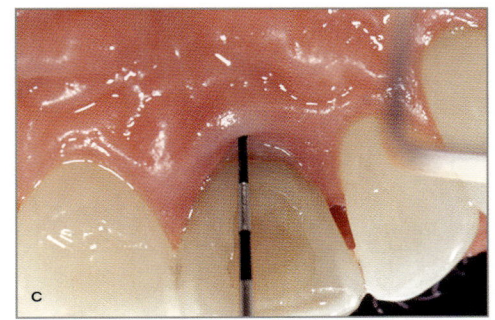

図4-7　（a）外傷後の歯頸部外部吸収。（b）レジン添加型グラスアイオノマーセメントによる外科的充填処置後のエックス線写真。（c）8年後のリコール時。歯周組織の治癒は良好である。

表在性吸収

表在性吸収は一過性、進行性のいずれかであるが、通常歯内療法は不要である。歯の脱落、脱臼、矯正治療、歯周疾患などが損傷の原因となる。傷害を受けたセメント質やセメント芽細胞は、通常は新生セメント質の添加によって自然に修復される。

炎症性吸収

外傷により歯髄炎が歯髄壊死に進行した場合、表在性吸収は炎症性吸収に移行する。受傷は最近のこともあれば、数年前に生じて患者の記憶に残っていない場合さえある。吸収の速度や進行度は、歯髄の状態および歯髄と吸収窩をつなぐ象牙細管の連続性に直接関連する。エックス線写真上では、炎症性吸収は歯質のみならず隣接する歯槽骨の喪失として現れる。吸収が前兆なく、しかも急速に生じうることから、エックス線写真により最初の6ヵ月間は4〜6週ごと、以後数年間は1年ごとに経過観察を行うべきである。

炎症性外部吸収が歯髄壊死を原因として生じた場合は、非外科的歯内療法により吸収の進行停止とLEOの改善が図られる。

置換性吸収

外傷による歯の脱臼後に歯質が象牙質と癒着した骨に置き換えられた場合、これを置換性吸収もしくはアンキローシスと呼ぶ。理想的には脱落歯は30分以内に再植されるべきであり、長時間にわたる処置の遅れは歯根膜細胞の壊死を引き起こし、アンキローシス発症の可能性を増加させる。脱落歯を再植に先立ち5分間テトラサイクリンおよびフッ化第二スズ(SnF_2)溶液に浸漬することでアンキローシスが抑制されるという記載が北欧の文献[18, 19]にみられる。置換性吸収に有効な治療法はないが、この種の破壊的変化の進行は水酸化カルシウムを用いた歯内療法により緩徐となる。さらには置換性吸収の兆候がみられる歯であっても、完全に吸収された歯根をインプラントやブリッジで置き換えるまで数年もしくは十数年にわたり、構造的にも審美的にも十分に機能する場合がある。

根管外侵襲性吸収(Extracanal invasive resorption)

根管外侵襲性吸収は破壊的な歯牙疾患であり、罹患歯の治療はきわめて困難である。この種の吸収は因果関係の特定が困難なことから、しばしば特発性歯根吸収という適切でない診断がなされる。通常歯頚部の上皮付着下に原発し、表在性の小窩に始まりセメント質と歯髄の間の象牙質を広範に侵す。また、歯冠側に進行した場合は患歯に「ピンクスポット」が観察される。歯頚部の吸収は壊死歯髄や感染歯髄を必ずしもともなわないことから、その治療法は多様であるが、吸収機構の断絶を意図した歯内療法、ならびに可能であれば喪失した歯質の修復を行った後、非外科的もしくは外科的に吸収部を修復することがしばしば行われる。ほかに外科的に吸収窩を露出させ欠損部の軟組織を掻把したのち、吸収部を修復することも行われる。

根管外侵襲性吸収に対する予防、あるいは予知性の高い処置法は知られていない。しかしながら、ほかのタイプの歯根吸収病変と同様に、早期発見により有効な治療法が選択でき、予後は改善できる。

圧力による吸収

矯正力、埋伏した隣在歯、過剰歯、嚢胞、腫瘍などによる圧力を原因とする。原因除去によりこの種の吸収は停止するため、歯髄に傷害が及んでいないかぎり歯内療法は必要ない。

特発性吸収

病因が不明である場合、その吸収は特発性もしくは原因不明と分類される。治療法は吸収部の状態に規定される。

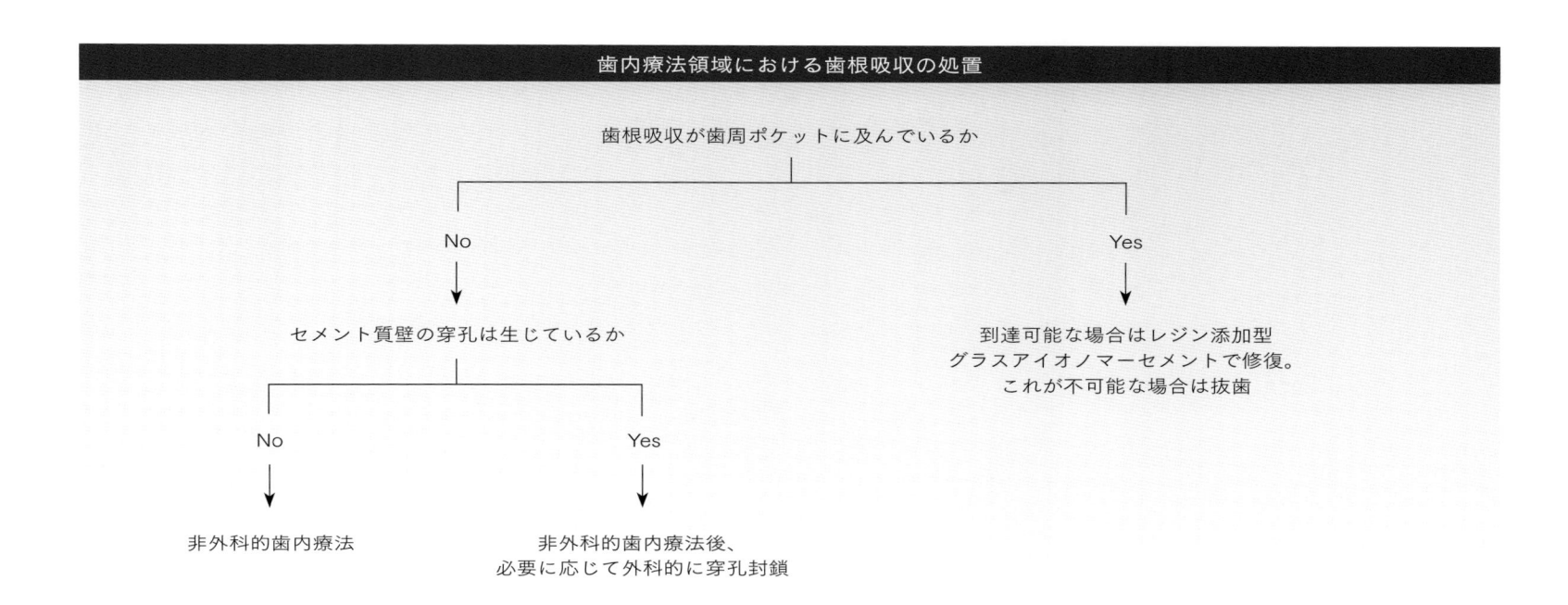

歯内療法領域における歯根吸収の処置

歯根吸収が歯周ポケットに及んでいるか

- No → セメント質壁の穿孔は生じているか
  - No → 非外科的歯内療法
  - Yes → 非外科的歯内療法後、必要に応じて外科的に穿孔封鎖
- Yes → 到達可能な場合はレジン添加型グラスアイオノマーセメントで修復。これが不可能な場合は抜歯

臨床決断のグレーゾーン

歯根吸収については、原因、性状、範囲、治療法、予後のすべてについて、正確に予測することが困難である。二次元的なエックス線写真の限界から、この種の「三次元的」疾患に対する正確な診断は制限される。

ガイドライン4

歯根吸収が閉鎖系のなかにあり歯肉溝との関連が認められない場合は、歯内療法は比較的高い確率で成功する。歯肉溝と交通している場合には予知性ははるかに低下する。

歯の破折

　どのような種類の破折歯が保存可能もしくは不可能であろうか。歯の破折は歯根に水平もしくは垂直に生じ、また歯冠、歯根あるいはその両者に存在する。外傷による水平破折で歯冠歯髄が生活性を示し、かつ舌側のプロービングで破折が触知されない場合は、モノフィラメント糸、あるいはニッケル‐チタン合金線の接着により固定を行うことが最善の処置である（図4‐8）。しばしば歯冠側、根尖側の破折片とも生活性が維持され、さらに歯肉溝との交通のない場合は、成功が大きく期待できる。一方、歯髄壊死が生じる場合は通常歯冠側破折片に認められるため、根尖側破折片をその場に残したままで歯冠側破折片にのみ歯内療法を行う。この場合、根尖側破折片は多くの場合に健康状態を維持する。一方、「亀裂歯症候群」のように垂直方向に破折が生じた場合は、矯正用バンドあるいはカッパーバンドを装着する。これにより症状が消退するとともに歯髄の生活性が維持された場合は、咬頭を被覆することにより歯の生活性や健康が長期間維持された状態でしばしば無症状に経過する。しかしながら、破折が歯髄腔まで到達している場合は、症状の緩和のため歯内療法が必要である。

　破折が歯根もしくは歯冠歯質に限局しておりセメント‐エナメル境（CEJ）を含まない場合は、予後は比較的良好である。破折による離開部が歯根全長にわたり細菌感染をもたらすような状況では、歯周疾患の進行により不良な経過をたどる。破折が髄床底を横切って生じている場合も、とくに患歯に歯周ポケットが形成されている状況では良好な予後は期待できない。また、破折によって複数の破折片が動揺している場合も、患歯の経過は不良と判断される。しかしながら、顕微鏡レベルの破折が髄床底を横切って生じている場合は、歯周組織のプロービング値が正常で抜髄後に症状が消退するようであれば、破折部に接着処置を施して歯内療法を行った後、全部被覆冠にて修復することで予後は良好である。一方、亀裂歯症候群の原因歯の特定には、水を含ませたロール綿や綿球、あるいはTooth Slooth（Professional Results）が有用である。この際、自覚症状が再現されることが重要であるが、患者自身がこれらをあてがうことで原因が明らかになることが経験される一方、歯科医師がこれを行った場合はしばしば原因が見逃されてしまう。すなわち、患者自身が症状の再現性を自覚しているのである。いずれにしても、しばしば誤った診断がなされてしまう点で亀裂歯症候群は比類のないものといえる。すなわち、咬合時の痛みが生じるにもかかわらず歯髄は生活している。どのように診断、処置を進めるかのステップごとのガイドラインを以下にフローチャートで示す[20]。

図 4-8　歯の破折と根管の封鎖

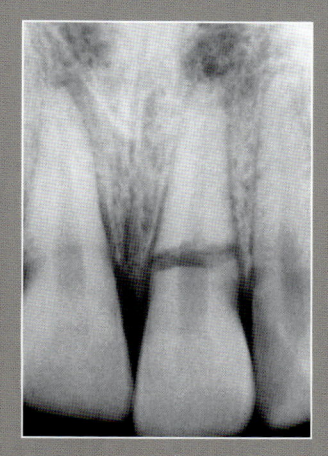

図 4-8a　外傷により歯根水平破折が生じた上顎左側中切歯のエックス線写真。

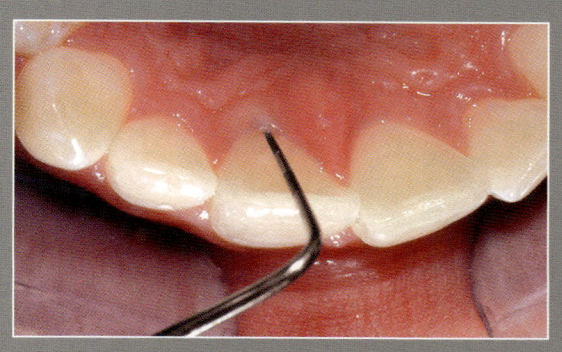

図 4-8b　舌側のプロービングにより、破折がポケットより根尖側に位置することが確認される。

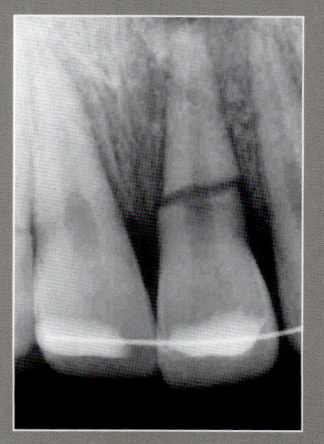

図 4-8c　歯冠側破折片の固定。

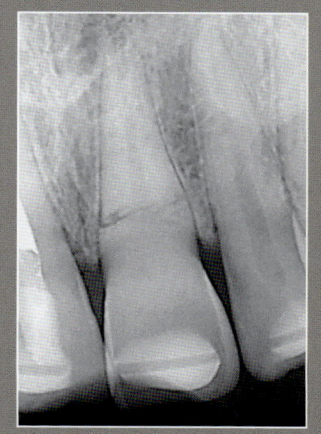

図 4-8d　7年後のリコール時。患歯は機能している。中切歯、側切歯とも歯髄診に反応する。右側中切歯は最近脱臼して歯髄が失活したため、歯内療法が行われた。また、新たなスプリントで固定が施された。エックス線写真はいずれも、患者がアメリカ海軍の短期休暇中に撮影されたものである。

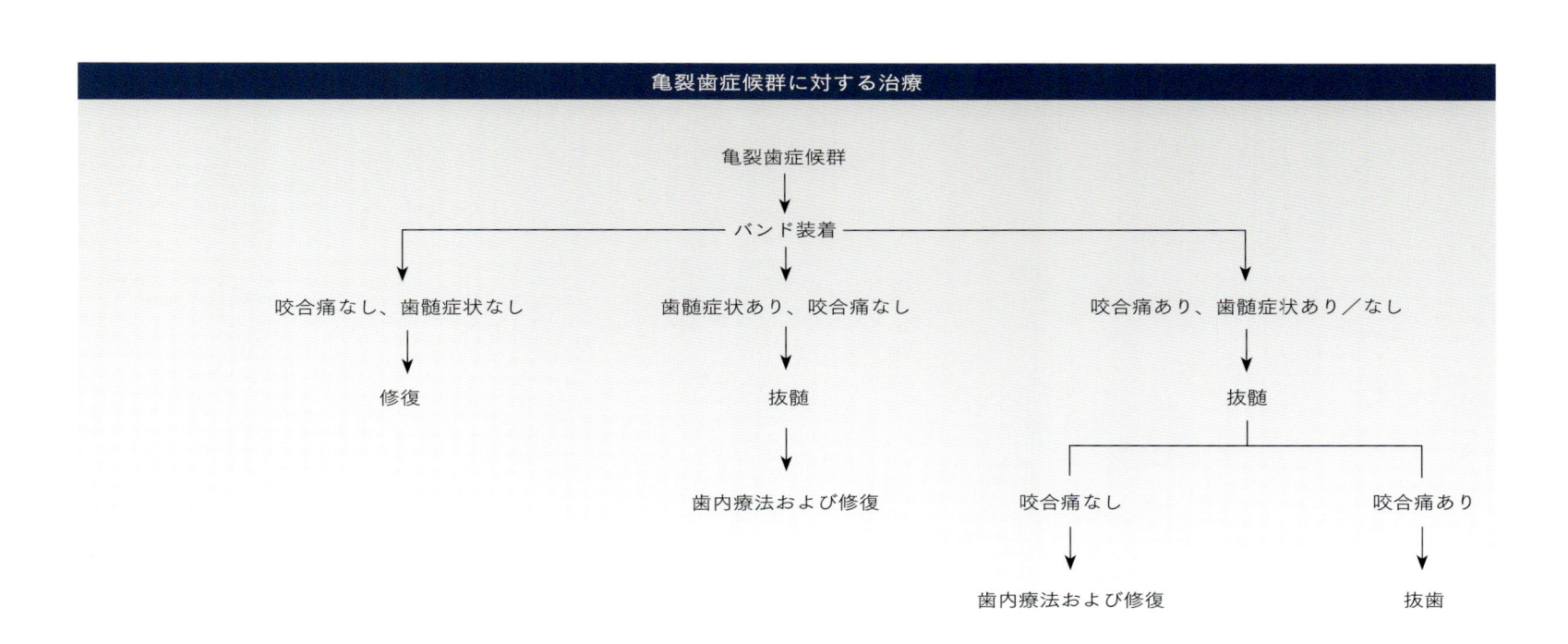

亀裂歯症候群に対する治療

```
                    亀裂歯症候群
                        │
                ─── バンド装着 ───
        │               │               │
   咬合痛なし、      歯髄症状あり、    咬合痛あり、
   歯髄症状なし      咬合痛なし       歯髄症状あり／なし
        │               │               │
       修復            抜髄             抜髄
                        │         ┌─────┴─────┐
                  歯内療法および修復  咬合痛なし    咬合痛あり
                                    │           │
                              歯内療法および修復   抜歯
```

破折歯の歯内療法

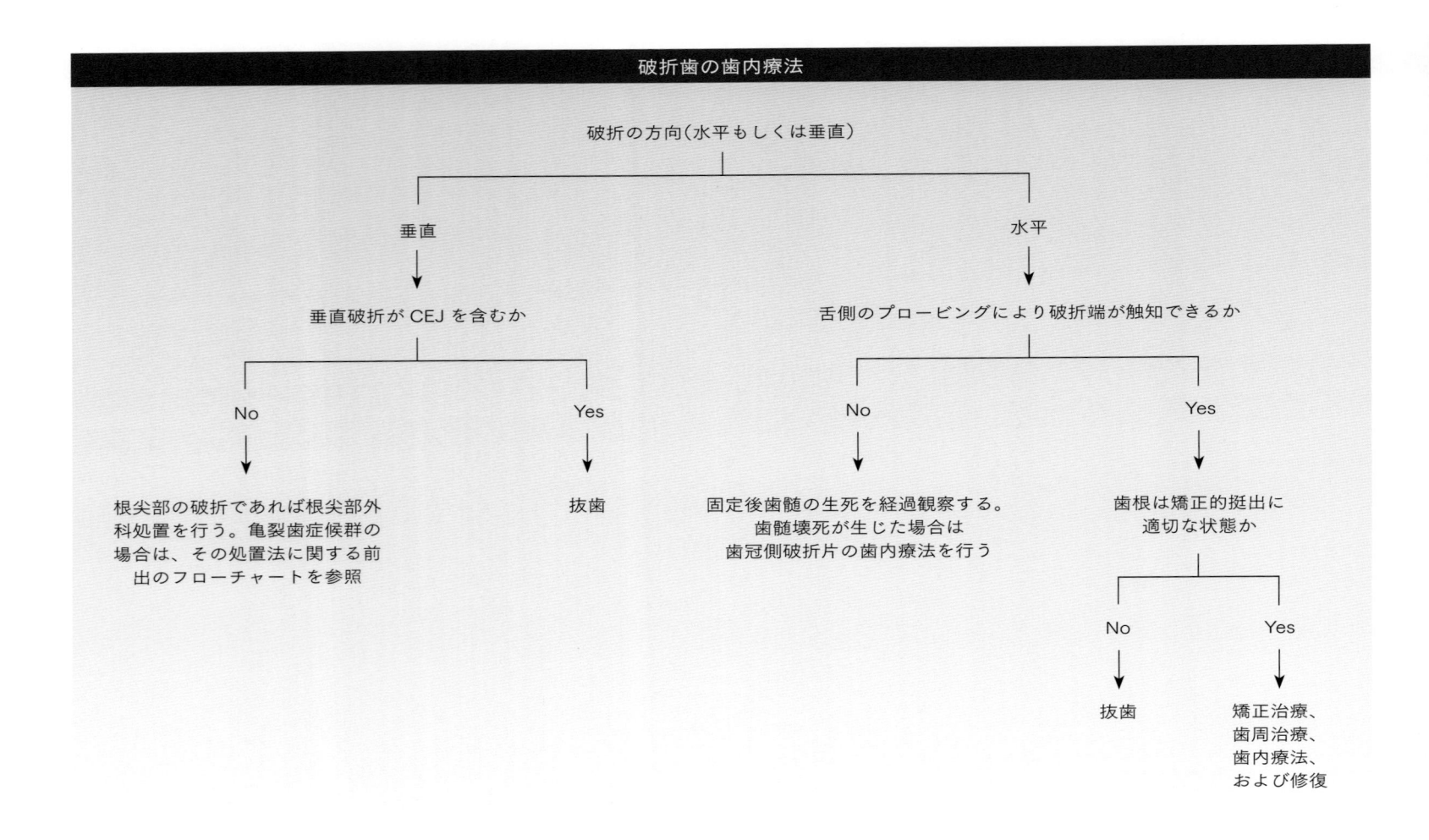

```
破折の方向（水平もしくは垂直）
├── 垂直
│    └── 垂直破折がCEJを含むか
│         ├── No → 根尖部の破折であれば根尖部外科処置を行う。亀裂歯症候群の場合は、その処置法に関する前出のフローチャートを参照
│         └── Yes → 抜歯
└── 水平
     └── 舌側のプロービングにより破折端が触知できるか
          ├── No → 固定後歯髄の生死を経過観察する。歯髄壊死が生じた場合は歯冠側破折片の歯内療法を行う
          └── Yes → 歯根は矯正的挺出に適切な状態か
               ├── No → 抜歯
               └── Yes → 矯正治療、歯周治療、歯内療法、および修復
```

臨床決断のグレーゾーン

破折は開始から拡大にいたる動的なプロセスであり、その症状も同様である。したがって、症状の経過の確認は重要であるが、適切な処置のためのキーポイントは現在の症状を再現することである。亀裂歯症候群では主として咬合力開放時に咬合痛が生じるものの歯髄は生活反応を示すことを記憶しておきたい。この単一かつ単純なアプローチにより、破折歯に対する過剰、過小、あるいは誤った治療が少なくなるものと思われる。

ガイドライン5

歯冠あるいは歯根に微細な破折を有する歯では、垂直破折がCEJを横断しない状態であれば保存できる可能性がある。加えて、破折は経時的に拡大、延長し、自然治癒は起らない。垂直破折は麻酔下で拡大視と明るい照明を併用して、歯周組織を注意深くプロービングすることによりもっとも確実に診断可能である。垂直破折が疑われる場合は、粘膜骨膜弁を剥離して観察することにより確認できる。

以下の状況は処置不能である。
a．POEの封鎖が不可能
b．CEJを横断する歯根吸収
c．CEJを横断する破折

図 4 - 9　歯内疾患と歯周疾患の関連

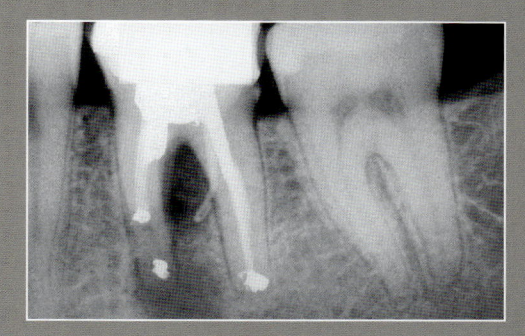

図 4 - 9a　歯内療法の経過不良例の術前エックス線写真。

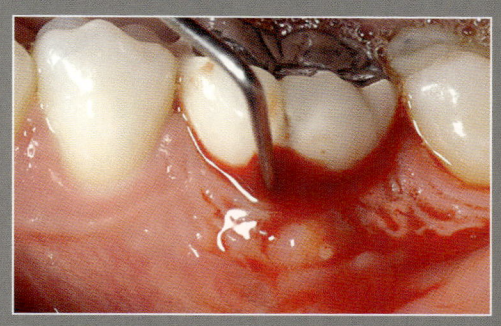

図 4 - 9b　プロービングで急激な深さの変化が触知される。

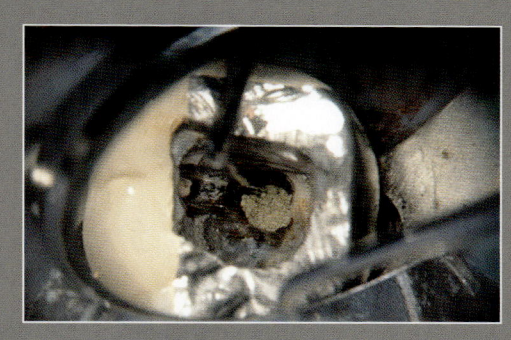

図 4 - 9c　MTA による穿孔封鎖。

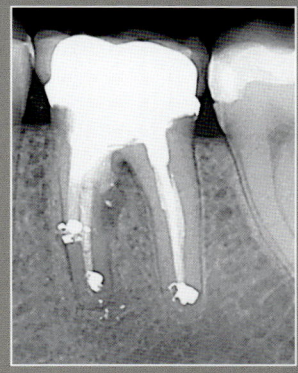

図 4 - 9d　7 年後のエックス線写真。非外科的再歯内治療後の治癒を示す。

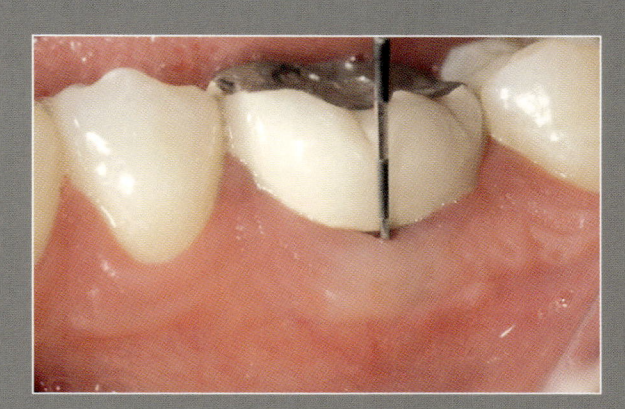

図 4 - 9e　7 年後のプロービング時。歯周組織は健康である。

歯周領域の生物学的決定因子
Periodontal Biologic Determinants

　歯内疾患と歯周疾患に由来する因子が合併している場合、保存・抜歯の決定をどのように行うのであろうか（図 4 - 9）。歯周組織の破壊が壊死歯髄や歯内療法後の経過不良に直接関係する場合は、（再）歯内療法により歯周組織の病変はしばしば改善する。歯内療法が行われていない歯に対してのキーポイントは、歯髄の失活を確認するための歯髄診である。すなわち失活歯であれば、根管系の清掃、形成および根管充填により歯周アタッチメントの再構築がもたらされる[21]。一方、歯肉溝からの排膿や歯周組織の病的状態が歯周病のみに由来する場合、すなわち歯髄が生活している場合は、歯内療法は歯周組織の治癒過程にまったく影響しない。この場合はほかの歯周病変部と同様、プロービングにより円錐形の（入口の広い）歯周ポケットが通常触知される。さらに、歯内疾患と歯周疾患が別個に存在する場合は、（再）歯内療法の有効性については上記以上の考慮が必要である。瘻孔が歯周ポケットに位置しており、これが根管の封鎖の失敗を原因とする場合は、再歯内療法が成功することでポケットの状態の改善が期待されよう。この場合のキーポイントは、プロービングで急激な深さの変化が触知されるという点である。この種の歯周ポケットの幅は狭いか、あるいは近遠心方向に数 mm 程度である。いずれにしても、歯内‐歯周病変に対する処置成功に関与する主要な因子は(1)病変部の大きさ、(2)経過時間、(3)プロービングで触知される形態、および(4)材料である。

歯内-歯周病変のためのデシジョンツリー*

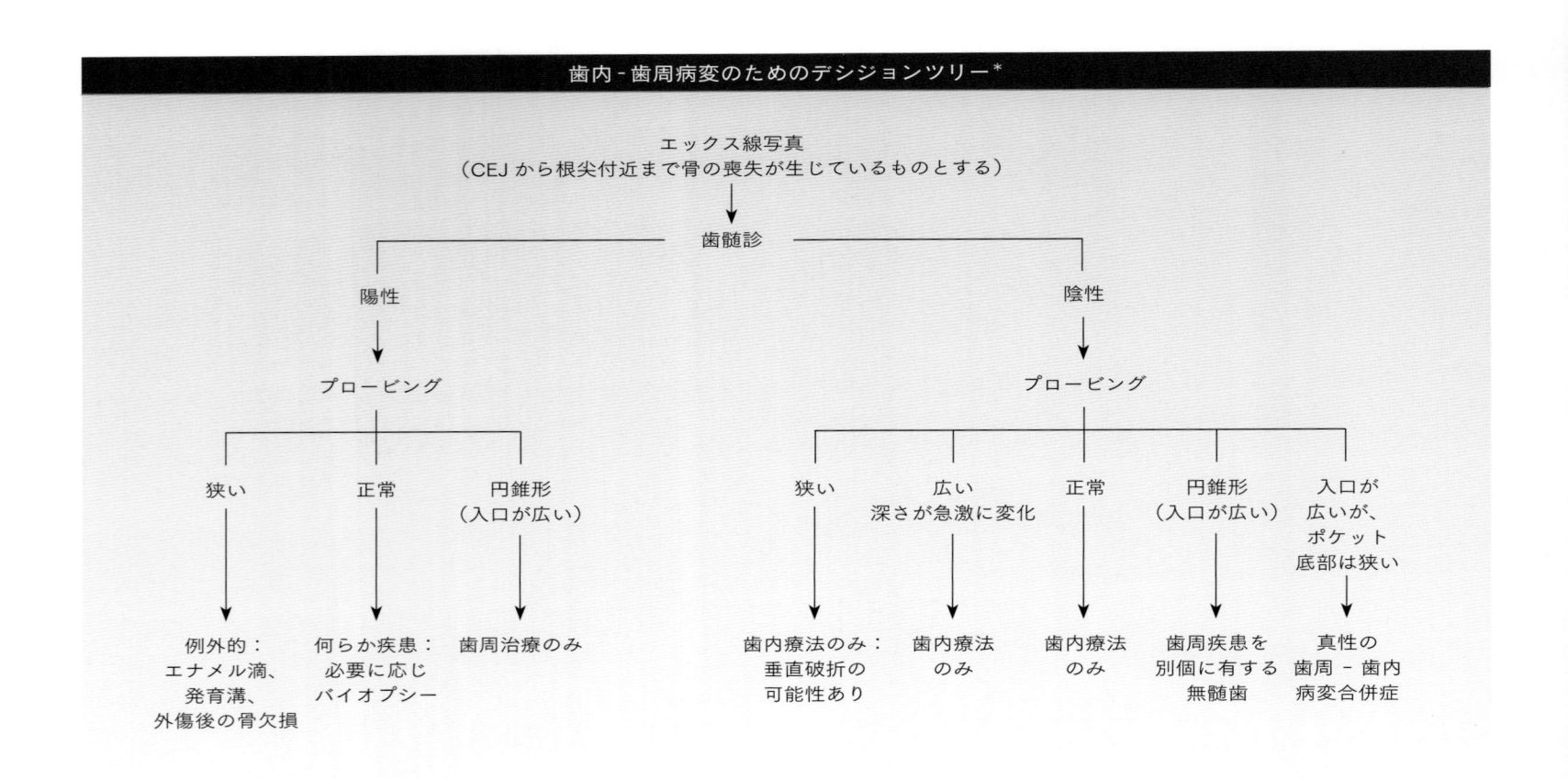

エックス線写真
（CEJから根尖付近まで骨の喪失が生じているものとする）

歯髄診

陽性 → プロービング
- 狭い → 例外的：エナメル滴、発育溝、外傷後の骨欠損
- 正常 → 何らか疾患：必要に応じバイオプシー
- 円錐形（入口が広い） → 歯周治療のみ

陰性 → プロービング
- 狭い → 歯内療法のみ：垂直破折の可能性あり
- 広い 深さが急激に変化 → 歯内療法のみ
- 正常 → 歯内療法のみ
- 円錐形（入口が広い） → 歯周疾患を別個に有する無髄歯
- 入口が広いが、ポケット底部は狭い → 真性の歯周-歯内病変合併症

*Natkin[22]より許可を得て転載。

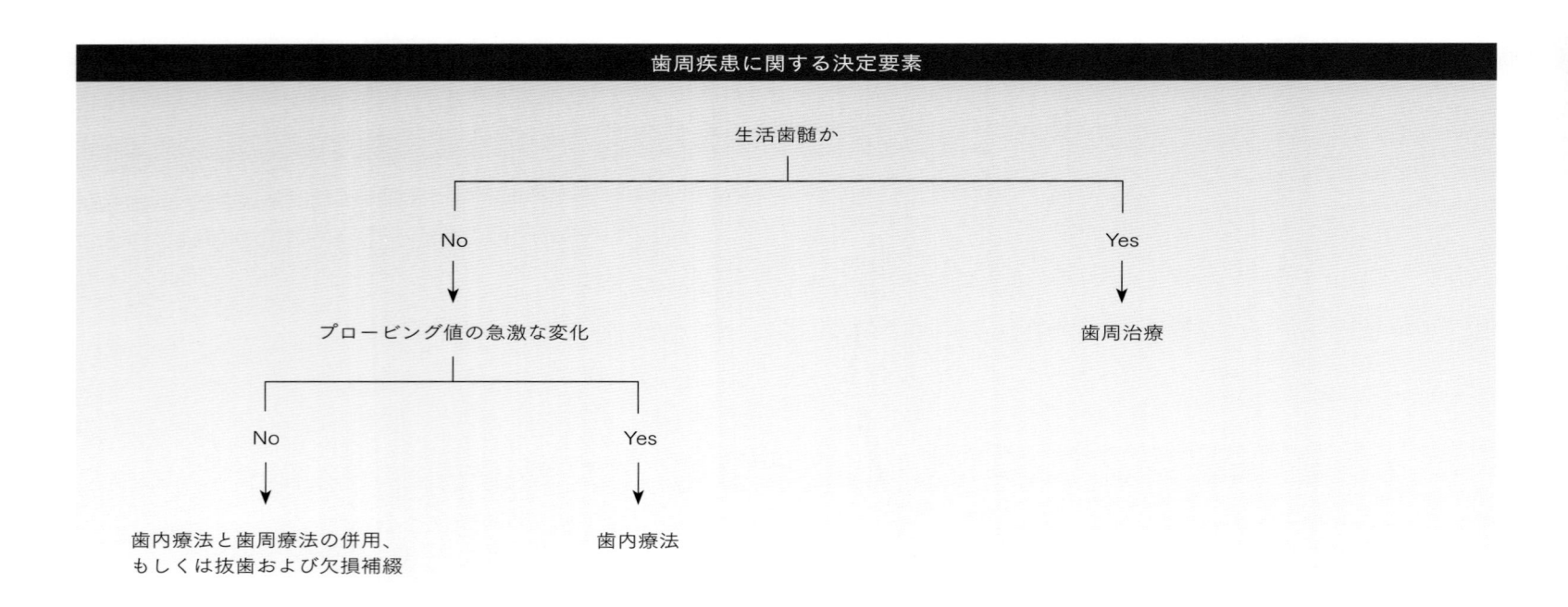

歯周疾患に関する決定要素

生活歯髄か
- **No** → プロービング値の急激な変化
  - No → 歯内療法と歯周療法の併用、もしくは抜歯および欠損補綴
  - Yes → 歯内療法
- **Yes** → 歯周治療

臨床決断のグレーゾーン

歯内-歯周病変のデシジョンツリーは単純でありながらもっとも誤解されやすい。診断、処置上の相違を決定するのはプロービングで触知される形態（狭い、広いによらず）が円錐形（入口が広い）か、もしくは急勾配を示すかという点である。きわめて正確なプロービングを行うことがキーポイントである。

歯質に関する決定因子

> **ガイドライン6**
> 歯周ポケット深さの変化がより急激であるほど、またポケットからの排膿の経過時間が短いほど、歯内療法成功の予知性は高まる。歯髄が失活しており、狭小もしくは近遠心幅数mmで深さが急激に変化する歯周ポケットからの排膿がみられる場合は、歯内療法は歯内疾患にかかわる問題解決に結びつくのみならず、歯周組織の健康までも回復させる。

歯質に関する決定因子
Structural Determinants

無髄歯は有髄歯と同等の構造的要件を備えるべきであろうか(図4-10)。答えはイエスである。したがって、ある無髄歯を保存したいという要請が私にあった場合、根管封鎖が行えるか否かに加えて、修復性が確保されているか、あるいは修復専門医がこれを確保可能かについて検討する。修復性の面で考慮すべき点は以下のとおりである。

1. アクセス窩洞形成終了後、頬舌側に最低1.5から2mmのフェルールがあること。上顎前歯では舌側の、また下顎前歯では唇側のフェルールがより重要である。臼歯では加わる力が大きくかつ多方向に及ぶことから、頬舌側ともフェルールが必須である。
2. フェルールの壁の厚さが最低1mmであること。
3. 歯冠歯根比が最低1：1であること。
4. 「三分の一の法則」が満たされていること。すなわち、形成前後の根管径が歯根近遠心幅径の1/3を超えないこと。

歯内疾患罹患歯が十分なフェルールを備えていない場合は、矯正的挺出および歯槽骨整形の一方もしくは両方が必要となる。患歯が修復可能であるためには、骨からフェルールまで最低4mmの高さが必要である。すなわち、歯根膜と上皮の付着のため(生物学的幅径として)2.5mm、およびフェルールの高さとして1.5mm(したがって2.5mm＋1.5mm＝4mm)が必要である。

矯正的挺出に際して検討すべき因子として以下のものがある[23]。

1. 歯根の長さ
2. 歯根形態
3. 破折の波及レベル
4. 審美性
5. 歯の重要性
6. 歯内‐歯周疾患の予後

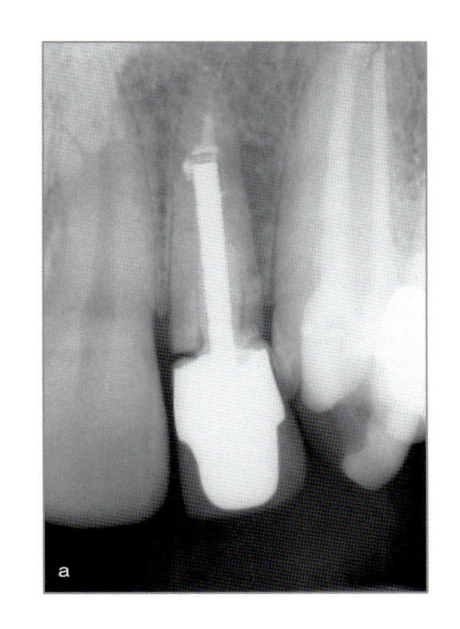

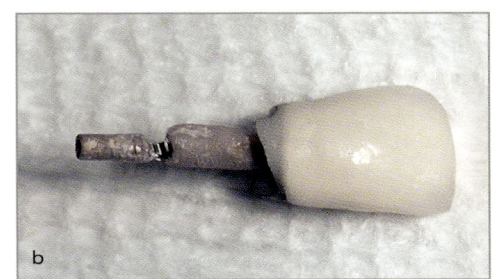

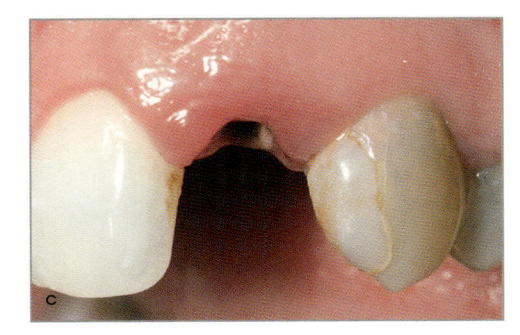

図4-10　残存歯質の意義。(a)歯根破折の術前エックス線写真。(b)ポスト、コアが一塊として除去された。(c)口腔内写真。フェルールの欠如により加わった不適切な力が破折に関与したと思われる。

歯根長や歯根形態が矯正的挺出には好ましくない場合、あるいはフェルールが適切な形態でない場合は、支台を保持するためのポストは耐荷重性に設計されねばならない。ここにひとたび荷重が加えられると歯根破折のリスクが増加する。

　　コロナルリーケージは歯内療法の成否に非常に重要な役割を演じる。クラウンの装着された歯の約1/3は歯冠部のう蝕や微小漏洩により歯内療法が必要となり、また再歯内療法が必要な歯の約2/3ではコロナルリーケージがその原因である[1]。さらに、歯内療法後の経過不良により抜歯された歯を分析した研究では、その85%でクラウンが装着されていなかったと報告されている[24]。すなわち、抜歯されたクラウン非装着歯の本数はクラウン装着歯と比較して前歯で4.8倍、小臼歯で5.8倍、大臼歯で6.2倍であったという。修復物や支台（ポスト・コア）は咀嚼力による繰り返し荷重を受けて微小な動揺を示すが、これに歯内療法後の歯冠側の封鎖の不適切な箇所が同時に存在する場合、充填された根管内への細菌の漏洩——これは修復物装着直後から生じる——を原因とする経過不良の可能性は大きく高まると思われる。

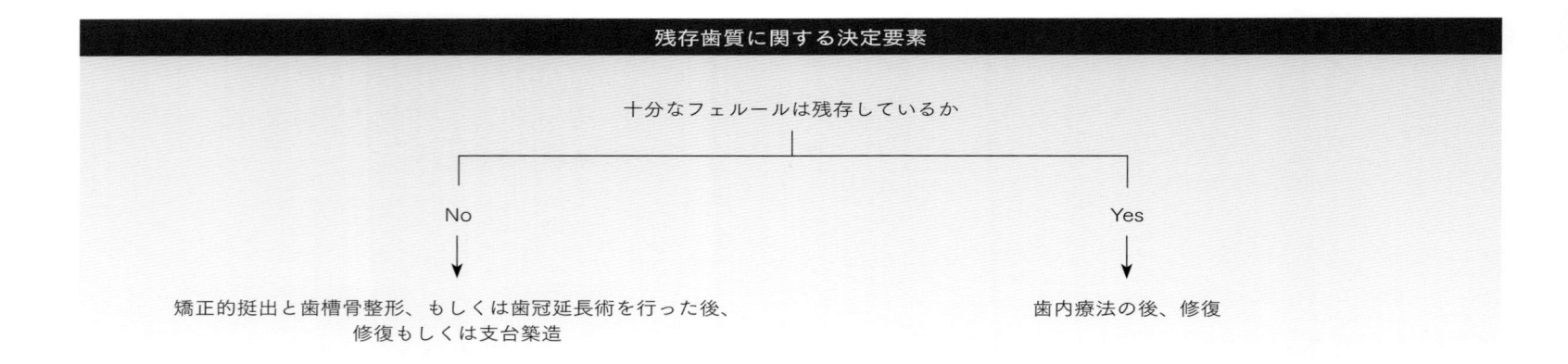

残存歯質に関する決定要素

十分なフェルールは残存しているか

- **No** → 矯正的挺出と歯槽骨整形、もしくは歯冠延長術を行った後、修復もしくは支台築造
- **Yes** → 歯内療法の後、修復

臨床決断のグレーゾーン
　特記事項なし。患歯が残存歯質の面で修復可能であるか否かについては、明瞭かつ具体的なルールがある。このルールを記憶しておくとともに、これに見合った状態か、あるいはそのような状態とすることが可能かの判断を検討すべきである。

ガイドライン7
　歯内疾患を有する歯を高い予知性のもとで修復、保存するためには、十分な量の残存歯質および完全な形態のフェルールが必要である。

審美に関する決定因子
Esthetic Determinants

　前歯部の変色歯は、審美的な面で方針選択に迷わされる場合がある。変色の原因が歯髄壊死やアクセス窩洞からの漏洩で患歯が非修復歯の場合は、歯内療法を行った後、歯肉側にバリアを設置した状態で「ウォーキングブリーチ法」を安全に行うことで、審美的にはきわめて満足な結果が得られる[25]。しかしながら、歯の外傷により吸収や石灰化といった歯髄反応が開始される場合がある。二次象牙質の形成は生涯にわたり継続し、歯髄や根管が徐々に狭窄するが、これは加齢にともない展開される正常な反応である。ところが石灰変性(calcific metamorphosis)では、患歯歯髄の石灰化が隣在歯や反体側同名歯よりも急速に進行する、すなわち、秩序を逸脱して石灰化が生じる病的な状態と定義されよう(図4-11、図4-12)。石灰変性の兆候を示す歯のエックス線診査を行った場合は、セメント質や骨に類似した石灰化組織が象牙質壁に沿って著明に沈着する像が観察される。組織学的には、軟組織の部分的消失およびセメント芽細胞様細胞の石灰化組織に沿った配列がしばしばみられる。

　石灰変性を起こした歯に対する最適な治療や正しい処置手順については、歯内療法専門医の間で見解の相違がある。すなわち、アメリカ歯内療法学会認定医を調査したSmithの研究では、54％の回答者は「治療しない」を、40％は「通法に従い治療」を、また6％は「水酸化カルシウム療法」を選択したと述べられている[26]。したがって、この調査によれば、対象となった臨床医の約半数は要処置、残りの半数は処置不要と回答したことになる。この調査は歯髄壊死やLEOといった病理学的な事象を念頭においたものであるが、審美上の配慮には言及していない。

　石灰変性に陥った変色前歯を有する患者には4種の異なる治療法が適用可能である[27]。この際、歯内療法および審美上のキーポイントは歯髄の生活性である。すなわち、LEOがあり歯髄が失活している場合は、まず三次元的歯内療法を完結させた後、適切な漂白法とアクセス窩洞の修復を行う。患歯にある程度広範な修復が行われている際には、ベニヤ修復やクラウン修復が歯内療法後の適切な処置法となる。小型修復物のみ存在する場合や修復物が装着されていない場合は、クラウン修復は可能ではあるができるだけ避けるべきである。一方、石灰変性をともなう変色前歯が生活歯髄を有する場合は、その改善のため以下の4種の治療法が適用される。

1. 歯冠外からの漂白(図4-13)。この色調改善法は、オフィスブリーチングあるいはホームブリーチング(たとえばUltradent社のOpalescence)として効果的に行うことが可能である。この方法は審美的にも歯質に対してももっとも侵襲度が小さいが、患者の協力が必要である。また、石灰変性を原因とする変色歯については、変性のさらなる進行につづいて歯髄壊死やLEOが発症する可能性があるため、外傷受傷後数年間経過観察を行わねばならない。歯内療法が可及的早期に着手された場合にもっとも良好な予後が期待できると思われるが、これは早期で石灰化が進行していない段階での処置が容易かつ安全であることを理由とする。
2. 歯内療法を行わずに歯冠内部から漂白(図4-14)。このテクニックは石灰変性をともなう生活歯髄を有する歯の色調改善のための新たな方法である。本法ではまず通法に従って舌側からアクセス窩洞の形成を行う。もし露髄のない場合は、適切な歯髄保護材で裏層後、歯冠内からの漂白とその後の修復処置を行う。一方、露髄が認められた場合は、漂白に先立ち歯内療法を行うべきである。歯内療法を実施した場合は、良好な封鎖性を獲得して将来の再変色を防止することを目的として、舌側のアクセス窩洞を接着性コンポジットレジンの積層充填で適切に修復することがきわめて重要である。

図4-11～図4-16 歯内療法と審美との関連

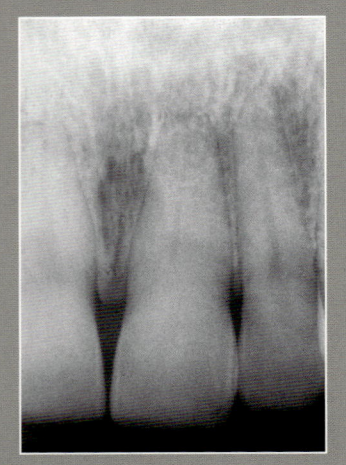

図4-11 石灰変性をともなう生活歯。

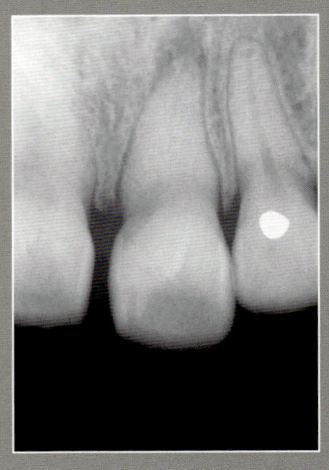

図4-12 石灰変性をともなう失活歯。根尖部にLEOが認められる。

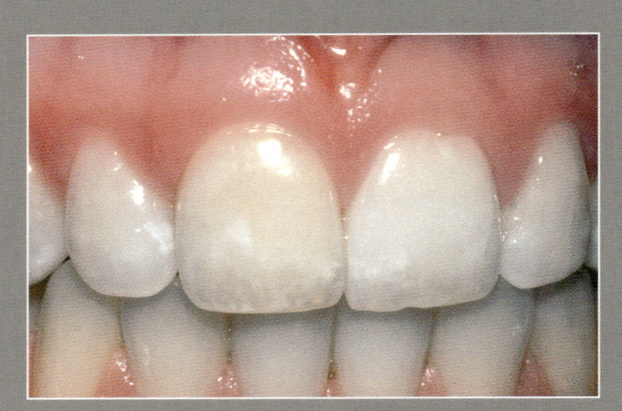

図4-13a 歯冠外からの漂白。変色した上顎右側中切歯の口腔内写真。

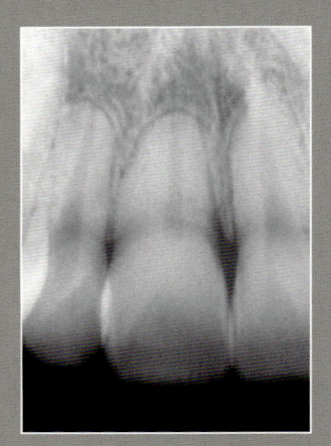

図4-13b スノーボードの事故による歯髄腔の後退を示すデンタルエックス線写真。

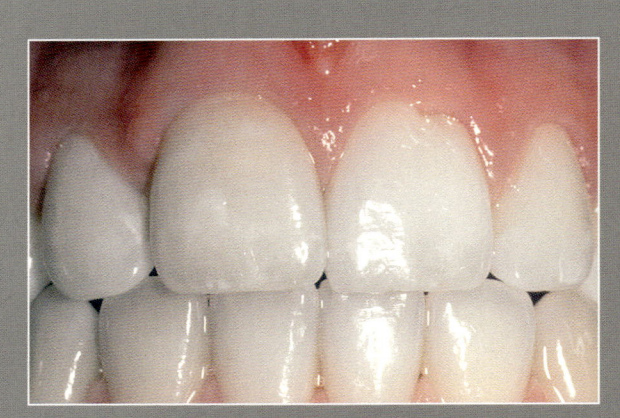

図4-13c 歯冠外からの漂白を夜間に3週間行った。改善した色調を示す。

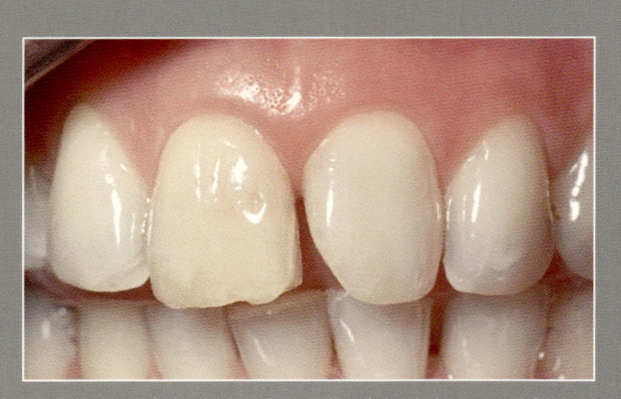

図4-14a 歯内療法を行わずに歯冠内部から漂白した症例。変色した上顎右側中切歯(生活歯)。

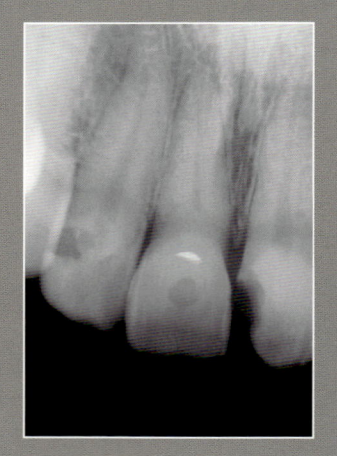

図4-14b 酸化亜鉛ユージノールセメントで設置されたバリアを示すエックス線写真。

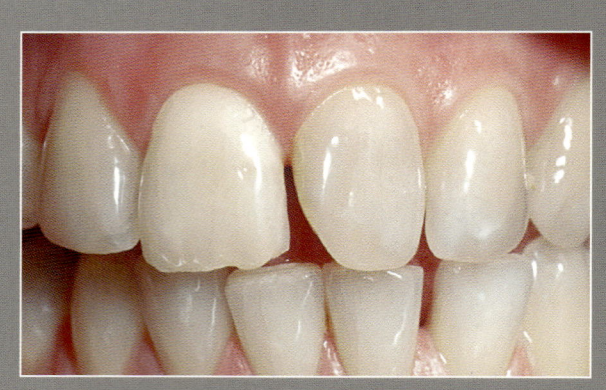

図4-14c ウォーキングブリーチ法とアクセス窩洞の修復による色調改善を示す。上顎左側中切歯はこの時点で修復可能となる(ワシントン州タコマのDavid Steiner先生のご厚意による)。

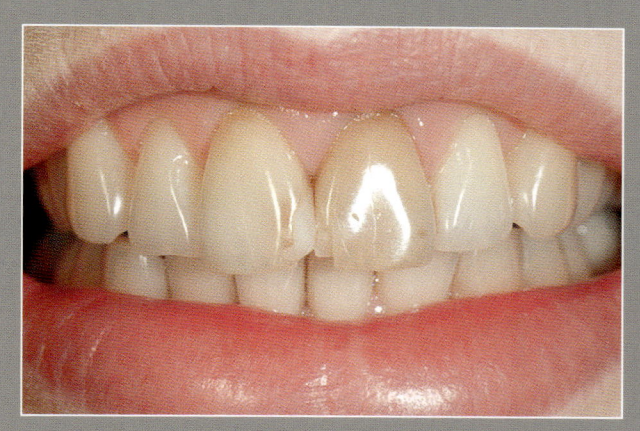

図4-15a 歯冠修復を行った症例の術前口腔内写真。

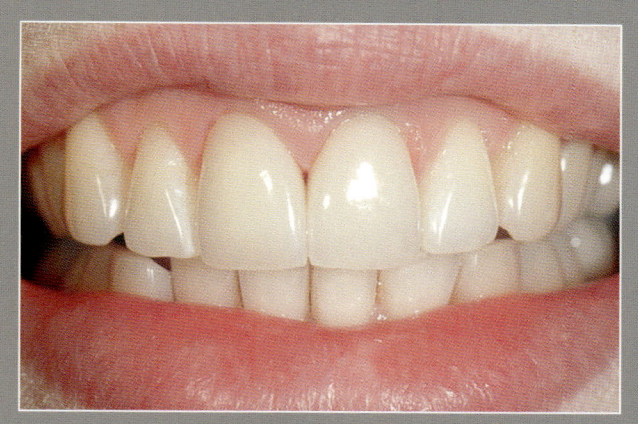

図4-15b 最終修復物（ワシントン州タコマのDavid Hansen先生のご厚意による）。

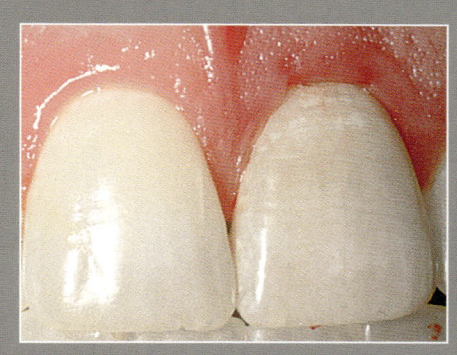

図4-16a 歯内療法後に歯冠内部から漂白を行った症例。石灰変性により変色した上顎左側中切歯（生活歯）の術前。

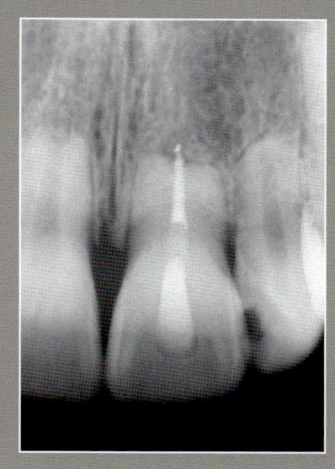

図4-16b 意図的な歯内療法を完結させたのち、ウォーキングブリーチ法による漂白を行い、さらに歯質保存的なアクセス窩洞を修復した。

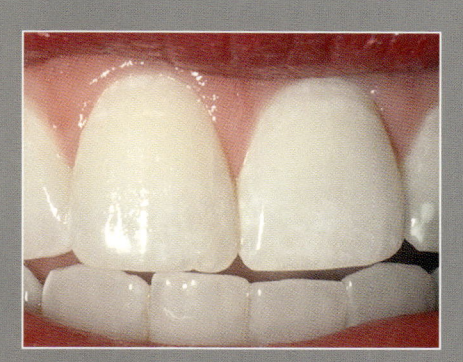

図4-16c 1週後の経過観察時。

3. クラウンもしくはベニヤ修復（図4-15）。クラウンやベニヤ修復は、既存修復物やう蝕をともなう変色前歯に対する確実な処置としてしばしば採用される。患歯の歯髄が失活している場合は、歯内療法につづいて、まず漂白を行うことで、ポーセレンベニヤ修復の審美性の向上がしばしば図られる。一方、患歯の歯髄が生活している場合は、歯冠部および歯肉の審美性確保のため、修復担当医と技工所との連携が必要である。いずれにしても、数年間にわたり歯髄の状態の経過観察を行うべきであるとともに、患者には将来歯髄が失活した際には歯内療法を行うためアクセス窩洞の形成が必要となることを伝えておく必要がある。

4. 歯内療法後に歯冠内部から漂白（図4-16）。石灰変性と診断された歯に歯内療法を行った後、歯冠内部から漂白する方法は、有用な処置法として認められている。これはとりわけ、顕微鏡や超音波機器の発展により、根管の発見や歯質保存的なアクセス窩洞形成がほとんどの症例で可能になったことによる。将来の歯髄壊死発症が10％程度の可能性として考えられることから、長期的予知性の可及的向上のためには、歯冠内部からの漂白に先立ち歯内療法の実施を検討すべきである。この種の歯髄壊死の発症頻度は、高齢化の加速にともない高まることとなろう。石灰化が進行した場合であっても根管は多くの場合発見可能であるとの見解もあるが、この変化により処置困難となるばかりか、根管の探索や穿通の過程で貴重な象牙質の削除が必要となってしまう。さらには医原性穿孔のリスクも大きくなる。また、歯内病変の存在の有無によらず、歯髄が失活している場合は歯内療法が適切な処置方針

であり、その後、歯髄腔内に漂白のためのバリア材を適切に設置すべきことも文献に記載のとおりである[28]。ロータリーファイルは石灰変性が生じた根管の清掃と形成に有用であるが、これらの器具を「誘導路」の形成が不十分な箇所に不用意に挿入すると破折が生じる。

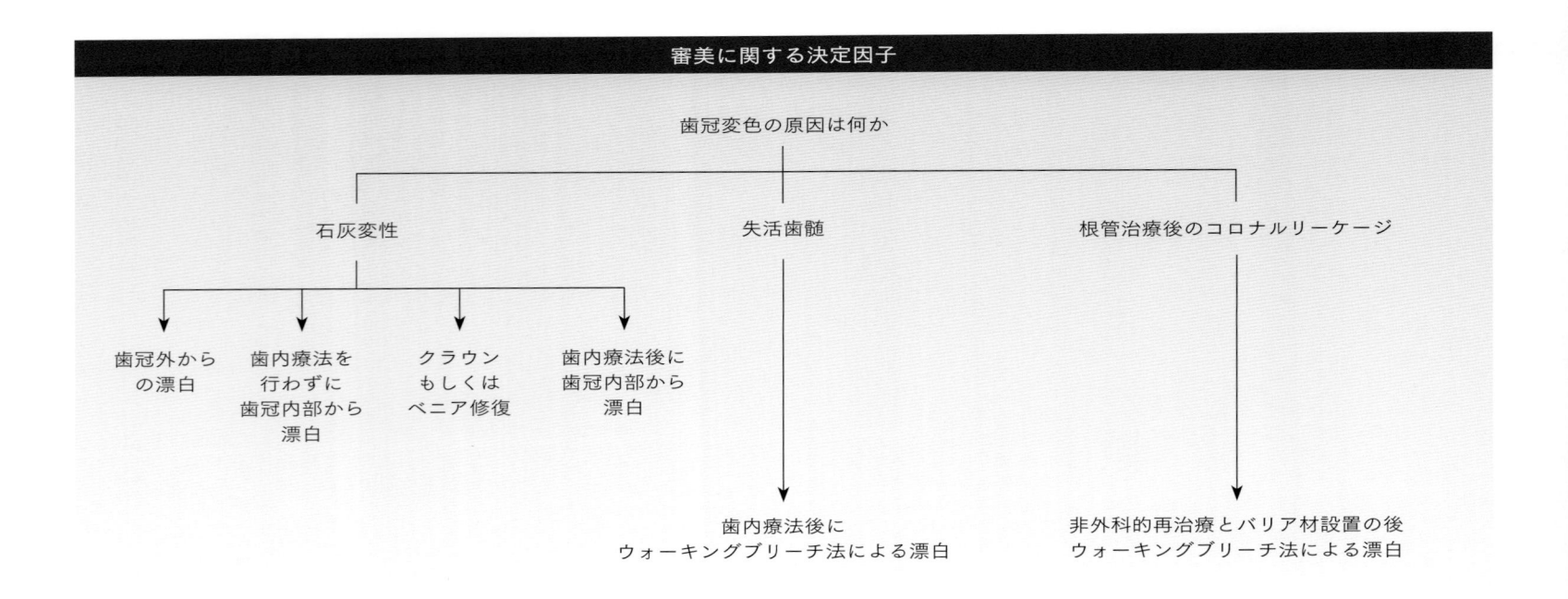

審美に関する決定因子

歯冠変色の原因は何か

- **石灰変性**
  - 歯冠外からの漂白
  - 歯内療法を行わずに歯冠内部から漂白
  - クラウンもしくはベニア修復
  - 歯内療法後に歯冠内部から漂白
- **失活歯髄**
  - 歯内療法後にウォーキングブリーチ法による漂白
- **根管治療後のコロナルリーケージ**
  - 非外科的再治療とバリア材設置の後ウォーキングブリーチ法による漂白

外傷歯に推奨される経過観察法

1. 外傷受傷歯には、いかなる場合も歯髄診を的確に行うべきである。歯髄の失活が生じた際は、歯内療法の速やかな実施が必要となる。しかしながら、歯髄における病態成立が確認できない場合は、6週間の経過観察を行う。これは、歯髄がいわば「ショック状態」にあり、当初は歯髄診に反応しない可能性があることを理由とする。
2. 変色や石灰変性が生じた場合、歯髄の生死の判断はその後の治療方針、とくに歯内療法の要否に重要な意味を有する。歯髄診に対する反応がない場合、あるいはLEOがエックス線写真上で観察される場合は歯内療法を行う。変色が生じた場合には、適切なバリア材を歯髄腔内に設置して歯冠内部より漂白を行った後、将来におけるマイクロリーケージや変色を最小限とするためアクセス窩洞に接着性レジン修復を行う。
3. 石灰変性が生じている場合は、修復担当医は歯内療法専門医受診を検討すべきである。

臨床決断のグレーゾーン

石灰変性をともなう未修復生活前歯の変色に対する処置法については、包括診療の観点、審美面、さらには歯質保存の面で方針選択について迷うところである。単一の正解は存在しない。

ガイドライン8

歯髄の石灰変性は病的状態である。これらの症例で歯髄が失活する頻度は10％以下であるとの記載がみられるとともに、失活した場合においても、顕微鏡下での歯内療法はほとんどの場合成功するとされる。しかしながら、技術的な問題の発生を予防する意味で、失活に先立ち歯内療法を行うことも検討すべきである。

問題点を有する歯内療法症例の問題解決に関する決定因子

Trouble-Shooting Determinants for Endodontic Treatment of Compromised Teeth

1. すべてのPOEの封鎖により歯内療法を確実な成功に導く。
2. POEが閉塞している場合、閉塞部を通過して穿通させるためには自制心とランダムな探索操作が必要である。
3. POEが破壊されている場合、十分な量の歯質が残存している症例では大型の根尖孔が存在するものとみなして根管形成を行う。残存歯質が不十分な場合は、根管充填時に十分な根管充填材の流れを確保するため、根尖にバリア材を設置しなければならない。
4. LEOが歯内療法後の経過不良例の根尖付近に存在する場合は、外科的再歯内治療のほうが、削除量が少なく歯質に対して非侵襲的である。
5. LEOが歯内療法後の経過不良例の根尖付近以外の位置(根中央部、分岐部など)に存在する場合は、非外科的再歯内治療のほうが予後の予知性が高い。
6. 歯根吸収が上皮付着より根尖側に存在し、根管壁を穿孔している場合は、可能であれば非外科的に穿孔を封鎖する。不可能な場合は外科的封鎖を行う。
7. 歯根吸収が歯肉溝と交通している場合は、レジン添加型グラスアイオノマーセメントによる外科的封鎖を考慮する。
8. 真性の歯内歯周病変、すなわち無髄歯の狭く深い歯周ポケットからの排膿が存在する場合は、歯根膜や歯肉の付着の完全な回復が期待できる。もし歯周病変が近遠心的に数mmの幅であれば、根管系の清掃と形成を行った後、歯周組織の治癒を2週間評価する。これで軽圧下でのプローブ挿入に抵抗が生じている場合は、歯内療法を続行、完結させる。付着が回復していない場合は、慎重な予後観察を患者に勧める。
9. 無髄歯の同一歯面(たとえば頬側)に瘻孔と狭い歯周ポケットが共存する場合は、垂直破折を疑う。
10. 根管系の石灰化が隣在歯や反対側同名歯と比較して無秩序に進行している場合は、歯髄が病的状態にあることや歯内療法の実施について検討する。

11. ファイル破折が生じた場合は、超音波機器や除去用器具を用いて顕微鏡下で除去する。その後、根管充填に向けて処置を進める。
12. 髄床底穿孔が存在する場合は、ウシコラーゲンマトリックス、硫酸カルシウム、あるいは Calcitite (Zimmer) をインターナルマトリックスとして設置したのち MTA および修復材で速やかに封鎖する。
13. 歯頸側 1/3 に穿孔が存在する場合は、バリアを設置したのち MTA を填塞する。
14. 根尖側 1/3 に穿孔が存在する場合は、別個の POE とみなして処置を進め、加熱ガッタパーチャ法による充填、もしくはあらかじめ MTA をバリアとして設置した後に充填を行う。
15. 外科的歯内療法の術中に骨の失われた部位(たとえば頬側)の存在が判明した場合は、膜の設置による骨再生誘導、もしくは抜歯してブリッジもしくはインプラントとすることを検討する。
16. 根管の清掃および形成後に次亜塩素酸ナトリウムの発泡が見られる場合は洗浄を継続する。残存組織が確実に溶解したことを確認する意味で、発泡がなくなるまで根管充填は行わない。これにより根管治療の確実な成功が期待される。
17. クラウンが装着されている場合、もしくはブリッジの支台歯となっている場合、可能であれば最初にこれらを除去する。これができない場合は、クラウンや支台を穿孔して歯内療法を行うが、とくにクラウンの下に十分な量の歯質が残っていない場合はクラウンや支台にゆるみが生じ再製作にいたる可能性を患者に伝える。さらに、クラウン内部にう蝕や漏洩が発見され、歯内療法後に新しいクラウンなどの修復物を製作する必要が起る可能性も説明する。
18. 歯内療法の経過が不良でクラウンが装着されていない場合は非外科的歯内療法後に修復する。クラウンがすでに装着されている場合やブリッジの支台である場合は、まずクラウンやブリッジの除去を試みる。除去を行えない場合はクラウンに穿孔して、非外科的歯内療法を行う。あるいは、LEO の位置、残存歯質あるいは審美性を勘案しつつ外科的処置を検討する。
19. LEO の位置、すなわちこれが頬側、舌側、根側、分岐部のいずれに存在するかを確定する。瘻孔の原病巣の追跡により根尖側 1/3 以外のいずれかの根面上にいたった場合は、非外科的処置を検討する。側枝が治癒不全の原因と推測される場合は非外科的処置を選択する。
20. LEO が根尖部、もしくは少なくとも外科的にアクセス可能な位置にあり、非外科的歯内療法により堅固かつ審美的な修復物の破壊をともなう場合、あるいは内部の歯質の削除により患歯が修復不能もしくは構造的に脆弱化してしまうと思われる場合は、外科的再歯内治療を選択する。
21. 全体にわたる事項として、すでに施されている歯内療法の質の評価を行う。不十分な根管清掃、根管形成および根管充填が行われている場合、あるいは根管の見落としや何らかの解剖学的問題点が見受けられる場合は、非外科的再歯内治療が第 1 選択と思われる。しかしながら、外科的処置の選択基準に適応する場合は、最終的には外科的再歯内治療のほうがより歯質保存的である。

まとめ
Summary

　本章では歯内療法を施す際の8項目のガイドラインを提示した。すなわち、POEの役割、LEOの位置、穿孔の修復法、歯根吸収、破折の診断と処置、歯内歯周疾患、残存歯質の意義、および審美面での検討項目について詳細に述べた。歯内疾患を有する患者への対応に際して、包括的な検討と臨床決断のもとに一連の処置を実施することの重要性を強調したい。

歯内療法における8つの決定因子
Eight Endodontic Determinants

1. 根管系全体の三次元的填塞、すなわち根管の封鎖は歯内療法の予知性のキーポイントである。
2. 歯内疾患由来病変が根尖部に限局している場合、前回の歯内療法が比較的十分に行われている場合、および非外科的歯内療法が歯の構造の損傷や審美的な問題を引き起こす可能性を有する場合は、外科的処置を選択すべきである。
3. 穿孔は人工的なPOEであり、これを修復し完全に封鎖することは、歯内療法の予知性の面で必須である。
4. 歯根吸収が閉鎖系のなかにあり歯肉溝との関連が認められない場合は、歯内療法は比較的高い確率で成功する。歯肉溝と交通している場合には予知性ははるかに低下する。
5. 歯冠あるいは歯根に微細な破折を有する歯では、垂直破折がCEJを横断しない状態であれば保存できる可能性がある。加えて、破折は経時的に拡大、延長し、自然治癒は起らない。垂直破折は麻酔下で拡大視と明るい照明を併用して、歯周組織を注意深くプロービングすることによりもっとも確実に診断可能である。垂直破折が疑われる場合は、粘膜骨膜弁を剥離して観察することにより確認できる。以下の状況は処置不能である。
    a. POEの封鎖が不可能
    b. CEJを横断する歯根吸収
    c. CEJを横断する破折
6. 歯周ポケット深さの変化がより急激であるほど、またポケットからの排膿の経過時間が短いほど、歯内療法成功の予知性は高まる。歯髄が失活しており、狭小もしくは近遠心幅数mmで深さが急激に変化する歯周ポケットからの排膿がみられる場合は、歯内療法は歯内疾患にかかわる問題解決に結びつくのみならず、歯周組織の健康までも回復させる。
7. 歯内疾患を有する歯を高い予知性のもとで修復、保存するためには、十分な量の残存歯質および完全な形態のフェルールが必要である。
8. 歯髄の石灰変性は病的状態である。これらの症例で歯髄が失活する頻度は10％以下であるとの記載がみられるとともに、失活した場合においても、顕微鏡下での歯内療法はほとんどの場合成功するとされる。しかしながら、技術的な問題の発生を予防する意味で、失活に先立ち歯内療法を行うことも検討すべきである。

症例報告

治療を行った歯科医師
John D. West, DDS, MSD
Vincent O. Kokich, Jr, DMD, MSD
Michael Sage, DDS

治療計画の立案

初診時年齢：37歳
初診日：1999年10月
治療終了：2003年3月

現症と既往歴

　患者(37歳女性)は、上顎右側中切歯側方の瘻孔による間欠的な違和感、微笑んだ際に歯肉が目立つこと、および上顎前歯の歯列不整を主訴として来院した。上顎右側中切歯は16歳時に外傷の既往があったが、これにより歯内療法の必要が生じた。患歯は18歳時には黄色に変色し、動揺も生じた。歯髄は失活し、急性歯周膿瘍が生じた。ところが根管には著明に石灰変性が生じており、担当医は十分な根管形成が行えず、根尖部を非外科的もしくは外科的に封鎖できなかったばかりか、根管探索中に唇側への偶発的穿孔を引き起こしてしまった。その後も症状は持続したため、担当医は根尖および唇側穿孔部をアマルガムにより封鎖した。驚くべきことに、患歯はときに痛みが生じるものの我慢できる範囲内で経過したが、約14年後に唇側に瘻孔が生じるとともに、原病巣を調べてみたところ唇側穿孔部に到達した。小型の根尖病変も同時に確認された。患者は大手航空会社の機内乗務員で旅行の機会が非常に多い。また、咬合機能の改善やスマイル時の審美性を向上させることにとても積極的である。

医科的既往歴

特記事項はない。

診断所見

口腔外および顔貌所見

- 顔貌は左右対称。
- 下口唇の軽度の外翻および安静時の軽度の口唇閉鎖不全がみられる。
- 微笑時の軽度の歯肉露出がみられる。
- 咽喉部が比較的短い。

顎関節と下顎の運動範囲

- 関節音なし。
- 筋症状なし。
- 運動障害なし。

口腔内所見

- 上顎前歯部の歯肉レベルが不整である。
- 上顎両側中切歯の軽度の摩耗を認める。上顎右側中切歯の再歯内治療の長期予後は明確でない。
- 上顎両側中切歯の歯冠が非対称。
- 上顎右側中切歯に歯内療法を要する外傷の既往がある。
- 上顎右側中切歯の変色がある。
- 上顎右側中切歯の歯肉頬移行部にアマルガムによる色素沈着、および根面相当部歯肉に閉鎖した瘻孔を認める。
- 歯肉の健康状態は良好。
- 喪失歯はない。
- 活動性のう蝕は認められない。

術前

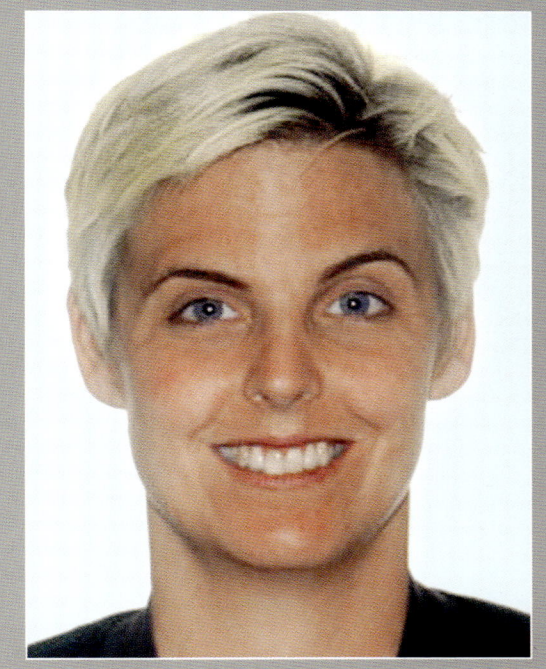

正面顔貌。

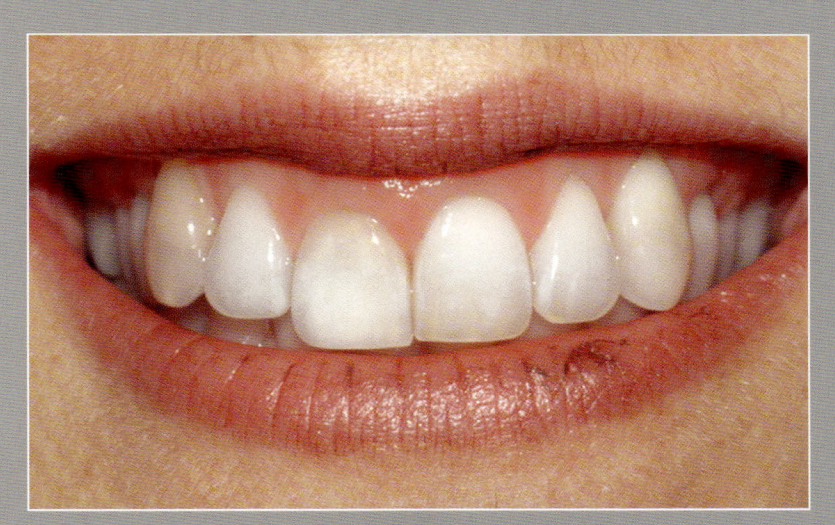

スマイル時の正面観。

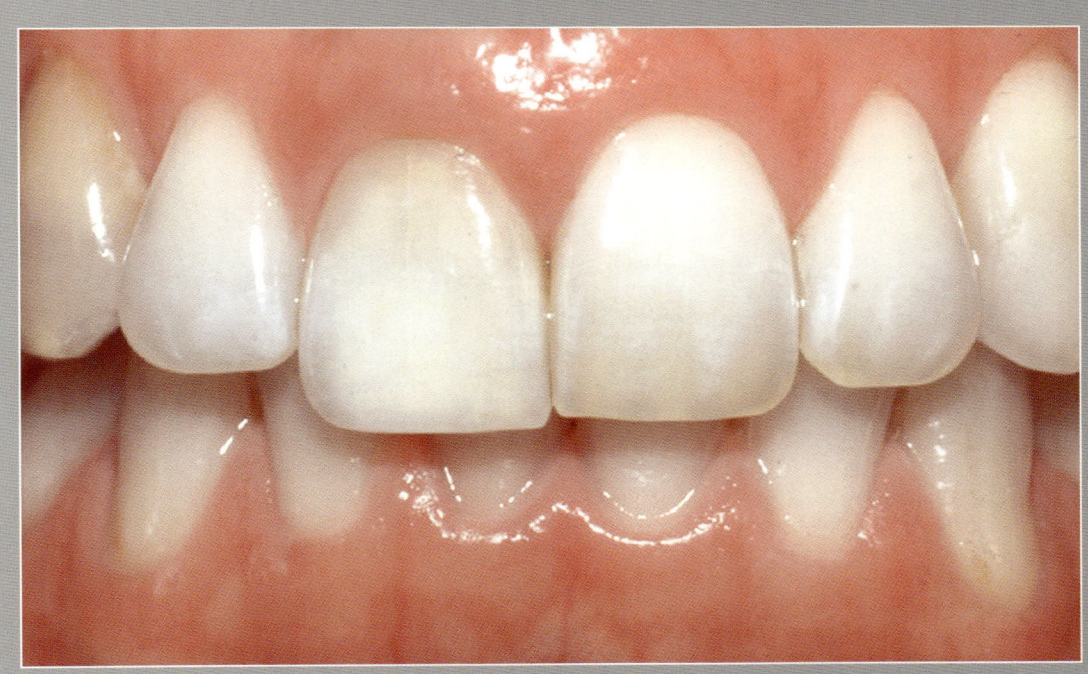

咬合時の正面観。

歯周組織所見
- プラークコントロールおよび口腔清掃は良好。
- 歯周組織は健康。

歯内領域所見
- 上顎右側犬歯および側切歯、上顎左側中切歯、側切歯および犬歯は歯髄診に反応する。
- 上顎右側中切歯は根管充填が到達度不足であり、不十分な封鎖により側方のPOEと交通する唇側の瘻孔および根尖のLEOがみられる。

咬合所見
- 大臼歯および犬歯はAngle II級。
- オーバーバイト、オーバージェットが過剰。
- オーバージェットが過剰なため前歯の挺出が認められる
- 上顎中切歯の切縁に軽度から中等度の摩耗が認められる。
- パラファンクションの既往はない。

エックス線写真所見
- 前歯部、臼歯部とも骨のレベルは良好。
- 上顎右側側切歯および左側側切歯に中等度から重度の歯根吸収が認められる。
- 上顎右側中切歯では根尖と側方にLEOがあり、根管充填が到達度不足である。
- 臼歯部にアマルガム修復が数箇所ある。
- 第三大臼歯は認めない。

セファログラム分析
- 骨格性I級に分類される。
- 上下顎関係は正常。
- 顔貌の対称性は正常。
- 上口唇安静時に上顎前歯が6mm露出する。

診断と予後
- 健康歯周組織。
- う蝕は認められない。
- 上顎右側中切歯には非外科的歯内療法が適当と思われる。
- 審美ゾーンにおける歯と歯肉の審美性向上のための矯正および修復治療が必要と思われる。

注意事項のまとめ

1. 上顎右側中切歯には、根側のPOEと交通する唇側の瘻孔、および根尖のLEOが認められる。この歯の封鎖不十分な根管にどのように対応すべきか。
2. 上顎右側中切歯の変色に対してどのような処置法を適用するか。
3. 矯正移動中に上顎側切歯の歯根吸収が進行する可能性はどの程度か。
4. II級の不正咬合、過剰なオーバージェット、過剰なオーバーバイトによる前歯部の挺出、スマイル時の歯肉露出、および上顎両側中切歯の切縁の摩耗にどのような治療法を検討すべきか。
5. 上顎両側中切歯における幅径と歯冠長の比率の不均衡をどのように解決するのか。
6. 上顎両側側切歯の中等度から重度の歯根吸収にどのように対応すべきか。

術前

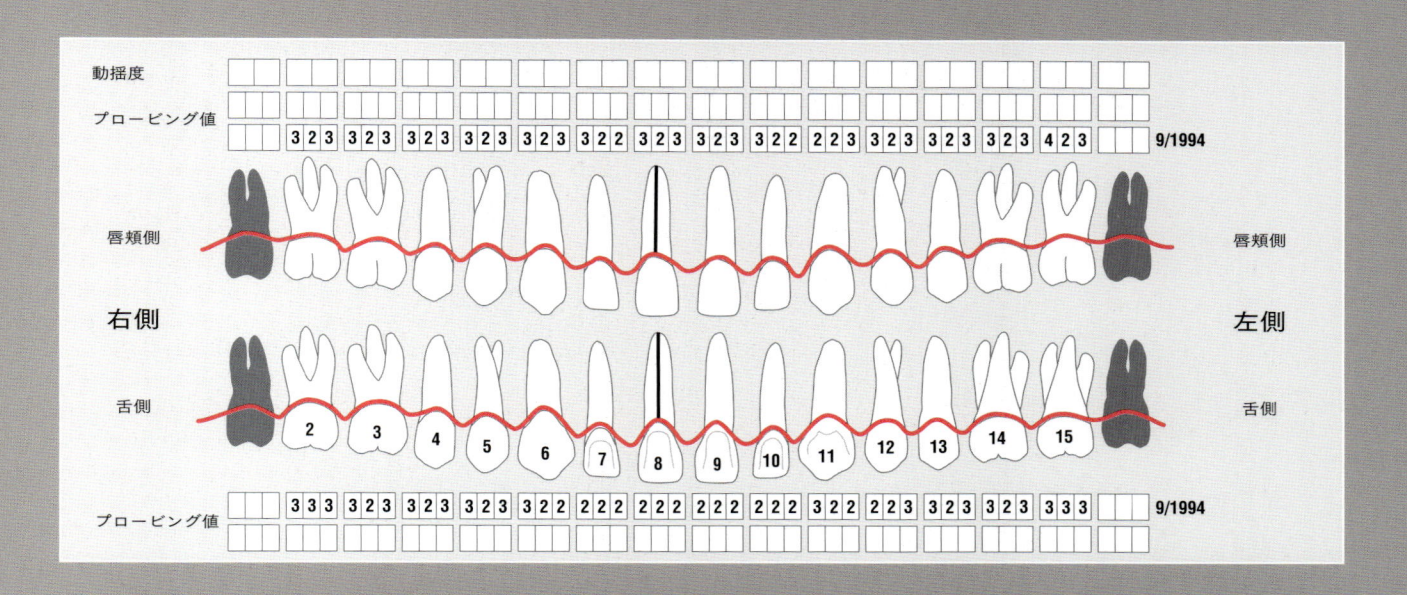

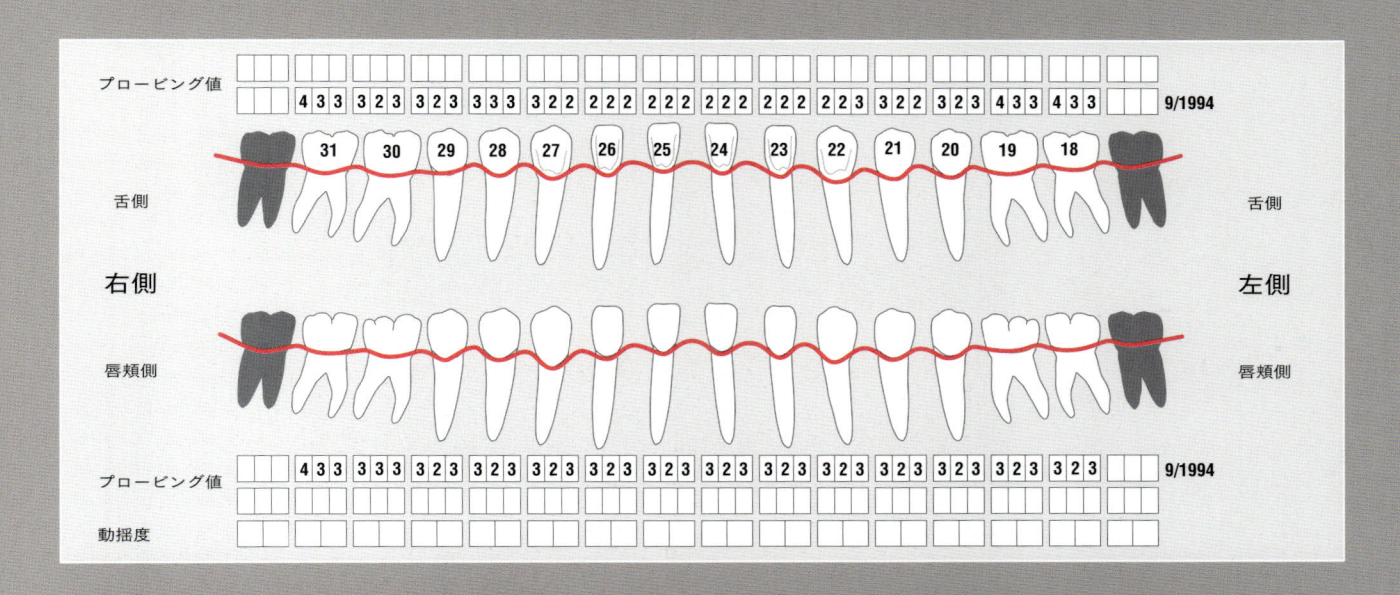

演習問題のつもりで、治療目標と治療計画を立案してみよう。

患者に提案した治療計画

治療の目的と目標

1. 上顎右側中切歯に対し非外科的再歯内療法を的確に行う。
2. 歯と歯肉の審美性ならびに咬合機能の改善のため、歯周治療、矯正治療および修復を統合的かつ適切な手順で行う。

第1段階：歯内療法

1. 上顎右側中切歯の再歯内療法を的確に行い、根管の封鎖を確立する。瘻孔の閉鎖と症状の改善を確認する。
2. 隣接する上顎前歯の歯髄の健康状態の経過観察を行う。

第2段階：歯周治療、矯正治療に関する対診

3. 歯周治療、矯正治療に加えて修復治療を行うことが、歯と歯肉の審美性の向上に最善の処置法であることを確認する。

第3段階：包括的な治療計画と手順の決定

4. 矯正専門医と歯内療法専門医との間で、上顎両側中切歯の圧下にともなう歯根吸収のリスクに関して電話により協議する。
5. 患者が矯正専門医を受診する。
6. 矯正移動の開始に先立ち、上顎両側中切歯を歯内療法学的に評価する。

第4段階：初期矯正治療

7. 上下顎にブラケットを装着する。
8. 上顎両側中切歯の圧下により、歯肉縁のレベルを上顎犬歯と調和させる。

第5段階：上顎両側中切歯の暫間修復

9. 上顎両側中切歯のブラケットを除去する。
10. コンポジットレジンにより上顎両側中切歯を暫間修復する。
11. オーバーバイト、オーバージェットの改善のためブラケットを再装着する。

第6段階：最終矯正治療

12. オーバーバイト、オーバージェットの関係を確立する。
13. 臼歯部の良好な咬合を獲得する。
14. 矯正的配列や圧下部の保定のため上顎に Essix リテーナーを装着する。
15. 下顎前歯の保定のため舌側にリテーナーを接着する。

第7段階：最終修復

16. 6〜8ヵ月後、最終的なクラウンを装着する（上顎両側の犬歯および中切歯）。
17. 修復物および矯正後の上顎歯列を保護するためにレジン製ナイトガードを製作する（夜間装着）。
18. 6ヵ月ごとに歯周組織のメインテナンスを行う。
19. 上顎右側中切歯の歯内療法後の経過観察を行う。

治療内容

第1段階：根管の封鎖のための再歯内療法

ニッケル-チタンファイル（ProTaper：Dentsply Tulsa Dental）を用いた根管の清掃と形成、加熱ガッタパーチャによる垂直加圧根管充填、およびMTAによる非外科的穿孔封鎖により、根管の封鎖を非外科的に行った。瘻孔は速やかに閉鎖し、症状も消退するとともに、根尖および根側のLEOも治癒に向かった。

再歯内療法

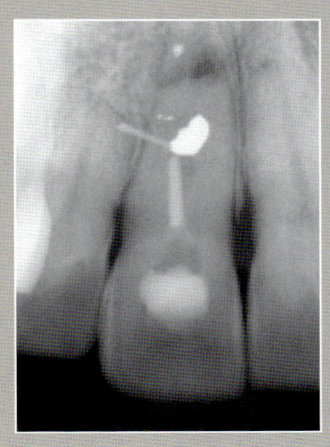

瘻孔より挿入した
ガッタパーチャポイントが
穿孔部に到達していることを
示すエックス線写真。
根尖部のアマルガム
逆根管充填が脱離している
ことに留意（1994年）。

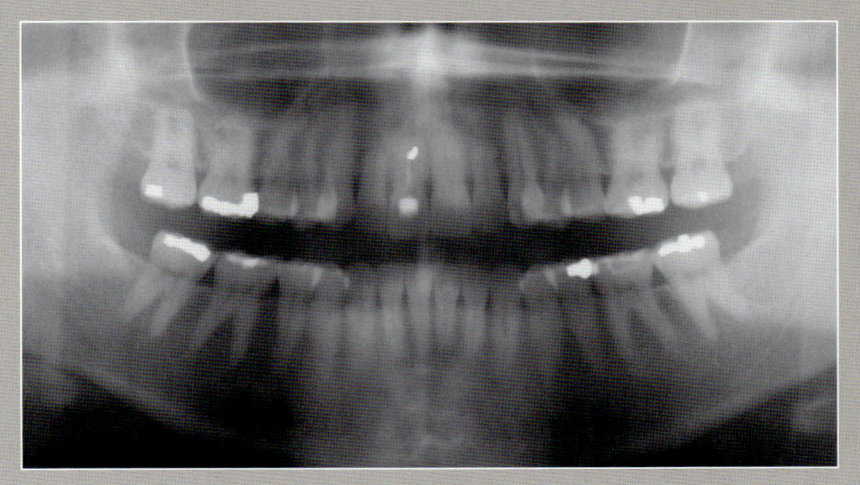

パノラマエックス線写真（1994年）。

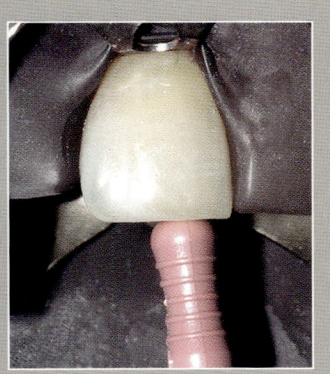

経過不良に陥った根管の
探索のために挿入した
8号のファイル。

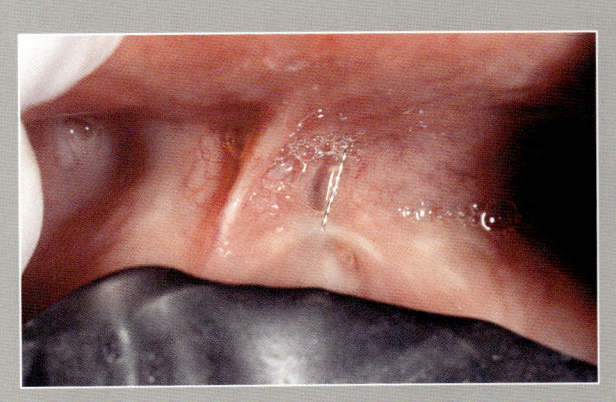

唇側の根中央部の穿孔部を通過して偶発的に
唇側歯肉から貫通した8号のファイルが
ラバーダム下に観察される。

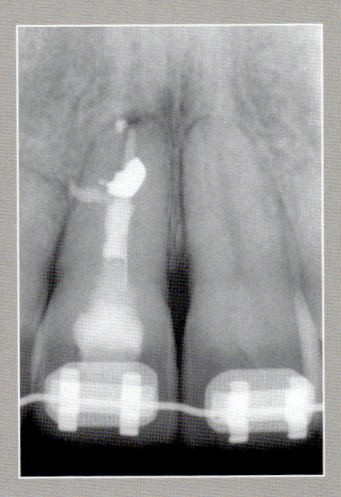

非外科的再歯内治療後。
矯正治療中である。

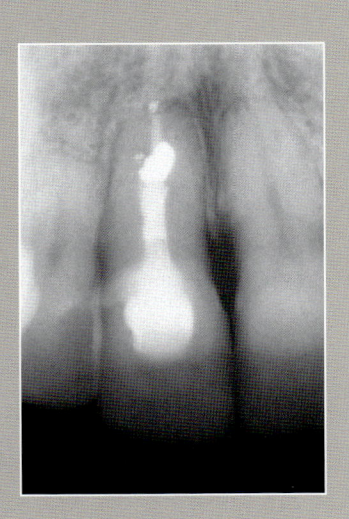

歯内療法8年後の経過観察。
根管充填後の経過は
良好である。

歯内療法後の経過

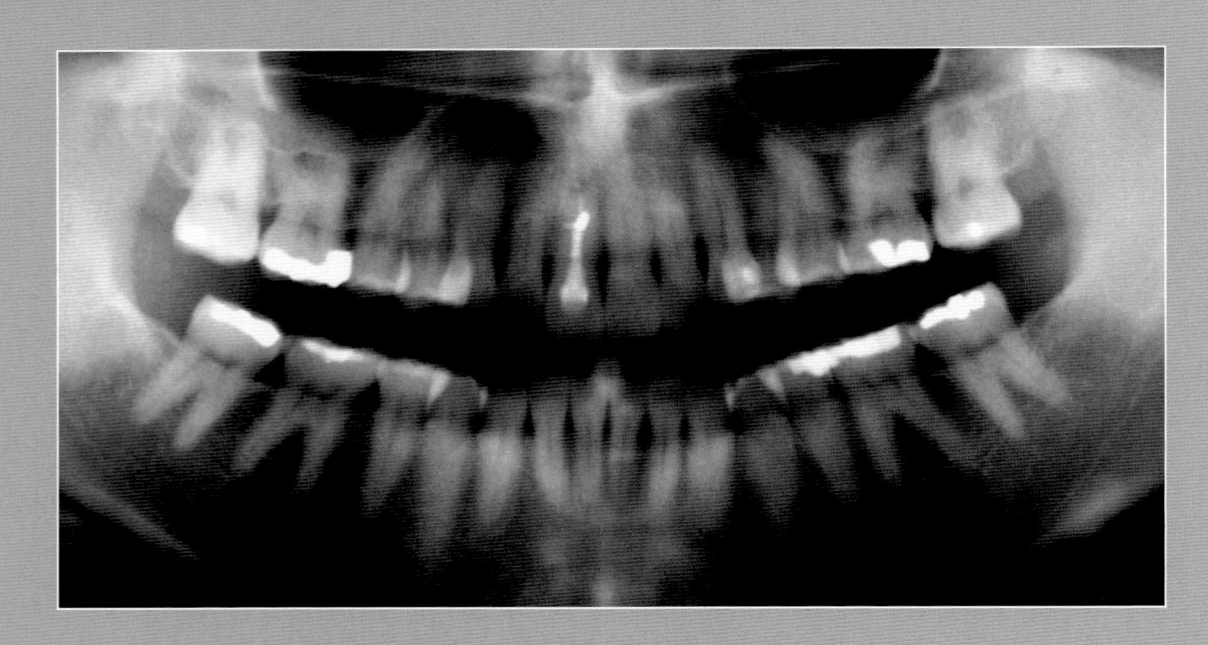

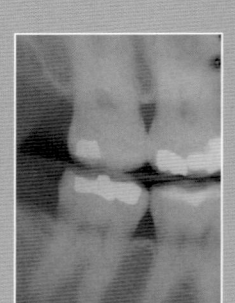

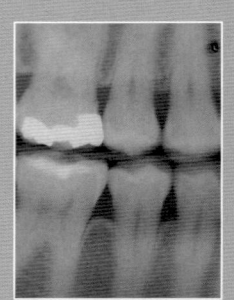

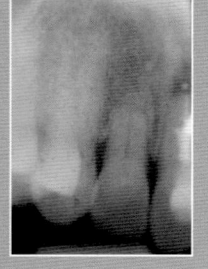

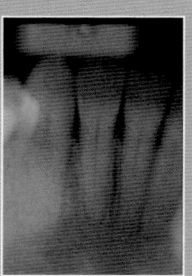

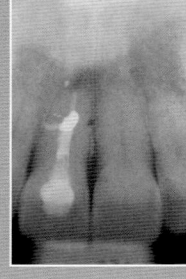

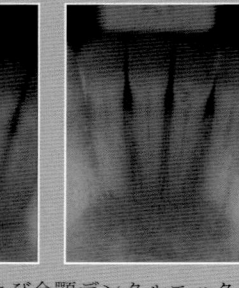

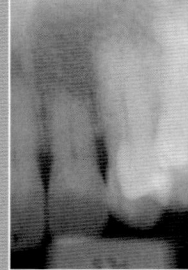

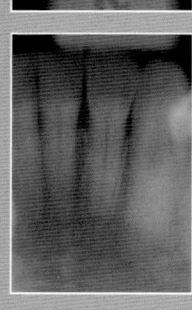

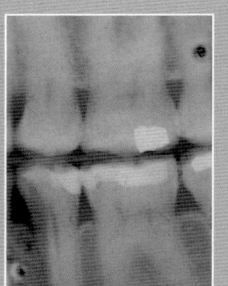

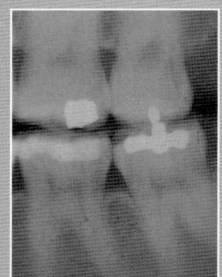

パノラマおよび全顎デンタルエックス線写真(2003年)。

第2段階：歯周治療、矯正治療に関する対診

　歯内疾患の改善が確認された時点で歯周専門医への対診を行ったところ、不ぞろいな状態にある上顎右側中切歯歯肉縁の調和を図るためには外科的処置が唯一の方法であること、および、この方法により歯肉縁を上顎左側中切歯と調和する位置とした場合、歯根が露出するため、つづいてフルクラウンによる修復が必要になるとの見解が提示された。さらに、上顎右側中切歯は数mm程度の骨削除を要すると思われるが、歯根がやや短いため歯冠歯根比の悪化につながることが想定された。そこで、修復、歯内、歯周および矯正専門医による連携的医療チームでは、審美性向上のためには精密な矯正移動が最善の選択肢であり、歯根吸収を進行させることなく実施可能と思われることで見解が一致した。この患者の上顎切歯の根尖にはすでに中等度から重度の歯根吸収が生じていた。

第3、4段階：矯正治療、歯周治療および修復

　矯正専門医、修復専門医および歯内療法専門医の緊密な連携の維持は、この患者に対する治療成功のため重要であった。上顎両側中切歯の歯槽骨頂や歯肉縁のレベリングのための矯正的圧下が終了した時点で、両側中切歯の切縁の位置が非対称となったため、これを両側中切歯のイレギュラーな切縁への暫間的コンポジットレジン修

矯正治療

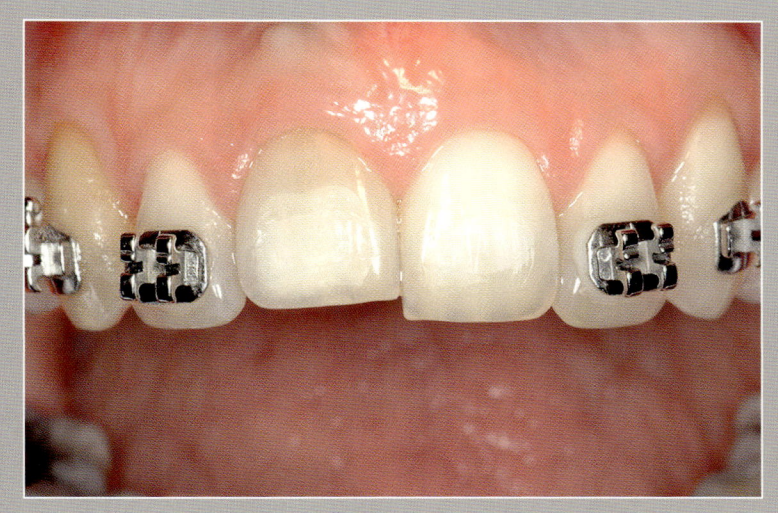

上顎両切歯の圧下。

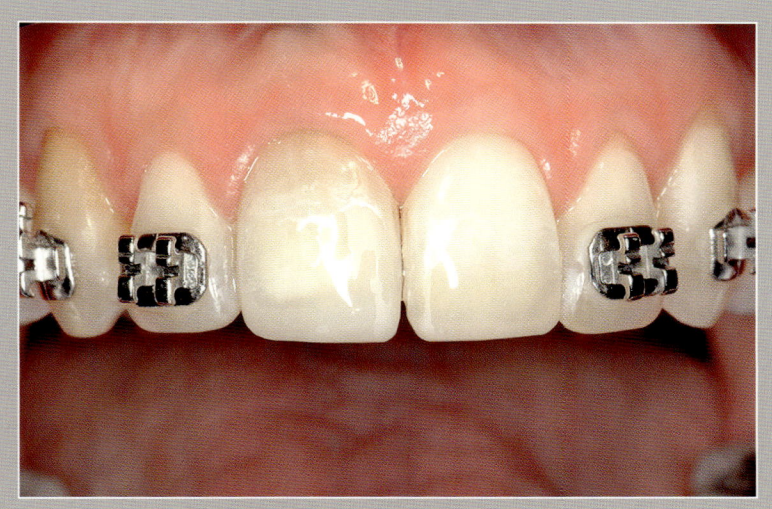

上顎両側中切歯暫間的コンポジットレジン修復。

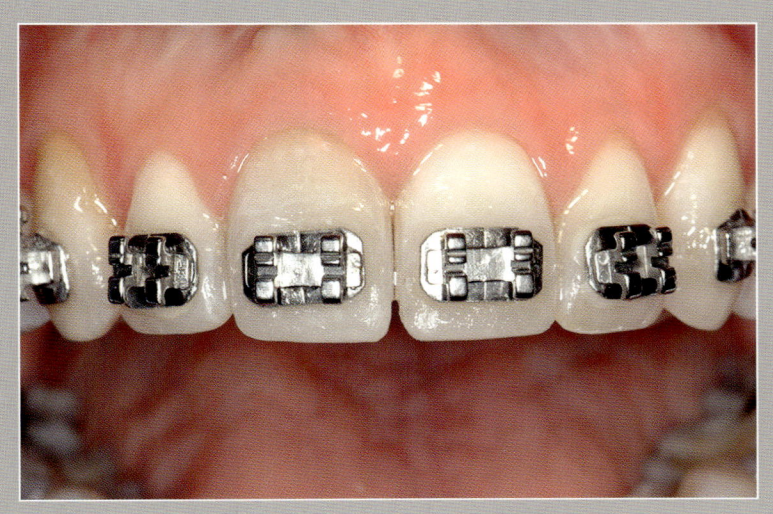

上顎前歯部へのブラケット再装着。

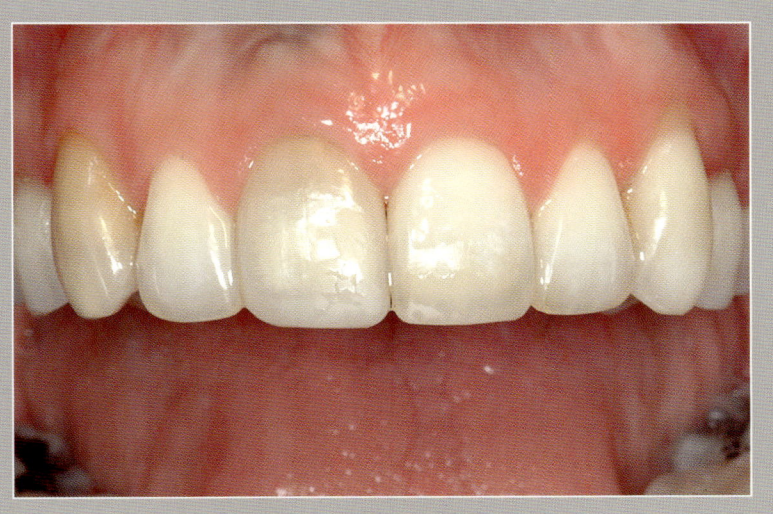

最終的なブラケット除去後。

復で修正した。患者はさらに、過去の矯正治療もしくは外傷を原因とする歯根吸収が前歯部にすでに著明に生じており、その進行の高いリスクを抱える状態であった。このため、当初の治療方針の1項目として、矯正的圧下処置中にデンタルエックス線写真を3ヵ月ごと撮影して歯根長の経過観察を行った。両側中切歯の圧下後のエックス線写真では歯根長の変化は観察されなかった。また、患者は歯内療法上のリスクも抱えていたが、これは過去ならびに将来における歯根吸収に加え、当初の歯内療法の経過不良をも理由とするものである。最終的には、非外科的再歯内療法は問題なく実施されるとともに過剰な歯肉露出も軽度となり、さらに両側中切歯の歯冠が調和のとれた形態となったことで、患者のスマイル時の審美性は著明に改善された。

術後

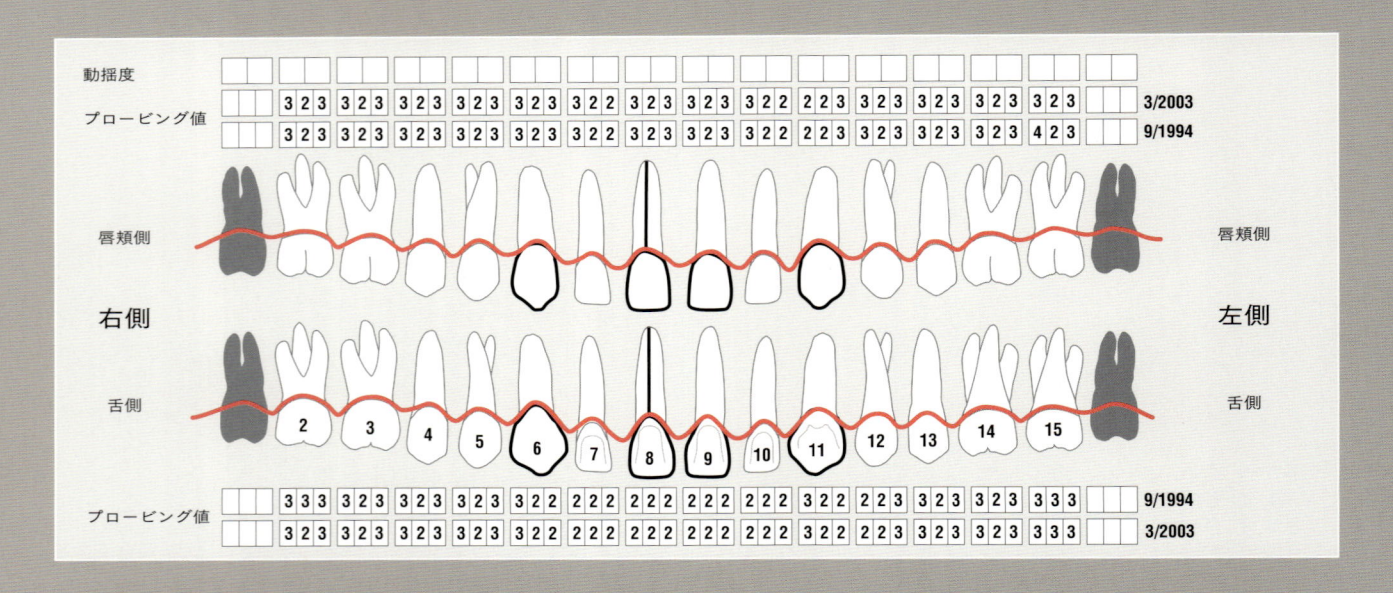

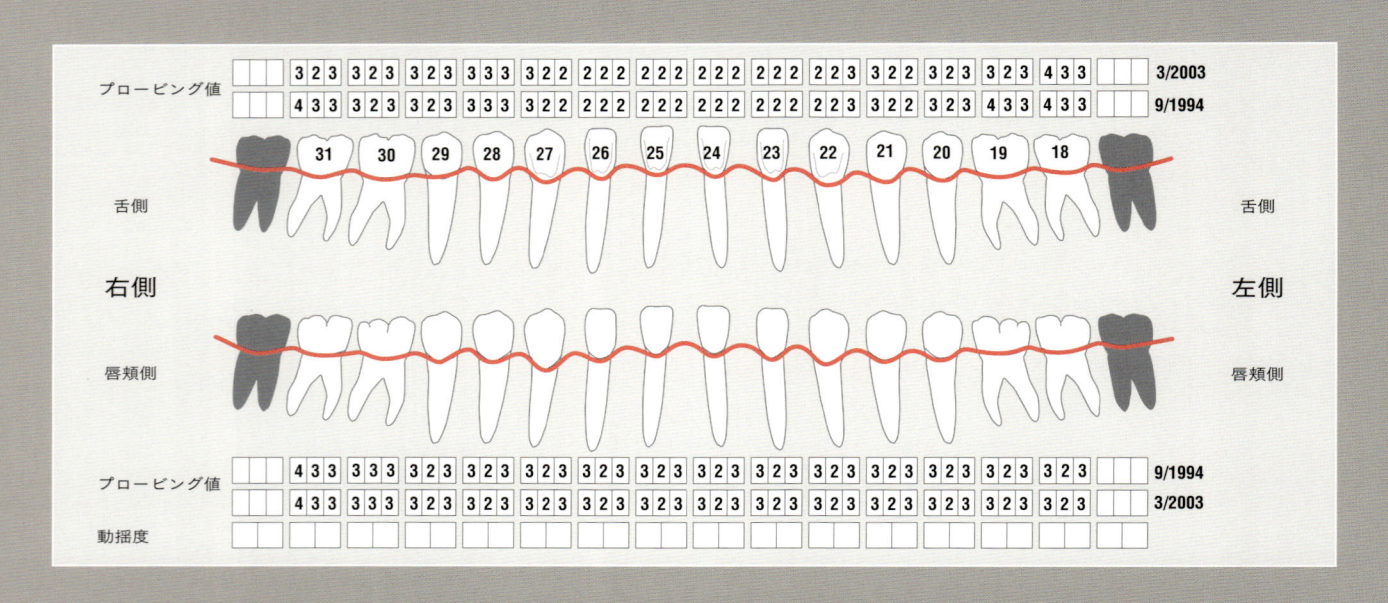

解説

　歯内療法に関する1章が、包括的な治療計画に対していかなる理由で必要とされるのであろうか。その答えはまさに、現代の歯内療法の方向性そのものである。単独で方針決定を行う歯内療法専門医は、さながら海図を持たない船員に等しい。現在の高度かつ連携的な歯科医療では連携診療の機会や必要性は増加している。また、1本の歯の喪失が治療計画全体の変更につながることもある。したがって、歯内療法専門医を含めた各専門領域の医療チームメンバーが、診断、治療計画立案および処置のすべての面に精通することが不可欠である。さらには、診断、治療計画ならびに治療手順を適切なものとするためには、個々のメンバーの能力や貢献の可能性を医療チーム全員が学びかつ理解することも重要である。このようなあり方によってのみ、1本の歯の運命を戦略的に評価して治療計画全体のなかで適切に位置づけることが可能となる。それでは、なぜ包括的な治療計画立案を行うのであろうか。それは、歯内療法を含めた各専門領域で構成される医療チームの知識、技術、処置、あるいは判断力を活用することの利点がこれまで以上に認識されているからにほかならない。個々の専門医からは、その専門的立場から、全体的なケースマネージメントの遂行のための多くの手段や方法が提供されるのである。

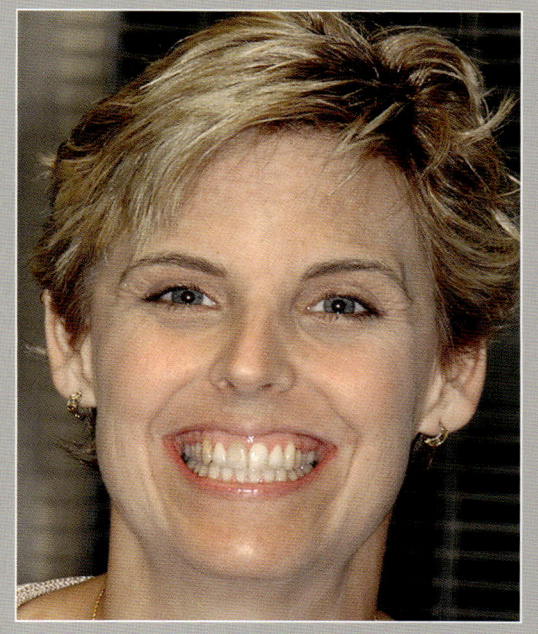

正面顔貌。

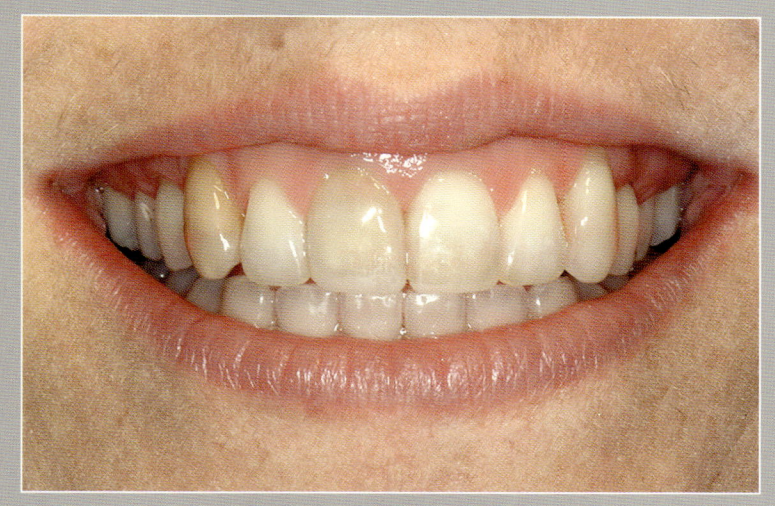

スマイル時の正面観。

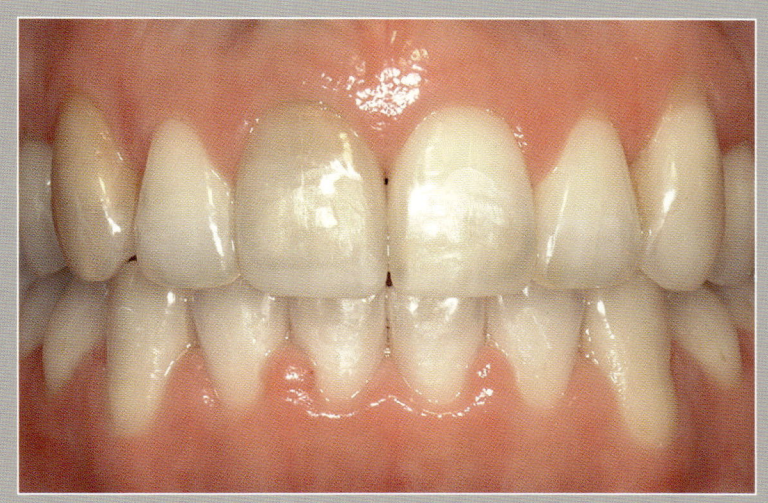

咬合時の正面観。

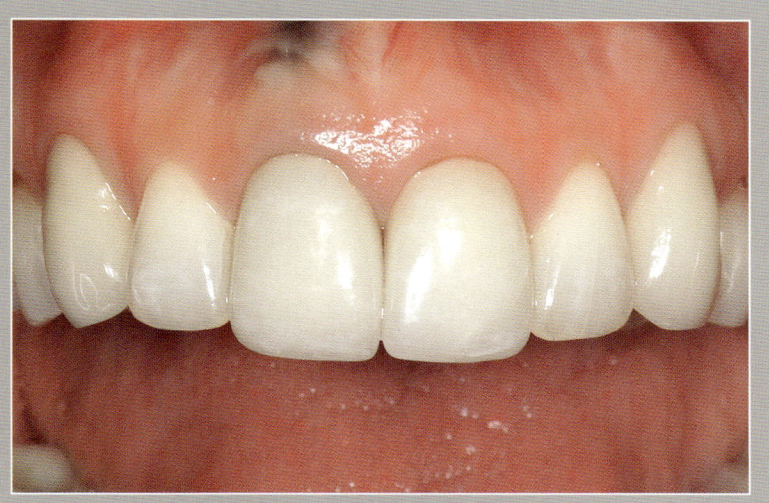

4年経過後の上顎前歯。瘻孔は閉鎖している。

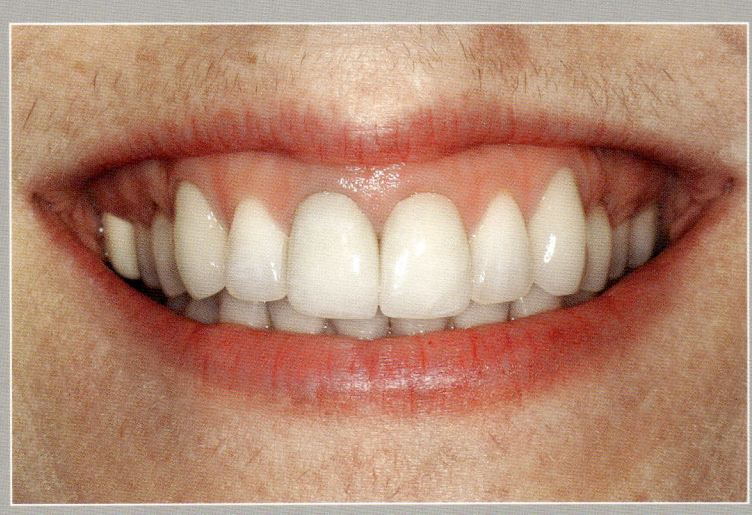

4年経過後のスマイル時の正面観。

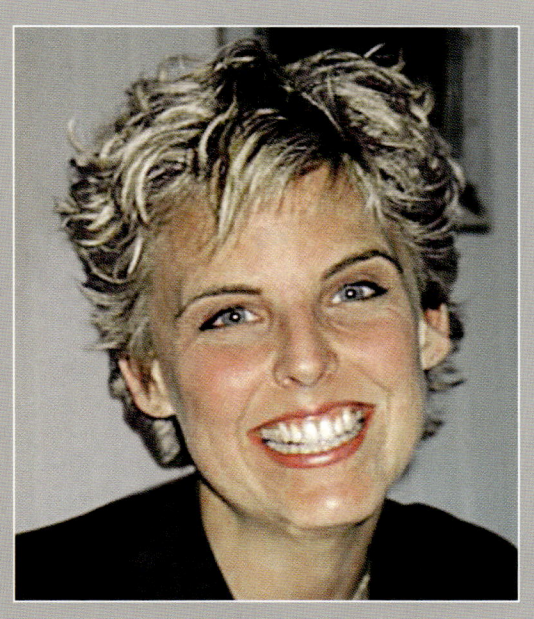

4年経過後の正面顔貌。

参考文献
References

1. West J. Endodontic update 2006. J Esthet Restorative Dent 2006;18:280-300.
2. Farzaneh M, Abitbol S, Friedman S. Treatment outcome in endodontics: The Toronto study. Phases I and II: Orthograde retreatment. J Endod 2004;30:627-633.
3. West JD. Finishing: The essence of exceptional endodontics. Dent Today March 2001;20:36-41.
4. Schilder H. Cleaning and shaping the root canal. Dent Clin North Am 1974;18:269-296.
5. West J. Collaborative endodontic techniques: A comprehensive clinical review. Dent Collab Spring 2004:24-28.
6. West J. Rules of engagement: Mastering the endodontic game, Part I. Dent Today June 2006;25:94-101.
7. Stropko JJ. Canal morphology of maxillary molars: Clinical observations of canal configurations. J Endod 1999;25:446-450.
8. West J. Rules of engagement: Mastering the endodontic game, Part II. Dent Today July 2006;25:108-112.
9. Schilder H, Goodman A, Aldrich W. The thermomechanical properties of gutta-percha packing procedure. Oral Surg 1981;51:544.
10. Ray H, Trope M. Periapical status of endodontically treated teeth in relation to the technical quality of the root filling and the coronal restoration. Int J Endod 1995;28:12-18.
11. West JD. Restore or remove: The endodontic perspective. Seattle Study Club Journal 1991;2(3):29-37.
12. Torabinejad M, Chivian N. Clinical applications of mineral trioxide aggregate. J Endod 1999;25:197-205.
13. West J. Perforations, blocks, ledges, and transportations: Overcoming barriers to endodontic finishing. Dent Today January 2005;24:68-73.
14. Steiner D, West J. Orthodontic-endodontic treatment planning of traumatized teeth. Semin Orthod 1997;3.1:39-44.
15. Baklund L. Root resorption. Dent Clin North Am 1992;31:491-507.
16. Dragoo MR. Resin-ionomer and hybrid-ionomer cements. Part I. Int J Periodontics Restorative Dent 1996;16:595-601.
17. Dragoo MR. Resin-ionomer and hybrid-ionomer cements. Part II. Int J Periodontics Restorative Dent 1997;17:75-87.
18. Bjorvatn K, Selvig KA, Klinge B. Effect of tetracycline and SnF2 on root resorption in reimplanted incisors in dogs. Scand J Dent Res 1989;97:447-482.
19. Selvig KA, Bjorvatn K, Claffey N. Effect of stannous fluoride and tetracycline on repair after delayed reimplantation of root planed teeth in dogs. Acta Odontol Scan 1990;48:107-112.
20. West JD. The cracked tooth syndrome. Dent Today 2002;21:88-97.
21. Harrington GW, Steiner DR. Periodontal-endodontic considerations. In: Walton RE, Torabinejad M (eds). Principles and Practice of Endodontics, ed 3. Philadelphia: Saunders, 2002:466-484.
22. Natkin E. An Introduction to Endodontic Diagnosis and Treatment. Seattle: Univ Washington Press, 1989.
23. Kokich VG. Adjunctive role of orthodontic therapy. In: Newman MG, Takei HH, Klokkevold PR, Carranza FA (eds). Clinical Periodontology, ed 10. St Louis: Elsevier, 2006:856-870.
24. Salehrabi R, Rotstein I. Endodontic treatment outcomes in a large population in the USA: Epidemiological study. J Endod 2004;30:846-850.
25. Steiner D, West J. Bleaching pulpless teeth. In: Goldstein R, Garber D (eds). Complete Dental Bleaching. Chicago: Quintessence, 1995:101-136.
26. Smith GW. Calcific metamorphosis: A treatment dilemma. Oral Surg Oral Med Oral Pathol 1982;10:441-444.
27. West J. The esthetic and endodontic dilemmas of calcific metamorphosis. Pract Periodont Aesthet Dent 1997;3:289-293.
28. Steiner D, West J. A method to determine the location and shape of an intracoronal bleach barrier. J Endod 1994;20:304-306.

最高の治療をするための構想：
治療のためのフレームワーク、
軟組織治療、計画立案と考え方

Lloyd M. Tucker, DMD, MSD

軟組織の治療計画立案の際に
明確なガイドラインに留意し、それを適用することで、
より予知性の高い結果、より良い審美、
そして患者および術者のより大きい喜びを
もたらすことができる。

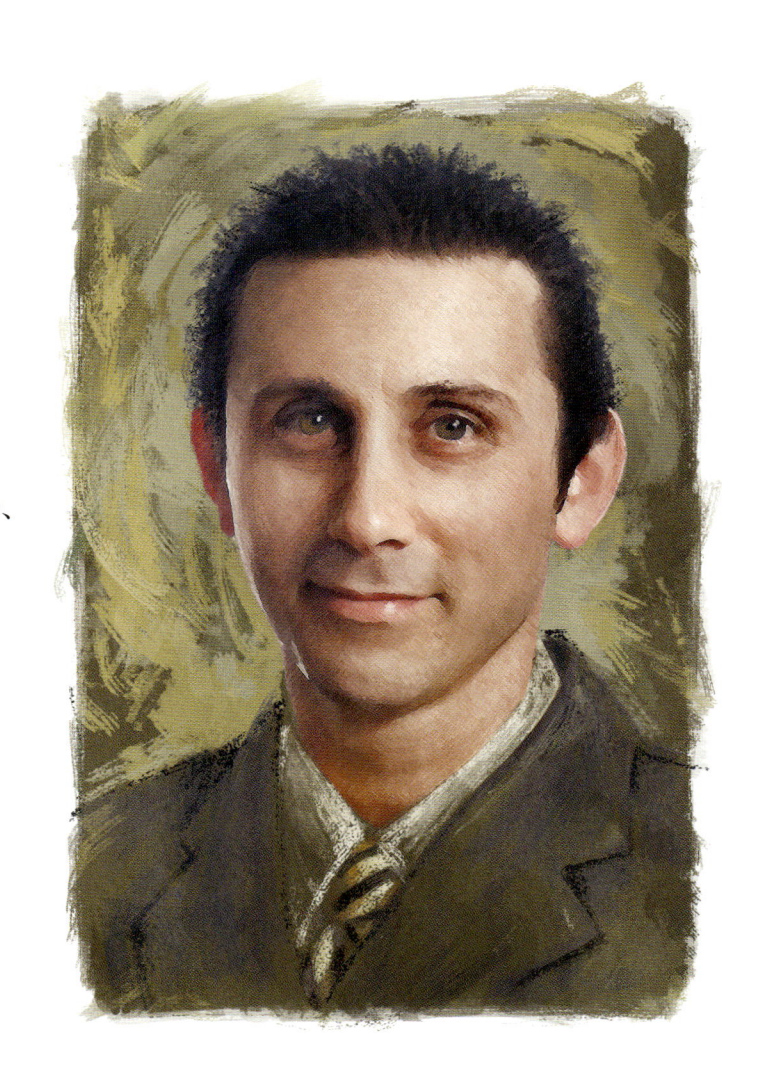

考え方とその背景
Philosophy and Background

　私が心から敬愛してやまないクリーブランドの歯周病専門医の言葉を借りるなら「私は包括的な歯科治療を行う歯科医師であり、たまたま治療計画の一構成要素である歯周治療を提供しているにすぎない」。私自身も歯周病専門医となったがずっとその以前には歯科における包括的なアプローチに没頭する贅沢が許され、フィラデルフィアの大学在学中は Morton Amsterdam、D. Walter Cohen、Jay Siebert、Arnold Weisgold、"Slick" Varnarsdall、Leonard Abrams ほか、そうそうたる偉人たちのオーラに影響を受けずにはいられなかった。検査、診断、治療計画立案における包括的なアプローチはただの定説や概念などではなく絶対に必要不可欠なものであり、それによりペンシルベニア大学の個性と独自性は築き上げられていった。包括的歯科診療の伝説的な提案者たちはその重要性を提唱するばかりでなく実際に実践していたのである。それらの優れた臨床医たちは専門性にかかわらず、また治療計画においてどんな特定の治療のみを担当するかにかかわらず、全員が治療の全体像を完全に把握しすべての専門分野について熟知していた。これらの臨床医たちにとって全治療の一部分のみしか担当しないからといって、勉強を継続して行い歯科治療のあらゆる面を知り自分の担当する治療が全体とどのように一体化するかを理解したいという欲求をさまたげることにはならなかった。伝説に残るほど有名な臨床医たちが日常的に廊下を歩いているような環境で歯科的に「生まれ育った」ことはたいへんな特権であったと思う。

　モントリオールの Jewish General Hospital でのレジデント期間およびその後 2 年間父の元で一般歯科診療を行ったが、その間、歯科治療における包括的なアプローチに対してさらに力を注ぎ、磨き、習得していった。たとえ私が修復治療のみを行っている場合にも全体の計画を認識する必要性はつねに存在した。多くの専門医がかかわり、治療の目的、目標、細かいニュアンスにいたるまで電話あるいは直接の議論は長時間にわたった。臨床医たちが相互に作用し合いチームとして取り組んだ場合、おのおのが個人主義な下請けとして働くよりも結果がはるかに優れていることは明白であった。治療が奏功した症例においては術者側も大きな充実感を得ることができるが、真の利益を受けるのは患者である。協調的な各専門分野にまたがる包括的なアプローチは、そのほかのどんな歯科的アプローチよりも圧倒的に患者の症状を和らげ、審美的改善、高い予知性をもたらす。本項では軟組織のフレームワークについてのみ述べるが、軟組織の審美はつねに包括的な治療計画との相関のなかで捉えなくてはならないものであり、決してそれだけを分けて考えるものではない。

　軟組織フレームワークがどのような影響を与えるかということに関して良くも悪くも歯科の審美的外観については数十年にわたり議論されてきた。新しい最新のトピックではないものの軟組織の審美および歯科の審美全般は人々の需要や期待によってここ数年で発展してきた。新しい点はこのトピックが近年、科学的根拠に基づく歯科医療の時代を迎えたことである。過去にはもっぱら個人の意見や事例に基づく根拠また個人的な経験則、長期にわたる臨床的な観察から導いた結論などに任されていたトピックであったが、今日においては一応少量ではあるが科学的データが報告され、審美的ガイドラインの作成や臨床的な判断を行う際の基準となっている。本章の目的は私が症例の軟組織フレームワークの治療計画立案の際に採用するようになったガイドラインについてその概要を提供することである。

原則

　軟組織の治療計画立案の際に明確なガイドラインに留意し、それを適用することで、より予知性の高い結果、より良い審美、そして患者および術者のより大きい喜びをもたらすことができる。

図5-1　ハイ、ミドルそしてロー・スマイルライン

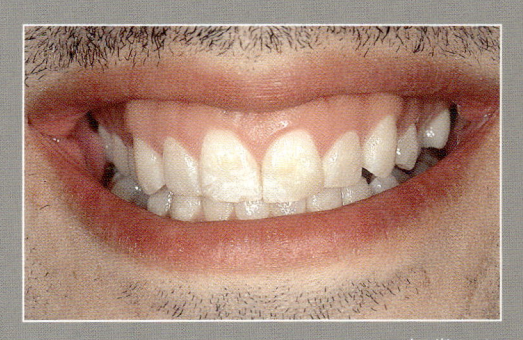

図5-1a　ハイ・スマイルライン。切歯において2mm以上歯肉が見える。スマイル時に歯肉および修復物のマージンがつねに見える状態。審美的でないと判断される。

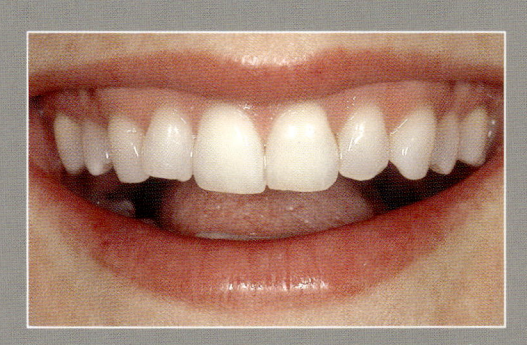

図5-1b　ミドル・スマイルライン。切歯において0mm以上2mm未満歯肉が見える。スマイル時に歯肉および修復物のマージンが部分的に見える状態。審美的であると判断される。

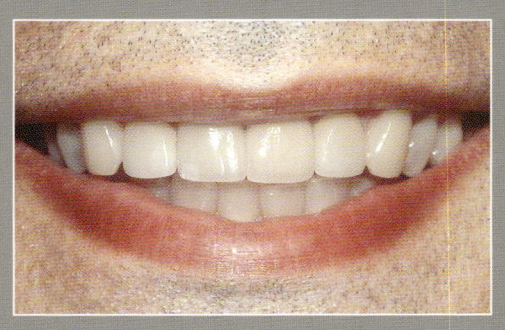

図5-1c　ロー・スマイルライン。切歯において歯肉が見えない。スマイル時に歯肉および修復物のマージンが見えない状態。審美的でないことはないが、ミドル・スマイルラインほど理想的ではない。

軟組織の治療計画立案におけるガイドライン
Guidelines for Soft Tissue Treatment Planning

　今日、軟組織の治療計画の基準となる明確なガイドラインがいくつか存在する。これらのガイドラインを守り適用することで複雑な治療計画の立案を防ぎ、治療にかかわる術者間のコミュニケーションが円滑になり、より予知性の高い結果を生むことにつながる。またガイドラインは患者および術者の治療に対する期待度を明確にする。

　本項の臨床症例において議論し、適用する4つの軟組織フレームワークのパラメーターとして以下のものが挙げられる。

・スマイル時の歯肉の露出度
・前歯部における歯肉マージンの垂直的位置とその相互の関連
・各前歯における歯肉の頂点の近遠心的位置
・歯肉の対称性が非常に重要な場合と妥協が許容される場合

歯肉の露出度

　臨床医は1人ひとりもっぱら個人的な審美的感覚に頼らねばならないのか、あるいはより予知性および審美性の高い結果を導く軟組織の設計の根拠となる科学的なデータはあるのだろうか。

　スマイルラインは昔から文献的にはハイ、ミドル、ローに分類される（図5-1）。ハイ・スマイルラインでは歯肉マージン（修復物マージン）がつねに見え、ミドル・スマイルラインでは部分的に見える。一方、ロー・スマイルラインではマージンはまったく見えない。もしロー・スマイルラインが、臨床的にまったく審美的に問題がないとし、ハイ・スマイルライン、そしてさらにはミドル・スマイルラインさえ問題ありとするなら、データによれば女性の84％、男性の70％が優れた審美を必要とする範囲に入ってしまうこととなる[1]。

もしわれわれの治療計画においてスマイル時の歯肉の露出量（上顎中切歯を基準点として）をコントロールできるとして、理想とはどの程度の量なのであろうか。ある一定量の歯肉の露出が必要なのか、それともまったくなかったとしてもそれは審美的とみなされるのか。もはや当て推量や事例に基づく個人の意見を根拠にする必要はない。よく遭遇する8つの前歯部の審美的不調和に関してその感じ方を評価した画期的な研究によると−2mmから2mmの歯肉の露出量が大多数の人に審美的と判断された[2]。研究デザインの理由から何mmがもっとも審美的であるかを識別することはできなかった。すべての人が4mmは審美的でないことに同意した。

　以前に出版された教科書には1mmが理想的な歯肉露出量であると推奨されていた[3]。しかし、このなかでは2mmから3mmも審美的であると記載がある。これらの記述は臨床的な意見によるもので科学的根拠に基づいたものではないものの、それらはたいていの場合何年も後に報告された科学的なデータと一致している点は興味深いことである。

　インサイザルエッジポジション、歯冠長、幅と高さの比率は口唇との関連で歯肉マージンの位置を定めるために重要な因子である。数々の論説がこれらのパラメーターをどのように決定するかを述べている[4-6]（詳細についてはGerard Chicheによる第1章参照）。ここでは歯肉露出量を決定する原理原則についてのみ述べる。

　インサイザルエッジポジションの主要な決定因子は安静時の上唇の位置である。上唇の安静時には中切歯はおよそ2mmから3mm見えているはずである。この数値はあくまでも一般的なガイドランであり年齢、性別、患者が望む見た目、そして咬合様式に影響を受ける。しかし切歯の露出量のパラメーターは孤立したものではなくそのほかの因子、とくに歯冠長および幅と高さの比率との関連により決定される。中切歯の平均的な長さは一般的に10.5mmから12mmとされている。したがって歯冠長は幅と高さの比率と密接に関連する。審美的とされる幅と高さの比率は0.75から0.80である。比率が0.75以下では歯は幅が狭く長すぎると感じる。一方、0.80以上では歯は幅が広く短すぎると感じる。

　老化にともない切歯の露出量は減少する。若い患者にとって審美的と思われる状態も高齢の患者においては不自然で不調和に映るかもしれない。同様に快活で社交的な女性にとって魅力的な状態であっても、静かで内向的な男性にとっては心地良くないかもしれない。ここで重要な点はガイドランの範囲内で臨床医には許される美的感覚の自由の幅があるということである。何をもって審美的とするかについては、確定したかなり明白なエンドポイントが存在するが、臨床医は各患者個人についてこれまで述べたパラメーターを決定するうえである一定の柔軟性は確保している。

歯肉マージンの位置

　これまでスマイル時の口唇と切歯の歯肉マージン位置との関係について取り上げてきたが、では切歯との位置関係において一番審美的な側切歯と犬歯の歯肉マージンの位置はどこであろうか。犬歯の歯肉マージンは切歯の歯肉マージンと同一線上に位置し、瞳孔間を結ぶ線と平行でなければならない。これは瞳孔間を結ぶ線が水平軸と一致あるいは近似するという仮定のもとである。

　側切歯の歯肉マージンの位置は規定することがさらに興味深いパラメーターである。側切歯の歯肉マージンは隣接する切歯と犬歯の歯肉マージンを結ぶ仮想線との関係で表され3つのバリエーションが起こり得る。仮想線よりも根尖側、一致、あるいは歯冠側の場合である（図5-2）。多くの著者らが側切歯の歯肉マージンが仮想線よりも根尖側に位置するとき審美的でないと断定してきた。仮想線と一致する場合は必ずしも審美的でないことはないが、決して理想的ではなく、理想的な側切歯の歯肉マージンの位置は仮想線よりも歯冠側に位置するときであるとした[7-10]。興味深いことにこれらの著者らは1人として科学的な研究を引用していない。これは文献が文献自身を引用している例である。

　もし文献の全体を通して引用されている事例に基づく考えが正しいとして、では側切歯の歯肉マージンは切歯と犬歯の歯肉マージンを結ぶ仮想線からどのくらい歯冠側にあれば良いのであろうか。前述したすべての著者らは0.5〜1.0mmと述べているものの、1つだけ存在する科学的な研究はこの値を一般に受け入れられる値であると裏づけていない[2]。その研究では側切歯の歯肉マージンを仮想線の1.0mm歯冠側におき、そこから0.5mm刻みで仮想線から3.0mmの位置まで歯冠側方向へ動かしていった。1.0〜3.0mmの

図 5 - 2　側切歯の歯肉マージンの位置

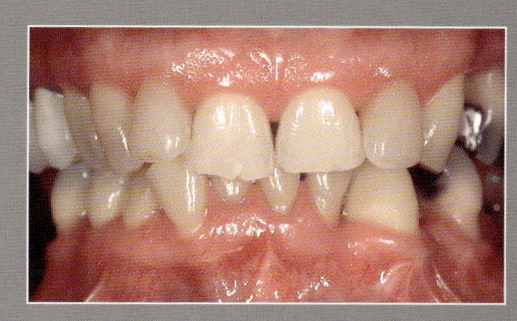

図 5 - 2 a　側切歯の歯肉マージンが切歯と犬歯の歯肉マージンを結ぶ仮想線よりも根尖側に位置する。審美的でないと判断される。

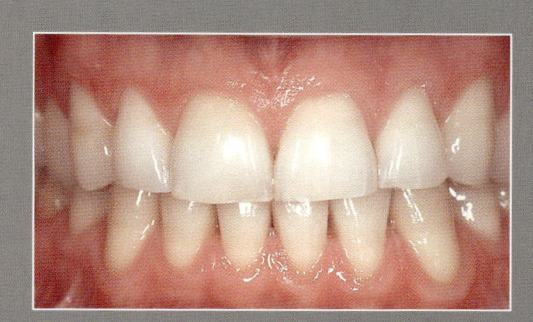

図 5 - 2 b　側切歯の歯肉マージンが切歯と犬歯の歯肉マージンを結ぶ仮想線と一致する。必ずしも審美的でないことはないが、決して理想的ではない。

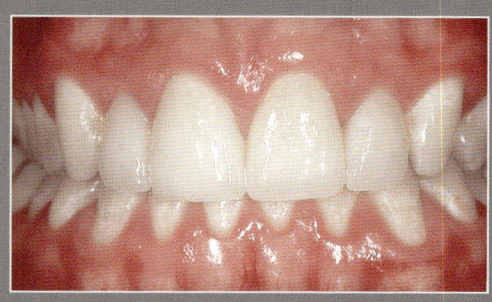

図 5 - 2 c　側切歯の歯肉マージンが切歯と犬歯の歯肉マージンを結ぶ仮想線よりも歯冠側に位置する。もっとも審美的で理想的な位置関係であると判断される。

間で審美的な違いを感じたグループはなかった。このことは側切歯の歯肉マージンの位置について一般的に審美的であるとうたわれている距離よりもさらに歯冠側よりに位置しても人々は許容し審美的であると感じるということの強い証拠である。

　この研究には2つの不備があることに留意しなくてはならない。第1に仮想線より根尖側あるいは同等の位置にあった場合の感じ方について検討していない点である。歯肉マージンがこの2つのバリエーションの場合について、見解はあるもののこれを裏づけるデータはまだない。第2に距離を離していった際に両側の側切歯の歯肉マージンの対称性は維持されていたことである。非対称的であった場合や片側のみ変化させた場合は、多くの人が審美的でないと感じたかもしれない。さらなる研究が望まれる。

図5-3　歯肉豊隆の頂点の位置

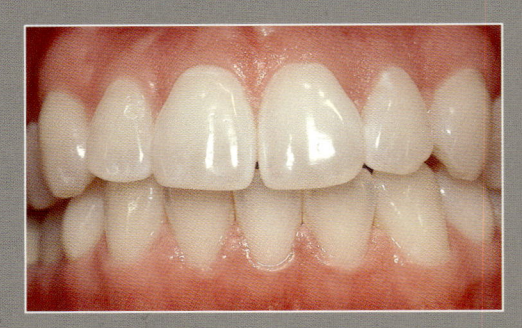

図5-3a　歯肉豊隆の頂点が近心にあるとき。歯が傾いている印象を与える。

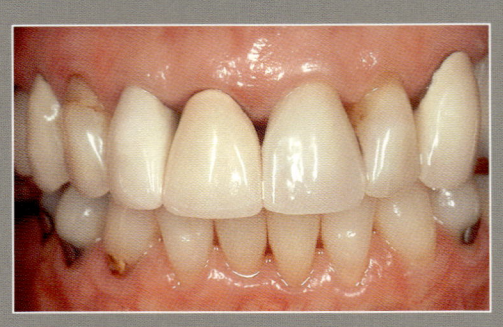

図5-3b　歯肉豊隆の頂点が長軸中央に位置するとき。人工的で不自然な印象を与える。

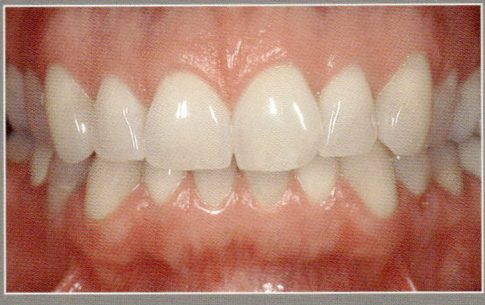

図5-3c　歯肉豊隆の頂点が遠心にあるとき。もっとも審美的で理想的な印象を与える。

歯肉豊隆の頂点の位置

　歯肉マージンの最根尖側端が歯肉豊隆の頂点である。その位置は3つ考えられる。歯の長軸に沿った中央、長軸よりも遠心、長軸よりも近心である（図5-3）。歯肉豊隆の頂点を治療によりどこに位置させるか—歯周外科により生物学的に、新しい歯冠修復物のカントゥアにより修復的に、あるいはそれら2つのコンビネーションにより—は歯の審美面に大きな影響を及ぼす。歯肉豊隆の頂点の位置に関しては長く取り上げられ文献にも図示されてきた[11-13]。歯肉豊隆の頂点が長軸よりも近心にあるとは審美的ではなく、傾いているように見え、歯肉豊隆の頂点が長軸中央に位置すると人工的で不自然な感じになると示唆されてきた。もっとも審美的であるのは長軸より遠心にあるときである。これらのガイドランは切歯と犬歯により適切であり、側切歯についてはおおまかにあてはまる程度である。側切歯についてはより中央に寄った歯肉豊隆の頂点が審美的であるが、明らかに長軸よりも近心であるものは審美的でない。

　何mmあるいは歯の近遠心幅の何パーセント遠心に歯肉豊隆の頂点をおくかについては根拠となるデータがまだ発表されていないため術者の美的感覚に任されている。歯肉豊隆の頂点の位置については精密な数値、さらには幅でさえ示そうと試みた著者は未だいない。長軸より「わずかに遠心」という表現しか文献では見られない。

歯肉の対称性と非対称性

　歯科医師と歯科技工士は一般に対称性を作り出そうと努める。しかし審美的結果を得るためには対称性はいつでも必要なのであろうか。すべての前歯に対称性は必要なのであろうか。非対称が含まれるが審美的であることはあるのだろうか（図5-4）。

図 5-4　はたして対称性は、どんなときでも必要なのであろうか

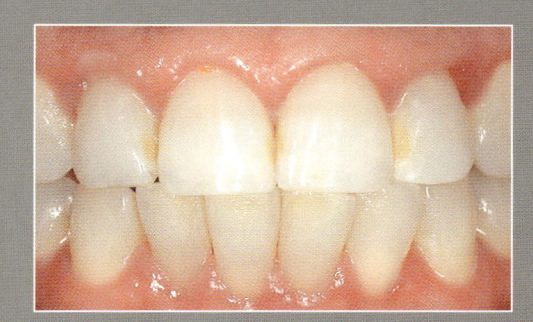

図5-4a　切歯の歯肉マージンは対称である。このことは良好な審美に重要である。

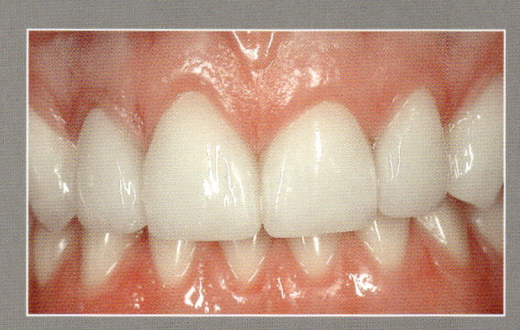

図5-4b　切歯が非対称である。その部位に目が向くためつねに審美的でない印象を与える。

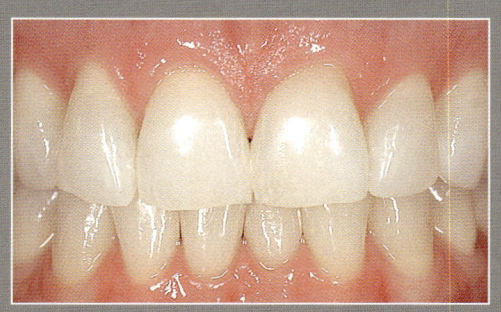

図5-4c　切歯は対象であるが側切歯が非対称である。しかし審美的な印象が保たれており、もっとも審美的で自然な結果を得るために故意にこのような関係を作ることを推奨する術者もいる。

　完全に対称な顔貌はなく、どの顔でもわずかな非対称は存在し、その非対称部位が顔面正中から離れるほど許容することができる。逆に顔面正中に近い造作ほど対称性が要求される。歯肉の対称性についても同様である。歯肉の対称性の審美についてもやはり発表されている研究データはない。明らかなことは同一口腔内の切歯は近遠心幅においてわずか(0.3から0.4mm)にしか違わないため、必然的に高い対称性を示す[14,15]。このことは切歯の平均的ばらつき(2.98mm)と側切歯の平均的ばらつき(3.98mm)を比較するとより明らかである[16,17]。さらに歯列正中線が顔面正中線と平行であるならば、歯列正中のずれは非常に許容されやすいことが知られており、一方で歯列正中線が少しでも傾くと、たとえ歯間乳頭が顔面正中線と一致していたとしても直ちに審美的でないと感じる[2,18]。歯に関するデータを対応する軟組織にあてはめて推定するなら、結論として審美的な結果を得るためには切歯においてかなりの歯肉の対称性が必須であると言える。

　側切歯は正中から離れるため非対称であっても許容されやすいだけでなく、切歯と比較して大きく非対称であることは前述したとおりである。側切歯の歯肉マージンの少量の非対称性は容易に許容され審美的であると判断される。歯肉マージンを完全に対称にすることを目的とした過度な治療は審美的な結果を得るために必要ではないので行うべきではない。より審美的で自然な結果を得るために側切歯およびその歯肉マージンを故意に非対称にすることを提唱する術者もいるくらいである[19]。

　同様に犬歯においても歯肉マージンが極端な非対称性から非常に審美的に目立つ場合でないかぎり完璧に対称にする必要はない。犬歯の歯肉マージンがどの程度非対称であってもかまわないかを制限する因子は隣接する側切歯の歯肉マージンである。その関係は歯肉マージンの位置について前項で述べたガイドラインを満たさなくてはならない。

171

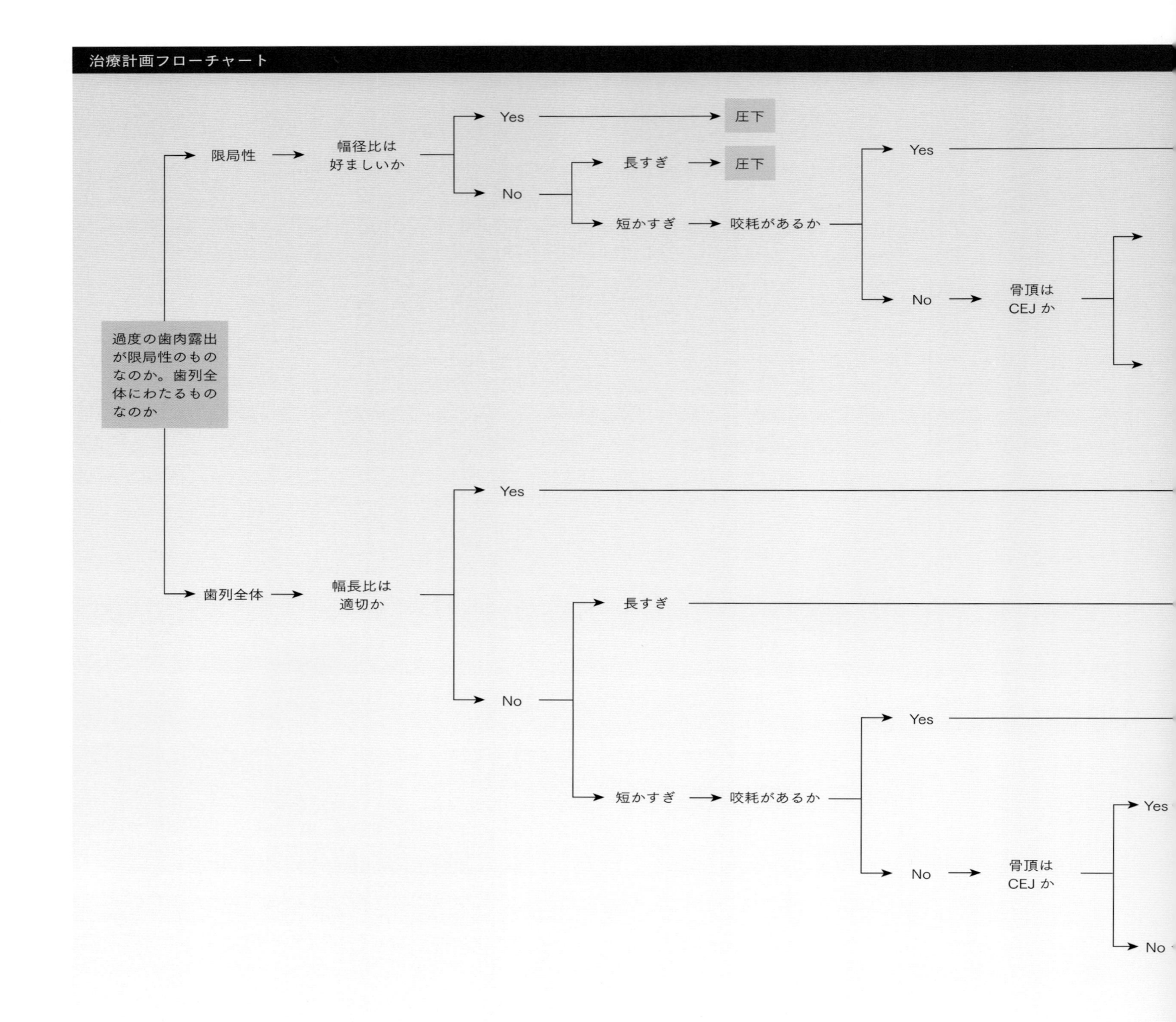

5　最高の治療をするための構想：治療のためのフレームワーク、軟組織治療、計画立案と考え方・Tucker

治療計画フローチャート

```
過度の歯肉露出
が限局性のもの
なのか。歯列全
体にわたるもの
なのか
```

限局性 → 幅径比は好ましいか
- Yes → 圧下
- No →
  - 長すぎ → 圧下
  - 短かすぎ → 咬耗があるか
    - Yes →
    - No → 骨頂はCEJか

歯列全体 → 幅長比は適切か
- Yes →
- No →
  - 長すぎ →
  - 短かすぎ → 咬耗があるか
    - Yes →
    - No → 骨頂はCEJか
      - Yes
      - No

ガミースマイルへの対応

　軟組織のフレームワークについてガイドラインを議論する際には、いわゆるガミースマイルに関して多少は触れるべきであろう。患者が笑ったときに歯肉が大きく見えてしまう場合、この問題を解決するもっとも適切な方法は何であろうか。すでに歯肉の露出度とその審美的範囲については述べた。しかしながら、過度の歯肉の露出を的確に診断できることと、それをどのように治療するかを明確に理解することは必ずしも一致しない。

　軟組織マージンを根尖側に移動し歯肉の露出量を減らす治療法としてつぎの3つの方法が挙げられる。

軟組織の治療計画立案におけるガイドライン

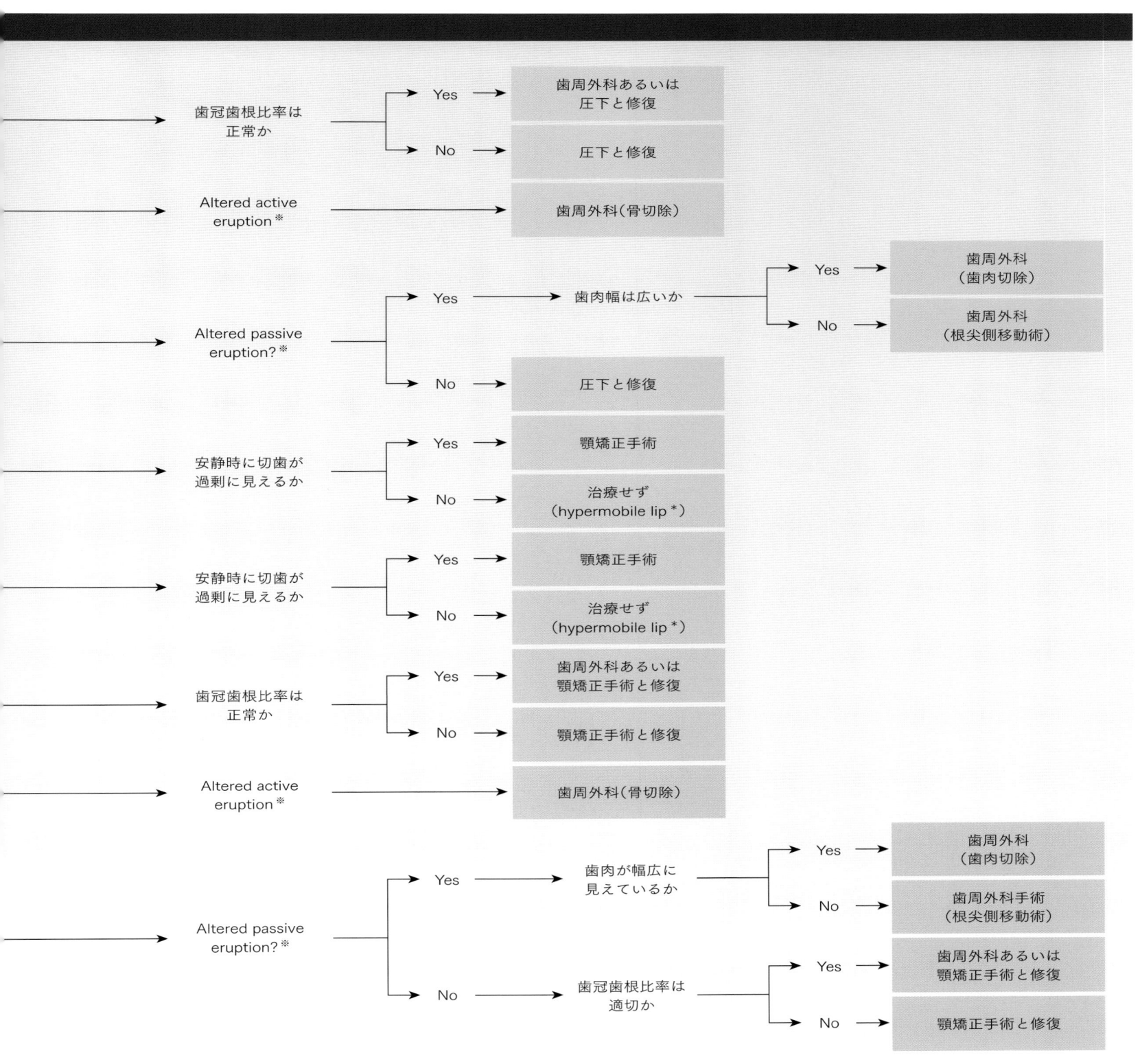

```
                                    ┌─ Yes ─→ 歯周外科あるいは
                歯冠歯根比率は ──────┤          圧下と修復
                正常か              └─ No ──→ 圧下と修復

                Altered active
                eruption※      ──────────────→ 歯周外科（骨切除）

                                                              ┌─ Yes ─→ 歯周外科
                                    ┌─ Yes ─→ 歯肉幅は広いか ──┤          （歯肉切除）
                Altered passive ────┤                          └─ No ──→ 歯周外科
                eruption?※          │                                    （根尖側移動術）
                                    └─ No ──→ 圧下と修復

                安静時に切歯が      ┌─ Yes ─→ 顎矯正手術
                過剰に見えるか  ────┤          治療せず
                                    └─ No ──→ （hypermobile lip※）

                安静時に切歯が      ┌─ Yes ─→ 顎矯正手術
                過剰に見えるか  ────┤          治療せず
                                    └─ No ──→ （hypermobile lip※）

                                    ┌─ Yes ─→ 歯周外科あるいは
                歯冠歯根比率は ──────┤          顎矯正手術と修復
                正常か              └─ No ──→ 顎矯正手術と修復

                Altered active
                eruption※      ──────────────→ 歯周外科（骨切除）

                                                              ┌─ Yes ─→ 歯周外科
                                    ┌─ Yes ─→ 歯肉が幅広に ───┤          （歯肉切除）
                                    │         見えているか    └─ No ──→ 歯周外科手術
                Altered passive ────┤                                    （根尖側移動術）
                eruption?※          │                         ┌─ Yes ─→ 歯周外科あるいは
                                    └─ No ──→ 歯冠歯根比率は ─┤          顎矯正手術と修復
                                              適切か          └─ No ──→ 顎矯正手術と修復
```

※訳者注：Altered active eruption、Altered passive eruption および hypermobile lip は診断名であるが、日本語訳は現在ないため原文のままとした。

1．矯正的圧下
2．歯周外科（歯冠長延長術）
3．顎矯正手術（上顎の圧下）

　すべての治療法はカントゥアや歯の幅と高さの比率の改善が望まれる場合には、歯冠修復と組み合わせて行うことができる。上記のフローチャートはガミースマイルの原因の診断と効果的な治療法の立案を行う際に有用である。フローチャートと考え方は2000年1月に開催されたSeattle Study Club SymposiumのVincent Kokichによる発表に基づいている。

ガイドラインの臨床応用
Clinical Application of the Guidelines

　新しい患者に検査をし、ガイドラインに沿って理想的な軟組織フレームワークの治療計画を立てる。そのつぎは、治療計画を臨床症状に対して適用する機械的なプロセスである。軟組織を動かすということは、たった2つの基本的な動きしかない。つまり根尖側に移動するか（切除／歯冠長延長術）、歯冠側に移動するか（加算／根面被覆）である。どの症状に対して、どの特別な手術技法を使うのかというのは臨床家の質問であり、それは予知性のうえで見つけるものである[20,21]。切ることや付け加えることの技法には、さまざまな手術技法が報告されており、それらを述べると、この章では収まりきれない。

　歯学はとても視覚に重きをおいた学問である。ガイドラインの原則を明確にわかりやすくするために、そして、これまでは概念的な議論であったものを具現化するために、さまざまな臨床例を以下に呈示する。

臨床ケース
Clinical Cases

症例1：中切歯非対称と短い歯冠長

　上顎前歯部位に限局した審美的不満を持っている28歳の男性（図5-6a）。彼は中切歯の非対称と歯の長さが短いことをとくに気にしていた（図5-6b）。彼は変則的に広幅な付着歯肉に関しては気にしていなかった。

　臨床的な歯冠長（切歯切端あるいは咬頭頂から歯肉辺縁まで）をミリメートル単位で測定した。エックス線写真上の解剖学的歯冠長は、セメント―エナメル境（CEJ）の位置を基準にし、可能なかぎり正確に測定した（図5-6c）。もし臨床的な歯冠長とエックス線写真上の歯冠長の間に大きな相違が認められた場合には、alterd passive eruption の診断を行った（表5-1）。

表5-1　臨床上、エックス線写真上の歯冠長

外観	歯ごとの長さ(mm)									
	5	4	3	2	1	1	2	3	4	5
臨床上	5	6	7	8	10	9	8	7	6	5
エックス線写真上	8	8	11	10	12	12	10	12	8	8
エックス線写真上と臨床上の差	3	2	4	2	2	3	2	5	2	3

　スマイル時に見える歯のすべてのエナメル質を露出させるために切除的な手術を選択した。局所麻酔後に、エックス線写真診断に基づいた歯肉最下点に出血点を設定した（図5-6d）。一次内斜切開は出血点をつなぐように行い、左右対象に歯肉のマージンを作成し、理想的なスキャロップ形態を確立した（図5-6e）。必要量の骨組織を削除し、形を整えた術直後の歯の長さを示す（図5-6f）。長期予後をみると（図5-6g）、右側中切歯との完全な対称性を達成するための左中切歯の除去組織は少し大きかった。それ以外は審美的な目的はすべて達成している。

図 5-6 中切歯非対称と短い歯冠長

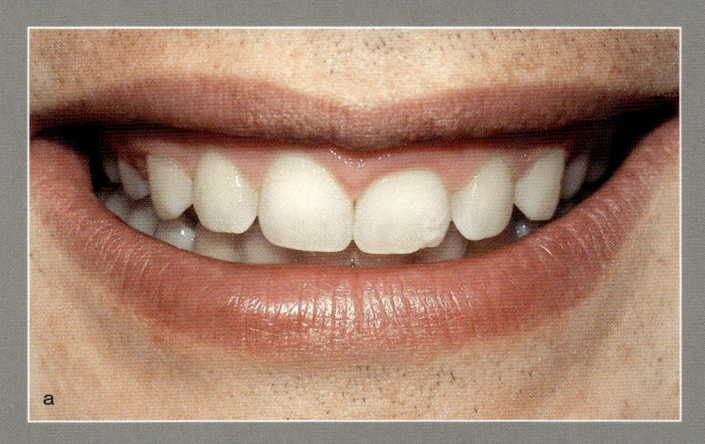

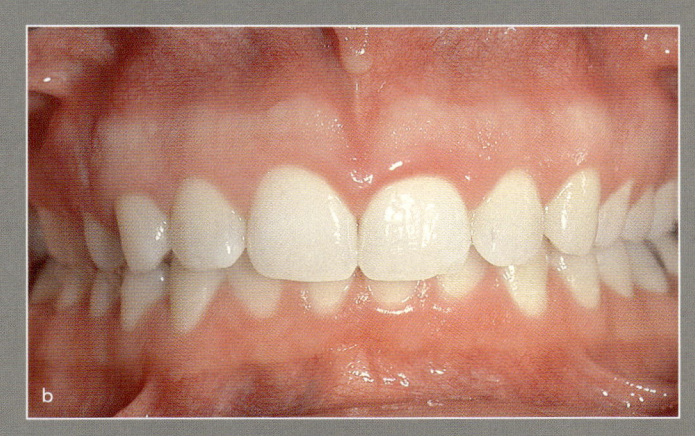

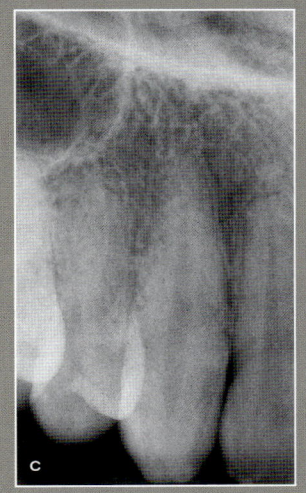

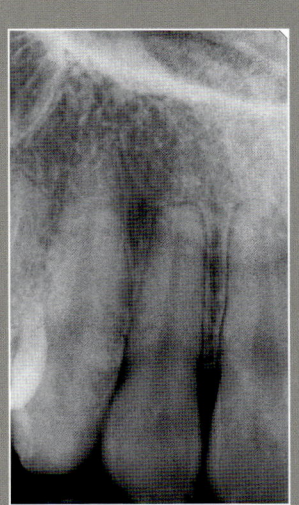

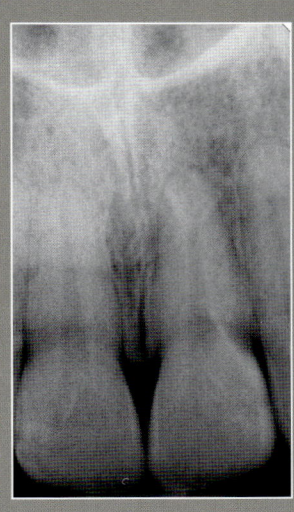

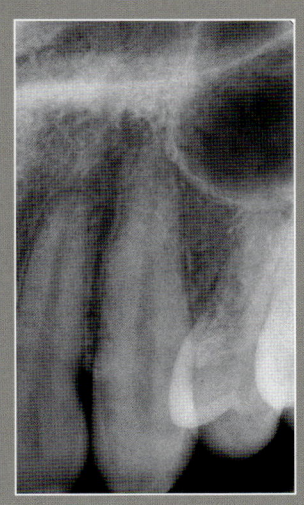

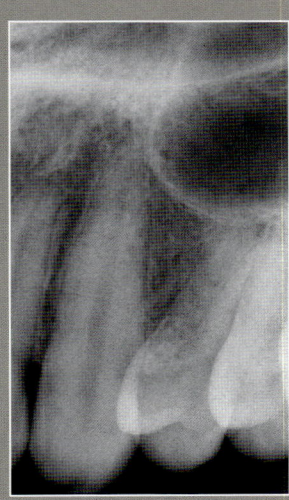

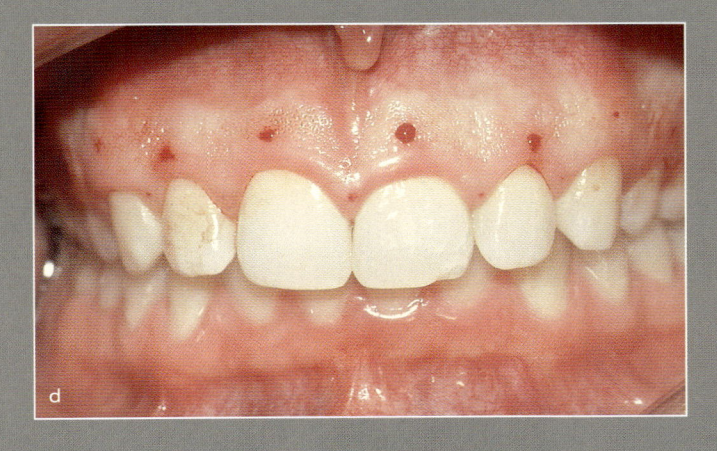

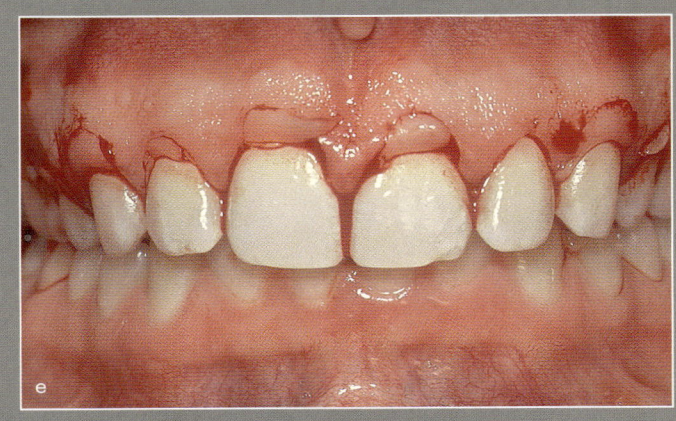

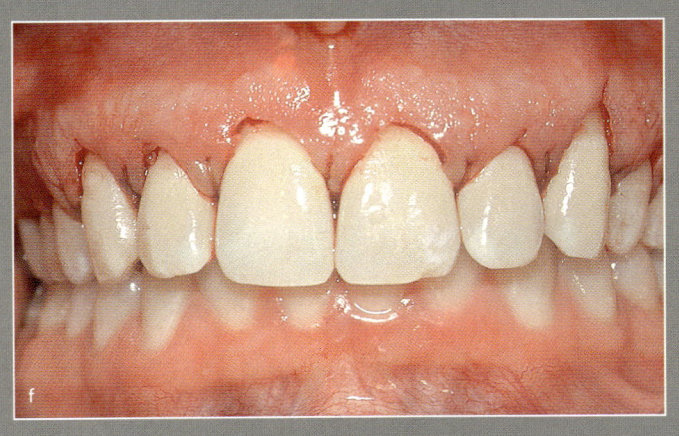

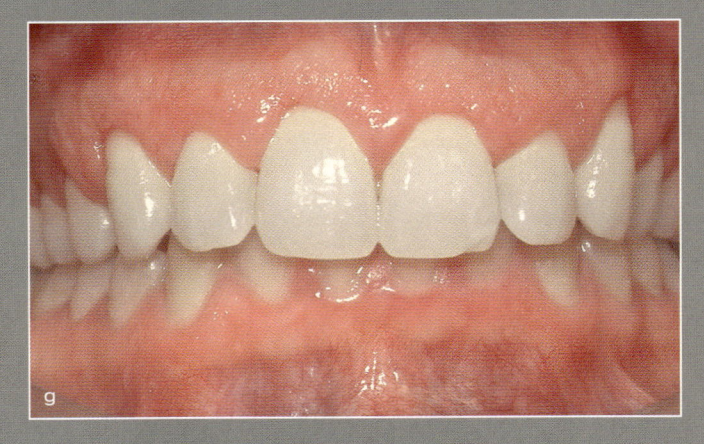

図5-7 非対称な歯肉マージン

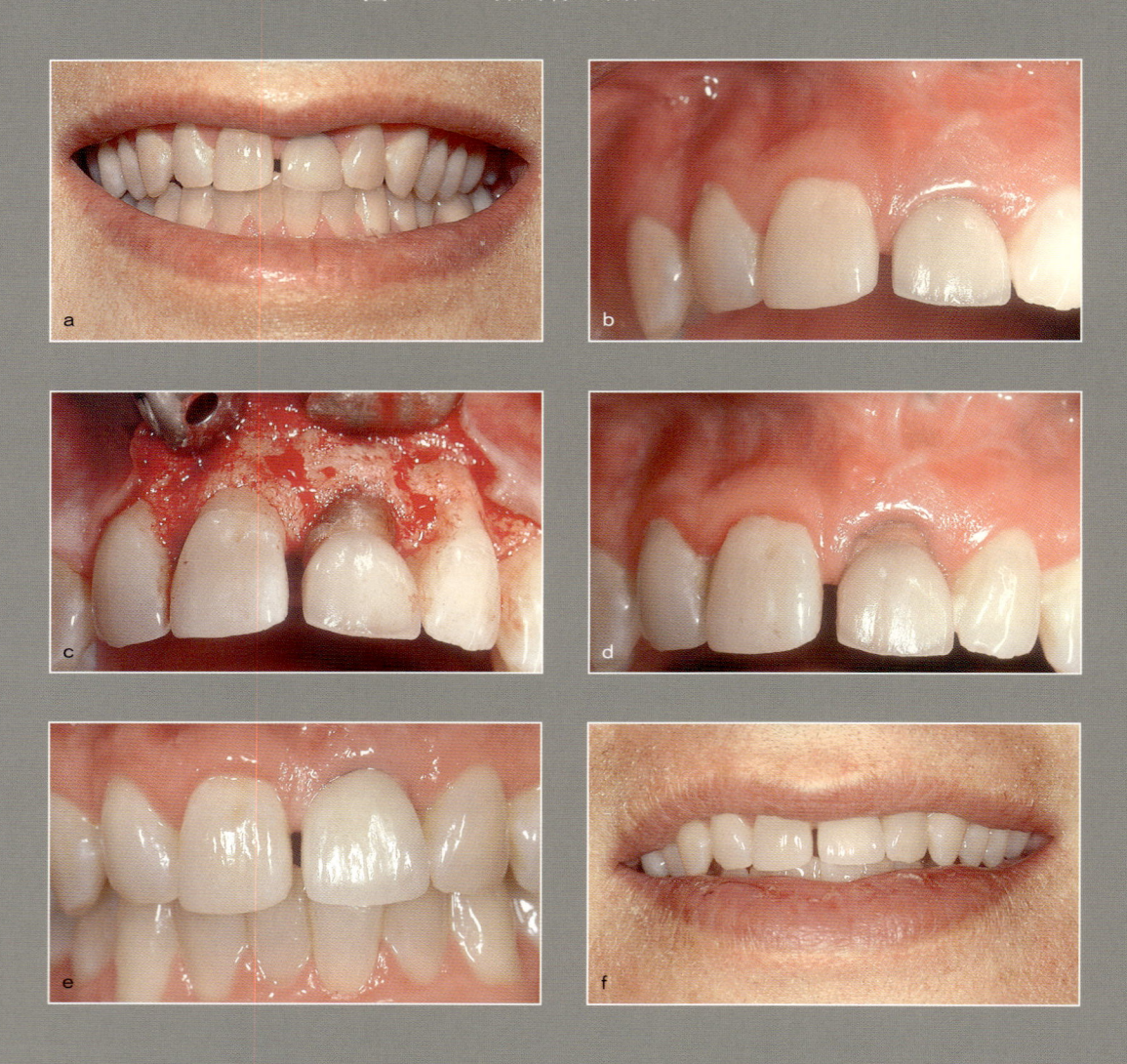

症例2：非対称な歯肉マージン

　44歳の男性。前歯部の審美的景観の全体的な改善を訴えていた（図5-7a）。スマイルラインは低く、最近行った補綴治療に不満を持っていた。左側中切歯クラウンは1年以内にセットしたものである（図5-7b）。この患者は新しい歯科医師を受診し、そして、その歯科医師はこの患者を歯周病専門医に紹介した。この患者の不満の原因は、クラウンのシェードや透明度ではなかった。その原因は歯肉マージンの不調和と非対称性であったからである。

　治療計画は外科的に歯頸線の位置を変える、つぎに歯肉溝の成熟のために治療期間をおく、そしてその後、新しいクラウンを製作することとした。新しいクラウンのマージンは術後の歯肉マージンに合わせた。

　骨整形前に、全層弁を剥離反転した。骨整形の目的は右側中切歯の骨頂と左右対称なものを作り、歯根遠心の骨底部を形成することである（図5-7c）。術直後に対称性の改善が認められた。この患者の歯冠長延長術と治癒の結果は術後5ヵ月に認められた（図5-7d）。最終補綴の状態を示す中切歯の歯肉マージンは同じ高さにあり、歯肉の非対称性は許容範囲にまで減少している（図5-7e、図5-7f）。

図 5 - 8　過度の歯肉露出と歯の幅径の不均等

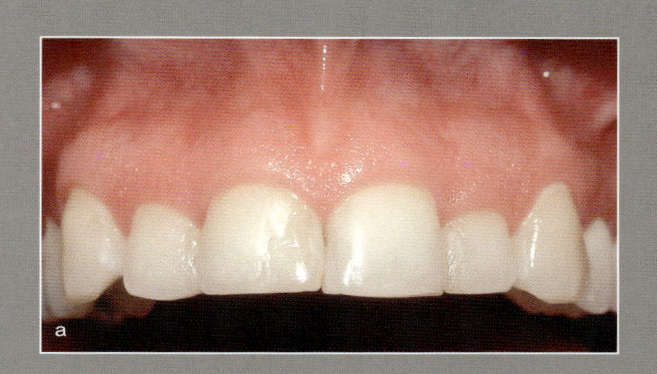

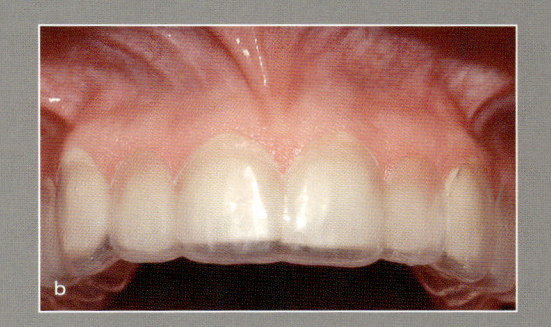

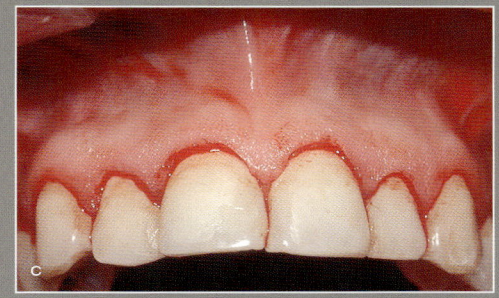

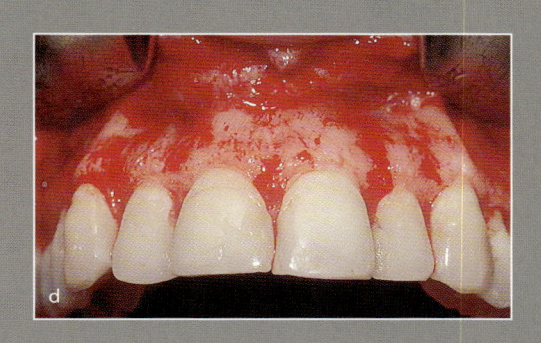

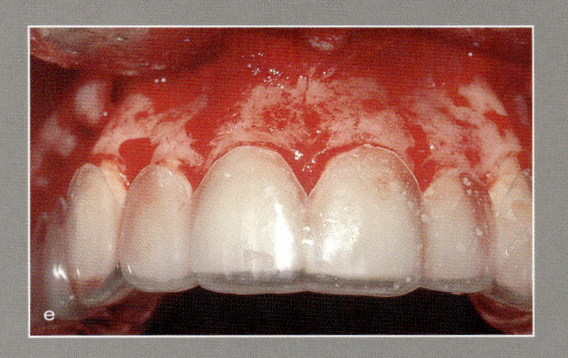

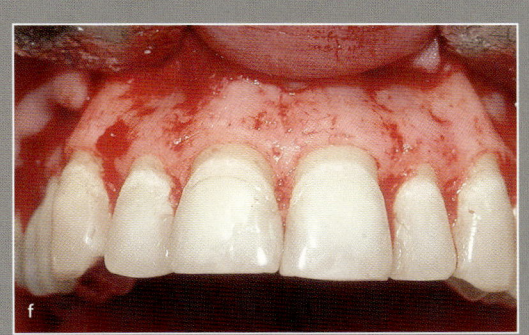

症例 3：過度の歯肉露出と歯の幅径の不均衡

　36 歳の女性。過度の歯肉露出、すり減った歯、不自然な幅径比が認められる（図 5 - 8 a）。歯肉の量を減らすために根尖側の歯冠長延長術が必要であるだけでなく、摩耗の結果として失われた歯の切端を回復するために、切端側に歯を伸ばす必要がある。歯冠長延長により、安静時の唇からの歯の切端の見え具合を増加させることで、それが患者により若々しく活発な容姿を与える。歯周治療と補綴治療の両方が必要なのである。

　補綴専門医が、全額の診断用ワックスアップを用いてサージカルガイドを製作した。サージカルガイドには、最終的な歯肉マージンの位置、また最終の前歯切端の位置がわかるようになっている（図 5 - 8 b）。サージカルガイドに従って、切開線を設定する（図 5 - 8 c）。全層弁を反転し、CEJ と骨頂までの最短距離を見つける（図 5 - 8 d）。この臨床上の確認は、alterd passive eruption の診断を確かめることになる。削る骨の量を決めるために、もう一度サージカルガイドを用いた（図 5 - 8 e）。今まで述べた審美ガイドラインに加えて、生物学的幅経の再確立を阻害しないように、歯肉マージンから約 2 mm 根尖側に新しい骨のレベルを設定する。（図 5 - 8 f）。

図 5 - 8 （続き）

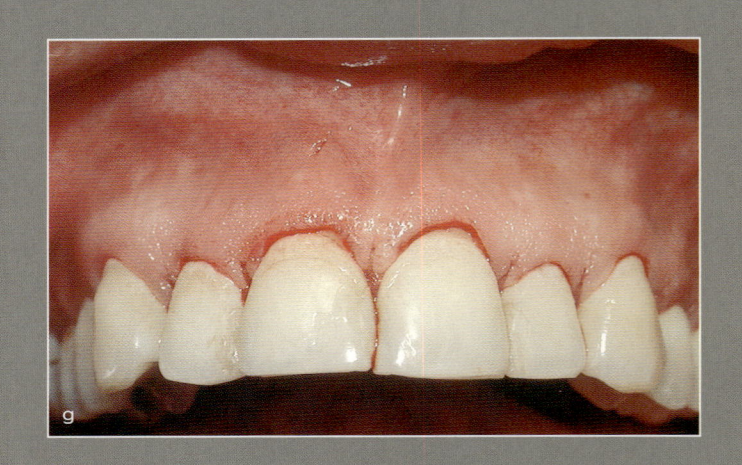

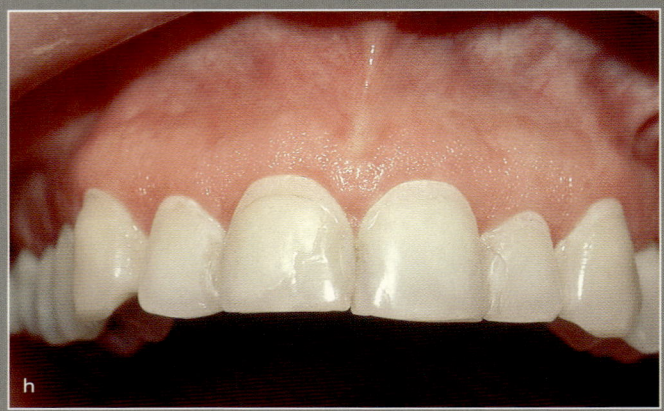

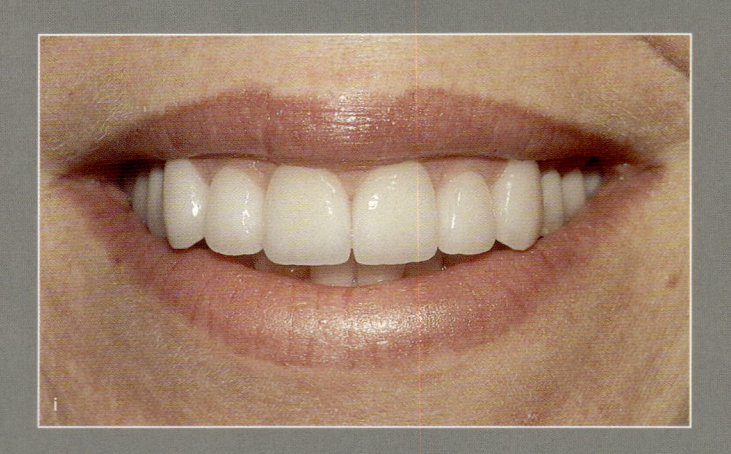

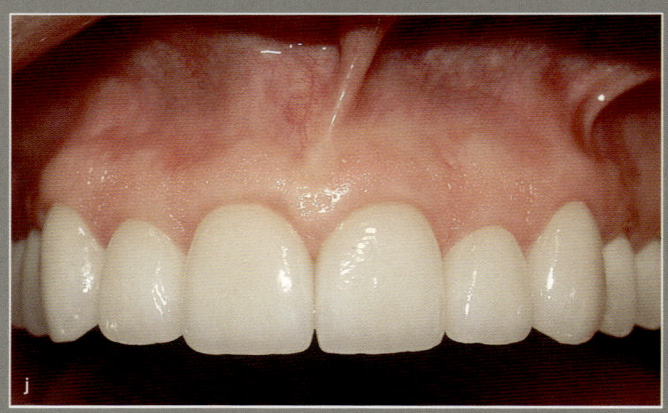

　手術終了直後に、患者はその見栄えにすでに満足していた（図 5 - 8 g）。9ヵ月後、補綴専門医と歯周病専門医は修復の準備ができたと判断した。対称性、歯肉マージンの位置、頂点の位置が許容範囲になっただけではなく、健康な深さの歯肉溝を得ることができた（図 5 - 8 h）。最終補綴がなされたとき、治療計画の全貌が明らかになった。正しい歯の長さ、正しい幅径比、軟組織のフレームワークの再確立が、すべての議論したガイドラインに従って、達成されている（図 5 - 8 i、図 5 - 8 j）。

図5-9　上顎前歯の歯肉退縮

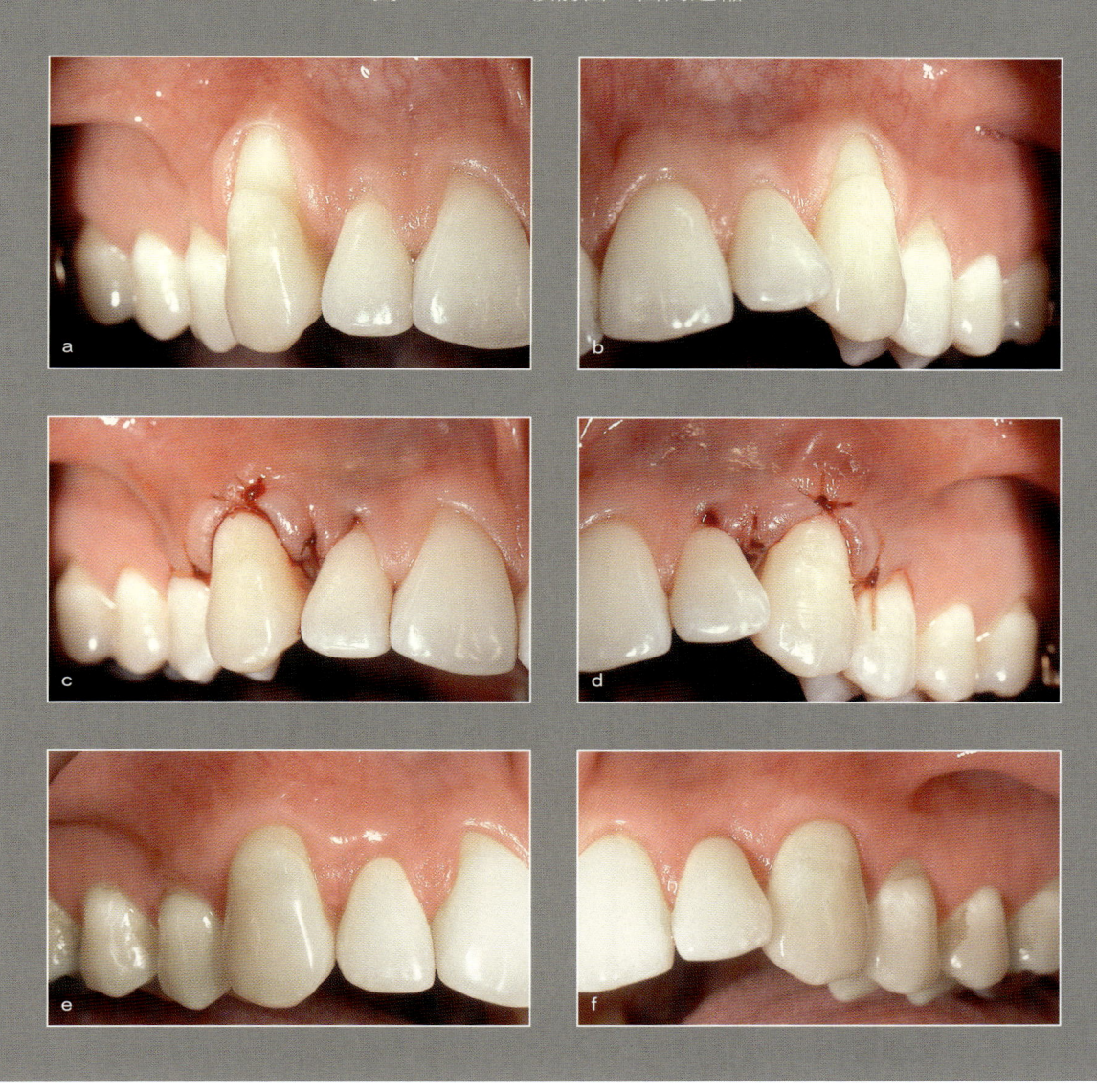

症例4：上顎前歯の歯肉退縮

　31歳の男性。非審美的な外観を治したいという希望がある。上顎両犬歯の歯肉マージンは、歯肉退縮の結果、ほぼ根尖まで達していた（図5-9a、図5-9b）。その根は突出しており、上顎の顎堤から頬側にはみ出していた。この問題が歯肉退縮に関係していたのである。

　鋭利な器具で部分層弁でのポーチを形成した後、根の突出部をダイヤモンドバーで積極的に平らにした。このテクニックの目的は、根表面を歯槽骨内にもしくはそれに近いところまで入れることである。結合組織が再付着しなければならない表面積を減少させることによって欠損形態を修正することが、成功のために必要なのである。また、完全なデブライドメントを達成する必要もある。そして、根面をEDTAゲルにて2分間表面処理した。

　患者の口蓋側から結合組織片を採取し、CEJレベルで縫合し固定した。そして部分層弁を歯冠側に移動させ、移植した結合組織片を覆うようにテンションフリーで縫合した（図5-9c、図5-9d）。理想的な歯肉マージン位置にある治癒結果を示す（図5-9e、図5-9f）。最初は飛び出ていた根であったが、ほぼ100%の根面被覆が両犬歯で達成された。マージン部軟組織の審美性も高まり、患者はとても満足した。

症例5：歯肉退縮と根面知覚過敏

　魅力的な37歳の女性。多数歯の歯肉退縮を呈していた。主訴は歯の見た目に不満を持っていることと、冷たい飲み物に知覚過敏があることであった。上顎臼歯のほとんどでその状態が見られた（図5-10a、図5-10b）。結合組織を左右口蓋側から採取した。移植組織と部分層弁マージンをCEJに合わせるように縫合した（図5-10c、図5-10d）。歯肉マージンの100％完全な根面被覆の治癒結果を示す（図5-10e、図5-10f）。患者は審美的にも、知覚過敏がなくなった点でも、どちらの点でも満足している。

結論
Conclusion

　この項では理想的な軟組織審美の4つのパラメーターを論じてきた。そして、とても本質的な論題について述べているエビデンスに基づいた研究と文献を論評してきた。軟組織審美性に関して、これからより多くのコントロール研究の論文や結果が出てくるであろうし、それらの新しい情報に基づいて臨床的判断を行うことは、臨床専門家や医療従事者の義務である。これは、必然的なことながら、たやすいことではない。なぜなら、新しい知見は、しばしばパラダイムシフトをわれわれに突きつけるからである。自分の快適なところで悦に入って、長年行ってきた自分の臨床方式を続けるということは、人間の本質である。たとえ新しい論文が出てきたとしても、確立された方式を打ち破るということは、挑戦するということである。魅力的な歯科科学とすばらしい技術を融合し続けることが、この偉大な歯科という職業に絶えず刺激と興奮を与えてくれるのである。

図 5-10 歯肉退縮と根面知覚過敏

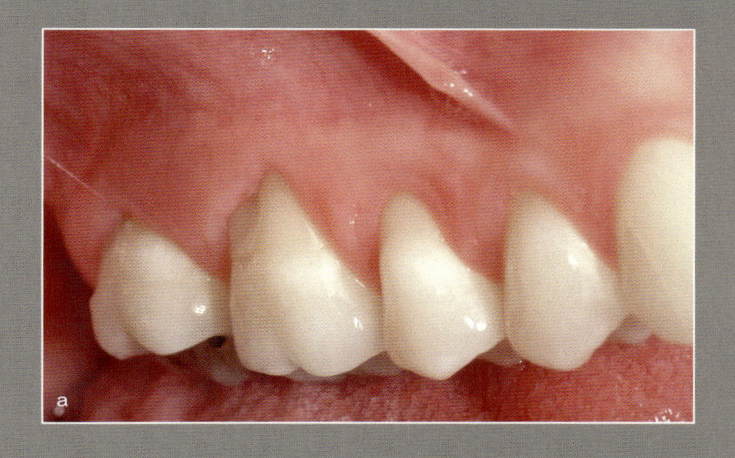

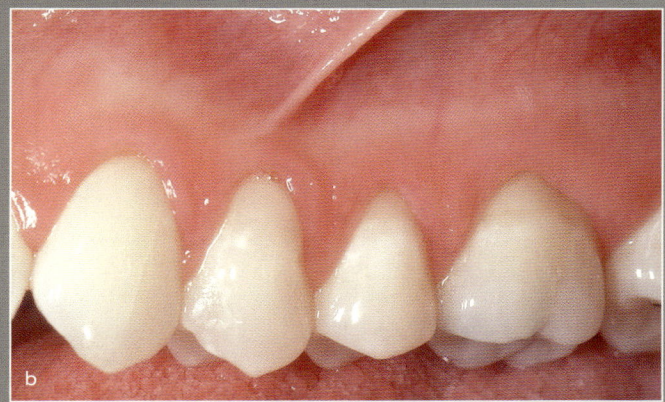

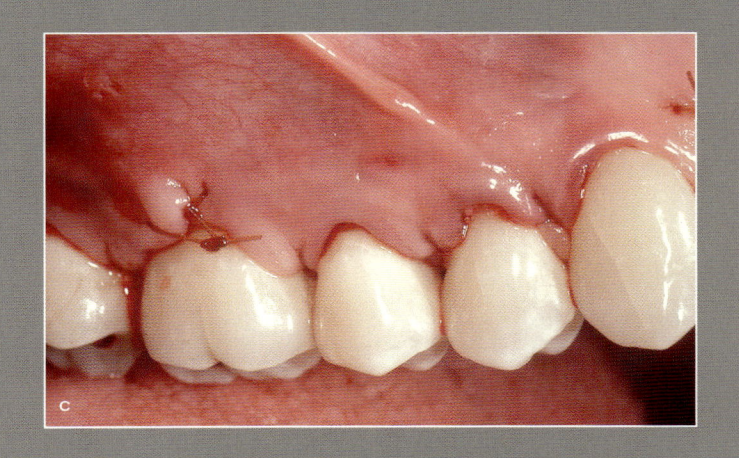

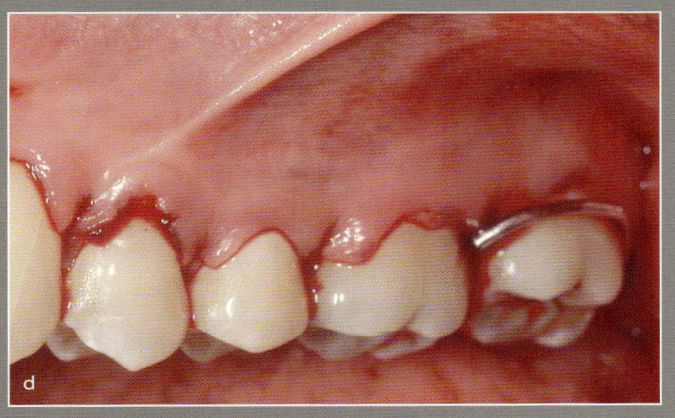

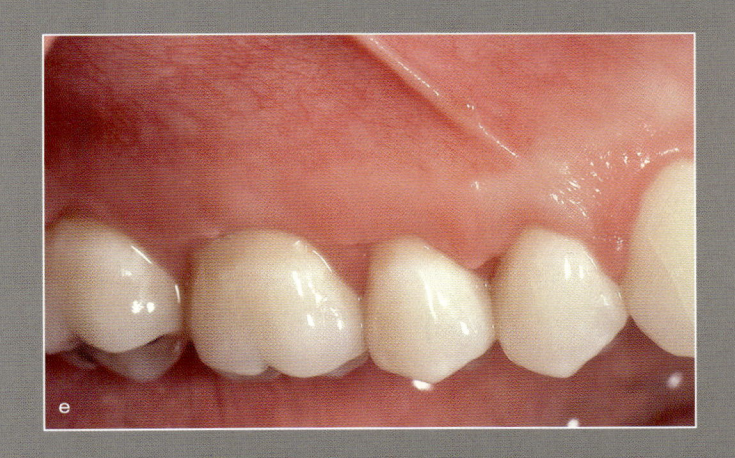

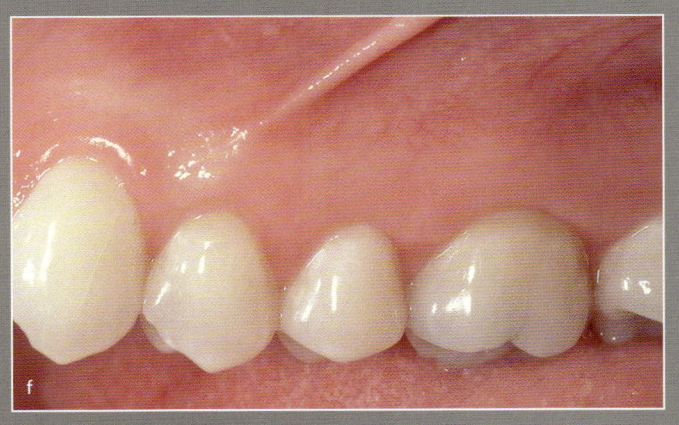

症例報告

治療を行った歯科医師
Lloyd M. Tucker, DMD, MSD

治療計画の立案

初診時年齢：16歳
初診：2004年7月
治療終了：2004年7月

現症と既往歴

　この16歳の高校生は、自分の歯が「とても短く見える」という主訴で、かかりつけ歯科医師から紹介されてきた。そのかかりつけ歯科医師は、過度の歯肉露出という言葉にできない問題点に気づいていた。そして機敏なことに、この患者を補綴的手段で解決しようとするよりも、歯周病専門医に紹介することを選んだ。

医科的既往歴

患者は全身的に健康であり、特記事項はない。

歯科的既往歴

　彼女はずっと同じ歯科医師に診てもらっており、定期的なクリーニングと検診以上の治療は受けたことはない。彼女は、全顎矯正を2003年の9月まで行っていた。

診断所見

口腔外および顔貌所見

・健常範囲内。

顎関節と下顎の運動範囲

・健常範囲内。

口腔内所見

歯の所見

・健常範囲内。
・修復物はなく、カリエスも認められない。
・臨床的歯冠長は論文的平均値より有意に小さい。

歯周組織所見

・歯周ポケットは3mm以下。
・全体的に負の退縮がある（歯肉辺縁はエナメル質上の歯冠側）。
・CEJはプローブや探針では触知できない。

エックス線写真所見

・上顎右側中切歯、側切歯に根吸収が認められる。
・エックス線写真上の歯冠長は正常であり、論文上の平均と一致している。

診断と予後

・Alterd Passive Eruption Type I, sub group Bである（Coslet らの分類[22]）。
・すばらしい予後が期待できる。

注意事項のまとめ

1. この症例を外科的に治療した場合、歯肉辺縁をわれわれの望む位置に正確に移動できるのか。
2. もし、歯冠側に移動しすぎた場合、外科的修正が必要か。
3. もし、歯根側に寄りすぎてしまった場合、われわれはこの若い女性に生涯にわたる医原性の歯肉退縮と根面露出を与えることになるのか。
4. エナメル質上の過度に歯冠側に位置している軟組織辺縁を外科的に修正するのに、患者の年齢や体の発達段階を考慮に入れるべきか。
5. 患者はまだ16歳なので、加齢とともに軟組織辺縁が退縮するかどうかを診て、長い間観察するほうが、より賢明ではないか。

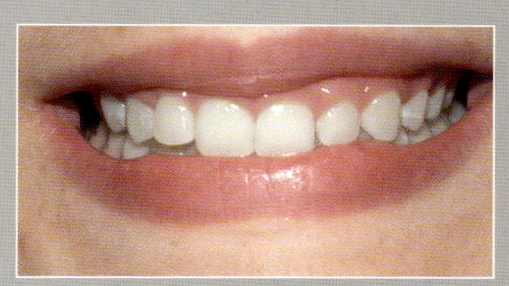

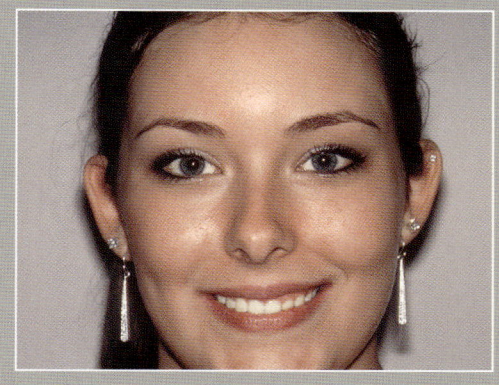

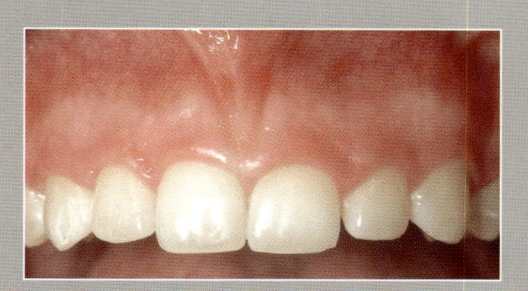

術前

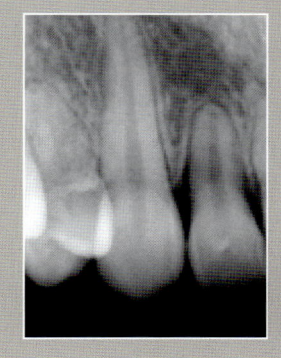

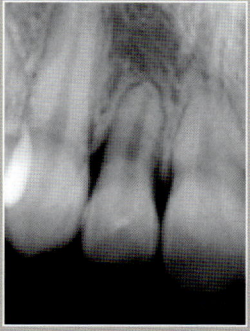

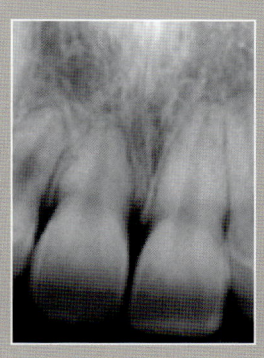

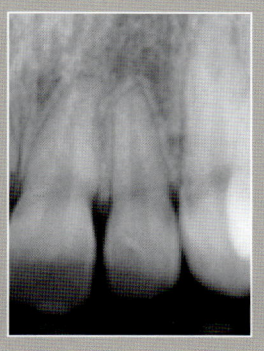

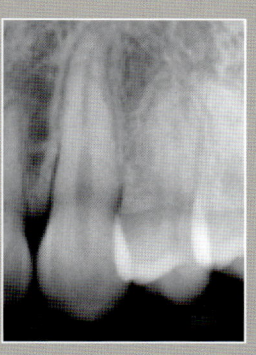

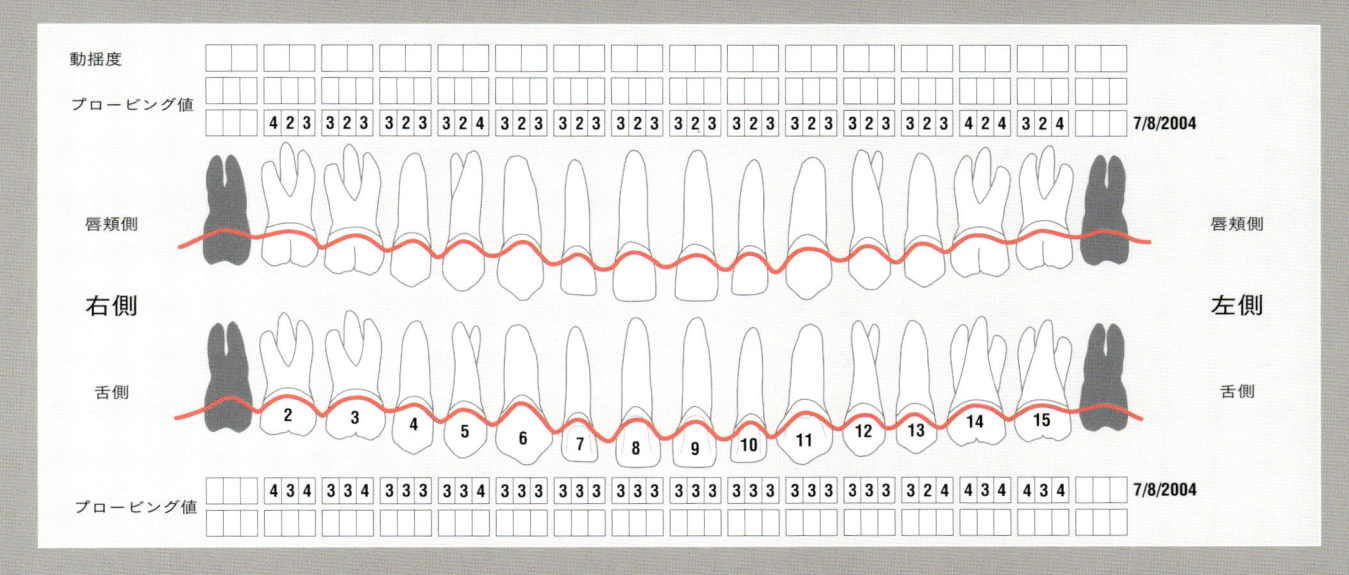

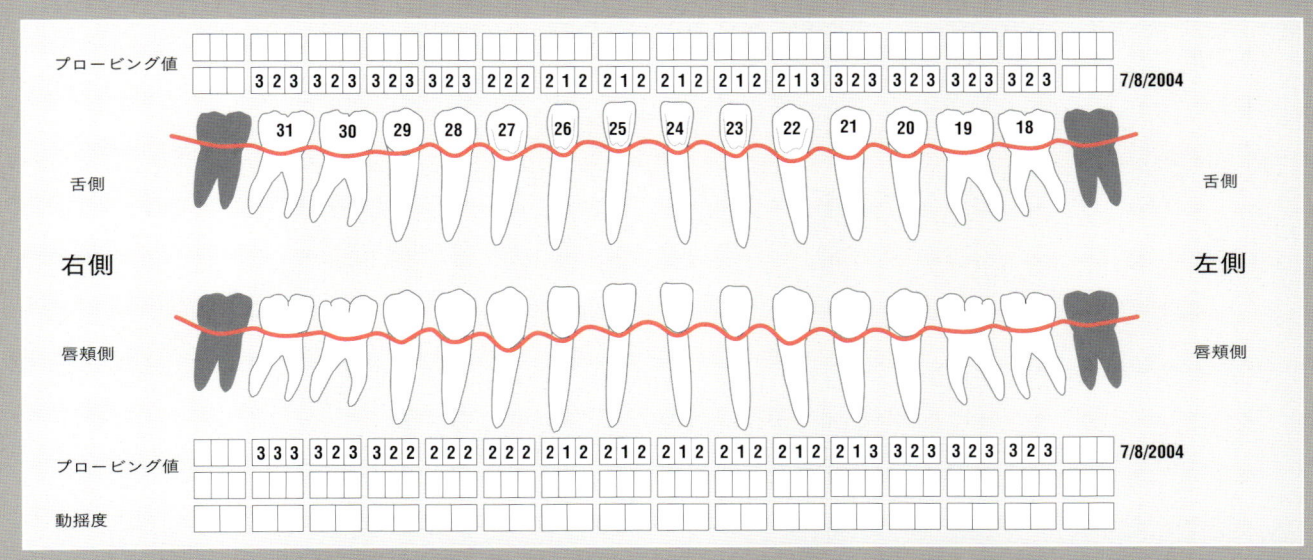

スマイル時。 　　　　　　顔貌全体。 　　　　　　上顎前歯部唇側面。

演習問題のつもりで、治療目標と治療計画を立案してみよう。

183

患者に提案した治療計画

治療の目的と目標
- 過度の歯肉露出を軽減する。
- 歯肉マージンを理想的な位置に移動する。
- エナメル質をすべて露出する。

第1段階：診断
1. 全顎の歯周検査と臨床的な歯の長さを計測する。
2. 口腔内、口腔外の写真を撮影する。
3. 臨床的な歯の長さとエックス線写真上の歯の長さを比較するためエックス線写真を撮影する（上顎歯列の根尖を含む）。

第2段階：歯周外科
4. 修復治療が必要にならないように、エナメル質をすべて露出させ、歯肉辺縁を理想的な位置に近づけるための審美的な歯冠長延長術は、どの歯も剰乗に露出させてはいけないし、歯肉退縮にともなう根面露出を残してもいけないことに注意すべきである。

治療内容

第1段階：診断

初診時の口腔外、口腔内写真を規格化し、固定化した倍率で撮影した。上顎歯列の根尖エックス線写真を撮影した。歯肉と歯の検査後に、歯列の短い外観とガミースマイルの原因を正確に確立することが重要である。切端部には咬耗の痕がなかったことから、短い外観は歯の構造を失ったからではない。また、上顎前歯の咬耗による歯の挺出によってガミースマイルとなっているわけでもない。エックス線写真上では、その臨床上の外観に比べ、歯の長さは普通であった（表5-2）。ポケット探針によって歯周ポケット内を触診したが、CEJはどの歯においても触知できなかった。これらの標準的な兆候から、delayed(altered) passive eruption type I, subgroup B の診断が導かれる[22]。

表5-2 臨床上、エックス線写真上の歯冠長

外観	3	2	1	1	2	3
臨床上	7	7	8	8	7	7
エックス線写真上	10	8	10.5	10.5	9	10
エックス線写真と臨床上の差	3	1	2.5	2.5	2	3

第2段階：歯周外科

理想的な歯肉マージンを作るために、内斜扇状切開を行った。頬側の全層弁を反転した。歯間乳頭は、歯間空隙をくぐって、頬側歯肉弁の一部として口蓋側から剥離反転した。骨頂は、CEJからたった0.5mm根尖側であった。CEJと骨頂との間に2.5mmの露出根面を作るために、頬側に骨切除を行った。頬側の顎堤を薄くするため、骨の高さを垂直的に減少させずに歯間部の骨に多少の溝を作るために、骨整形を行った。つづいて、頬側のスリング縫合で、弁を同じ場所あるいはわずかにCEJ側の歯冠側に固定した。

治療

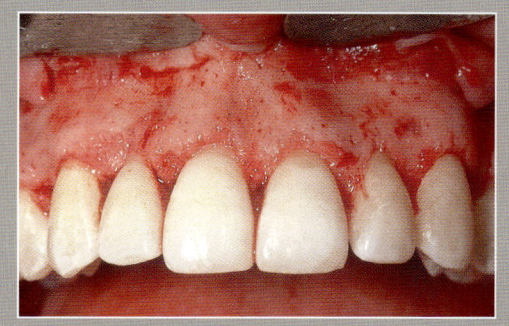

全層弁を外科的に反転。

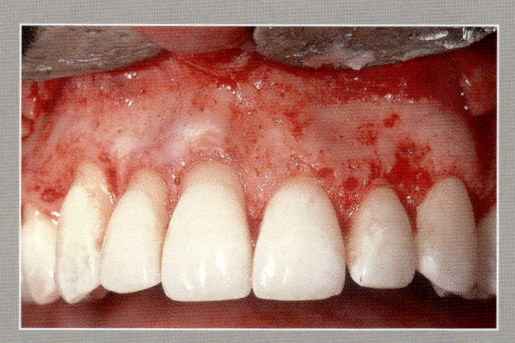

上顎右側に骨外科を行った。

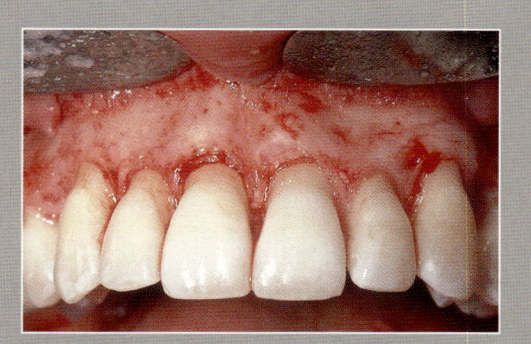

両側での歯冠長延長術を行った後。

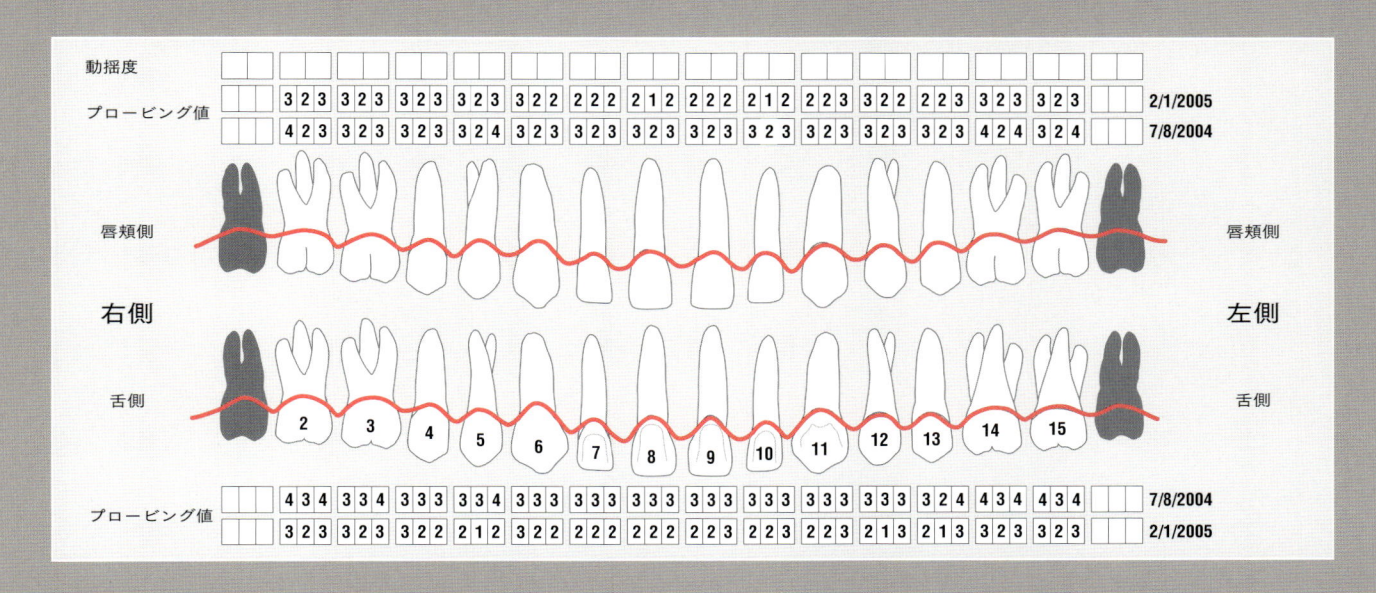

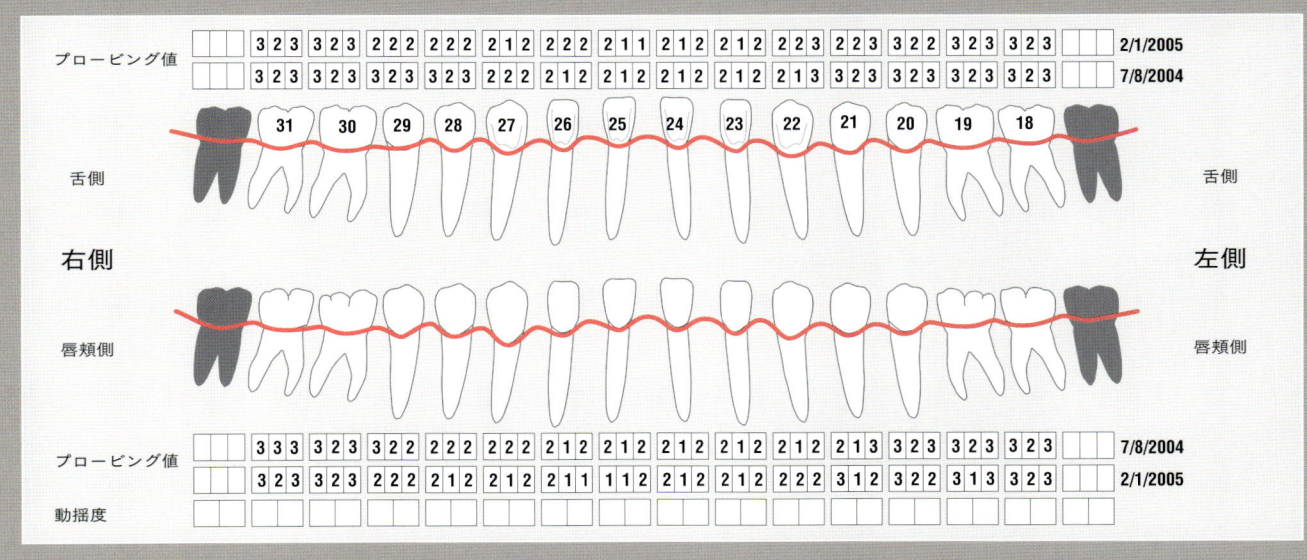

術後

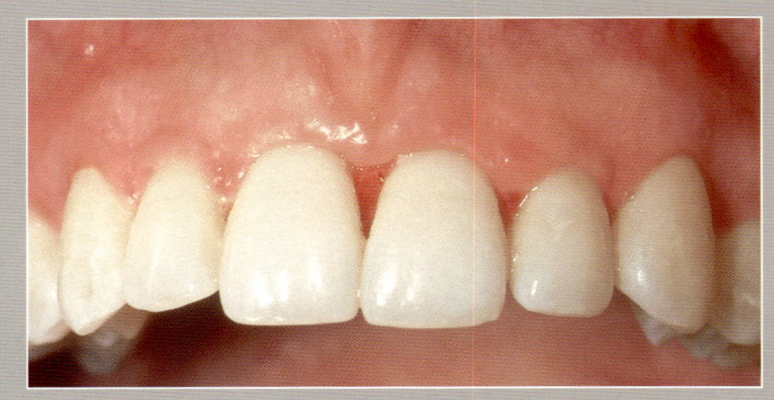

術直後。

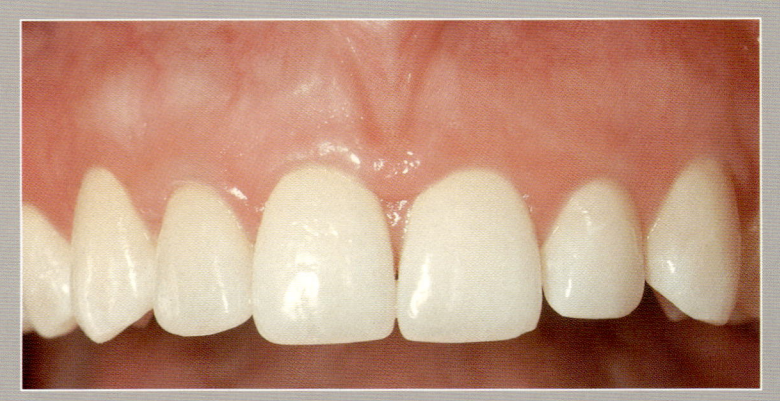

治療後。

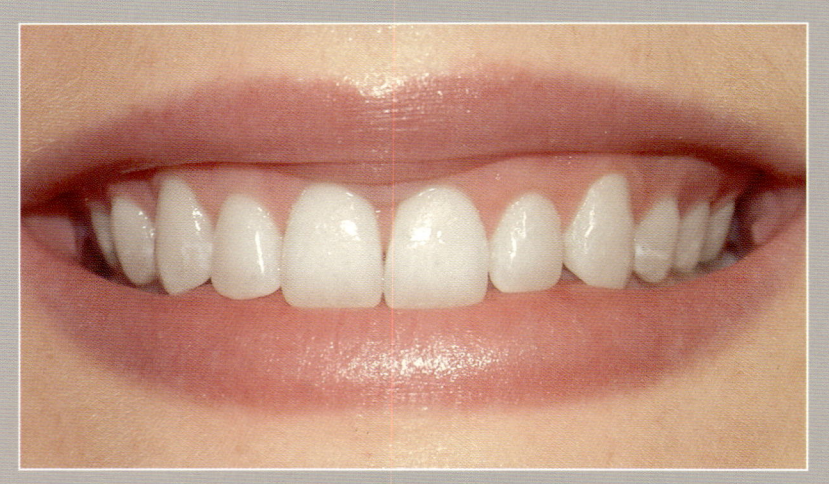

スマイル時。

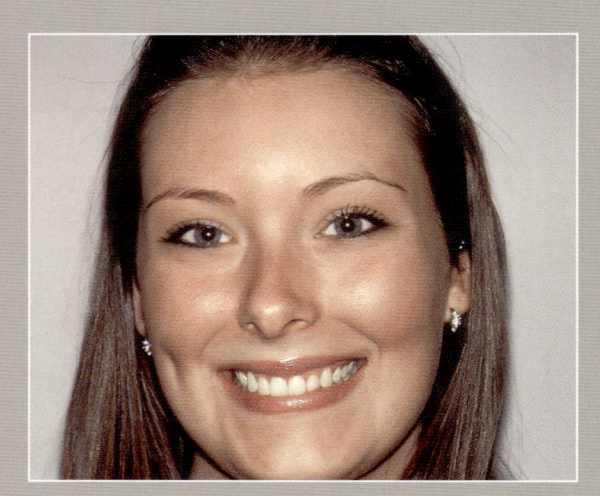

顔貌。

解説

　この切開とフラップは、歯間乳頭保存術[23]に従って行った。この手法は審美的理由で必要とされたのであり、修復的あるいは生物学的幅径が理由ではなかったため、口蓋側の弁の反転は必要なかった。このフラップデザインは歯間乳頭保存という目的に特化しているにもかかわらず、この手法を使った場合に、歯間乳頭の平坦化や消失を相変わらず見かける。しかし、面白いことに平らになった歯間乳頭は月日をかけて再建するのである。この現象は、骨頂からコンタクトポイントまでが5mm以下の場合に[24]、予期され予想されるものである。

　弁を反転したとき、論文で述べられている平均距離よりも、骨のレベルがCEJに近すぎていた[25, 26]。これはおかしな関係である。なぜならば付着上皮と結合組織線維が付着するための十分な量の根面がないからである。

　学術的な写真撮影のために、最初は、右側だけに骨切除と骨整形を行った。右側だけの形成は、「術前」と「術後」の骨の変化像を明確に図式化し視覚化した。一般に、可能なかぎり完璧に近い対称性を得るためには、中切歯を最初に行い、つぎに側切歯、そして最後に犬歯を行う。

　患者とその家族は、この結果におおいに喜んだ。これまでの項において論じてきたすべてのガイドラインは、この症例で確立され、そして、われわれの臨床目標も達成された。

　臨床行為を始めようと器具を手に取る前に、この章で述べられた原則を理解することが必要である。最初の、そしておそらくもっとも重要なステップは、適切な診断を下すことである。未萌出歯の平均歯冠長、審美的な幅径比、理想的な歯肉の位置などの知識がなければ、症例を正確に診断することはできない。過度の歯肉により歯が短すぎると診断された後に、4つのガイドラインで示された知識と応用を用いて、予知性の高い審美的軟組織の青写真が見えてくるのである。長年の経験と生まれ持った才能で、理想的な軟組織を思い描き、創り出すことができるようになる有能な臨床家もいるかもしれないが、これらのガイドライン重視の応用はラーニングカーブを大幅に減少させ、より予知性の高い治癒を導き、患者や同僚に対しての専門臨床医としての能力を高めるのである。

参考文献
References

1. Tjan AH, Miller GD, The JG. Some esthetic factors in a smile. J Prosthet Dent 1984;51:24–28.
2. Kokich VO Jr, Kiyak HA, Shapiro PA. Comparing the perception of dentists and lay people to altered dental esthetics. J Esthet Dent 1999;11:311–324.
3. Chiche GJ, Pinault A. Esthetics of Anterior Fixed Prosthodontics. Chicago: Quintessence, 1994:33.
4. Vig RG, Brundo GC. The kinetics of anterior tooth display. J Prosthet Dent 1978;39:502–504.
5. Kokich VG. Esthetics and vertical tooth position: Orthodontic possibilities. Compend Contin Educ Dent 1997;18:1225–1231.
6. Magne P, Gallucci GO, Belser UC. Anatomic crown width/length ratios of unworn and worn maxillary teeth in white subjects. J Prosthet Dent 2003;89:453–461.
7. Chiche GJ, Pinault A. Esthetics of Anterior Fixed Prosthodontics. Chicago: Quintessence, 1994:68,179–180.
8. Gürel G. Smile design. In: Gürel G (ed). The Science and Art of Porcelain Laminate Veneers. Chicago: Quintessence, 2003:73.
9. Fradeani M. Esthetic Rehabilitation in Fixed Prosthodontics. Chicago: Quintessence, 2004:192–193,250–251.
10. Saadoun AP. All about the smile. In: Romano R (ed). The Art of the Smile. Chicago: Quintessence, 2005:275.
11. Kay HB. Esthetic considerations in the definitive periodontal prosthetic management of the maxillary anterior segment. Int J Periodontics Restorative Dent 1982;2:45–59.
12. Gürel G. Smile design. In: Gürel G (ed). The Science and Art of Porcelain Laminate Veneers. Chicago: Quintessence, 2003:67–71.
13. Fradeani M. Esthetic Rehabilitation in Fixed Prosthodontics. Chicago: Quintessence, 2004:260–263.
14. Garn SM, Lewis AB, Walenga AJ. Maximum-confidence values for the human mesiodistal crown dimension of human teeth. Arch Oral Biol 1968;13:841–844.
15. Mavroskoufis F, Ritchie GM. Variation in size and form between left and right maxillary central incisor teeth. J Prosthet Dent 1980;43:254–257.
16. Sanin C, Savara BS. An analysis of permanent mesiodistal crown size. Am J Orthod 1971;59:488–500.
17. Bjorndal AM, Henderson WG, Skidmore AE, Kellner FH. Anatomic measurements of human teeth extracted from males between the ages of 17 and 21 years. Oral Surg Oral Med Oral Pathol 1974;38:791–803.
18. Johnston CD, Burden DJ, Stevenson MR. The influence of dental midline discrepancies on dental attractiveness ratings. Eur J Orthod 1999;21:517–522.
19. Chiche GJ, Pinault A. Esthetics of Anterior Fixed Prosthodontics. Chicago: Quintessence, 1994:25.
20. Miller PD. A classification of marginal tissue recession. Int J Periodontics Restorative Dent 1985;5:9–13.
21. Zucchelli G, Testori T, De Sanctis M. Clinical and anatomical factors limiting treatment outcomes of gingival recession: A new method to predetermine the line of root coverage. J Periodontol 2006;77:714–721.
22. Coslet JG, Vanarsdall R, Weisgold A. Diagnosis and classification of delayed passive eruption of the dentogingival junction in the adult. Alpha Omegan 1977;70:24–28.
23. Takei HH, Han TJ, Carranza FA Jr, Kenney EB, Lekovic V. Flap technique for periodontal bone implants. Papilla preservation technique. J Periodontol 1985;56:204–210.
24. Tarnow DP, Magner AW, Fletcher P. The effect of the distance from the contact point to the crest of bone on the presence or absence of the interproximal dental papilla. J Periodontol 1992;63:995–996.
25. Gargiulo AW, Wentz FM, Orban BJ. Dimensions and relations of the dentogingival junction in humans. J Periodontol 1961;32:261–267.
26. Vacek JS, Gher ME, Assad DA, Richardson AC, Giambarresi LI. The dimensions of the human dentogingival junction. Int J Periodontics Restorative Dent 1994;14:154–165.

診断により導かれる連携治療計画

John C. Kois, DMD, MSD

個々の患者の歯周組織、生体力学、
機能および歯と顔貌のリスクレベルを
系統だって評価する診断こそが
行う治療を支持する原動力となる。

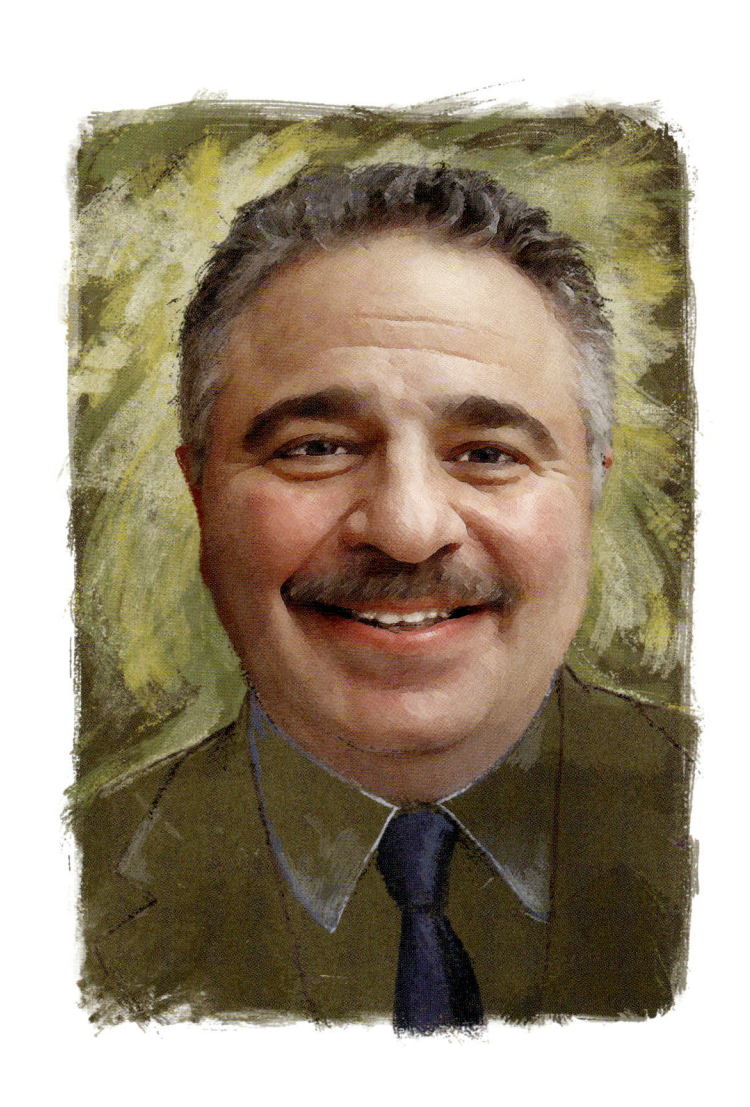

考え方とその背景
Philosophy and Background

　患者の口腔内に複雑な問題が存在する場合、われわれは圧倒され、考えられる治療の選択枝の多さに混乱することも多い。また、多数の新しい材料や手技による魅力的な技術の向上は、われわれの治療の選択に多くの混乱をまねくようになった。しかし、治療計画の原則を考察することが困難になったとは言え、歯の健康のための長期戦略につながる系統的取り組み方法は考察可能である。

　もっとも重要なことは、われわれが考え方を変えることである。Albert Einstein の言葉を借りれば、「自分たちで作り上げた考え方と同じ目線で見ている間は、問題は解決できない」。パラダイムシフトは修復モデルから変わる必要がある。治療は、健康モデルに対する不注意（誰にでも起こりうる）による問題を解決することを目的とし、そのためにわれわれは患者の病状または進行の危険性についての評価を行うのである。

修復モデルと健康モデル
Reparative Versus Wellness Model

　修復モデルと健康モデルの違いは、歯科医学の未来にもっとも重要な変化をもたらす。すべての患者は修復モデルに影響されやすく、治療オプションは疑わしい予知性で紹介される。この過程において、治療は商品（ゴールドクラウン、メタルセラミック・クラウン、オールセラミック・クラウンなど）を売ることと似ており、この思考様式を反映したものが処置の本質である。

　健康モデルにおいては、すべての処置が歯の健康の長期戦略を確実にするための診断によって基礎が形成される。Morton Amsterdam の言葉を借りれば、「病気を治療する方法はいくつか存在するかもしれないが、正しい診断は1つしかない」[1]のである。もっとも重要な違いは、それぞれの患者における病気のリスクを理解し、予知性を予測しているかどうかである。問題をさらに難しくしていることは、慢性疾患が一次曲線のように進行しないということである。慢性疾患は進行が止まっているかと思うと、急速に進行するときもあるのが現実である。

　エビデンス（根拠）に基づくアプローチを開発することこそが、最終的には、適切な診断を導き出す。非常に難しい症例における実験的治療結果と同様の結果を望み、また要求する患者に臨床医はしばしば遭遇することがあるため、診療にエビデンスを反映していくことは、挑戦を続けることでもある[2]。この医療における挑戦を、David Sackett は「系統的研究に根ざしたもっとも有益な臨床知見による臨床的専門知識の統合」と定義している[2]。残念なことに、エビデンス・ベースド・メディスン（EBM：根拠に基づく医療）における現在の考え方では、患者の個性を重要視しない傾向があり、臨床における焦点は個性への配慮から個体群への配慮へ微妙にシフトしてきている。また、臨床判断の奥深く複雑な本質を完全に理解することはできない[3]。したがって、鍵となるのは診断であり、リスクを持った患者だけが治療を必要とする。

原則
　個々の患者の歯周組織、生体力学、機能および歯と顔貌のリスクレベルを系統だって評価する診断こそが行う治療を支持する原動力となる。

　混乱を最小限にするため、系統的診断によるアプローチを行う（図6-1）。患者の診断所見は歯周組織、生体力学、機能、歯および顔貌の4つに分類し、診査過程はそれぞれのカテゴリーにおける診断の決定要

名前： DIANA HOCKENBERRY　　　**診断所見**　　　年齢：54　日付：10/3/94

歯周組織　　　　　　　　　　　　　　　　　　　　　　　　　　　　　　　　歯肉と骨

- ☐ 歯肉炎（AAPI）
  - 修正者：＿＿＿＿＿＿＿＿＿＿＿＿
- アタッチメント・ロス／慢性歯周炎（骨吸収）
- ☒ 低度（AAP II）　☐ 中等度（AAP III）　☐ 高度（AAP IV）
  - ☐ 部位特異性（骨）＿＿＿＿＿＿＿＿＿＿＿
  - ☐ 水平性骨吸収＿＿＿＿＿＿＿＿＿＿＿
- ☐ 侵襲性歯周炎
- ☐ 二次性咬合性外傷＿＿＿＿＿＿＿
- ☐ 摩耗＿＿＿＿＿＿＿

- ☐ 退縮＿＿＿＿＿＿＿
- ☐ 臼歯部咬合壊滅＿＿＿＿＿＿＿
- ☐ 口腔病理所見＿＿＿＿＿＿＿
- ☐ 埋伏歯＿＿＿＿＿＿＿
- ☐ 欠損歯＿＿＿＿＿＿＿
- ☐ その他＿＿＿＿＿＿＿

リスク評価　☒ 低い　☐ 中等度　☐ 高い

予知性　全体（残存歯）　☐ 優秀　☒ 良好　☐ 中等度　☐ 不十分　☐ 抜歯
　　　　詳細（個々の歯）＿＿＿＿＿＿＿

生体力学　　　　　　　　　　　　　　　　　　　　　　　　　　　　　　　　歯の構造

- ☒ う蝕　2, 30
- ☒ 不完全修復物　30
- ☒ 疑わしい修復物　2, 3, 4, 5, 12, 13, 14, 15
- ☒ 構造不良　2, 3, 4, 5, 12, 13, 14, 15, 18, 19, 30, 31
- ☐ 病的歯髄
- ☒ 浸食　5, 7, 8, 9, 10, 11, 12

- ☒ クラウンマージンの問題　30
- ☐ 欠損歯＿＿＿＿＿＿＿
- ☐ その他＿＿＿＿＿＿＿

リスク評価　☐ 低い　☐ 中等度　☒ 高い

予知性　全体（残存歯）　☐ 優秀　☒ 良好　☒ 中等度　☒ 不十分　☒ 抜歯
　　　　詳細（個々の歯）　2, 30

機能　　　　　　　　　　　　　　　　　　　　　　　　　　　　　　　　　顎関節、咬合

- ☒ 摩耗／標準的力　6, 11 / 7, 8, 9, 10
  - ☐ 軽微　☒ 中等度　☒ 重度
- ☒ 異常な摩耗／歯ぎしり／過大な力　6-11 / 7, 8, 9, 10
  - ☐ 軽微　☒ 中等度　☒ 重度
- ☐ アブフラクション
- ☒ 1次性咬合性外傷　4, 5, 12, 13, 29
- ☒ 顎関節　左側クレピタス
- ☒ 悪習癖　クレンチング
- ☒ 咬合高径の低下　上顎過度
- ☒ 欠損歯　1, 16, 17, 32
- ☐ その他

- ☐ 許容範囲の機能＿＿＿＿＿＿＿
- ☐ 咀嚼パターンの障害＿＿＿＿＿＿＿
- ☒ 咬合機能障害＿＿＿＿＿＿＿
- ☒ 異常機能（就寝時歯ぎしり）＿＿＿＿＿＿＿
- ☐ 神経障害＿＿＿＿＿＿＿

リスク評価　☐ 低い　☐ 中等度　☒ 高い

予知性　全体（残存歯）　☐ 優秀　☐ 良好　☒ 中等度　☒ 不十分　☒ 抜歯
　　　　詳細（個々の歯）　6, 11　　7, 8, 9, 10

歯・顔面　　　　　　　　　　　　　　　　　　　　　　　　　　　　　　　スマイルの特徴

色　☒ 許容範囲　☐ 修正計画
　　☐ 発育障害

顔貌と歯の位置関係
1. 上顎前歯切縁位置
   ☐ 許容範囲　☒ 修正計画
2. 上顎後方咬合平面
   ☐ 許容範囲　☒ 修正計画
3. 下顎前歯切縁位置
   ☒ 許容範囲　☐ 修正計画
4. 下顎後方咬合平面
   ☐ 許容範囲　☒ 修正計画
5. 歯列と歯の位置（配列と型）
   正中
   ☒ 許容範囲　☐ 修正計画
   ☐ 左＿＿　☐ 右＿＿　☐ 歯軸傾斜＿＿
   叢生／重なり　☒ 許容範囲　☐ 修正計画
   空隙＿＿＿　☐ 許容範囲（そのまま）　☐ 修正計画
   回転　23-26　☒ 許容範囲　☐ 修正計画

6. 軟組織の評価

上顎
口唇の活動性　☐ 低い　☐ 中等度　☒ 高い
　　　　　　　☒ 許容範囲　☐ 修正計画
水平対称性　☒ 許容範囲　☐ 修正計画
スキャロップ／形　☐ 強い　☒ 中等度　☐ 平坦

下顎
口唇の活動性　☐ 低い　☒ 中等度　☐ 高い
　　　　　　　☒ 許容範囲　☐ 修正計画
水平対称性　☒ 許容範囲　☐ 修正計画
スキャロップ／形　☐ 強い　☒ 中等度　☐ 平坦
☐ 欠損歯＿＿＿＿＿＿＿
☐ その他＿＿＿＿＿＿＿

患者希望　上顎前歯を長くしたい

リスク評価　☐ 低い　☐ 中等度　☐ 高い

予知性　全体（残存歯）　☐ 優秀　☐ 良好　☐ 中等度　☒ 不十分　☐ 抜歯
　　　　詳細（個々の歯）＿＿＿＿＿＿＿

© Creating Restorative Excellence 2002 • 1-800-457-9165　　（訳者注：歯式は北米式表示）

図6-1

因を浮き上がらせるために、基礎資料をすべて集めるようにデザインされている。このリスク評価表のそれぞれの項目が患者特有の問題を明らかにし、必要な処置を導き出してくれる。処置は各項目のリスクを軽減することと予知性を改善することに向けられるのである。リスクが高いほど予知性が低く望みが薄いという可能性が高くなる。

4つの臨床例を示すが、それぞれの症例が4つの重要な診断構成要素のうちの1つを代表している。最初の症例（図6-2）は重篤な骨吸収と二次性咬合性外傷をともなう慢性辺縁性歯周炎に罹患した高感受性の若年者である。治療はアタッチメント・ロスのマネージメントと動揺歯に対する連結タイプのメタルセラミックブリッジが必要となる。この治療オプションは必須のものと言える。健康モデルにおいては、感染の状況がそれほど重篤でない場合、将来骨吸収が進行する危険性は治療により改善できるかもしれないが、この危険性は全身的リスクファクター（喫煙、糖尿病といった環境リスクファクター）により増加することもある。リスクが高い場合は、抜歯することが完全にリスクをなくす唯一の適切な治療と言え、その場合、もっとも予知性の高い治療はインプラントであろう。

2番目の症例（図6-3）は重篤なカリエスの症例である。歯髄の状態、エロージョン（侵食）、構造体に対する妥協、マージンの設定位置などの生体力学的危険性が、非常に高い症例である。治療は根管治療、支台歯の修復を行いメタルセラミックブリッジによる修復となるであろう。前述したが、このような治療オプションは商品を売る行為に似ており、治療により、予知性は改善されたかもしれないがリスクは変わっていない。また、カリエス・リスク・マネージメントのプロトコルをもってしても、感受性が高い場合は、将来、壊滅する危険性は高まっているかもしれない。したがって、生体力学的失敗の可能性を完全になくす、予知性の高い唯一の治療は抜歯であり、インプラント修復による再構築である。

3番目の症例（図6-4）は著しい異常咬耗と初期の咬合性外傷により機能的リスクが非常に高い症例である。治療は咬合調整とメタルセラミック・クラウンによる修復、そしてナイトガードであろう。しかし、こういった治療により、予知性が改善されたとしても、就寝時の歯ぎしりによる危険性を減らすことはできず、セラミックの破折の危険性が残される。機能的リスクを減らすための力のマネージメントの原則が重要であり、連結固定やインプラントは避けるべきである。

4番目の症例（図6-5）は口唇の活動が活発で歯が過度に見えすぎるため、歯と顔貌のリスクが高い症例である。歯が顔貌に対し正しい位置にないかぎり、理想的な審美性の達成は不可能であり、前述したような、保守的で侵襲性の高い修復処置が必要かもしれない。修復の新たな技術や歯科技工士の専門技術により予知性は改善することができるかもしれないが、審美的結果に患者が満足しない危険性があり、歯の位置を改善せずに修復治療を行うことで審美的リスクを減らすことはできない。歯と顔貌の審美のリスクを減らすためには、顔貌に対し自然で理想的な位置に歯を配列させることがもっとも重要である。

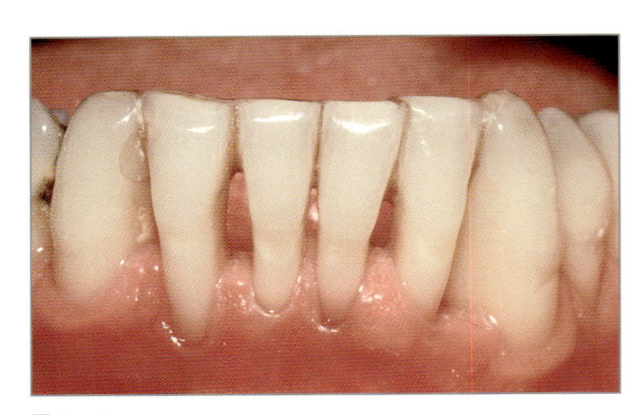

図6-2

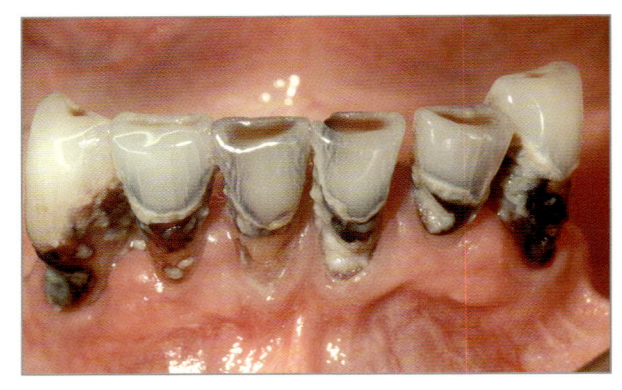

図6-3

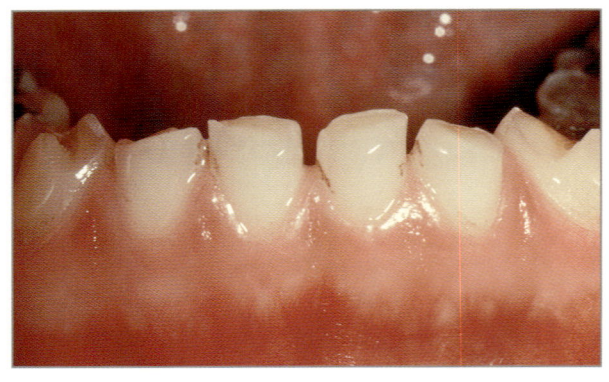

図6-4

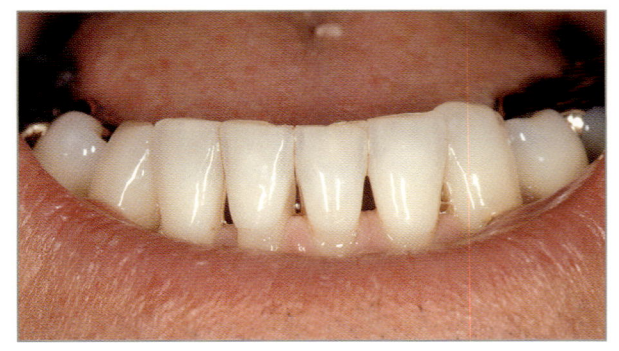

図6-5

皮肉にも修復モデルにおいては４つの症例の治療オプションは同じような物になるかもしれないが、それぞれの症例の危険因子が異なるため、失敗の様式は異なり、無作為抽出臨床試験は、この問題を明らかにはしない。健康モデルにおける、診断により導き出され、リスクを減らすことを目的としたシステマティックなアプローチこそが歯の健康のための長期戦略を作る唯一の方法である。

処置に関する考慮事項
Management Considerations

データを収集しリスク評価完了後、それぞれの項目のリスクを減らすための治療計画を立案する。われわれが資料を収集するとき、治療希望と順序は問題ではないが、すべての項目のリスクを減らすための治療を行う際、治療順序が重要となるので、治療を二次元的体系（図6-6）から三次元的体系（図6-7）に変換することが重要である。治療は顔貌から始まり、歯に移り、支持構造で終了するように三次元的に進行させる。それは、顔貌、歯、歯周組織という３つの簡単な単語で説明することができる。

・顔貌：診断は歯の位置を決定する歯、および顔貌の要素のすべてを含む。
・治療：審美性のリスクを減らすため左右の対称性と顔貌との調和を考慮して、歯の位置を決定する。治療オプションは外科矯正、歯列矯正、修復治療や歯周外科を含む場合もあるかもしれない。

・歯：診断は機能や生体力学的考慮点からのリスクのすべてを含む。
・治療：失われた機能に関する構成要素や修復のデザインを改善する。治療オプションは、咬合調整、スプリント療法、間接または直接修復を含む。

・歯周組織：診断は歯周病の進行度合い、組織の評価、リスクを減らすための組織の位置（歯の見え具合、スキャロップ形態、唇、力など）を含む。
・治療：歯肉や付着位置のマネージメントと審美的歯肉の処置。
処置オプションは、スケーリング、ルートプレーニング、ポケット除去および審美的歯肉の処置を含む。

つぎの項では、前述の概念の具体例を示し、臨床医が健康モデルと４つのリスク評価の構成要素（歯周組織、生体力学、機能、歯および顔貌）をどのように診断と患者の治療に活用できるかを、臨床例を通して解説し、最終項では、治療計画立案のために臨床例を提示したい。

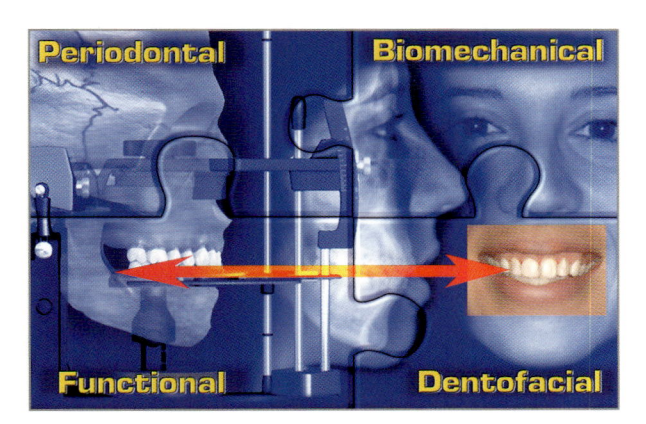

図6-6

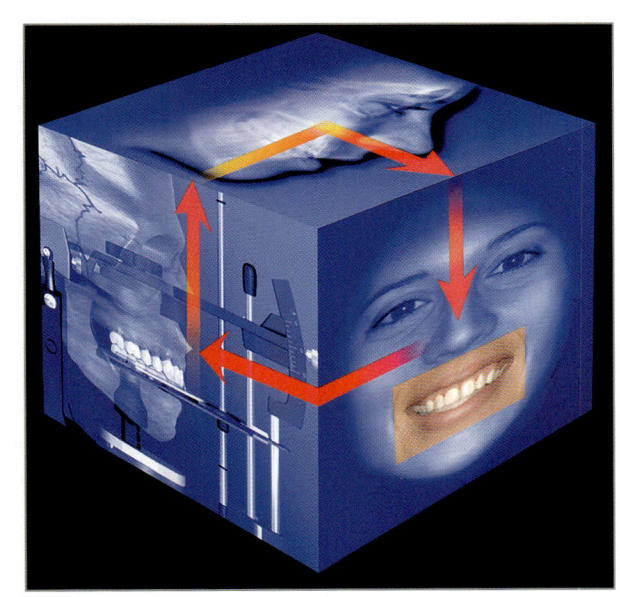

図6-7

臨床例
Patient Study

患者の概要とその背景

患者の主訴は4前歯の摩耗（図6-8a）であり、これらの前歯が破折するのではないかという不安を持ち来院した。1952年に完了した2年間の矯正治療の既往がある。7年前より前歯の見栄えに不満を抱き始めるとともに（図6-8b、図6-8c）、噛みしめと歯ぎしりをすることを自覚している（図6-8d～図6-8j）。

医科的既往歴

・高血圧症。
・抗うつ薬：アミトリプチリン、パキシルを服用している。
・非喫煙者であり、アレルギーの既往はない。
・歯科治療禁忌ではない。

総合評価を完了した後、診断所見（図6-1参照）を作成し、各項目（歯周組織、生体力学、機能、歯および顔貌）のリスク評価と予知性を診断する。推奨されている処置に頼ることではなく、患者の現症に基づきリスク評価と予知性を理解することが重要である。つまり治療はリスクを減らすためにデザインされ、その結果予知性が改善されるものでなくてはならないのである。これらの診査結果を患者と話し合い、現在のリスク要因を特定する。治療は中等度のリスク（黄色の点）と高いリスク（赤い点）の領域だけに重点をおく。色分けした点により患者はこのことを明快に理解するようになる。低いリスクの領域（緑の点）に関する話し合いは、完全な状態との違いを説明するには重要であるが、個々の歯または歯列の存続にとっては重大な意味を持たない（訳者注：実際の図6-1のリスク評価の欄には「黄色い点」「赤い点」「緑の点」ではなく×印が付けられている）。

診断所見の概要は、以下のとおりである。

歯周組織のリスク評価

・軽度慢性歯周炎（AAP II）である。
・骨吸収の危険度は低リスクである。

この患者の現在の状態は、大きな歯周病の問題はなく、患者の既往歴からも予知性は高く、大きな改造は必要なさそうである。サポーティブ・ペリオドンタル・セラピーを6ヵ月間隔で行う。

生体力学的リスク評価

カリエスは上顎右側第二大臼歯と下顎右側第一大臼歯に認められ、今後進行する可能性が高い。したがって、処置をしなければ、これらの歯を失う可能性がある。摩耗はすべての上顎前歯だけでなく第一小臼歯にも顕著に認められ、加齢と過酷な状況によりもたらされたこれらの歯の中等度のリスクは、未処置のまま放置すると悲惨な経過をたどると予測できる。また、ほかの問題との因果関係（胃食道逆流、過度のダイエットなど）を診断する必要もある。

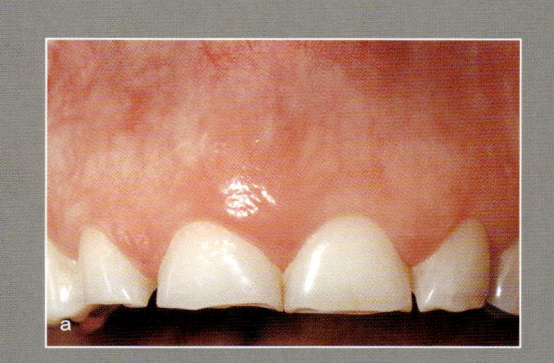

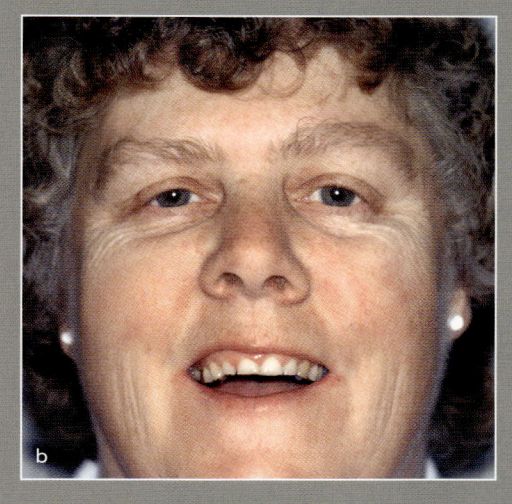

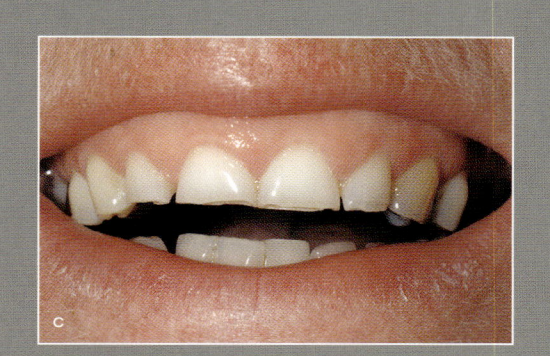

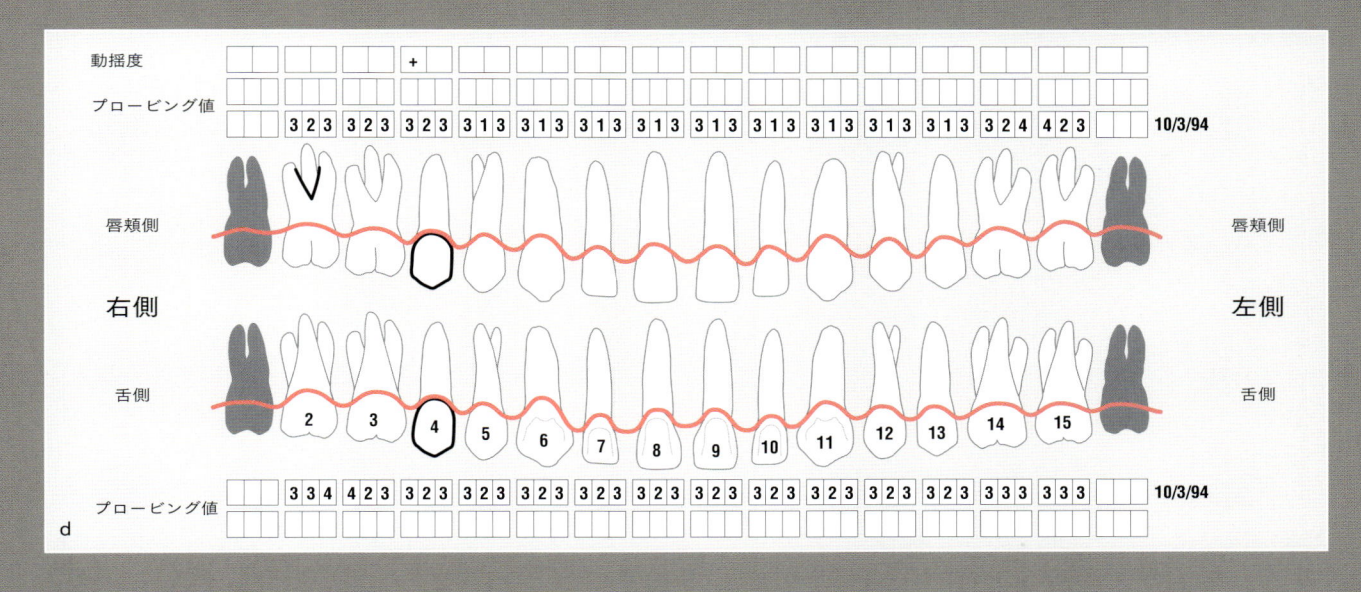

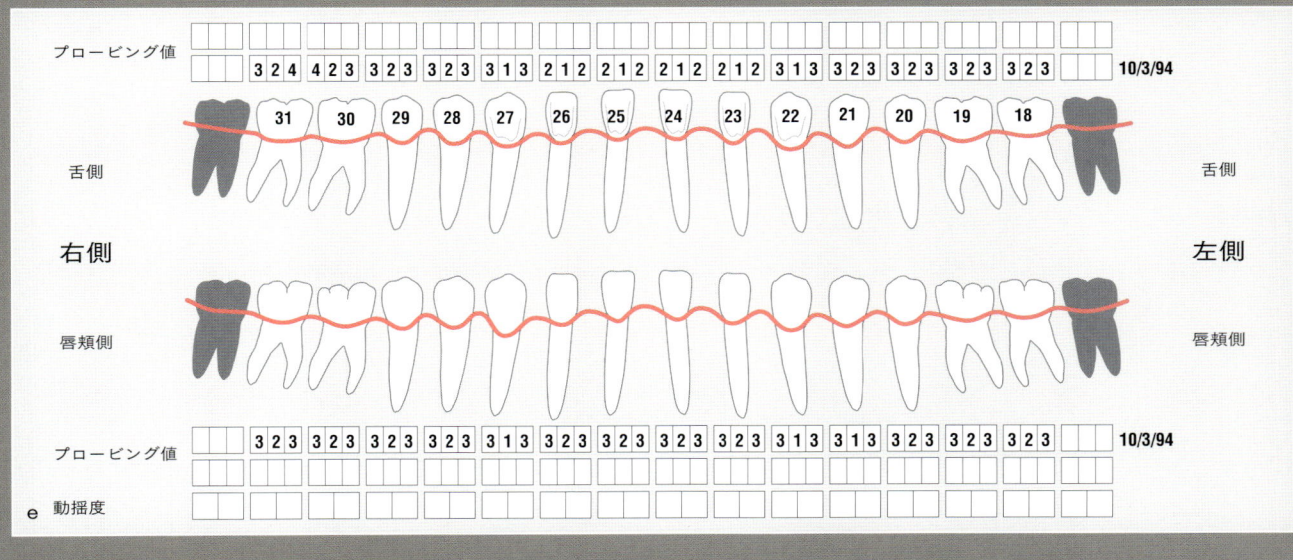

図 6 - 8

図 6-8 （続き）

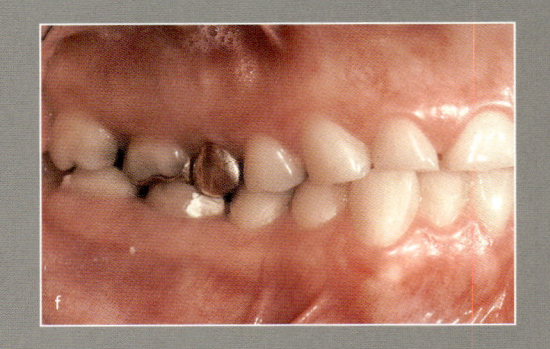

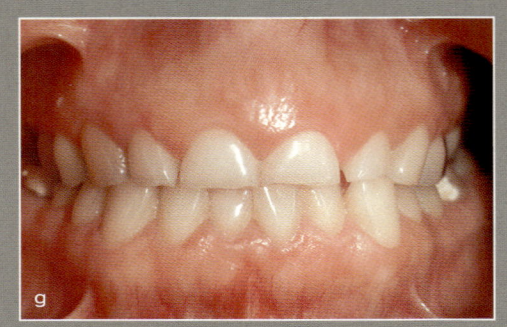

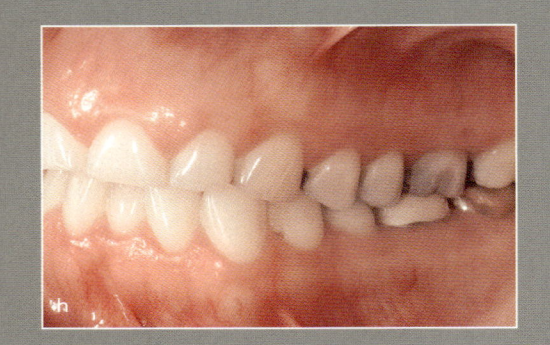

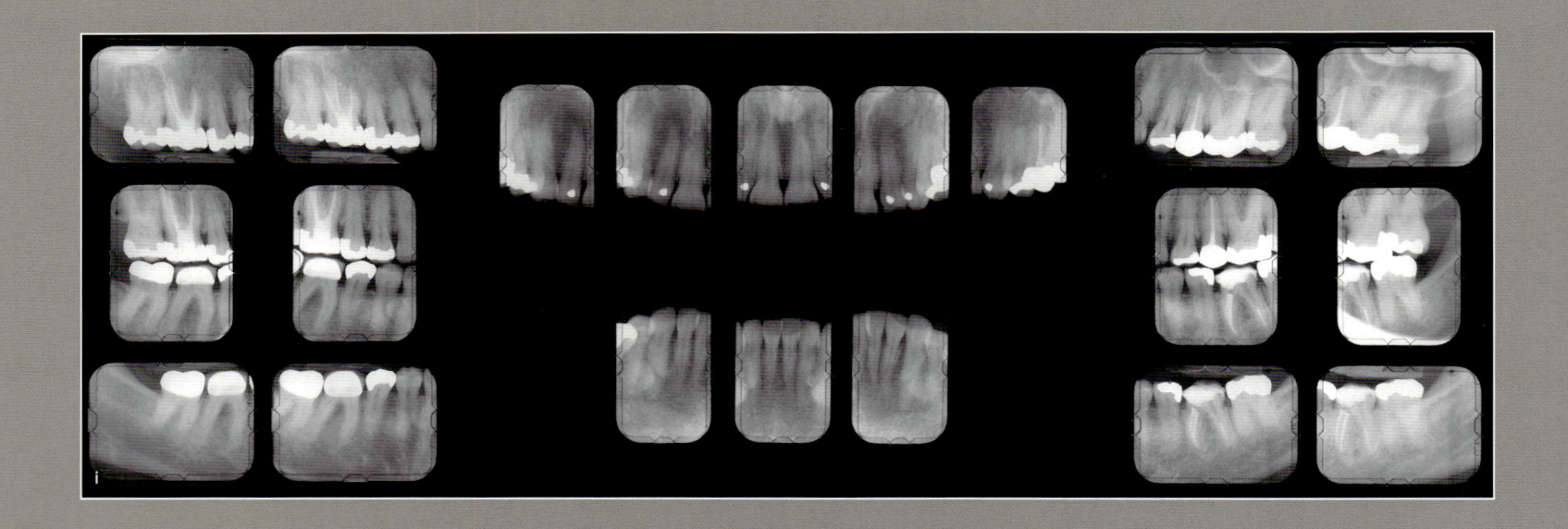

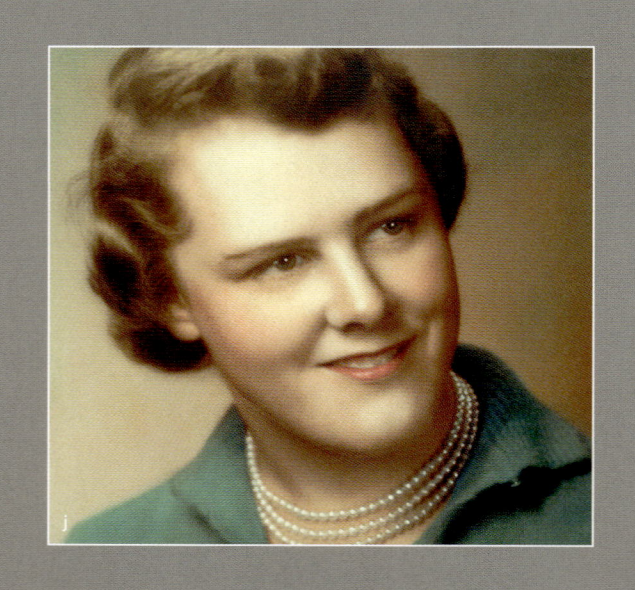

196

カリエス、問題があるかまたは疑わしい修復物、根管の問題、エロージョンの状況は崩壊が進行中であることを示しており、残存歯質や十分な治療がなされたとは言えない状況が歯の構造における問題を示している。この患者にとって、リスクが決して低くないことは明らかであるが、治療を行うことにより予知性を回復することは可能である。

機能的リスク評価

患者は中等度から高度の摩耗、初期の咬合性外傷、顎関節機能障害(TMD)を呈している。現在の病状だけではなく、過去の状況が進行経過を明らかにすることもあるため、過去の記録なしで、病状の活性や侵襲の進行経過を判断するのは困難であるが、患者が気づいている4前歯の変化の所見(図6-8a参照)が機能的問題の活動性が高いことを示している。もう1つの所見は低い咬合高径である―病気ではない―。これは上顎の過度な摩耗によることが、患者の高校の卒業アルバムから判断できる(図6-8j)。第三大臼歯は先天性の欠如か機能的問題で抜歯されたと思われる。

咬合機能障害と悪習癖(就寝時の歯ぎしり)の診断は患者が機能的にハイリスクであるかということや予知性を考えるときに重要な診断となる。そういった問題がある場合、ナイトガードが最低限必要な処置となる。

歯と顔貌のリスク評価

歯の色は許容できるが、顔貌に対する歯の位置は理想的ではない。上顎の見え具合は許容範囲ではあるが、患者の咬合平面は正常とは言えない場合、理想的な微笑は何らかの修正を行わなくては達成できない。加えて、スマイルラインに対して上顎歯列は逆のアーチを呈しており(図6-8c参照)、微笑時の上口唇は高い位置にある。しかし、水平対称性は許容でき、スキャロップ形態はノーマルである。下顎歯列の見え具合は中等度であり、水平対称性は許容でき、スキャロップ形態はノーマルである。患者は歯根側方向に歯を長くするのではなく、歯冠側方向に長くすることを望んでいるが、これは上顎の過剰な摩耗による咬合高径の減少に対しては望ましいことではない。歯と顔貌の関係にとって、リスクが高くなり、理想的な審美を達成することは絶望的となる。言い換えると、われわれは完璧な歯を作ることができるが、顔貌と歯の位置を修正しないかぎり、それらの修復物は決して本物の歯には見えないのである。歯と顔貌のリスクを減らすには、外科矯正または臨床的歯冠長延長術、そして歯を削ることが必要である。

処置に関する考慮事項：
顔貌、歯と歯周組織への10のアプローチ
Management Considerations: A 10-Step Approach to Face, Teeth, and Tissue

歯の治療を始める前に、歯科的前投薬や各患者特有のものなど、考えられる医学的予防処置を行っておく。

顔貌

ステップ1：上顎前歯切縁の位置を決定する

　この決定は、審美的治療ゴールを考慮した顔貌における位置に基づく。パナデント・フェイスボウを用い、顔貌と機能に関する情報をトランスファーすることでラボとのコミュニケーションを容易にすることができる（図6-9a）。

　この症例では上顎の垂直的不足を改善するために、プラットホームを挙げる必要がある（図6-9b）。理想的な結果を得るためには、外科矯正、審美領域の臨床的歯冠長延長術、または、全顎的臨床的歯冠長延長術や、臼歯の歯冠長を短縮する必要があるが、外科矯正を除き、これらの処置はいずれも、支持骨の減少により、歯周組織のリスクだけでなく生体力学的リスクを増加させてしまい（たとえば、過度な歯の削除、多数の根管処置、構造的な妥協など）、外科矯正なしでは、生体力学的リスクが増加するため、理想的な審美性を達成できないことは明らかである。したがって、唯一の選択は、アーチをなだらかにし、患者の若い頃のような（高校の卒業アルバムの写真のような）審美性を再確立するために、上顎の前歯の長さを増加させることとした（図6-9c）。

ステップ2：上顎臼歯の咬合平面を決定する

　左右の前歯から臼歯までのアーチをなだらかにするために、上顎第二小臼歯を1.5mm短くする必要がある。上顎前歯の診断用ワックスアップが、全体の歯の長さやアーチをなだらかにするガイドとなり、スピーの湾曲を生じさせるため、第二小臼歯以外のすべての上顎の歯はプラットホームに触れている必要がある（図6-9d）。

ステップ3：下顎前歯切縁の位置を決定する

　この決定も、顔貌から導き出される位置であり、咬合器上で決定されるものではない。また、水平的にも垂直的にも変更可能である。

ステップ4：下顎臼歯部の咬合平面を決定する

　咬合平面をなだらかにするため、下顎臼歯を高くする必要がある。いずれの臼歯部咬合平面の高さを増やす（ステップ2または4）ためにも、咬合高径を増加させる必要があることが明らかになる。この決定は、三次元的なマネージメントを必要とするため（図6-9e）、この治療の複雑さを増加させている。また、垂直的増加は水平的要素も変化させる（図6-9f）。

図 6 - 9

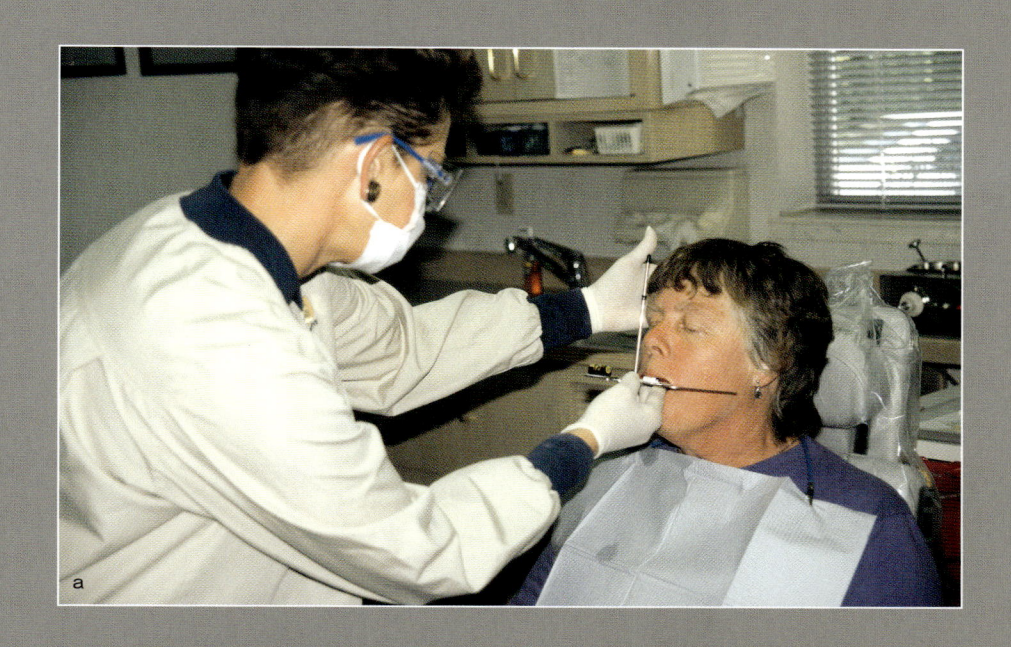

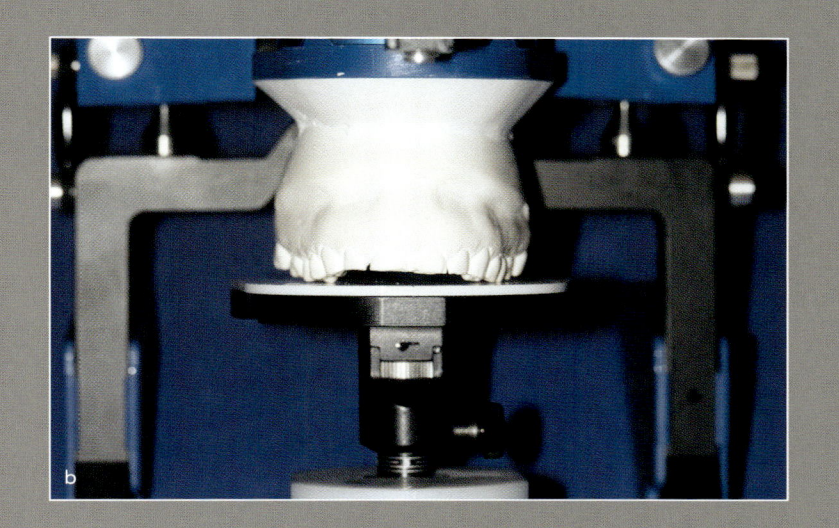

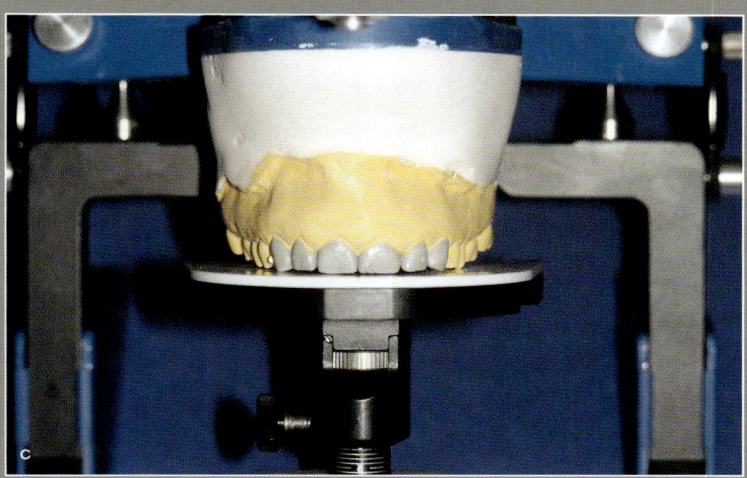

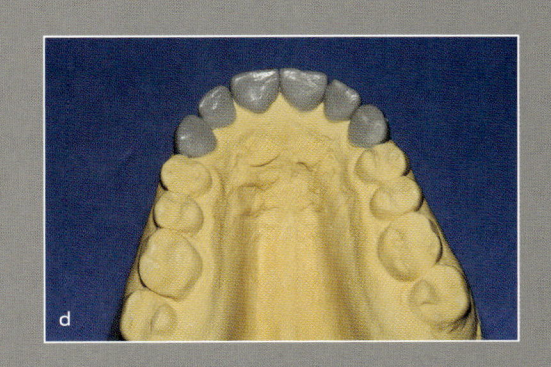

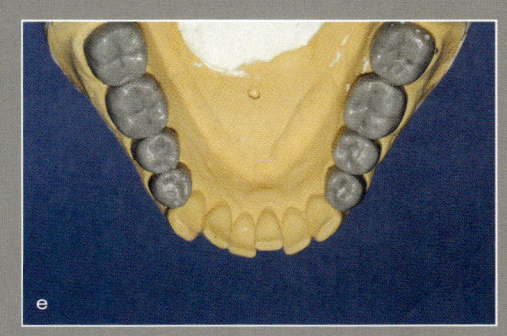

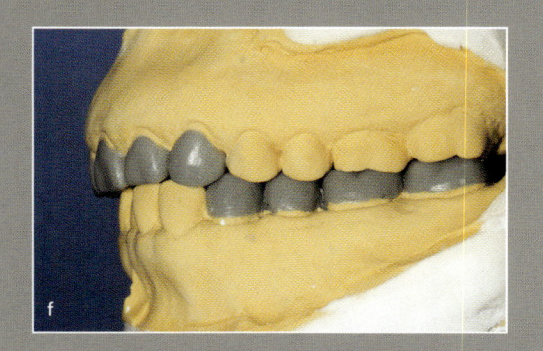

ステップ5：歯の位置の評価

正中線と前歯のわずかな叢生は、患者にとって許容範囲であり、処置の必要性はない。

ステップ6：歯肉組織の評価

ハイ・スマイルであるが、口唇の動き具合を患者は気にしておらず、水平対称性とスキャロップ形態はノーマルである。

ステップ1～6を行うのに、歯および顔貌のリスクを軽減し、改善するための選択肢として以下の処置が考えられる。

- 外科矯正
- 歯列矯正
- 修復治療
- 歯周形成外科

この症例では、臼歯の修復をやり直すことで、生体力学的リスクを増加させることなく、下顎歯列弓をなだらかにすることができる。したがって、上顎前歯と下顎臼歯の修復治療を選択した。

歯

ステップ7：機能性に対する処置

ここではじめて、下顎模型が上顎模型と接触することになる。この際、空間における下顎位を決定するために何らかの基準位を用いるが、私は基本的に中心位を基準位とし、症例により神経筋機能位を用いている場合もある（図6-8h参照）。基準位を確定した後、診断に基づき、好ましいと思われる咬合を与えるために下顎模型を装着する。この症例では前方ガイドを減らし（図6-9f参照）、犬歯を増加させたことによる、犬歯から第二大臼歯までの中心咬合位での接触点や偏心位での接触点など、そのほかの重要な要素はすべてこの時点で修正する。以上のように咬合器上で術前術後の診断を行った。

ステップ8：生体力学的処置

すべてのカリエスを取り除き、カリエス管理計画を作成した。上顎前歯は、エナメル質に支持されたポーセレン・ベニアにより歯冠を延長した（図6-9g～図6-9k）。下顎の大臼歯と第二小臼歯はメタルセラミック・クラウンで修復し、第一小臼歯は直接法によるコンポジットレジンにて歯冠長を増大した。ポーセレン・ベニアを選択したのは生体力学的リスクを増加させない処置だからであり、第一小臼歯に直接法のコンポジットレジンを選択したのは、修復されていない歯に対して、もっともリスクの少ない修復方法だからである。当初は、歯冠長を高くした下顎臼歯と咬合するように、上顎臼歯を調整し、咬合平面をなだらかになるよう調整した（図6-9l、図6-9m）が、後年、患者は上顎臼歯に構造的に妥協した修復を行った（図6-9n）。

図6-9（続き）

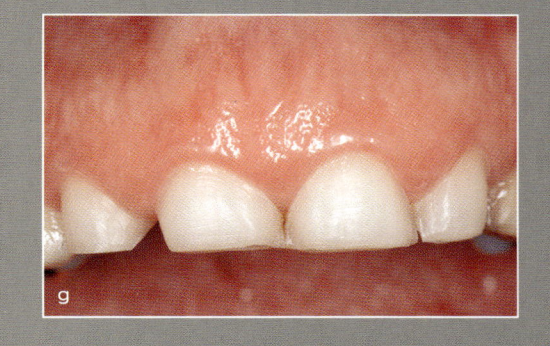

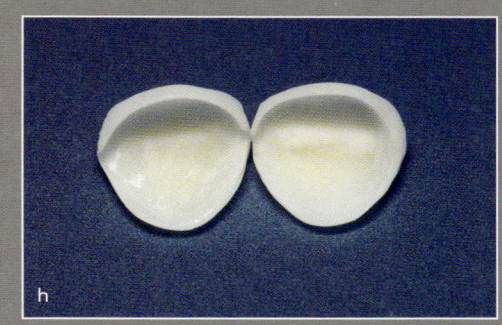

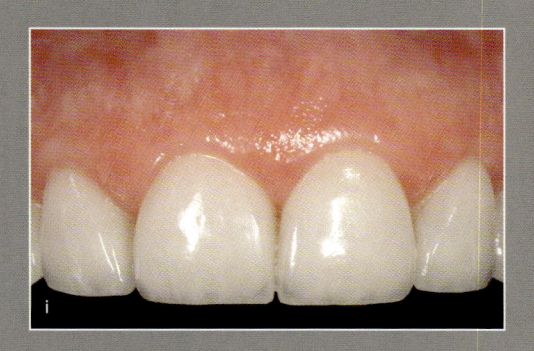

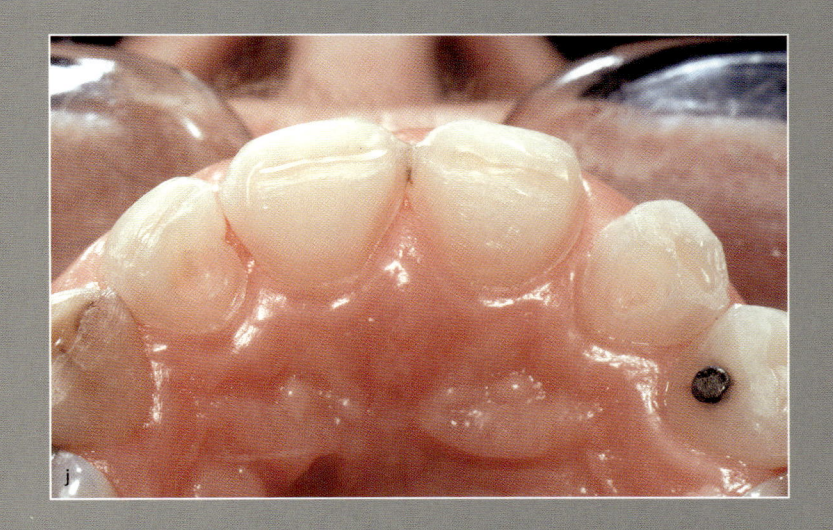

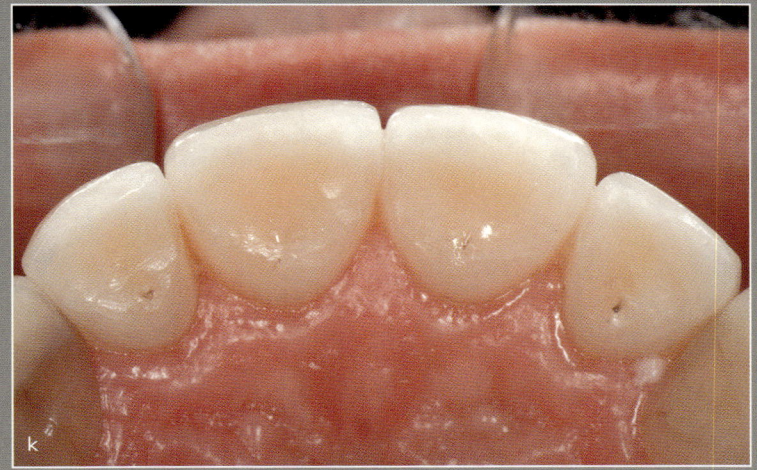

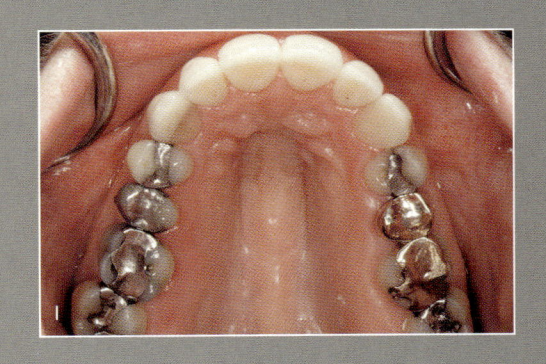

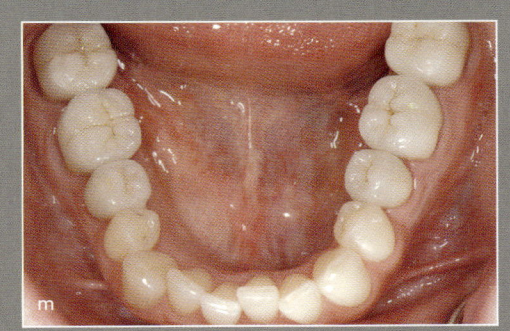

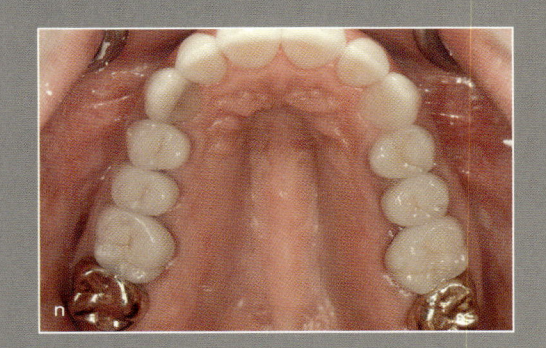

歯周組織

ステップ9：歯肉/アタッチメント・ロスに対する処置

　歯周疾患の進行に対し、患者の抵抗性は高く、リスクは低かったため、毎日の口腔衛生に重点をおき、6ヵ月に1度のサポーティブ・ペリオドンタル・セラピーを計画した。ほかのアタッチメント・ロスに対する処置は必要としなかった。

ステップ10：修復による改善と懸念

　水平的対称性が許容でき、視覚的な歯冠長は切縁側を伸ばすことで解決できたため、歯冠長延長術を必要としなかった。このことは、なぜ顔貌における歯の位置を決定する前に、歯肉の位置を決めてはいけないかという理由を理解するのに良い例である。例外は、遅延萌出の患者か、切縁を修復する前に、歯頚部の位置を垂直的に修正するために、セメント―エナメル境を決定する必要がある症例だけである。以前に根管治療を受けている下顎右側第一大臼歯は、フェルールに対する妥協を必要とし、近心のマージンは生物学的幅径を侵襲している。健全歯質を縁上に露出させる外科的修正は、修復治療を行う前になされなければならない。

　再評価により、この患者は病気が進行するリスクを減少させるために考えられた計画的なアプローチにより処置された（図6-9o～図6-9s）。しかし、それは従来の修復モデルから健康モデルへのパラダイムシフトが必要となる。幸いにも、このことはエビデンス・ベースド・メディスンを駆使する人工知能を持った、新しいコンピューター技術を取り入れることで達成でき、リスクを予測するとともに、リスクの少ない処置法を考え出す手助けをしてくれる。

図6-9（続き）

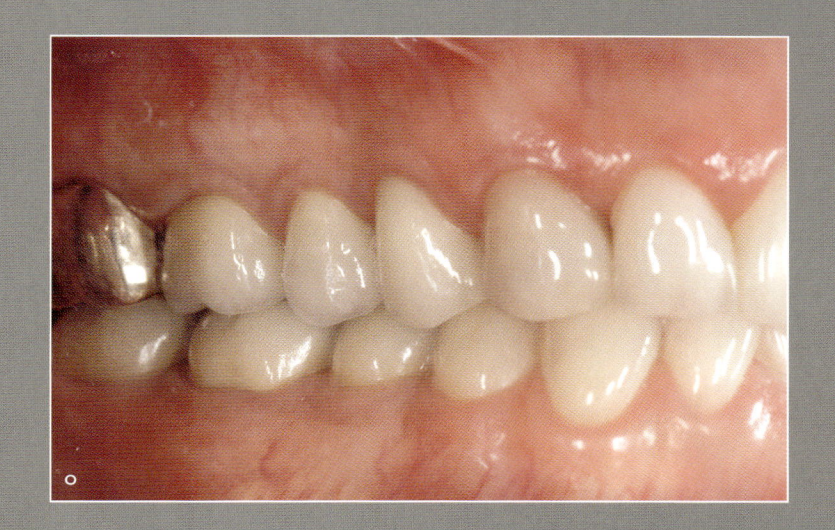

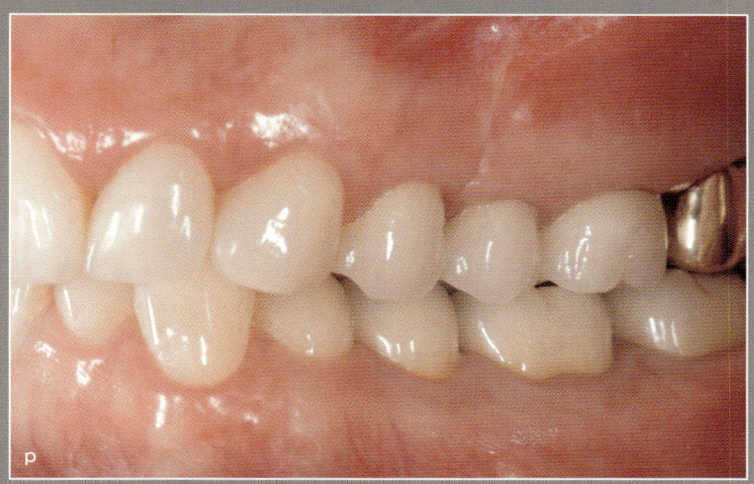

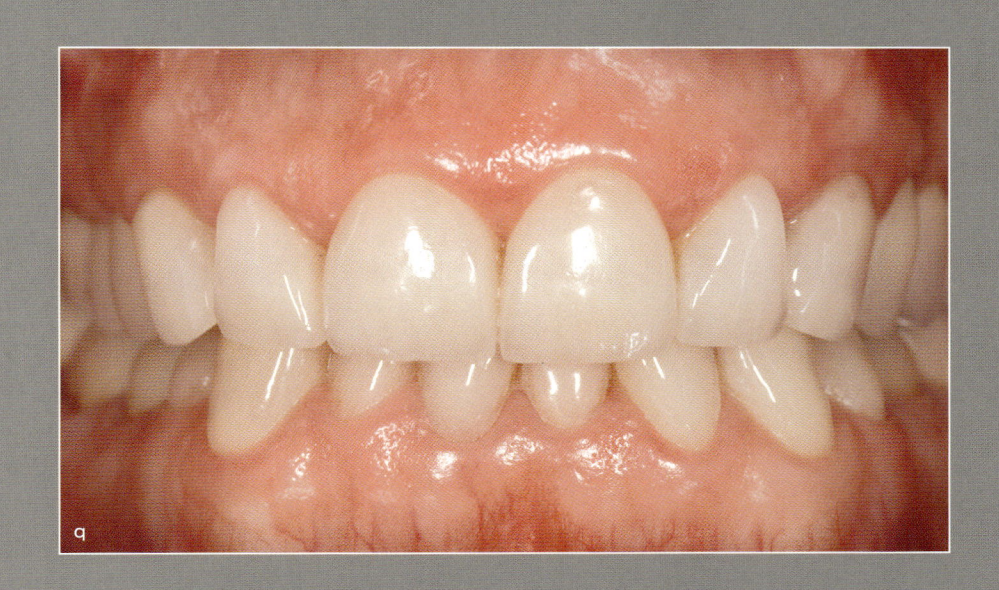

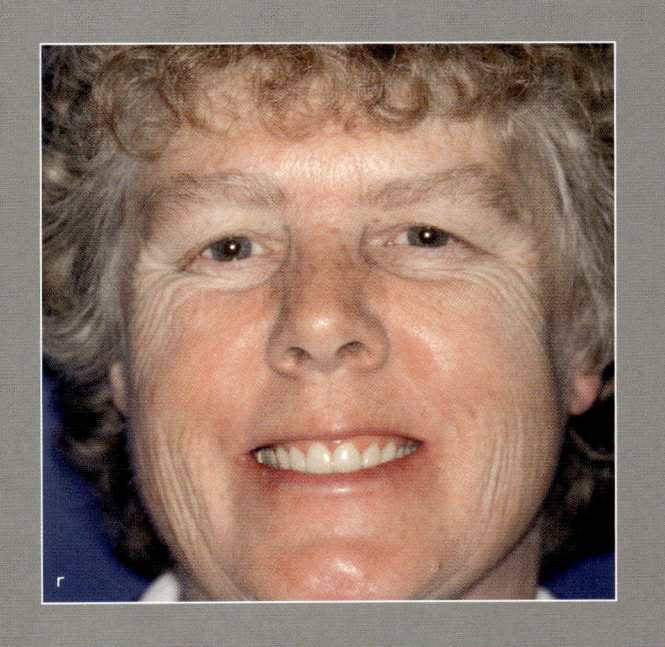

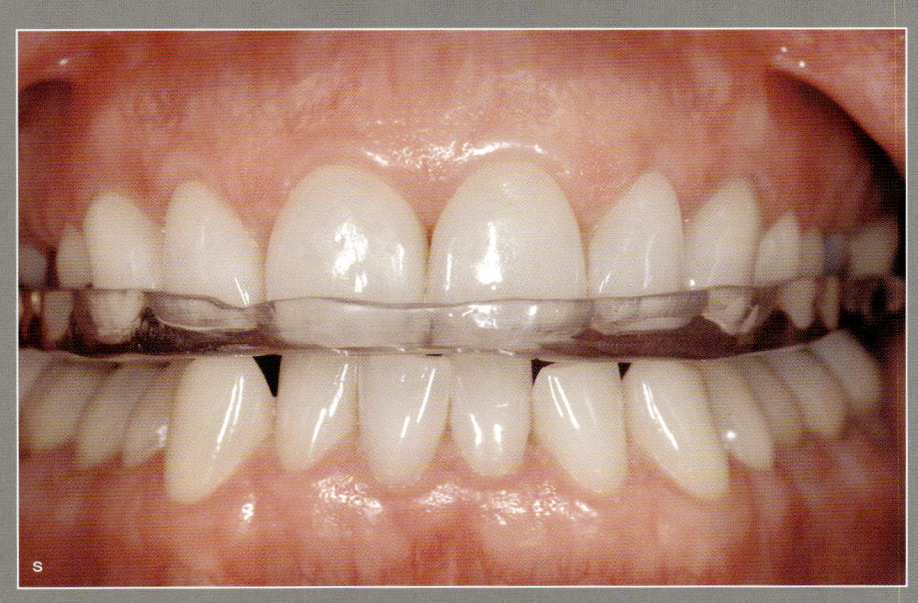

203

症例報告 Case Presentation

治療を行った歯科医師
John C. Kois, DMD, MSD
Bruce Willis, DDS

治療計画の立案

初診時年齢：47歳
初診：1996年7月
治療終了：1999年7月

現症と既往歴

患者の主訴は前歯の摩耗である。患者は矯正治療が終了した1964年に歯がすり減ってきていることに気づき始め、12年間、自分の歯の状況が気になっていた。また、患者は噛みしめや歯ぎしりをしていることに気づき、過去12年間、上顎にナイトガードを着用している。

医科的既往歴

・コデインとサルファ剤に対する薬物アレルギー。
・歯科治療への禁忌なし。

診断所見

口腔外および顔貌所見

・顔貌はストレート。
・正面観は左右対称。
・咬筋肥大。

顎関節と下顎運動の範囲

・開口はノーマル。
・最大開口量は49mm。
・起床時に時々顎の痛みあり。
・関節雑音なし。
・荷重試験は問題はない。

口腔内所見

一般所見

・癌検査は陰性。
・下顎臼歯部舌側に非常に大きな下顎隆起(約13mm)。

歯の所見

・すべての前歯にエロージョンと重度の摩耗。
・修復歯はわずか。

歯周組織所見

・動揺なし。
・ホームケアは良好。

術前

顔貌。

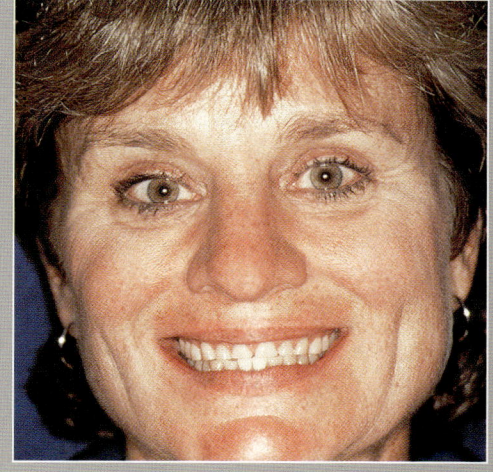

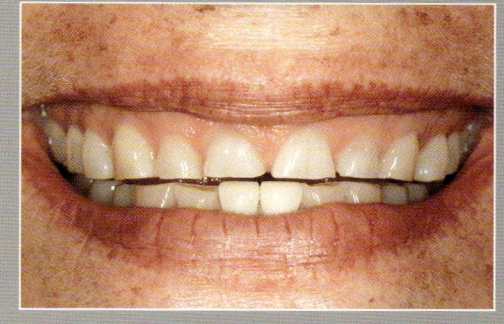

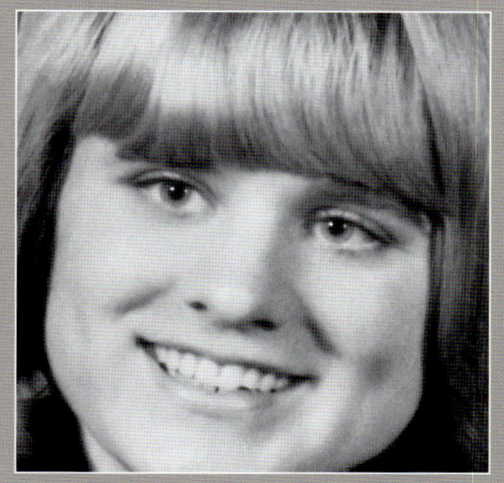

スマイル時。

高校生の時の写真。

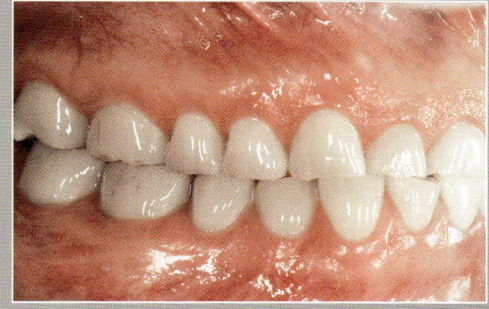

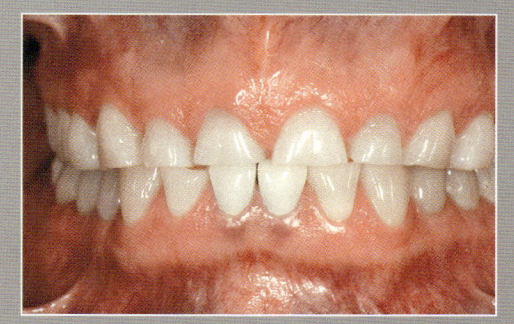

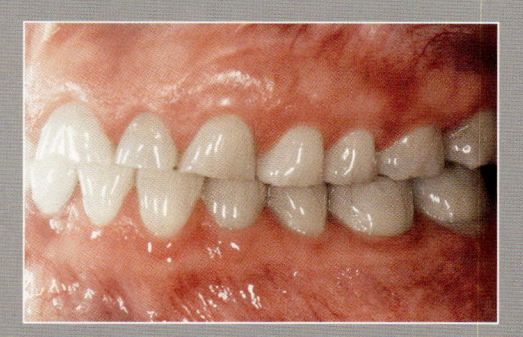

右側側面観。

正面観。

左側側面観。

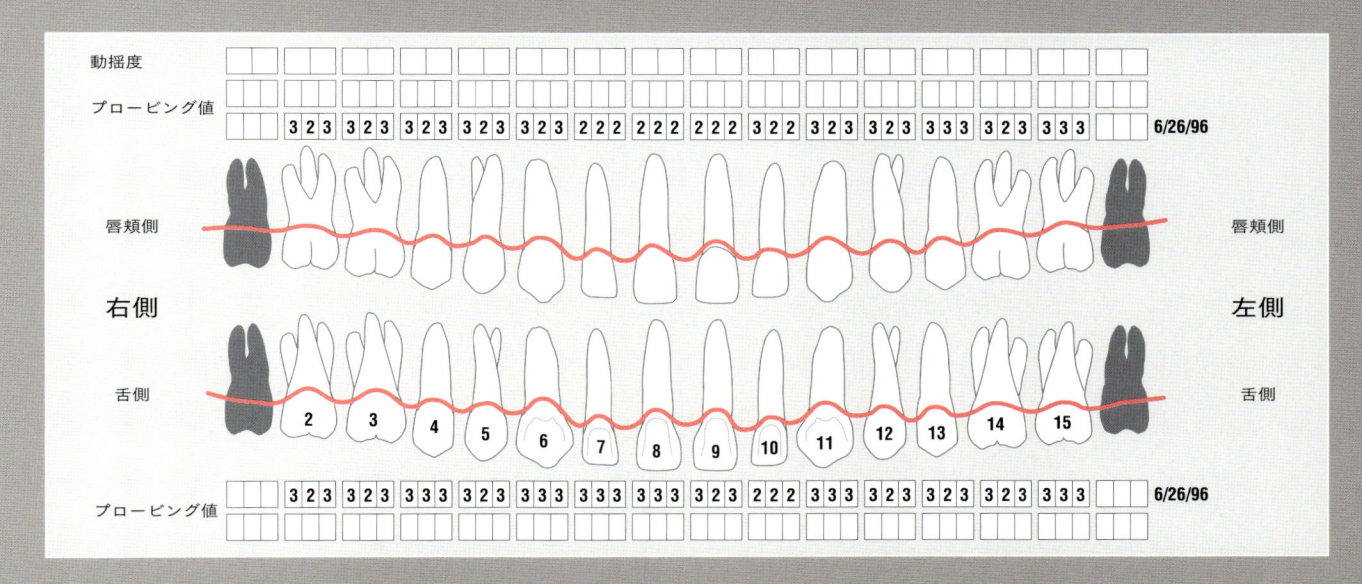

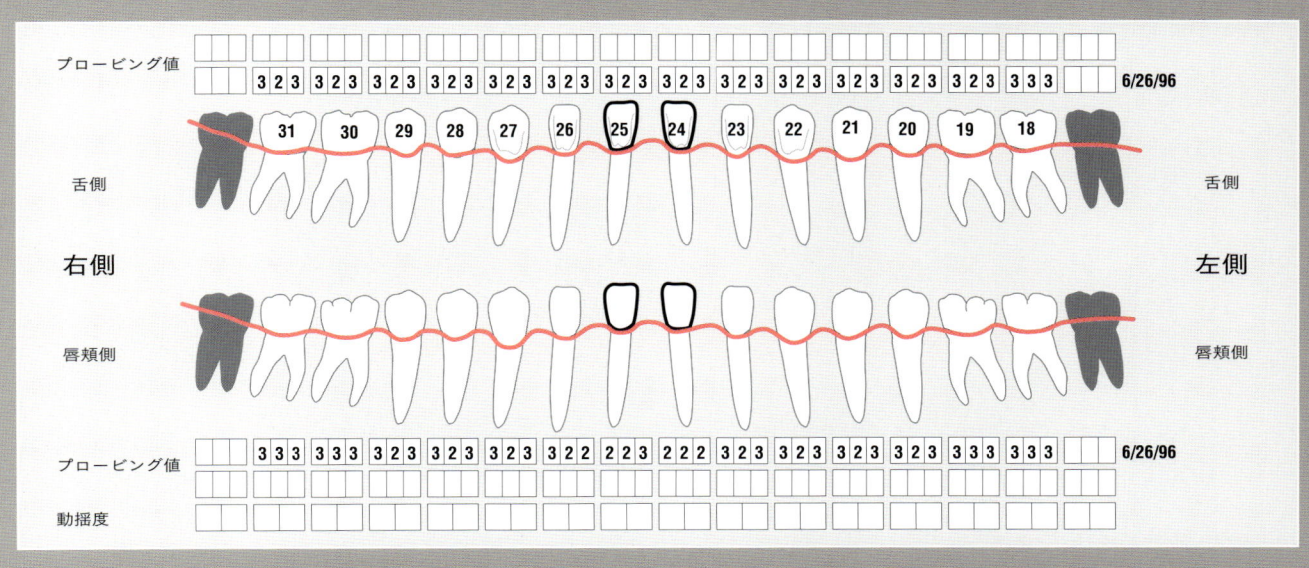

咬合所見

- Class I。
- 前歯切端咬合。
- 中心位が中心咬合位。
- 前方グループファンクション。
- 歯ぎしりと前歯の摩耗面は一致。
- 咬合高径は安定。

エックス線写真所見

- 両側に下顎隆起。
- 修復歯はわずか。

診断

- AAP（米国歯周病学会）タイプⅠ：歯周病はない。
- 重度の歯ぎしり。
- エロージョン。

予知性

- 歯周病的要素は良好。
- 生体力学的要素は良好。
- 機能的要素は低い。
- 審美的要素は低い。

注意事項のまとめ

1. 患者の経済的制約はどうか。
2. どのようにして患者の審美と機能を満足させられるか。
3. 前歯を長くするために、切縁を増加させ、前方ガイドを作り出さなければならないか。
4. 咬合高径を増加させなければならないか。
5. 前歯の位置を変えるためや、修復が必要な場合の条件を良くするために、矯正治療を適用すべきか。
6. 歯肉レベルを変える必要があるか、その場合、外科的に行うか、矯正的に行うか。
7. 長期的戦略を予測したとおりに成し遂げられるか。

術前

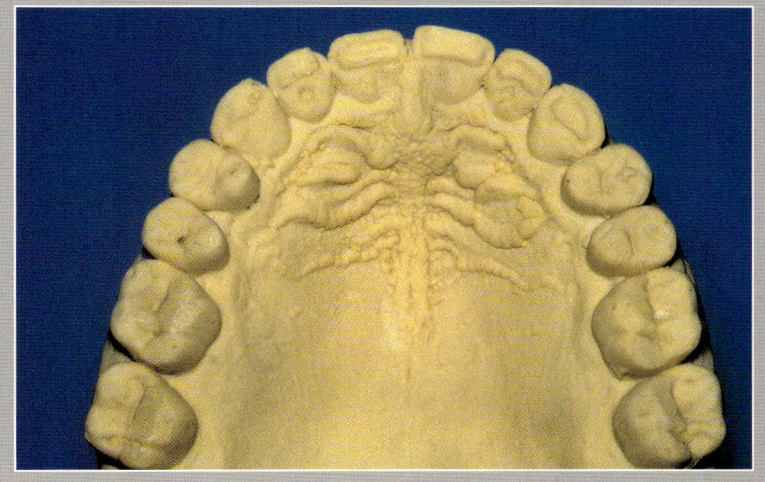

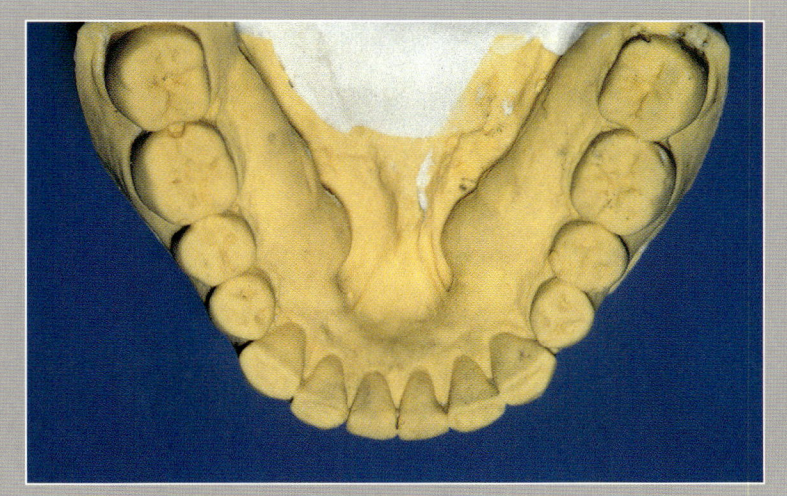

診断用模型の咬合面観。

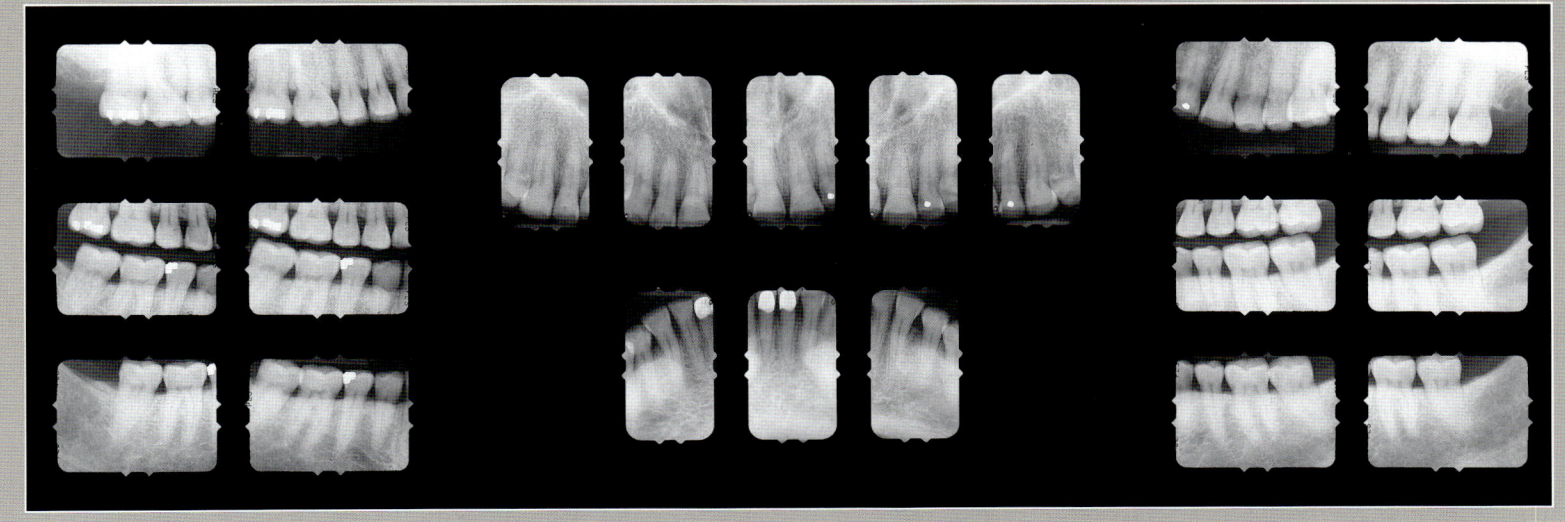

デンタルエックス線写真(1996年)。

演習問題のつもりで、治療目標と治療計画を立案してみよう。

患者に提案した治療計画

治療の目的と目標

患者は前歯の摩耗を主訴に来院し、徐々に進行していることに気づいている。したがって、治療ゴールは下記の項目を確立することである。

・歯周組織の健康を維持する。
・歯を保存する。
・上顎前歯を修復する。
・審美性を確立する。
・長期的戦略を確立する。

第1段階：初期治療

1. サポーティブ・ペリオドンタル・セラピーを行う。
2. 機能分析を行う。

第2段階：矯正治療

3. 歯列を広げ、上下切歯歯軸傾斜角を修正する。
4. 上下顎臼歯をわずかに挺出させ、咬合高径を増加する。
5. 上顎前歯を圧下する。

第3段階：外科治療

6. 正面からの歯の見た目を修正するため、上顎前歯の歯冠長延長術を行う。

第4段階：修復治療

7. 切縁の位置と前歯誘導を適切にし、最高の審美性を得るため、すべての上顎前歯にポーセレン・ベニア修復を行う。
8. 新たな切縁の位置を再確立し、最高の審美性を得るため、下顎の犬歯と側切歯にポーセレン・ベニア修復を行う。
9. 新たな切縁の位置を再確立するために、下顎中切歯にオールセラミック・クラウンによる修復を行う。

治療内容

第1段階：初期治療

初期治療におけるサポーティブ・ペリオドンタル・セラピーはスケーリング、ルートプレーニング、口腔衛生指導から構成され、機能分析と矯正治療のためのセットアップ模型の製作も行った。

第2段階：矯正治療

患者の歯の移動を2年で完了した。咬合高径を増加させるための臼歯の挺出により前歯は開咬の状態となり、上下前歯は圧下され、唇側に拡大された。また、侵襲的修復処置を最小限にするために、上下切歯歯軸傾斜角を修正した。矯正終了後、ブラケットを除去し、上下顎に可撤式のリテーナーを製作した。

第3段階：外科治療

上顎前歯の審美的歯冠長を獲得するため、臨床的歯冠長延長術を行った。

第4段階：修復治療

咬合は、両側臼歯が同時に、かつ均一に接触する中心位に改善した。この時点で、患者は開咬となっているため、前歯による前方運動は確立されていない。上下顎模型を第3段階の治療完了後に製作し、中心位記録の採得とフェースボートランスファーを行った後、新たな咬合高径における、前歯の診断用ワックスアップを製作した。診断用ワックスアップから、患者が懸念していた顔貌における審美に相応して、機能的な修正も必要であることがわかる。また、診断用ワックスアップは最終修復の青写真になるとともにプロビジョナル・シェルの基となる。

すべての前歯に、接着性オールセラミック修復のための形成を行い、上下顎の最終印象を行った。プロビジョナル・レストレーションを直接法で製作し、仮着セメントで装着した後、顎間関係の記録と上下顎の印象を行った。

つぎのアポイント時に、下顎中切歯にオールセラミック・クラウン、残りの前歯すべてにセラミック・ベニアを接着システムにて装着し、新たな前歯誘導を構築した。その後、上顎小臼歯の頬側咬頭に直接法にてコンポジットレジンを築盛し、上顎のナイトガードのための印象を採得した。3回目のアポイント時に、再評価を行い、上顎のナイトガードを手渡すとともに、ホームケアの指導を行った。

第5段階：メインテナンス

歯および歯周組織の健康をチェックしメインテナンスするため、6ヵ月ごとのリコールとした。リコール時には現症の診査とサポーティブ・ペリオドンタル・セラピーを行うとともに、咬合の安定性とナイトガードの効果を慎重にチェックする。

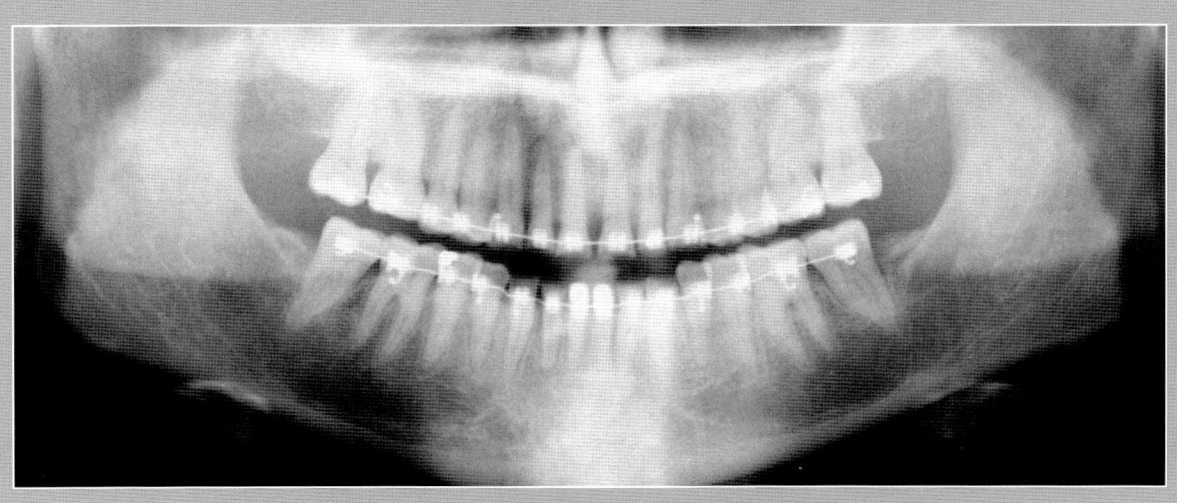

矯正治療中のパノラマエックス線写真（1998年）。

術後

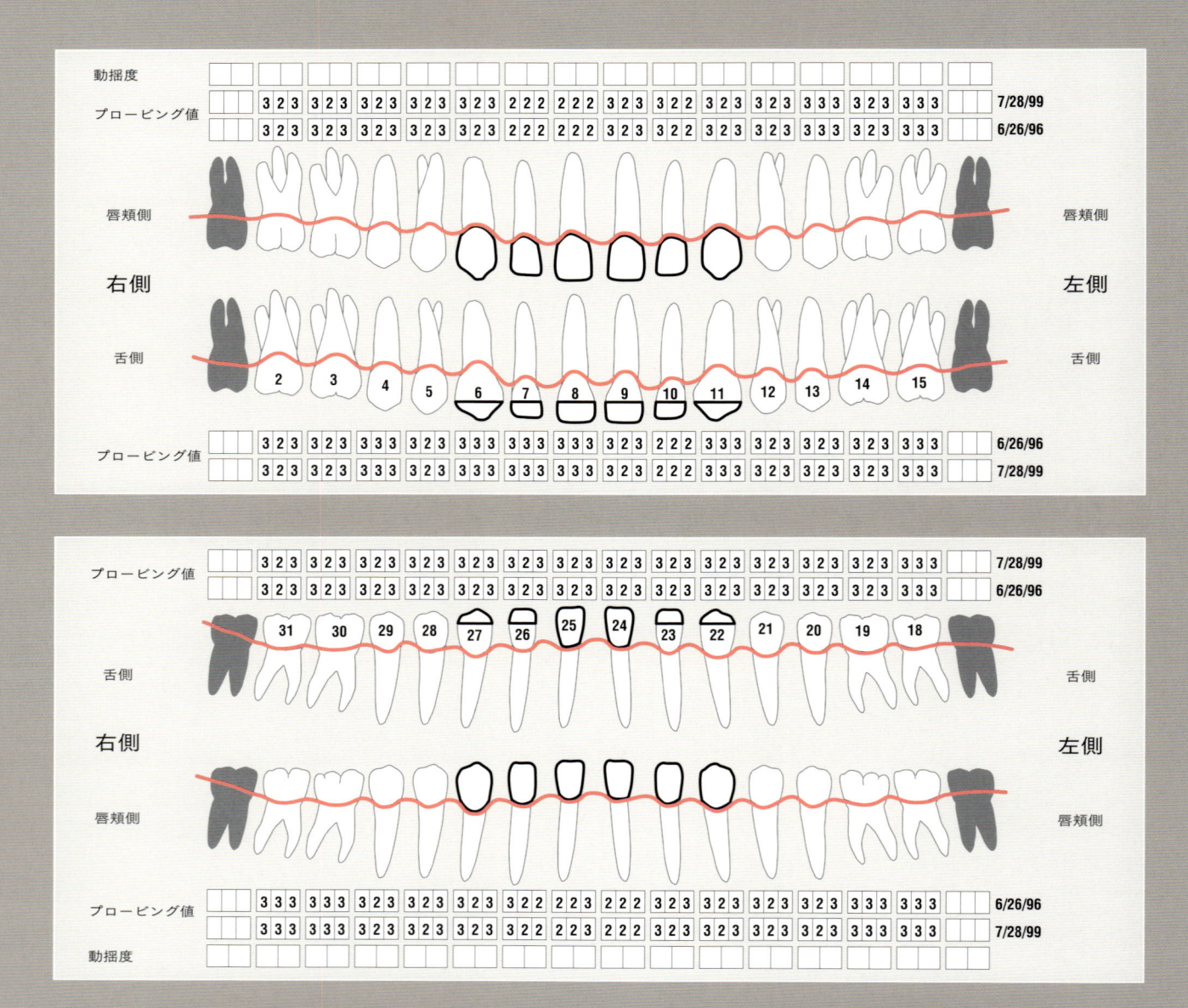

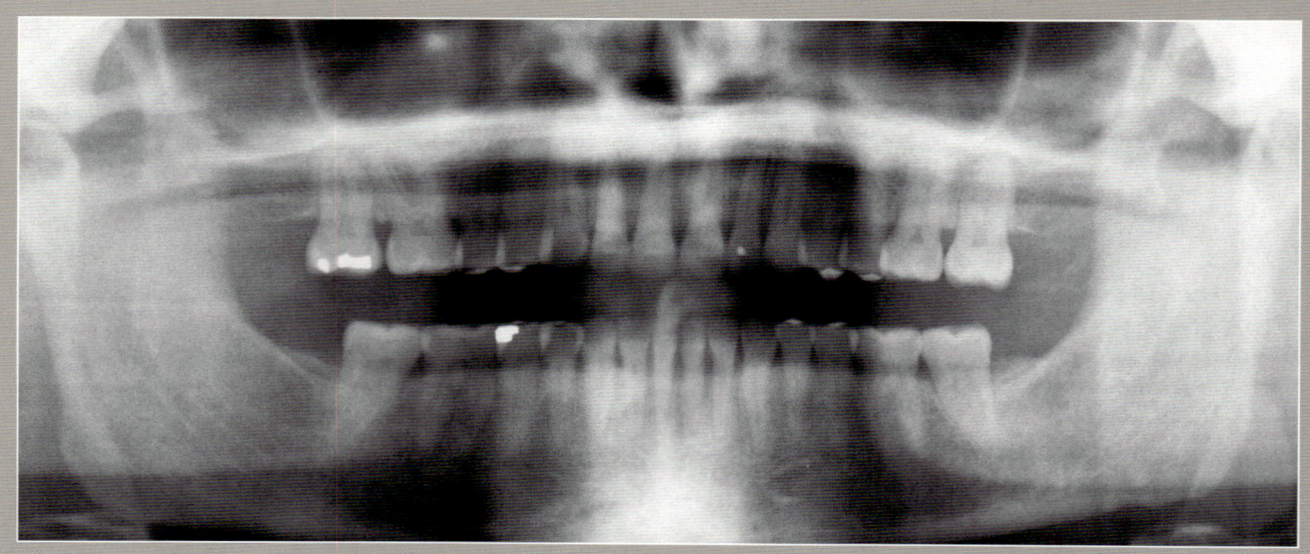

術後のパノラマエックス線写真（1999年）。

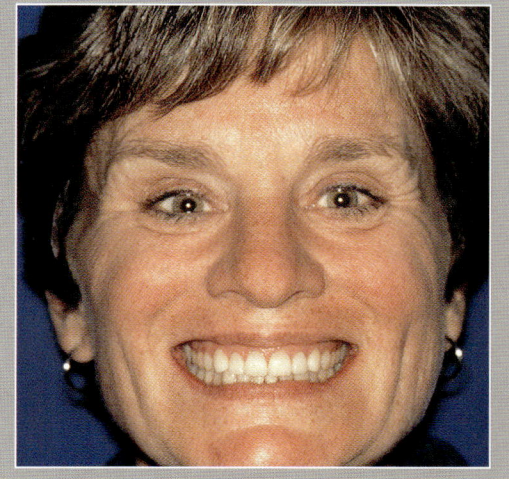

顔貌。 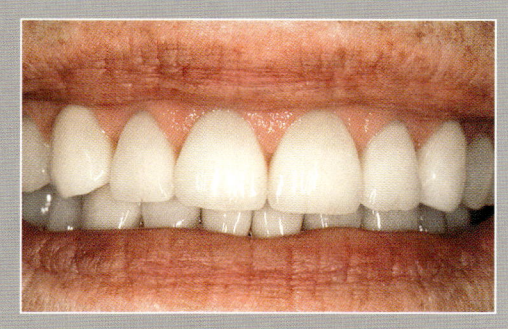　　　　　　　　　　　　スマイルライン。

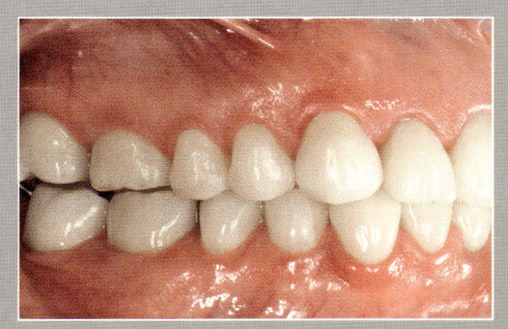

右側側面観。 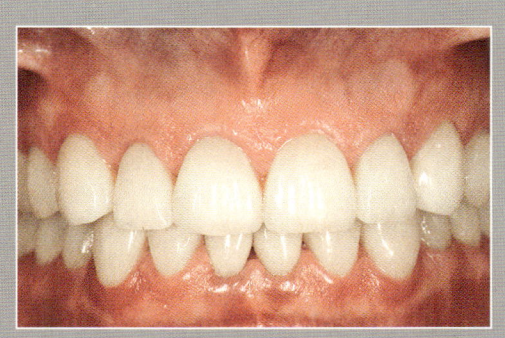　　　　　　　　　正面観。 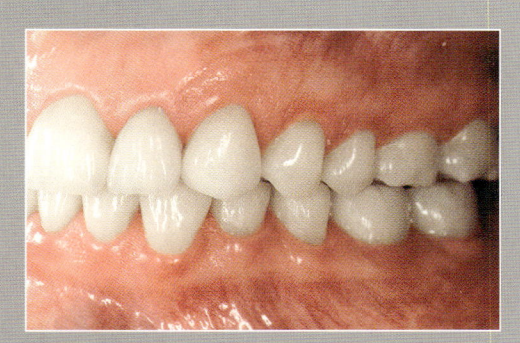　　　　　　　　　　　左側側面観。

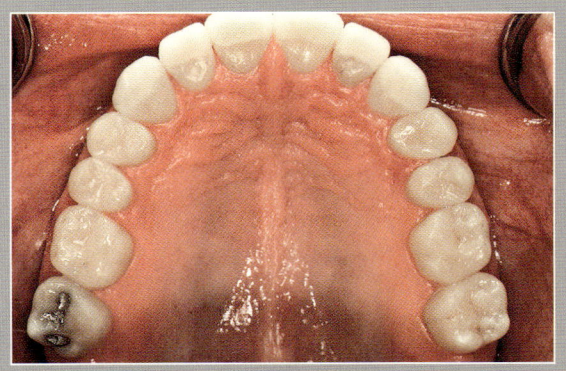

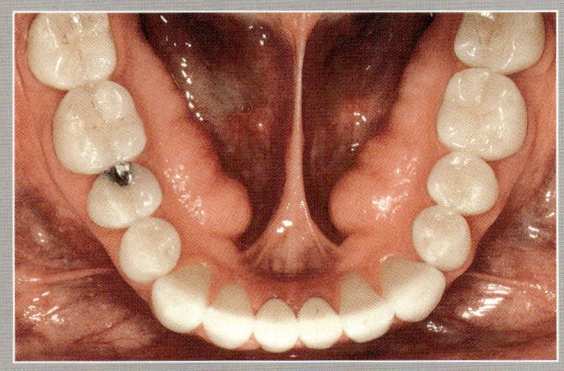

上下顎の咬合面観。

解説

1. 審美性と機能性という根本的な2点が、この患者において唯一ハイリスクな点である。患者は歯周疾患やカリエスに対する感受性は低く、ローリスクであり、処置に対するリスクとの利害関係は、診断により確定される。
2. 術者がビジョンをふくらませることと同様に、治療結果に対する患者のビジョンを理解することが重要である。この患者の結果を得るためには、前歯を修復するための空間を構築する必要があり、治療の選択肢は、矯正、外科矯正、修復治療、または、それらの組み合わせであることは明らかである。
3. 矯正治療は治療全体のコストを減らし、残存歯の構造的妥協を最小限にしてくれる。接着による前歯の修復は歯の構造的妥協を減らしてくれるが、矯正専門医にとっては、治療の難易度を上げることとなる。しかし、完全に理想的な歯の位置はもっとも重要なことであり、これら2つの処置の組み合わせは、機能的失敗を起こす可能性のリスクをなくし、審美性に対する患者の希望を高いレベルで確実に満足させられる。
4. この患者の歯周組織、生体力学、機能、顔貌のリスクレベルを診断により導かれる系統的評価を行ったことが、この処置の根拠である。これは、審美性と機能性の展望を話し合った患者と術者の面談により、高い予知性を確立するために組まれた処置である。

謝辞
Acknowledgments

　Arcus Dental Laboratory の Steve McGowan 氏とワシントン州ヤキマで開業する矯正専門医 Bruce Willis 先生に感謝する。

参考文献
References

1. Amsterdam M. Periodontal prosthesis: Twenty-five years in retrospect. Alpha Omegan 1974;67:8–52.
2. Sackett DL, Rosenberg WM, Gray JA, Haynes RG, Richardson WS.. Evidence-based medicine: What it is and what it isn't [editorial]. BMJ 1996;312:71–72.
3. Tonelli MR. The philosophical limits of evidence-based medicine. Acad Med 1998;73:1234–1240.

咬合高径の設定へのアプローチ

Frank Spear, DDS, MSD
Greggory Kinzer, DDS, MSD

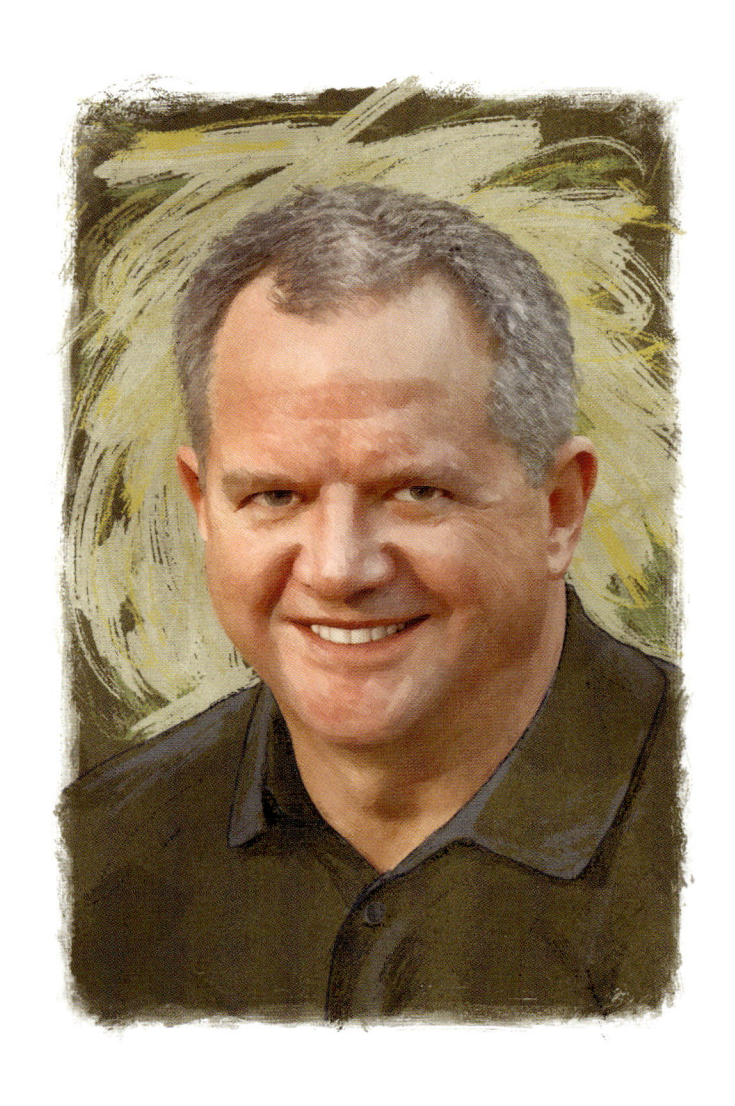

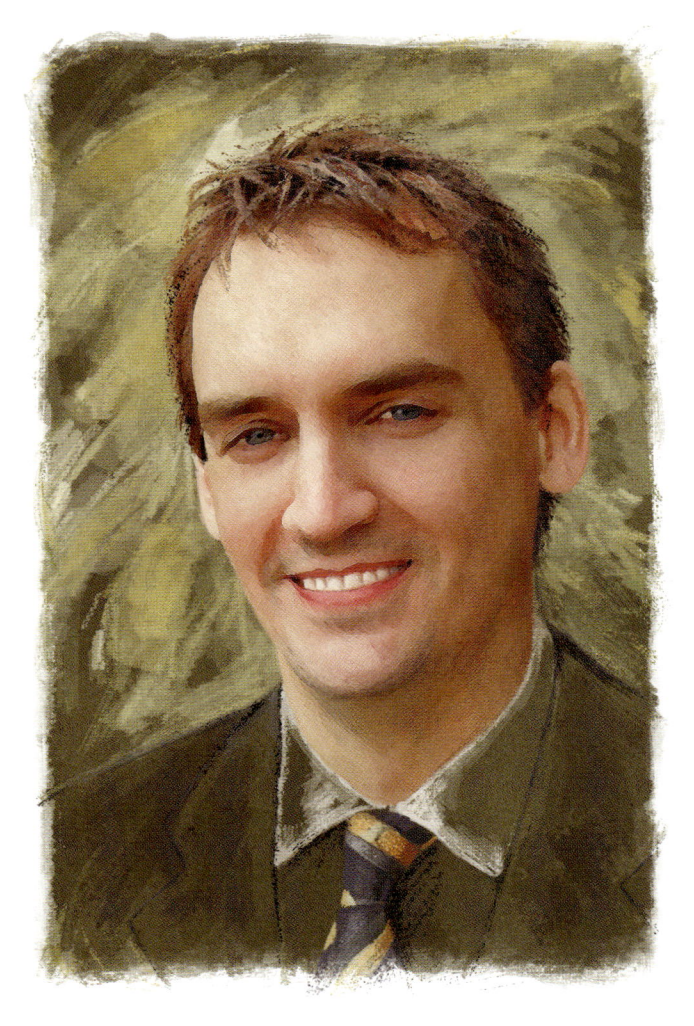

咬合高径の設定に際しては、患者側からの審美的要求と術者側の機能回復目標の両方を満たすことがもっとも重要である。今日まで咬合高径の設定にはさまざまな方法が示されてきたが、ここで示すのがもっとも簡便な咬合高径の設定方法である。

考え方とその背景
Philosophy and Background

　歯科教育に20年以上携わってきて、治療計画の立案の手助けをする多くの機会があった。その間、相談される患者の傾向としては咬耗やそれにともなう咬合関係の異常を有する患者が多かった。

　私が治療計画の立案の手助けをした症例は、主に修復治療に従事している歯科医師の症例であった。したがって、咬耗が存在する症例の場合、まず一般的な治療計画として、補綴スペースを設けるために咬合挙上をし、全歯列にわたっての再構築が必要であるといった治療計画が提示されたのは当然である。そこで、この章では咬耗と咬合高径の関係についてスポットをあて、その理解を深めたいと思う。

　これまで何人もの学生が、前歯部に中等度または重度、臼歯部にわずかな咬耗が認められる模型を私に見せて「患者は適切な咬合高径を失っています」と言ってきた。これまではこういった場合、前歯の切縁を延長し、その延長した割合を調整するために咬合を上げて、適切な咬合平面にするといった治療計画に基づいた説明を行ってきた。しかし、臼歯部に認められるわずかな咬耗に着目せず、こういった治療を行っていては適切な咬合高径を与えることは難しくなる。

　このような場合、二次的な挺出をともなった咬耗が前歯部によく認められる。しかし、その部位の切縁の位置を適切に保とうとすると、スマイル時に歯肉が過剰に露出することとなる。とは言うものの、患者が笑っている昔の写真を見ると、その状態へ近づけるためには切縁を延長して咬合を挙げることが最良の方法であると認識しがちである。一方、咬合高径には触れずにクラウンを用いた前歯部の補綴治療を行ったほうが、審美的および長期的な歯の保存といった観点からも有効であるといった意見もある。しかしいずれにしても、咬合高径を修正する時期はいつであるのか、もし修正が必要になった場合どうやって新たに設定するのか、またそれらが治療結果にどういった影響を及ぼすのかといったことが重要である。

　この章が咬合高径の設定（治療計画や治療）に関する理解や発展に寄与することを願っている。

—*Frank Spear*

咬合高径の設定へのアプローチ
Approaches to Vertical Dimension

　現代の歯科の分野のなかで、とくに活発な議論が行われている話題がいくつかあるが、咬合高径の設定もその1つである。咬合高径はどのように設定されるべきか、修正できるかどうか、もし誤って修正されたならば、それがもたらす治療結果はどうなるかについて、強い信念を持ったさまざまな意見がある。臨床的には1つの論題に対して複数の回答が存在することも事実であるが、意見の相違は混乱をまねき、多くの臨床家はどの治療方法が適切であるのかについての答えを求めている。その代表的なものが咬合高径の設定方法であろう。

成長発育期間における咬合高径の変化

　歯科補綴学専門用語集では、咬合高径は、咬頭嵌合位における、上顎のある計測点と下顎のある計測点との距離と定義している。一般的に、計測点にはナジオン（鼻骨前頭縫合の最前点）とメントン（オトガイの正中断面像の最下点）が用いられる。

　成長、発育期間において咬合高径は、下顎枝の成長、ゴニアルアングル（下顎枝後縁線と下顎下縁線とのなす角度）の成長、歯の萌出、これら3つの要因の影響を受ける。下顎枝が成長する際、歯は萌出を続け咬合関係を維持する。しかし、下顎枝高には個人差があり、結果としてその違いが前顔面高や咬合高径に多大な影響を与える。理想的な下顎枝の成長を考えた場合、下顎枝の成長完了時点においては眉間から鼻下までの中顔面と鼻下からオトガイまでの下顔面がほぼ同じ長さになる。また、下顎枝高は、前顔面高と歯の見え方（tooth display）の両方に影響を与える。さらに、下顎枝高に認められる個人差は、本来、遺伝要因によって影響を受けるものである[1-11]。

　臼歯が通常に萌出しており下顎枝高が短い患者の場合、前顔面高が増加し、前歯部の開咬を呈する。そのような患者の場合、咬合接触を維持しようと前歯部が挺出し歯と歯肉の過剰露出を呈している症例がよく見られる。一般的に下顎枝高が短い患者は、中顔面高よりも下顔面高が長い。そして、歯肉の過剰露出を改善し、咬合高径を下げることを目的として上顎の外科的矯正治療（maxillary impaction）が処置として選択されることが多い[12-16]（図7-1）。逆に、臼歯が通常に萌出しており下顎枝高が長い患者の場合、下顎枝高が短い患者と逆の顔面形態を呈する。つまり、下顎枝高が長い患者は、下顔面高よりも中顔面高が長く、さらに不適切な上顎の歯の見え方を呈する場合が多い。また、下顎枝高が短い患者は長細い顔面形態（slender face）を呈するのに対して、下顎枝高が長い患者は極端な角型の顔面形態（square face）を呈する（図7-2）。下顎枝高が長い患者の咬合高径を修正する治療としては、上下顎の外科的矯正治療、いわゆるdouble-jaw surgeryを行い上下顎を下方へ回転移動させ、下顔面高を増加し上顎の歯の見え方を改善する治療が用いられる。この手術方法は、下顎枝高および臼歯部における咬合高径を維持すると同時に、前顔面高および咬合高径の両者を増加させることができるという特徴を持つ[10,17-21]。

　ゴニアルアングルは前歯部の咬合高径に大きな影響を与える。そして、そのゴニアルアングルが小さい患者の顔面形態は下顎枝高が長い患者の顔面形態と似る傾向がある。つまり、ゴニアルアングルが小さい患者の顔面形態は下顔面高よりも中顔面高が長く角型の顔面形態（square face）を呈する。さらに、このような患者の場合、下顎下縁平面角（FH平面と下顎下縁平面とのなす角度、mandibular plane angle）が小さいという特徴もある。逆に、ゴニアルアングルが大きい患者の顔面形態は下顎枝高が短い患者の顔面形態と似る傾向がある。つまり、ゴニアルアングルが大きい患者の顔面形態は中顔面高よりも下顔面高が長く、長細い顔面形態（long narrow face）および歯と歯肉の過剰露出を呈する。さらに、下顎下縁平面角は大きいという特徴があり、下顎下縁平面角に関してもゴニアルアングルが小さい患者と逆の特徴を有する。そして、これらゴニアルアングルによって顔面形態が変化することに対しては、現段階ではゴニアルアングルの形成が咬筋の強さ、つまり咀嚼筋力に大きく影響されるというエビデンスが示されている。そのエビデンスでは、発達した強い咀嚼筋力を示す患者は、ゴニアルアングルは小さくなると示されている[10,22]（図7-3）。

図 7 - 1

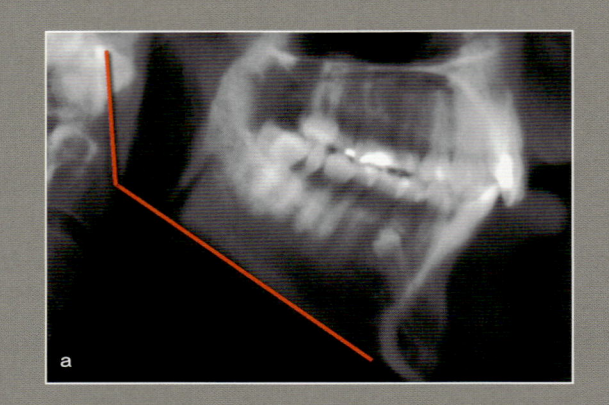

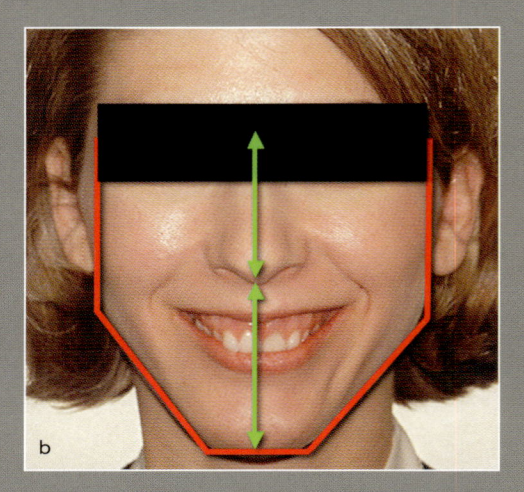

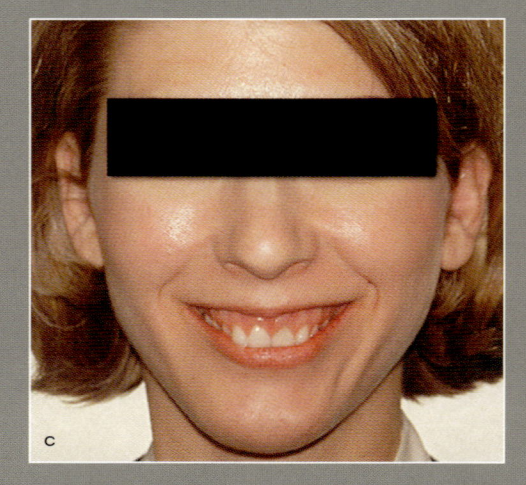

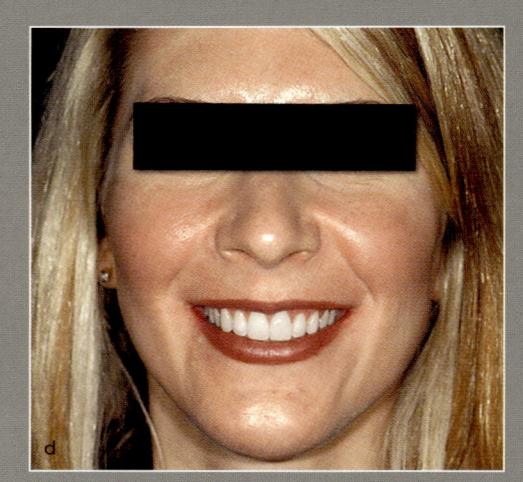

図 7 - 2

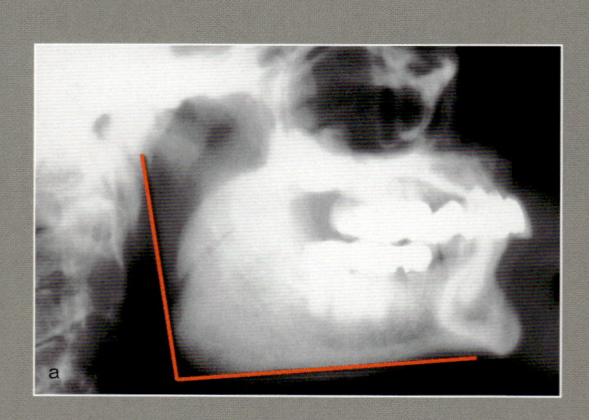

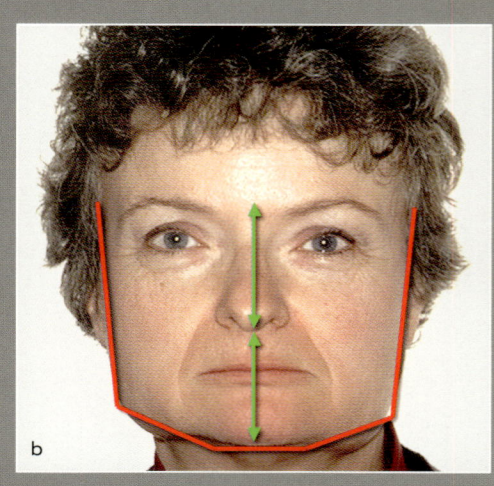

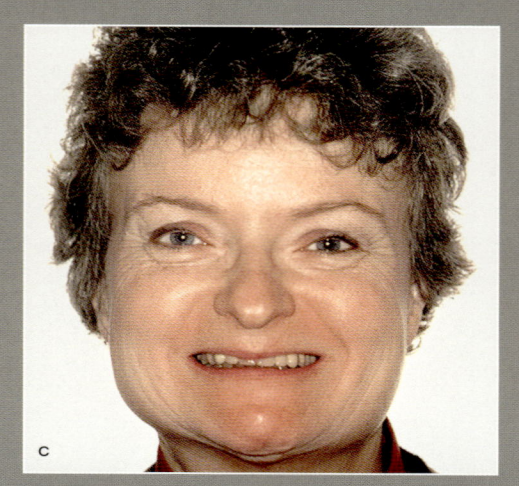

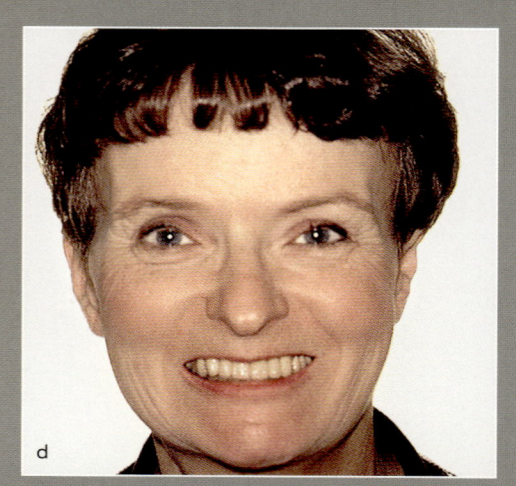

図7-3

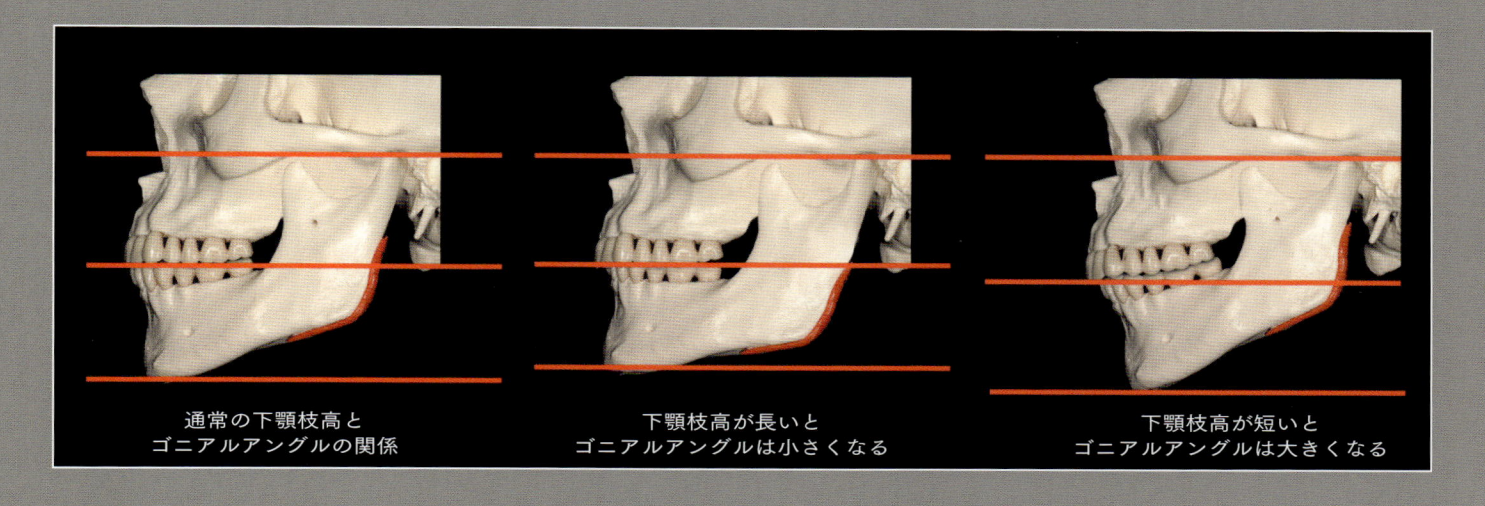

通常の下顎枝高と　　　　　　　下顎枝高が長いと　　　　　　　下顎枝高が短いと
ゴニアルアングルの関係　　　　ゴニアルアングルは小さくなる　　ゴニアルアングルは大きくなる

　咬合高径の発達には、下顎枝高とゴニアルアングルに加えて、歯の萌出も重要な役割を担っている。通常、顔面が成長するに従って上下顎の歯は咬合接触を維持するために萌出する。しかし、歯の萌出は多様であり、結果として、その多様性が咬合高径を変化させる一因となっている。また、成長が完了しても、たとえば咬耗が発症すると咬合接触を得ようとして歯は挺出する。ここで考えなければならないことは、たとえ咬耗が発症したとしても、上下顎の歯が同じように挺出すれば結果として咬合高径は変化しないということである。実際のところ歯の挺出は一定には進行せず、時間とともに咬合高径は低下していく。咬耗によって起こる歯の挺出と、それにともなう咬合高径の変化については、今日活発な議論が行われている[23-26]。

臨床における咬合高径の修正
Clinical Alteration of Vertical Dimension

　一般的に、歯科治療において咬合高径の修正をともなう治療を行うには以下の3つの理由が考えられる。（1）顔貌や歯と歯肉の見え方を修正し、審美性を改善する場合、（2）開咬などの咬合関係の異常を改善する場合、（3）咬耗および生まれつきの歯冠形態の異常を改善するための補綴スペースを確保する場合である。また、われわれ歯科医師は、咬合高径の修正をともなう治療を行う際、以下の5つの点を念頭において治療を行うべきである。
・咬合高径の修正は顎関節に悪影響を与えるのか。
・咬合高径の修正は筋肉痛などの副作用を引き起こすのか。
・修正した咬合高径は安定しているか。
・咬合高径の修正にともなって筋活動レベルが変わり、咬合力や修復治療の失敗率は増加するのか。
・咬合高径の修正は発音に悪影響を与えるのか。

　これら5つの点を考える際、咬合高径の修正に関する文献考察を行うことは非常に重要なことである。では、咬合高径の修正に関する文献考察で得られた情報を基にそれぞれの点について考察する。

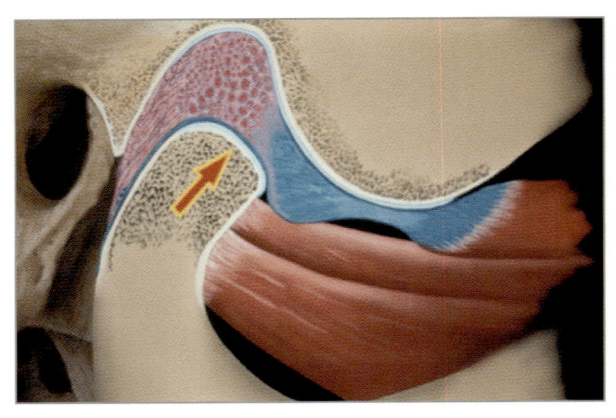

顎関節に対する影響

　顎関節の痛みに関しては、文献によると、たとえ咬合高径を修正しても顎関節を構成する下顎頭が下顎窩に対して正常な位置にあれば（下顎頭が安定して反復可能な下顎位に位置していれば）、顎関節に痛みは生じないとされている。しかし、関節円板が前方転位してしまうと、下顎頭は関節円板に対して後方に位置することとなり、それにともなって咬合高径が変化するかもしれない（図7-4）。ある文献では咬合挙上をすると、関節円板と下顎頭の位置関係を改善できたとしており、一方、別の文献では咬合高径を修正することは、顎関節に悪影響を与えるとしている。もし、重症な顎関節症状を有する患者の咬合高径を修正する場合は、症状を悪化させないようにオーラルアプライアンスが適用される場合がある。また、咬合高径を修正する場合、臼歯部の安定した咬合接触がもっとも重要である。なぜならば、臼歯部の安定した咬合接触がなければ、顎関節に過大な負荷が加わるからである。
　つまり、顎関節内障（関節円板の位置や形態異常によって引き起こされる顎関節の機能障害）が起こらないかぎりは、咬合高径の修正は顎関節に悪影響を与えないであろう[27-30]。

図7-4

筋肉（咀嚼筋）に対する影響

　咬合高径の修正が筋肉に与える影響についての文献考察を行う際には、それら1つ1つの研究がどのような方法で行われたかを慎重に吟味する必要がある。ある文献では、咬合高径を修正すると、頭痛、筋肉痛、筋肉疲労といった症状を呈したと結論づけている[31-33]。これらの文献では臼歯部でのみ咬合高径を修正しており、アンテリアコンタクト、アンテリアガイダンスはなかった。そして、研究の終盤で筋肉に異常を呈した患者（被験者）が数人おり、その患者の症状は咬合高径の修正が原因であったとされていた。しかし、臨床的にその患者は、理想的な咬合面形態を有していなかった。理想的な咬合面形態を有した患者に限定すれば、咬合高径の修正は筋肉に対して、悪影響を与えなかったとされている。さらに、咬合高径の修正後に発生した筋肉の違和感も、約2週間で消失し、そういった筋肉の違和感を呈した患者は全体の5％以下であったとしている[34-39]。

修正した咬合高径の安定性

　修正した咬合高径の安定性に関しては、2つの学派による考え方が存在する。1つ目の考え方は、たとえ咬合高径を修正しても、歯の圧下や挺出により、以前の咬合高径に戻ってしまうであろうという考え方である。この考え方を主張する学派は、咬筋と内側翼突筋の筋長は一定であるので、咬合高径を修正しても以前の咬合高径に戻るはずであると主張している（図7-5）。2つ目の考え方は、逆に筋長は一定ではなく、咬合高径が変化するとそれを維持するために筋長も変化するであろうという考え方である。これらの主張のどちらが正しいかについては、咬合高径の安定性に対する解答の鍵になるとして、10年間にもわたって議論され続けている。
　両者の考え方は、ときとして両方正しいことになるかもしれない。まずは1つ目の考え方についてであるが、咬合高径を修正した後に、以前の咬合高径に後戻りしたという症例は文献で明確に示されている。後戻りは、極端に低い咬合高径を挙上させた場合に起こり、それは上顎の外科的矯正治療を行った後でも起こる。しかし、このような症例で後戻りが起こるのは、実際にはわずか数パーセントである[40-42]。逆に、下顎枝高が長く、角型の顔面形態を呈する患者に対して歯の見え方や顔面高を増加させるために行われる上顎を下方に移動させる外科的矯正治療は、後戻りに関係する重要な臨床手技の1つである。この手技は、術後短期間は適切な咬合高径を保っているように見えるかもしれないが、統計学的に後戻りしやすいとされている[43-45]。こういった理由から、今日ではこういった症例の場合（極端に低い咬合高径を挙上させたい場合）、上下顎の外科的矯正治療が行われる。この手技では、咬筋、内側翼突筋に支えられた下顎臼歯部の

位置は術中で変化しない。そして、歯の見え方と顔面高を改善するために、上下顎骨が一塊として筋長を維持した状態で下方に回転移動する（図7-6）。したがってこの手技では、術後の咬合高径も十分に安定していることが判明している。

　これら2つの手技は、外科的矯正治療であり咬合高径を大きく変化させる。咬合高径を修正する従来の方法、たとえば、一般の修復治療を調査した文献では、咬合高径の安定性に関する明確な結論は示されていない。つまり、ある文献では後戻りはごくわずか、またはまったくなかったとしており、一方、別の文献では後戻りは大きかったとしている[46-49]。また、後戻りの割合がもっとも高かったのは、咬合高径をごくわずかに修正した場合であったとしている文献もある[50,51]。

　咬合高径の安定性に関する説が曖昧であるのは、顎関節、咬筋、内側翼突筋、そして前歯の幾何学的位置関係によるものであると考えられる。咬合高径の修正は、多くの場合前歯部で計測される。その場合、前歯部で咬合高径を3mm挙上させると、咬筋部では1mm以内の変化となる。さらに、顆頭が関節窩に位置していると仮定して、その状態から顆頭が1mm上方に移動すると、咬筋の筋長は約1mm短くなる。したがって、前歯部で咬合高径を増加させる間、顆頭が関節窩に位置していると仮定すれば、咬筋、内側翼突筋の変化は最小で収まり、そのため後戻りの可能性も少なくなるであろう（図7-7）。しかしながら、関節窩内の顆頭の垂直的位置が変化しないとすれば、前歯部の咬合高径を増加させた場合、筋長の変化が起こり後戻りしてしまうであろう。

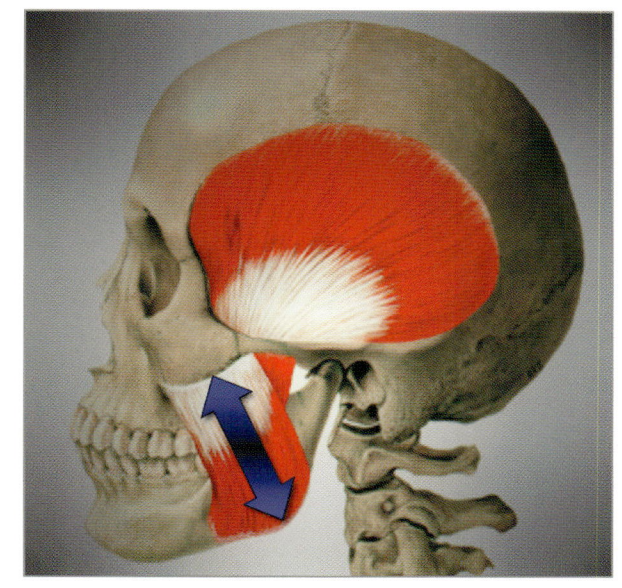

図7-5

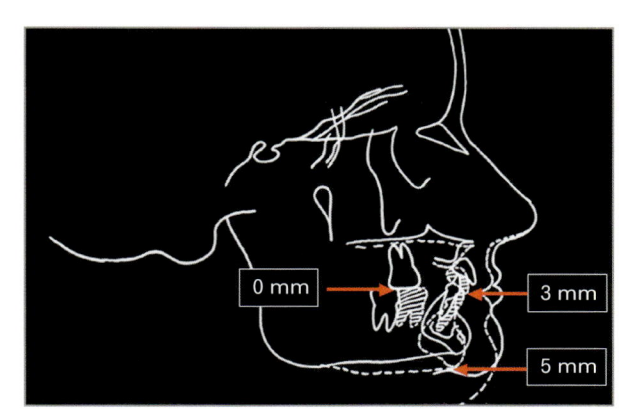

図7-6

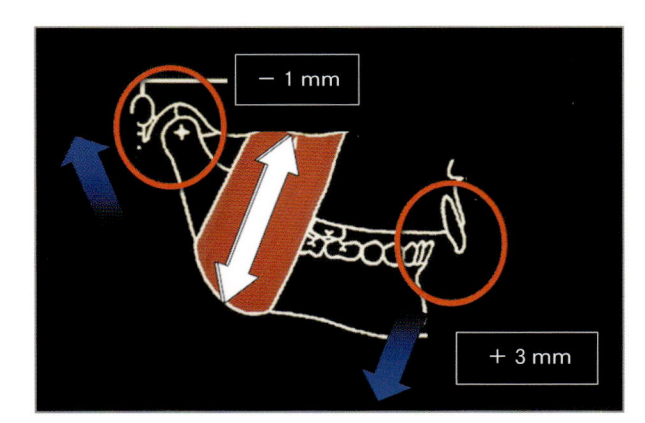

図7-7

図 7 - 8

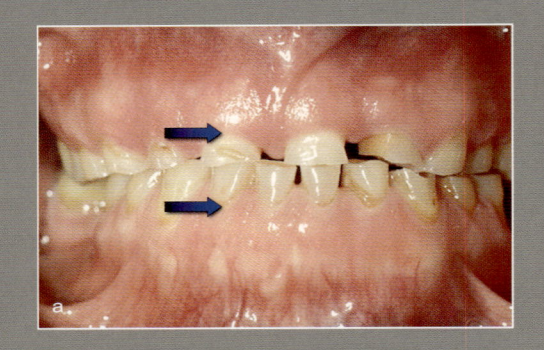

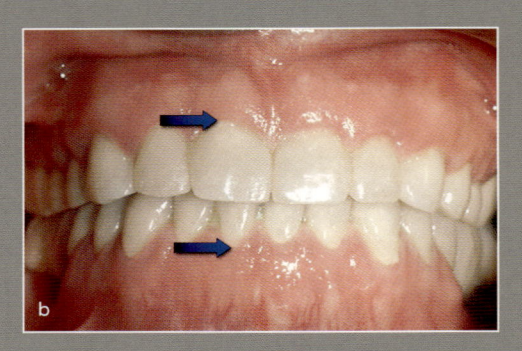

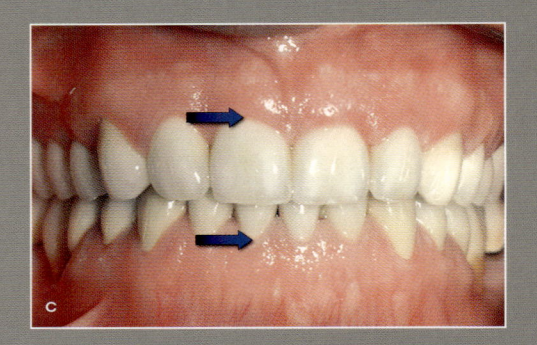

　今日まで、顆頭の位置の変化と、それが前歯部の咬合高径に及ぼす変化についての研究は行われていないので、これらを結論づけることは不可能である[46-51]。そして咬合高径の安定性に関する真の問題は、患者に起こる咬合高径の後戻りの臨床的影響である。しかし、後戻りが起きたとされるこれまでの研究においてさえ、ほとんどの患者は後戻りに気づかず、何の症状も訴えていないとされている。エックス線による咬合高径の評価を除くと、臨床家は、術後の変化に気づかなかったであろう（図7-8）。結論としては、咬合高径の安定性については未だ不明確である。そして、修正後の患者の咬合高径はいくらか後戻りするかもしれないが、臨床的にとくに問題はないと考えられる。

咀嚼筋活動レベルに対する影響

　咀嚼筋活動レベルには2つの要素がある。安静時と噛みしめ時である。通常、咬合高径が増加するにつれて、安静時の筋活動は減少する。さらに咬合高径が増加すると、その時点の下顎位における筋活動は、減少する。このような安静時における筋活動は、前歯部の咬合高径が約10〜12mm増加するまで減少し続ける。そして、挙上筋の筋活動は、この点を過ぎたときから増加し始める。興味深いことに、咬合高径が修正された状態で3〜4ヵ月経過すると、その時点の筋活動レベルは、咬合高径が減少していないにもかかわらず、術前の安静時筋活動レベルとほぼ一致するようになる[52-55]。

図7-9

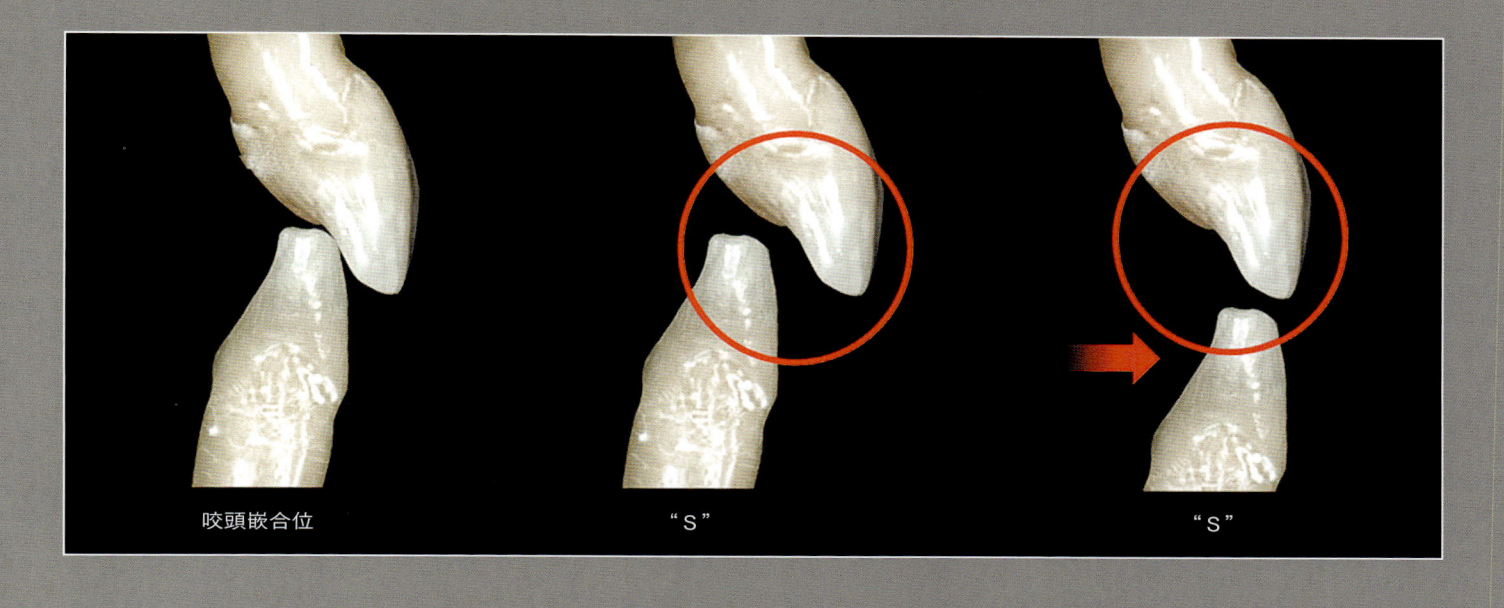

咬頭嵌合位　　　　　　　　　"S"　　　　　　　　　"S"

　一方、咬合高径の増加が噛みしめ時の筋活動に及ぼす影響は、安静時の筋活動に及ぼす影響と逆になる。つまり、咬合高径が増加するにつれて、噛みしめ時の挙上筋の筋活動レベルは、術前よりも増加する。しかし、咬合高径が修正された状態で3〜4ヵ月経過すると、安静時の筋活動レベルと同様に噛みしめ時の筋活動レベルは、術前の筋活動レベルまで低下するようになる[56-59]。
　まとめると、安静時と噛みしめ時の筋活動レベルは、咬合高径を修正した直後では、その変化が見られるが、新しい咬合高径のまま3〜4ヵ月経過すると、術前のレベルまで戻る。このようなきわめて重要な所見において咬合高径を修正することにより筋活動レベルを変化させようとする治療方法は、ヒトの神経—筋の順応性により、短期間の基準にかぎれば、予知性のある治療方法であるということの説明になる。

発音に対する影響

　一般的に、発音に関して言えば、患者は咬合高径の変化に対して高い順応性を示す。ほとんどの患者は、歯科治療によって変化した咬合高径に順応するために、通常1〜4週といった短期間で発音の仕方を再構築する。しかし、摩擦音を発音するのに慣れない患者もいる。大部分の人はS音を発音するとき、下顎前歯と上顎前歯が切縁対切縁の関係になるように、下顎が前方に移動する(**図7-9**)。仮に上顎もしくは下顎の切縁の位置が極端に延長されていたりすると、音声学的な問題を引き起こす。そして、S音を発音

図7-10

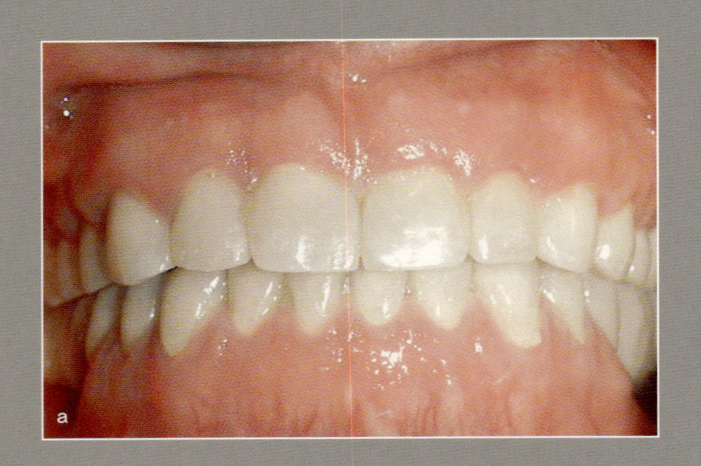

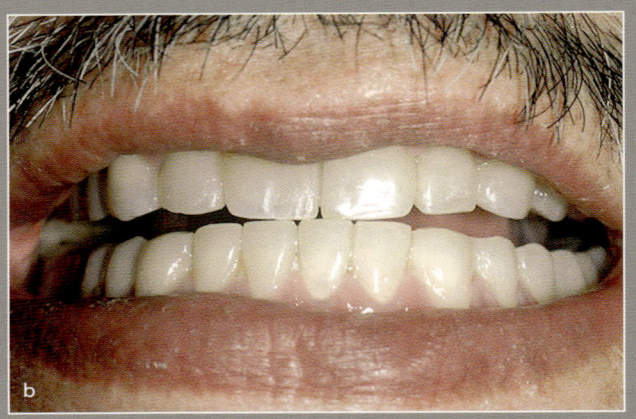

する間、歯同士は衝突するので、その結果、呻軋音や曖昧な音を発する。このことに関しては、患者に66（sixty-six）もしくは77（seventy-seven）を発音させて摩擦音を発する間に前歯がどこに触れているかを調べることで臨床的に評価することができる。そういった評価方法を行い、もし2〜4週間の間に患者が新しい咬合高径に順応しなければ、上顎もしくは下顎の切縁を短くする必要がある。仮に、上顎の切歯を短くできれば、中心咬合位での咬合接触を変えずに発音を修正することが可能である。そして、下顎の切歯を短くすることでも発音を修正することは可能であるが、この場合、上顎切歯の口蓋側における中心咬合位での咬合接触を修正する必要がある。もし、上顎切歯の口蓋側形態に対して修正を加えることで中心咬合位での咬合接触が確立できれば、咬合高径は影響を受けないであろう。しかし、上顎切歯の口蓋面の修正が不可能であれば、一旦咬合高径を低下させた後、通常の修復治療によって中心咬合位での咬合接触を回復するか、もしくは二次的な歯の挺出や咬合不安定といった危険性はあるが、前歯部を開咬させたままにしておくかのどちらかの処置が必要になる（図7-10）。

　摩擦音を発するための2つ目の要素は、下顎切歯の切縁と上顎切歯の口蓋側形態の関係にある。咬合高径を修復治療により増加させた後、発音が新しい咬合高径に順応しない患者の場合、下顎切歯の切縁と上顎切歯の口蓋側形態の関係に問題が生じている可能性がある。そして、患者が2〜4週間後もS音を発しづらいのであれば、発音するための空間を設ける必要がある。この発音するための空間は下顎の切歯を短くするか、上顎切歯の口蓋側形態を修正することによって設けることができる。しかし、どちらにしても高い確率で中心咬合位での咬合接触を修正することになる。さらに、発音するための空間を設けるとS音は上顎前歯の口蓋側形態を修正することで発せられるので、前歯部での咬合接触を回復するには咬合高径を低下させるしかなくなってしまう[60-64]。

　今回の文献考察では、咬合高径を変化させる治療は大多数の患者にとって許容されるものであるが、それぞれの患者に応じた適切な咬合高径を明確に示すエビデンスは現段階ではないということが示唆された。

咬合高径の設定法
Determining a New Vertical Dimension

　歴史的に、咬合高径を設定するにはいくつかの方法が用いられてきた。そして、それらのほとんどは補綴学の教科書に書かれている。

安静空隙を用いる方法

　咬合高径の設定に関して大部分の歯科医師が用いてきた方法は、安静空隙を用いる方法である。安静空隙とは、下顎安静位における、上下顎の顎間距離である。下顎安静位を再現するには、患者に"m"を発音させる、口唇を舐めさせる、嚥下させる、リラックスさせる、といったいくつかの異なる方法が用いられてきた。大部分の歯学部では通常の安静空隙量は2〜4mmと定義している。したがって、義歯によって咬合高径を増加させるためには、現在の義歯で4mm以上の安静空隙量が必要になる。そして、その安静空隙量によってどのくらい咬合高径を増加させられるかが決定される。

　咬合高径を設定するために安静空隙を用いるという方法は、義歯による補綴治療において何十年にもわたって用いられてきた。しかし、この方法は、模型を固定し、人工歯排列が終わった後、つまりロウ義歯試適時にのみ行われる方法であるということに注意することが重要である。最終的な切縁の位置や咬合高径は、ロウ義歯試適時に、発音や審美性を考慮して決定される。また、多くの文献で報告されているように、有歯顎の患者に対して安静空隙を用いた方法で咬合高径を修正すると、咬合高径を変化させた後、4週以内に安静空隙が変わる[65-76]。したがって、有歯顎の患者に対して、下顎安静位法を用いて咬合高径を修正することは支持されていない。

オーラルアプライアンスの試適

　咬合高径を設定するもうひとつの方法は、アクリル製の装置いわゆるオーラルアプライアンスを約3ヵ月間使用してもらい、患者が新しい咬合高径に耐えられるかどうかを評価する方法である。この方法に対する理論的根拠は、もし患者が新しい咬合高径に耐えられないと痛みを自覚するという点である。しかし、顎関節に問題を抱えたわずかな患者を除けば、咬合高径の変化によって痛みを生じない。また、オーラルアプライアンスは、咬合高径とは別の治療要素を決定したり、筋肉の再構築を行う補助になったりと治療上たいへん有用であるかもしれないが、咬合高径に関して言えば特別な情報を提供するわけではない。

経皮的神経電気刺激

　咬合高径を設定する3つ目の方法は、経皮的神経電気刺激法(TENS：transcutaneous electrical neural stimulation)であり、この方法も何十年にもわたって用いられてきた方法である。本方法は、筋突起前縁部(coronoid notch)に電極を貼り軽度の電流を流すことで、頭蓋の神経を通じて咀嚼筋の収縮を発生させる方法である。側頭筋、咬筋、顎二腹筋の表面活動電位を筋電図を用いて記録し、顎運動解析装置を用いて上顎に対する下顎位を評価する。筋電図記録の基準は、筋肉が弛緩する前に設定される。TENSは咀嚼筋が弛緩するようプログラムされており、その後再び筋活動が評価される。神経筋レベルの安静とは、顎二腹筋の筋活動レベルが増加しておらず、挙上筋の筋活動レベルがもっとも低いときである。この神経筋レベルの安静位は咬合の開始点であると考えられている。ある研究者は、新たな安静空隙量の目安になるとしてこの点を注目している。さらに、神経筋レベルの安静位と安静空隙量を効果的に組み合わせることは、新しい咬合高径を設定することに有用であるとしている。

　この方法の第1の欠点は、患者の神経‐筋の順応性に関連している。前述したように、安静空隙は安静

時における筋肉の電気活動によって生じるので、術後1〜4ヵ月で術前のレベルまで後戻りしてしまう。さらにこの方法を用いると、新しく設定された咬合高径は現在のよりも高くなってしまうことが多い。その結果、高い咬合高径に合わせるために過度の修復治療が必要となり、修復した歯も非常に大きな歯になってしまうことがある。

セメント—エナメル境を考慮した測定方法

咬合高径を設定するもう1つの方法として、上下顎中切歯それぞれのセメント—エナメル境(CEJ)、もしくは歯肉縁までを測定する方法も文献に記載されている[77, 78]。咬耗がないClass I の咬合状態の歯列の場合、この距離は18〜20mmになる。もし、この距離が18mm以下であると、咬合高径の低下が疑われ、咬合高径を増加させる治療の理論的根拠となる。

この方法の第1の欠点は、咬合高径は前歯部で確立されていないという点である。この場合の咬合高径は、下顎枝高と臼歯の萌出によって確立されている。つまりセメント—エナメル境もしくは歯肉縁間の距離を測定することは、咬合高径ではなく単に臼歯の萌出量を測定することを意味する。実際に、前歯部でのセメント—エナメル境間の距離は極端に減少しているが、咬合高径は通常である場合が多い。一般的にこのような状態は、前歯が高度に咬耗し、臼歯がまったく咬耗していない患者に起こる状態である(図7-11a、図7-11b)[79]。ほとんどの歯科医師は、咬耗した前歯を検査し、修復治療のためのスペースを回復するために咬合を上げる。しかし、実際には歯肉レベルを修正するために、咬耗した前歯を修復したり、クラウンにより前歯を延長させたりすることで、現在の咬合高径のままで治療が可能である(図7-11c〜図7-11f)。一般的に臼歯が存在していて、咬耗がなく、咬合していさえすれば咬合高径が低下する可能性はほとんどない。仮に、前歯の修復治療のための補綴スペースが不足していたとしても、臼歯を治療せずに、つまり咬合高径を変えずに矯正、もしくは歯冠を延長する修復治療を行うのは可能であると考えられる。

顔面比率法

前述したとおり、顔面比率を使った方法は咬合高径の設定に関する文献に記載されている[80, 81]。この方法は、咬合高径は顔面比率を修正する過程で構築されるものであるという理論に基づいている。理想的な顔面では、中顔面高と下顔面高はほぼ同じである。顔面比率法は、歯の長さを変えることによって下顔面高を中顔面高と調和させる方法である。

この方法は、下顎を大きく変化させることができる顎矯正外科医にとっては、もっぱら適切な方法であるが、矯正専門医や一般修復歯科医師にとってたとえ正しい咬合関係を与えるためといえども、大きく咬合高径を修正するといった顔面比率に影響を与えるような治療はしづらい。また、咬合高径が増加または減少するに従ってオーバージェットは大きく変化する。前歯部において咬合高径が3mm変化すると、前後方向における水平的変化は約2mmとなる。この2mmの変化は、オーバージェットの変化である。したがって、咬合高径を6mm増加させようとすると、オーバージェットは4mm増加することになる。このオーバージェットの変化により、患者がClass IIIの咬合関係でないかぎり正しい前歯の咬合関係を与えることが難しくなってしまう。この「オーバージェットに影響」を与えるという根本的な欠点がゆえに、矯正専門医や一般修復歯科医師は、患者の下顔面が極端に長く、咬合高径を低くする必要がある症例の場合、正しい顔面比率にすることはほとんど不可能であると考えてしまう。しかし最終的には、咬合高径を2mm、4mm、6mm、8mmと変化させたときに起こる顔面の変化を歯科医師が検知できるかどうかを評価した研究において、Grossらは8mm以下の変化量では、歯科医師は顔面の変化を評価することは不可能であることを示している[82]。このことは、一般的に咬合高径は、歯が接しているときに評価されるものであるが、日常生活で歯は離れているときが多く、咬合高径は顔面比率に影響を与えないことの説明にもなる。実際、これらの研究の著者らは、咬合高径を挙げたとき患者の審美性が劇的に変わるのは、顔面の変化ではなくて、歯の見え方であると考えている。

図 7 - 11

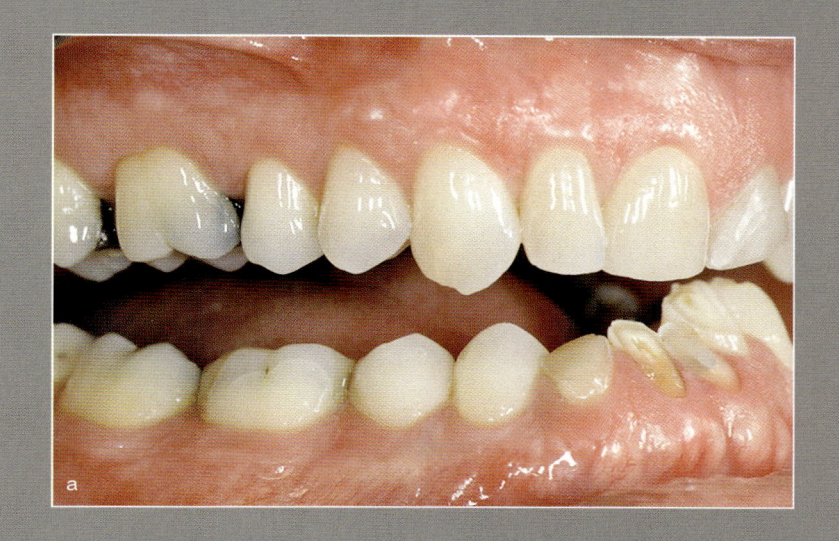

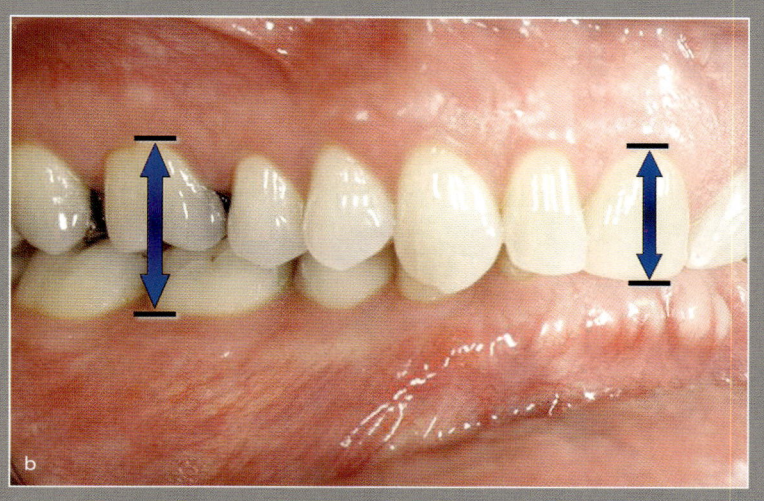

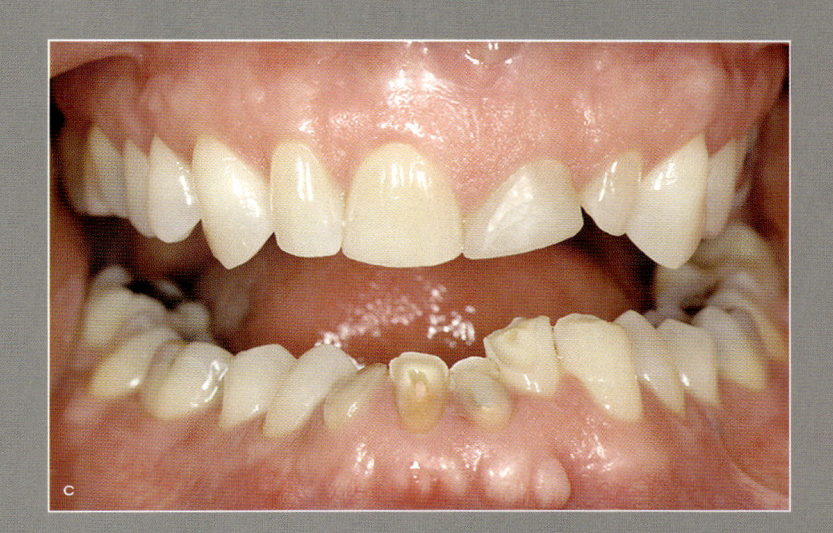

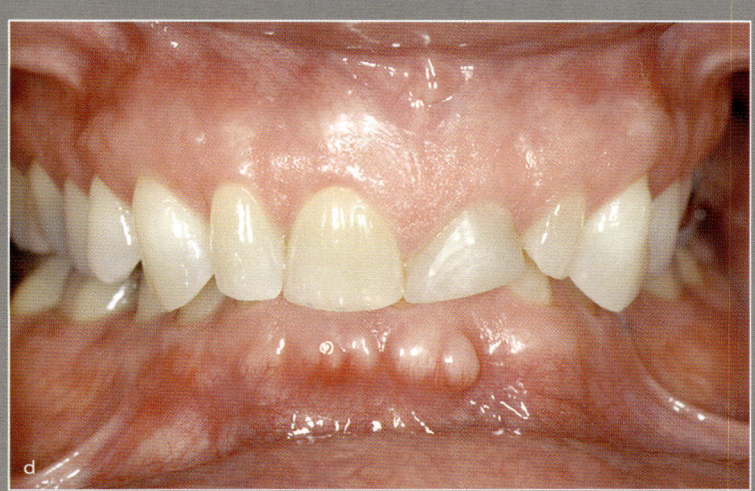

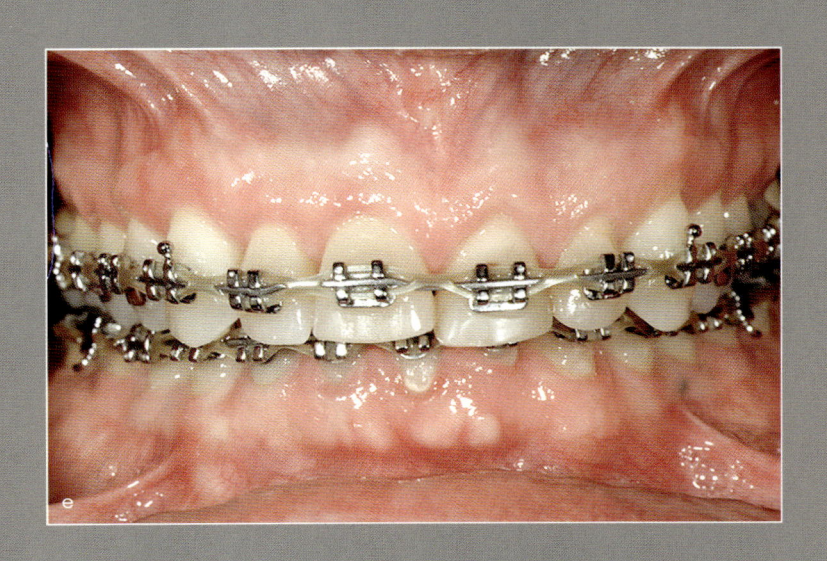

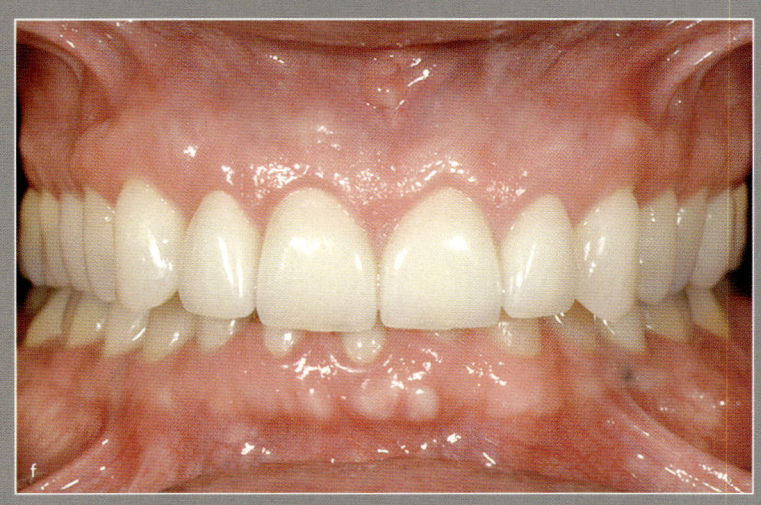

患者にとって適切な咬合高径の設定
Choosing the Right Vertical Dimension for the Patient

　前述した咬合高径の設定に関するさまざまな方法の文献考察で、1つ1つの方法にはそれぞれ欠点が存在することが示された。しかし、それらの方法の多くが何十年にもわたって効果的に用いられてきた。これは、咬合高径は高度に順応可能なものであり、唯一の正しい咬合高径というものは存在しないことを意味する。さらに、再構築すべき歯列あるいは、治療の必要はないという理論的根拠として、ある特定の咬合高径を用いる治療方法は、科学的に正当化されない。もし、患者がさらなる修復処置を必要とすれば、さまざまな咬合高径が有効になる。この最終結論はわれわれに対して、どの方法を選択すべきであるのかという疑問を残すことになる。

> ## 原則
> 　咬合高径の設定に際しては、患者側からの審美的要求と術者側の機能回復目標の両方を満たすことがもっとも重要である。
> 　今日まで咬合高径の設定にはさまざまな方法が示されてきたが、ここで示すのがもっとも簡便な咬合高径の設定方法である。

1. 顆頭安定位で患者の模型を咬合器に装着する。
2. ワックスもしくはコンポジットレジンを用いて、上顎の模型に理想的な上顎中切歯切縁の位置を確立する。この位置は、安静時とスマイル時の患者の上顎中切歯の形と上唇の位置を評価することで求められる。
3. もし、上顎切歯の口蓋側形態に何らかの修正が必要になった場合、もしくはすでに修正した場合、同様にワックスもしくはコンポジットレジンを用いて模型に修正を行う。要するに、上顎中切歯に対して要求された修正を、模型上にトランスファーするということである。
4. 咬合器を閉じて、前歯と臼歯の咬合関係を評価する。ある患者は、上顎前歯に対して要求された修正が、前歯もしくは臼歯の咬合関係をまったく変えずに行われているかもしれない。しかし、別の患者では咬合器を閉じた場合、上顎前歯に対して行われた修正が原因で、臼歯が離開してしまうかもしれない。この場合、臼歯の再構築、つまり咬合高径を上げて臼歯の離開を閉鎖するか、もしくは下顎切歯を変化させて臼歯の離開を閉鎖するかの決定をしなければならない。多くの患者の場合、さまざまな方法が効果的である。一般的に、下顎切歯を修正すべきか、臼歯を再構築すべきかの判断は、歯科医師がまずどの歯の修復治療が必要であるかを評価して判断する。可能であれば、現在の咬合高径のまま治療を行うほうが、患者は治療結果に順応しやすくなる。
5. 必要であれば、臼歯が咬合するまで(最終的な咬合状態になるまで)下顎の切歯を短くして修正する。高度に咬耗している症例の場合、クラウンによって歯冠を延長する修復治療を避けるために、下顎切歯を延長し、臼歯部での新しい咬合高径を確立する方法が用いられる。

　咬合高径は、上下顎切歯切縁の位置を考慮した審美性、前歯、および臼歯の修復治療の必要性、オーバージェットとオーバーバイトの機能的要求度といった因子を考慮して選択されるべきである。そして、咬合器上において、前述したすべての因子のバランスをとり、試行錯誤しながらいき着く。これらの治療方法は、患者は1つの咬合高径しか許容できないとする考え方よりむしろ、患者は新しい咬合高径に順応していく、という考え方に基づくものである(図7-12)。

結論
Conclusion

　患者を治療する場合、多くの順応性のある咬合高径が存在し、絶対に正しい咬合高径というものは支持されていない。さらに、患者の臼歯が咬耗しておらず、咬合している状態であれば、前歯部の治療に関しては矯正治療を考慮するにせよ、クラウンを用いて歯冠を延長させる修復治療をするにせよ、ほとんどすべての患者に対して現在の咬合高径のままで治療を行うことができる。しかし、全顎的な治療を必要とする患者に対しては、咬合高径を増加させる方法が審美性の改善、機能回復といった目標を達成するためには最良の方法である。

図 7-12

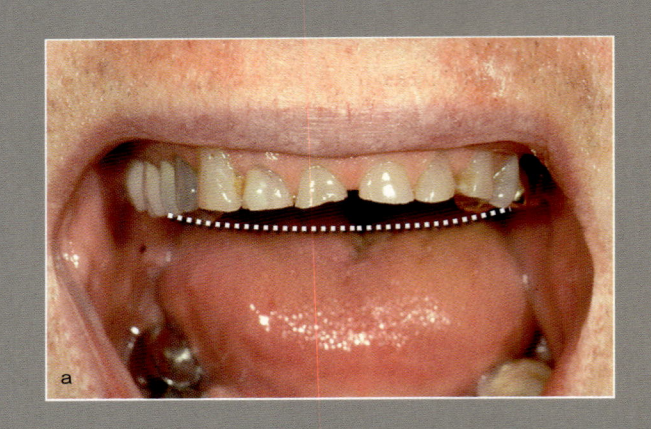

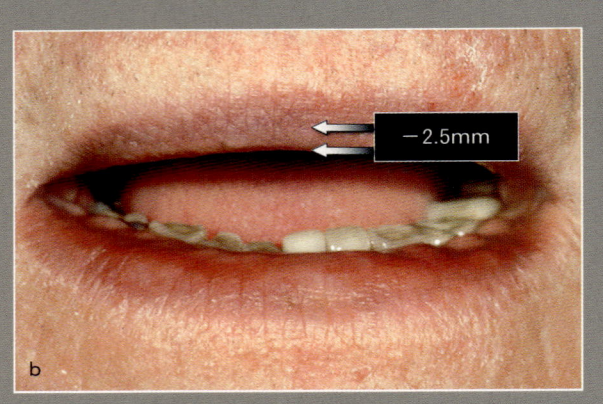

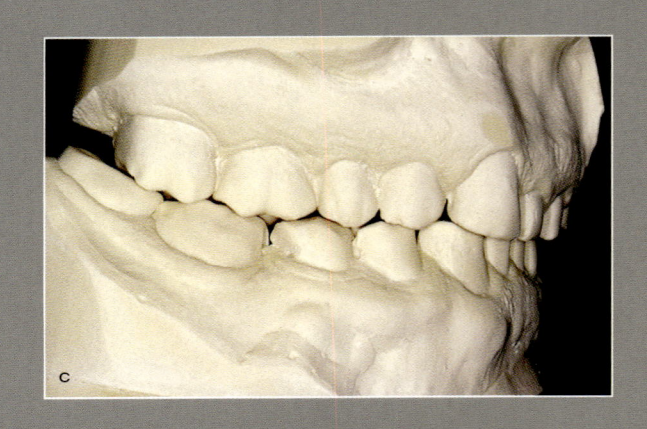

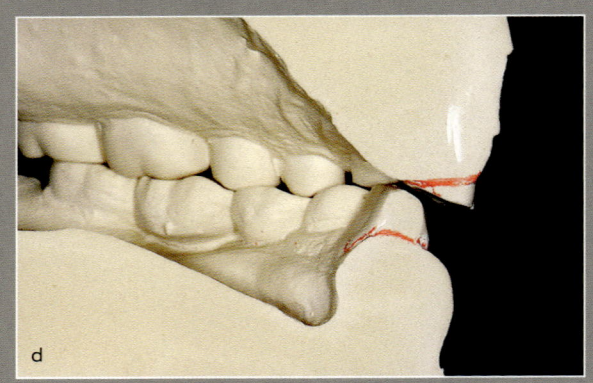

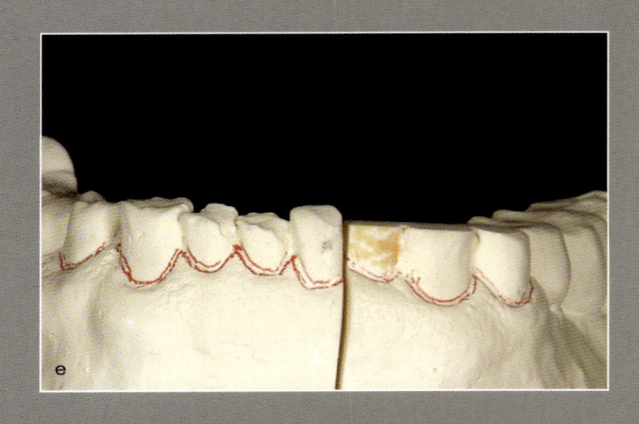

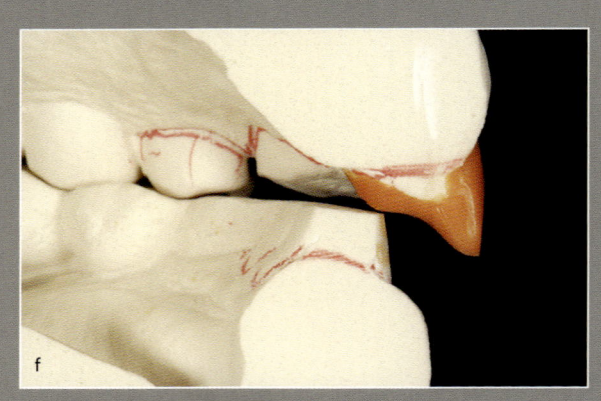

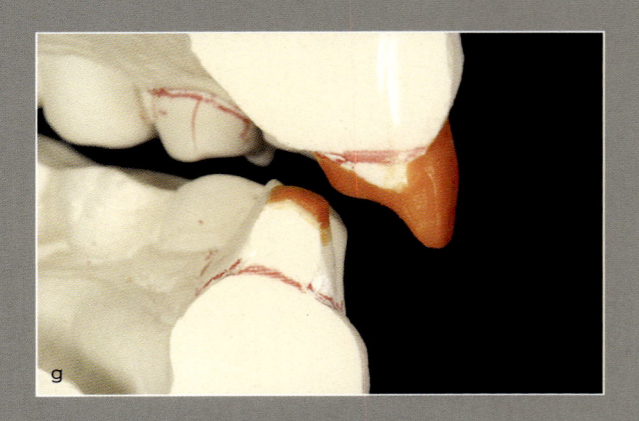

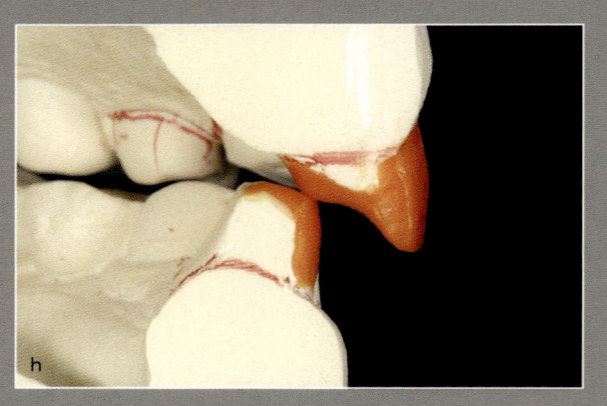

−2.5mm

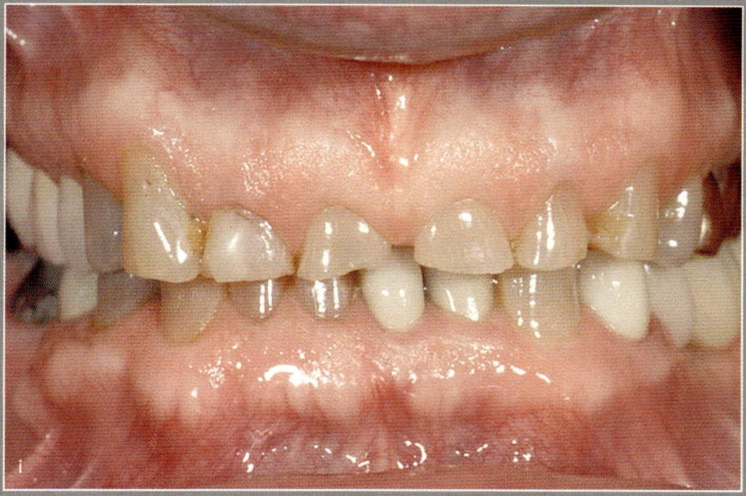
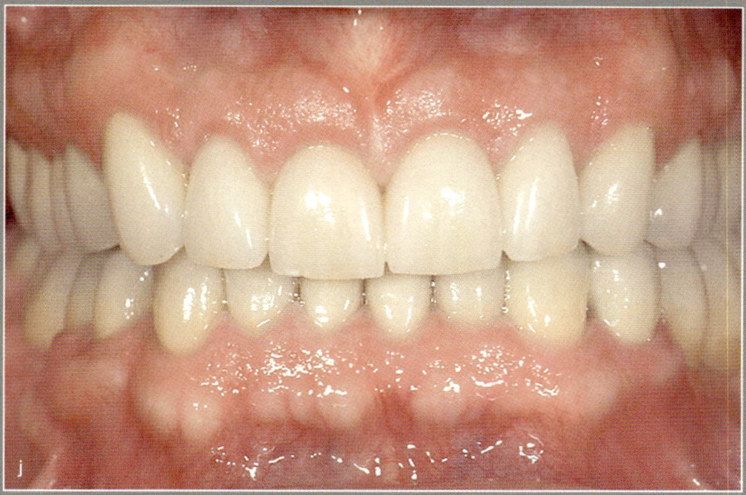
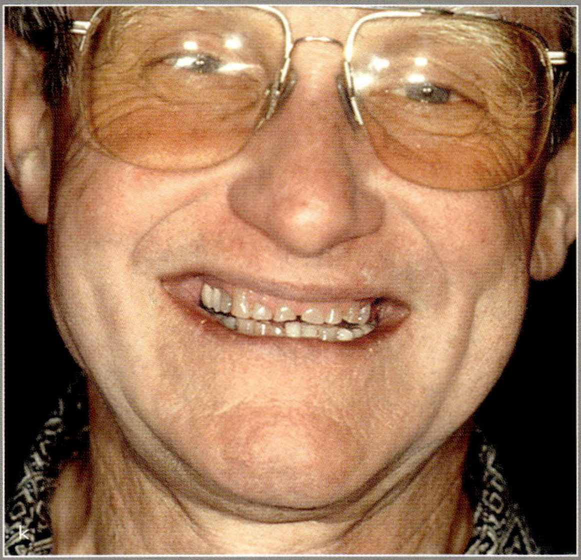
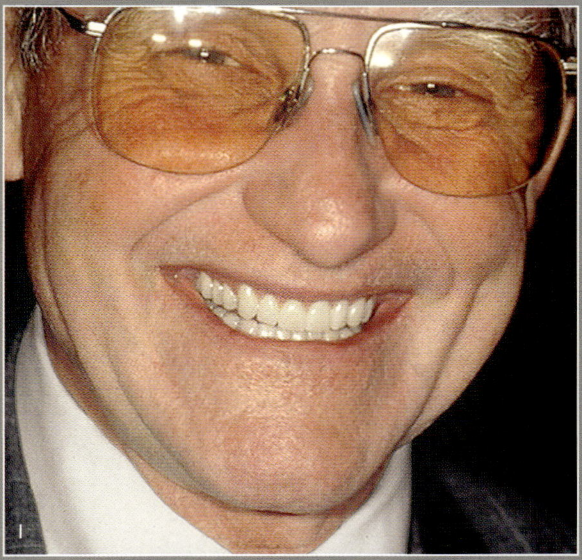

症例報告

治療を行った歯科医師
主治医：Greggory Kinzer, DDS, MSD
歯周治療担当：Bobby Butler, DDS
歯内療法担当：Ted Pilot, DDS, MSD

治療計画の立案

初診時年齢：61歳
初診：2004年10月
治療終了：2005年4月

現症と既往歴

　61歳の患者は、25年間同じ一般の歯科医院で歯科治療および口腔衛生指導を受けていた。1980年代中頃、一般的な咬耗があると診断されて以来、経過観察を続けていた。そして、1985年にナイトガードが装着された。しかし、ナイトガードを使用していたにもかかわらず、咬耗は減少することなく進行した。患者は現在、「歯の切縁がとんがっている」や「笑ったときや会話をしたときに相手に歯が見えない」と訴えている。この患者の治療目標を、審美的に満足のいくものとするために、歯冠を延長することと、咬耗を修正しその進行を止めることとに設定した。

医科的既往歴

　現在服用している薬剤は、高血圧治療に対するアテノロール、関節炎痛に対する市販の鎮痛剤、そしてビタミン剤である。喫煙歴に関しては、1986年から禁煙している。薬物アレルギーに関しては不明である。

診断所見

口腔外および顔貌所見

- 顔面形態は角型（square face）で左右対称であった。
- 咬筋および側頭筋は大きく、はっきりとした輪郭を示していた。
- 口唇の可動性は平均的であった。
- 上顎中切歯の切縁は安静時において、上唇下縁よりも約5mm上方に位置していた。

顎関節と下顎の運動範囲

- 下顎の運動範囲は、正常の範囲内であった。
- 外部からの触診およびドップラー超音波装置を用いた検査では関節雑音は認められなかった。
- 負荷時あるいは運動時の関節痛はなかった。
- マニピュレーションは容易であった。

口腔内所見

歯の所見

- 喪失歯：上下顎左右大三臼歯は喪失していた。
- 上顎左側第二大臼歯の頬側にう蝕を認めた。
- 腐食にともなう中等度から重度の咬耗を認めた。
- 臨床的歯冠長の短小化を認めた。

歯周組織所見

- プラークインデックスは約25％であった。
- プラークの蓄積により生じた、限局した軽度または中等度の歯肉炎を認めた。
- プロービング値はほぼ4mm以内であるが、上顎右側第一小臼歯、上顎左側第一、第二大臼歯、下顎左側第二大臼歯、下顎左側第一小臼歯に限局して5mmのプロービング値を認めた。
- 上顎左側第二大臼歯の頬側、下顎左側第一大臼歯の頬舌側、下顎右側第一大臼歯の頬舌側、下顎右側第二大臼歯の頬舌側に2度の分岐部病変を認めた。
- 下顎左側第二大臼歯に3度の分岐部病変を認めた。
- 下顎左側第二大臼歯に3度の動揺を認めた。

術前

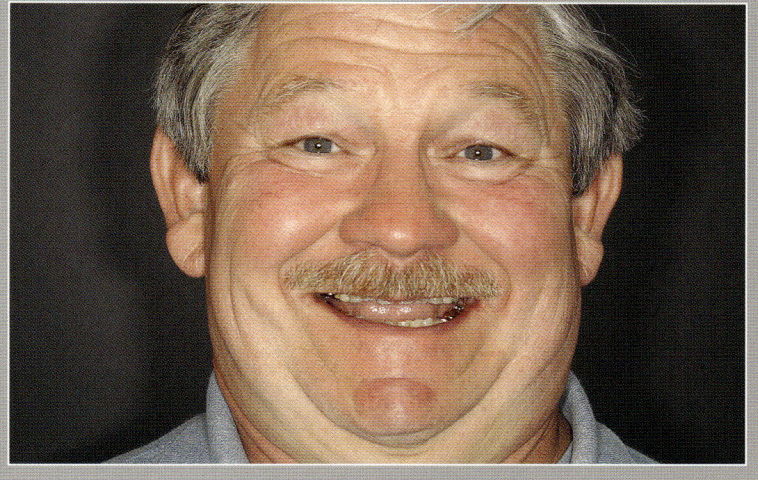

正面からの顔貌。

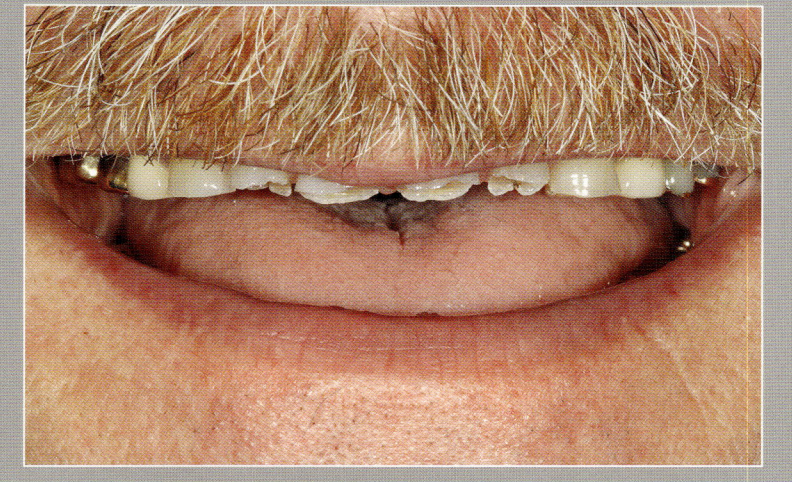

スマイル時。

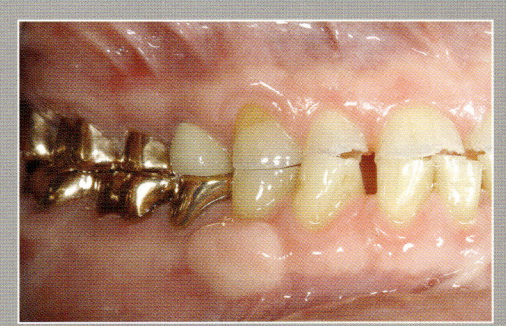

咬頭嵌合位での右側側方面観。 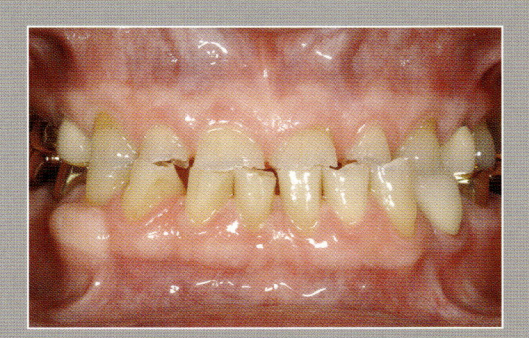　　　同正面観。 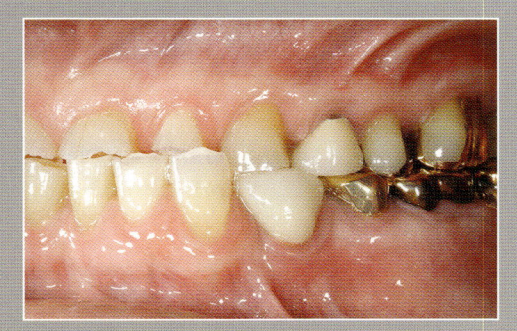　　　同左側側方面観。

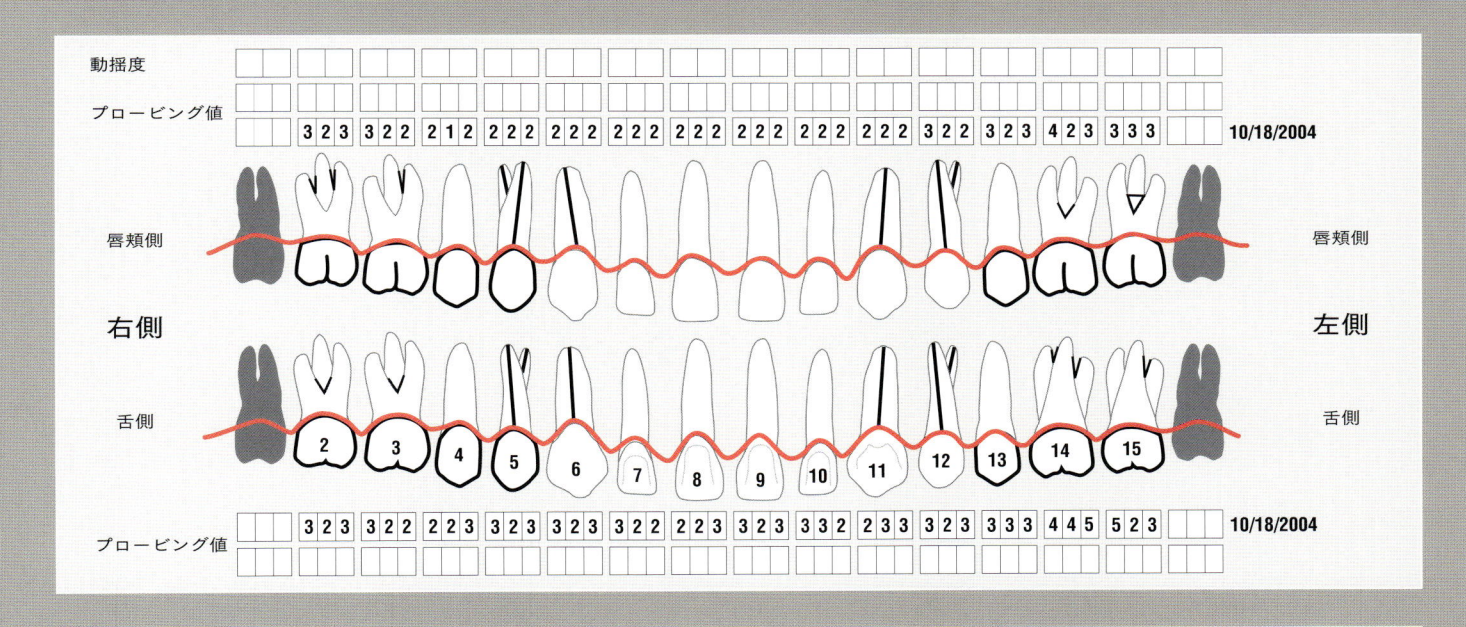

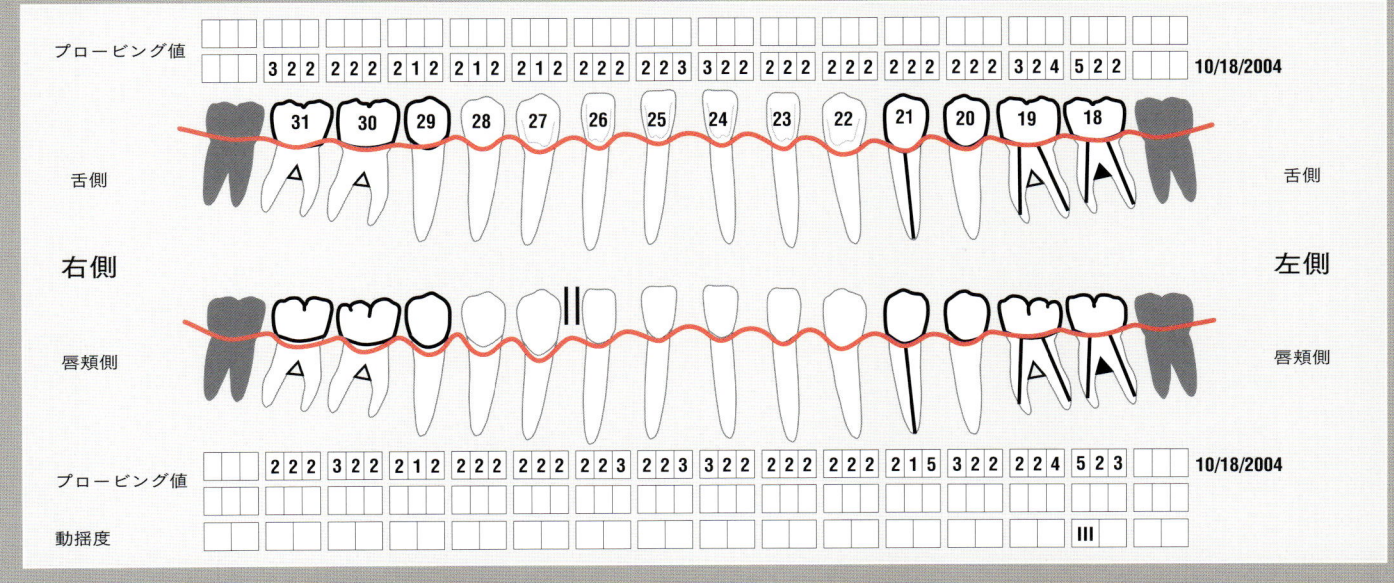

231

咬合所見

- 犬歯、臼歯の咬合関係はAngle Ⅲ級であった。
- 上顎右側第一小臼歯、下顎左側第一小臼歯に中心位および中心咬合位からわずかな前方方向、垂直方向への運動時に、早期接触を認めた。
- 切端咬合であった。
- 右側方へのわずかな移動：上顎左側側切歯から上顎左側第一大臼歯、下顎左側第一大臼歯から下顎右側犬歯までに右側方へのわずかな移動を認めた。
- 左側方へのわずかな移動：上顎右側第一大臼歯から上顎右側切歯、下顎右側側切歯から下顎右側第一大臼歯までに左側方へのわずかな移動を認めた。
- 前方への移動：上顎右側犬歯、側切歯、下顎左側犬歯から下顎右側犬歯までに前方への移動を認めた。

エックス線写真所見

- 上顎右側第一、第二小臼歯、上顎左側第一、第二小臼歯、下顎左側第一、第二小臼歯、下顎右側第二小臼歯の修復装置のマージンは骨頂から2mm以内であった。
- 下顎左側第一、第二大臼歯に対する修復処置は、分岐部への生物学的幅径にまで及んでいた。
- 下顎左側第二大臼歯に重度の骨欠損を認めた。

診断と予後

審美性

- 咬頭嵌合位において、本来の下顔面高の1/3の短縮を認めた。
- 機能時に、前歯の露出を認めなかった。
- 予後：良好である。

機能性

- 顎機能障害が咬耗として認められた。
- 予後：おおむね良好である。

生体力学性

- 臨床的歯冠長の短小化が認められた。
- 胃食道逆流性疾患の疑いがあった。
- 上顎左側第二大臼歯にう蝕を認めた。
- 予後：良好である。

歯周組織所見

- 下顎左側第二大臼歯に限局し、進行した成人性歯周炎を認めた。
- 歯肉炎を認めた。
- 予後：下顎左側第一大臼歯は要注意であり、下顎左側第二大臼歯は予後不良、ほかのすべての歯は良好である。

注意事項のまとめ

1. 患者の咬合高径をどのように設定するのか。
2. 支台歯の高さが低く軸面が短いことに対してどのように対応すべきか。
3. 前歯は切端咬合の状態を維持すべきか、それともオーバージェット、オーバーバイトを付与してClass Ⅲの咬合関係を修正すべきか。
4. 咬合状態の変化は、長期間にわたって予測可能なものであるのか。

術前

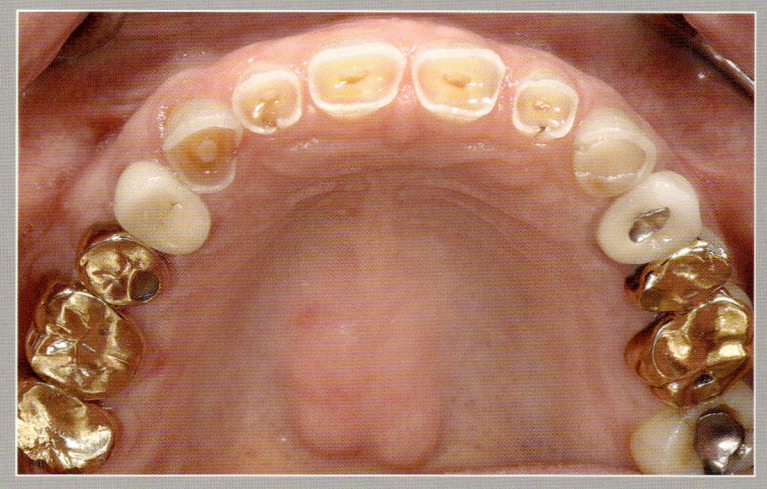

上顎の咬合面観。

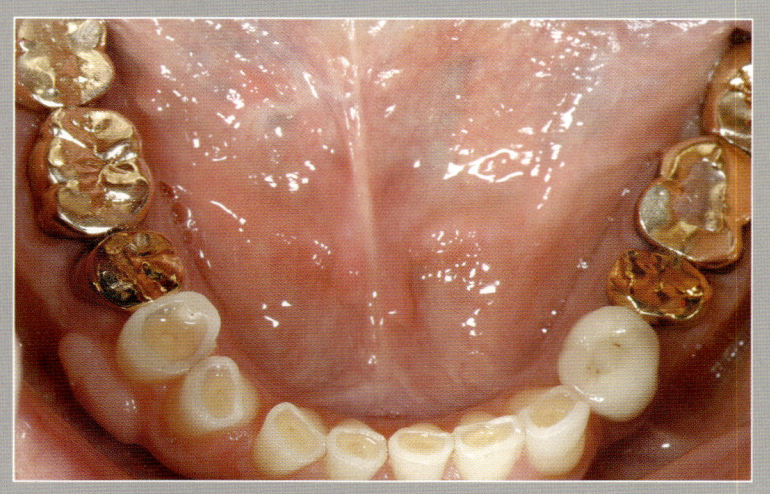

下顎の咬合面観。

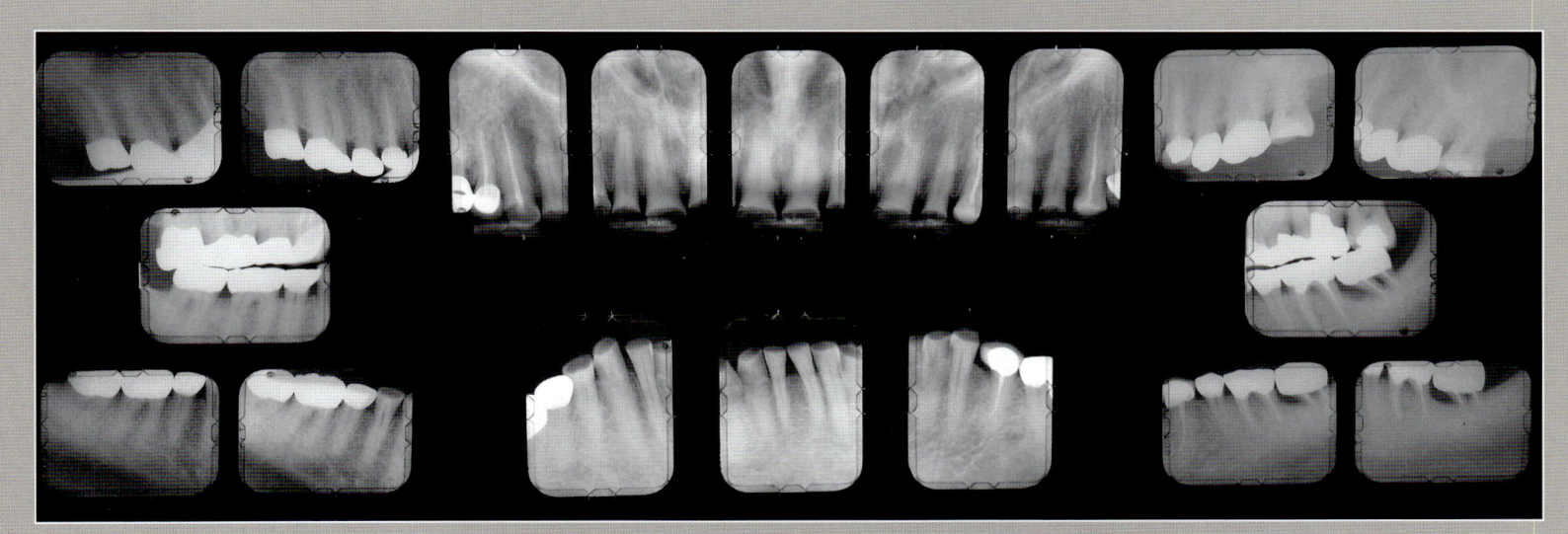

全顎的なデンタルエックス線写真（2003年2月）。

演習問題のつもりで、治療目標と治療計画を立案してみよう。

患者に提案した治療計画

治療の目的と目標

　初診時における主な治療目標は、歯をもっと見えるようにすること、咬耗を修正しその進行を止めるために歯冠を延長することの2点であった。患者は、1980年初期にかかりつけの歯科医師に歯ぎしりの習癖があると指摘されてから初めて自分の歯の咬耗を意識するようになった。そのときまで、患者は歯に何か問題があったり、歯ぎしりの習癖が自分にあるとは自覚していなかった。そしてオーラルアプライアンスを装着したが、歯の破壊は進行し続けた。この患者に対して設定した治療目標は以下のとおりである。

- 新たに行う修復治療を審美的に正しいものとするため、機能的な前歯の咬合関係を与えるため、そして、修復材料に十分な厚みを与えるために咬合高径を上げる。
- 臼歯部における不適切な生物学的幅径を修正する。
- 歯周病学的に健康な状態を作り出し、それを維持する。
- 適切な審美性、機能性、構音関係を確立するために、全顎的な修復治療を行う。

第1段階：初期治療

1. 総合的な口腔内評価を行う（かかりつけの歯科医師から全顎的なエックス線写真を提供してもらう）。
2. 術前の写真撮影を行う。
3. スケーリング、ルートプレーニング、予防処置、口腔衛生指導を行う。
4. 上顎左側第二大臼歯のう蝕に対する処置を行う。

第2段階：精密診断

5. 記録：上下顎研究用模型の製作（×2）、フェイスボウトランスファー、中心位の記録（×2）を行う。
6. 歯周治療専門医に紹介し、歯冠の延長（生物学的幅径の侵害の程度、軸面が短い点）、歯の挺出、インプラント治療（下顎左側第一、第二大臼歯）に対する評価を依頼する。
7. 歯内治療専門医に紹介し、再治療（上顎右側第一小臼歯、犬歯、上顎左側第一小臼歯、犬歯）、便宜的処置（intentional treatment）の必要性（上顎右側側切歯、上顎左側側切歯）の評価を依頼する。
8. 診断用ワックスアップを行う。
9. 診断用ワックスアップから暫間補綴装置（エッグシェル）を製作する。

第3段階：プロビジョナル・レストレーション

10. 上顎歯列に対して：上顎右側第二大臼歯から上顎左側第二大臼歯に対しては、支台歯形成を行った後、全部被覆型のプロビジョナル・レストレーションを装着する。
11. 下顎歯列に対して：下顎左側第一大臼歯から下顎右側第二大臼歯に対しては、支台歯形成を行った後、全部被覆型のプロビジョナル・レストレーションを装着する。

第4段階：歯内治療

12. 歯内処置：上顎右側第一小臼歯、犬歯、上顎左側第一小臼歯、犬歯に対しては、歯内処置を行う。
13. 便宜的歯内処置（intentional treatment）：上顎右側側切歯、上顎左側側切歯に対しては、便宜的歯内処置を行う。

第5段階：外科的処置

14. 抜歯：下顎左側第一、第二大臼歯は抜歯する。
15. 歯冠延長術：上顎右側第一大臼歯から上顎第一小臼歯（頬側／口蓋側）、上顎左側第一小臼歯から上顎第一大臼歯（頬側／口蓋側）、下顎左側第一、第二小臼歯（頬側／舌側）、下顎右側第一小臼歯から下顎第二大臼歯に対しては、歯冠延長術を行う。
16. インプラント処置：下顎左側第一、第二大臼歯相当部には、インプラント処置を行う（Straumann、4.8mm ワイドネック）。

第6段階：最終的な補綴処置

17. 必要な部位をコンポジットレジンで修復する。また、上顎右側犬歯から上顎左側犬歯に対しては、金合金による支台築造を行う。
18. 上顎右側第二大臼歯から上顎左側第二大臼歯、下顎左側第二大臼歯から下顎右側第二大臼歯の最終印象を行う。
19. 最終的な全部被覆型のメタルセラミック・クラウンの装着。
    - 上顎歯列に対して上顎右側第二大臼歯から上顎左側第二大臼歯までは、1歯ずつクラウンによる修復治療を行う。
    - 下顎歯列に対して、下顎左側第一、第二大臼歯はインプラント支台のクラウンによる修復治療を行い、下顎左側第二小臼歯から下顎右側第二大臼歯までは、1歯ずつクラウンによる修復治療を行う。
20. 上顎歯列にオクルーザルスプリントを製作する。

第7段階：再評価とメインテナンス

治療内容

第1段階：初期治療

　必要なデータを収集後、包括的な歯周検査をするために患者に歯周治療専門医(Dr. Bobby Butler)を紹介した。そして、根管治療を必要とする歯の評価および便宜的な歯内処置を行う上顎前歯の評価をするために歯内療法専門医(Dr. Ted Pilot)に患者を紹介した。

　治療の初期段階では、健康で安定した歯周組織にするために、修復処置に先立ってスケーリング、ルートプレーニングを含むデブライドメントを主とした支援的な歯周治療を行った。また、患者は2年間口腔衛生処置を受けていなかった。この時点で、上顎左側第二大臼歯のう蝕治療は完了していた。同歯のう蝕治療の際、根管治療を行った。

　スケーリング、ルートプレーニングを行ってから8週後、初期治療に対する再評価を行った。歯周組織の健康状態が総じて改善されていた。しかし、臼歯部では現在の修復物が分岐部の生物学的幅径にまで及んでいたため、歯肉炎およびプロービング時の出血が依然として残ったままであった。これらの症状は、支台歯の軸面が短いことが原因であると推定された。不適切な生物学的幅径を修正するために、支台歯の高さを延長する一般的な修復治療を計画した。この治療は現在の修復物下にある支台歯の高さをを評価するために、プロビジョナル・レストレーションを用いて行われた。下顎左側第一大臼歯に関しては生物学的幅径の破壊が重度である点、ルートトランクが短い点、そして、現在の修復物のマージンが分岐部に位置していた点を考慮して、抜歯してインプラントに置き換えることとした。下顎左側第二大臼歯も同様に、骨吸収が進行していたので抜歯し、インプラントに置き換えることとした。

第2段階：精密診断

　診断用ワックスアップを審美性を考慮に入れ、咬合を構築するために行った。診断用模型をフェイスボウを用いて、中心位の状態でSam III咬合器に装着した。この初期段階で以下に挙げるような疑問点が提示された。

- どの程度咬合高径を上げるべきか。
- どの程度上顎の前歯および臼歯の歯冠を延長する必要があるのか。
- 下顎の前歯および臼歯の歯冠を延長する必要があるのか。
- どのようにして前歯の咬合関係を構築すべきか。

　前歯および臼歯が咬耗していたので、患者の咬合高径は低下しているかのように考えられた。しかし、一連の頭部エックス線規格写真の記録が存在しなければ、どの程度咬合高径が変化したかを決定することはできない。つまり、咬合高径の変化量を決定することは必ずしも必要ではない。咬合高径が低下しているかどうかは、安静位から咬頭嵌合位になる間での顔面の変化で判断できる。顔面の比率を用いて、どこに咬合高径を設定するのかを決めることは困難であるが、咬合高径が低下した場合、口唇に明確な変化が見られる。一般的に、口唇の膨隆がなくなると、赤唇縁は内側に移動し、口角は下がる。この所見は、咬合高径が低下した上下顎無歯顎患者においても同様に見られる。

　診断用ワックスアップを行う過程の第1段階は、上顎中切歯の切縁をどこに設定するかである。当初上顎中切歯の位置は安静時において上唇よりも約6mm下方の位置に設定された。安静時において、ある程度患者の歯が見えるというわれわれの治療目標を達成するためには、上顎中切歯は約5mm延長する必要があった。上顎中切歯切縁の位置を設定したら、つぎに上顎の側切歯と犬歯の切縁を設定する。この際上顎前歯の位置はもっぱら審美性(切縁の位置、唇側への傾斜)に基づいて設定される。また、本症例では口蓋側への豊隆の程度および咬合関係は考慮しなかった。

術前

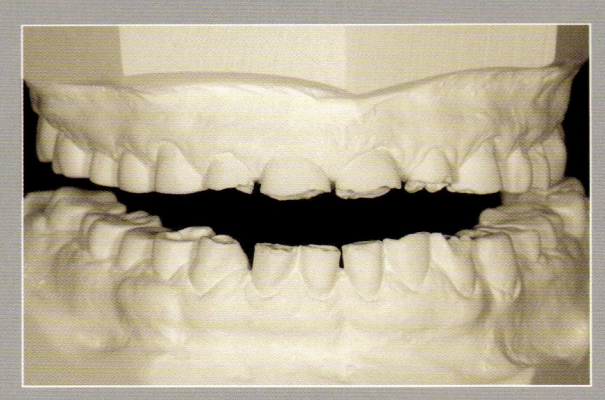

咬合器に装着した模型。

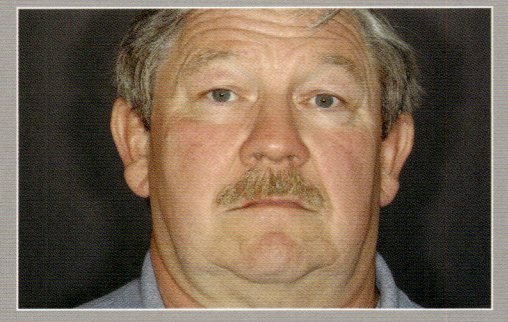

口唇を閉じ、歯を離開させた状態での正面からの顔貌。

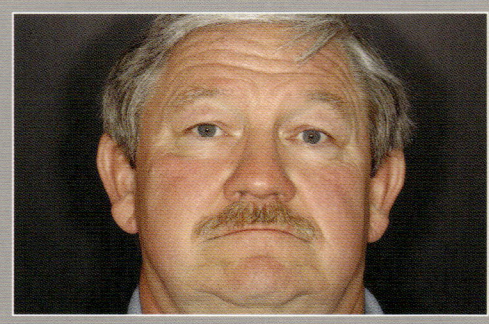

咬合嵌合位における正面からの顔貌。

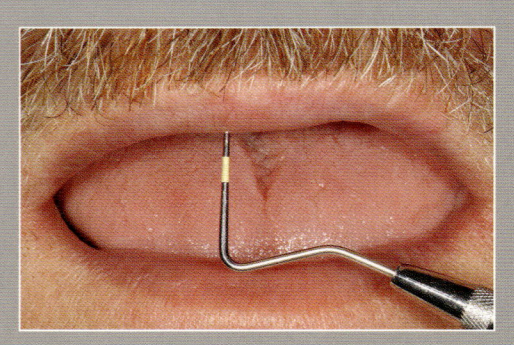

安静時の口唇の状態。

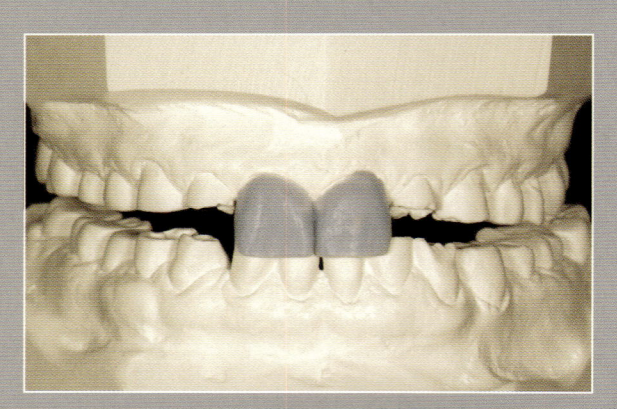

上顎中切歯の診断用ワックスアップ。

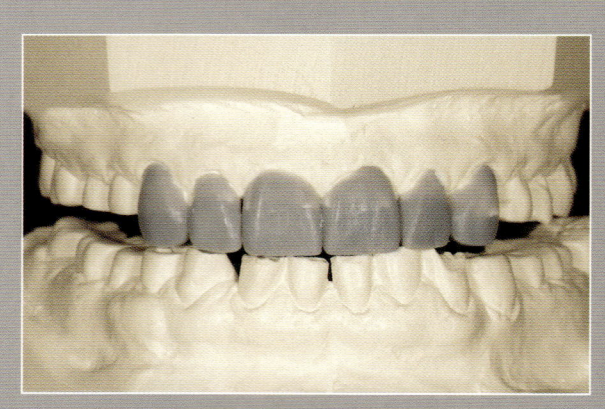

上顎犬歯間の診断用ワックスアップ。

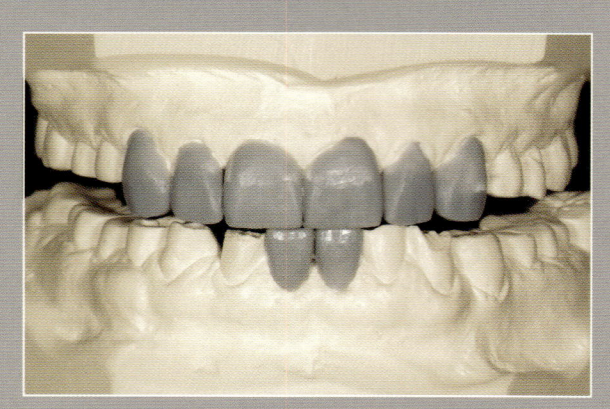

下顎中切歯の診断用ワックスアップ。

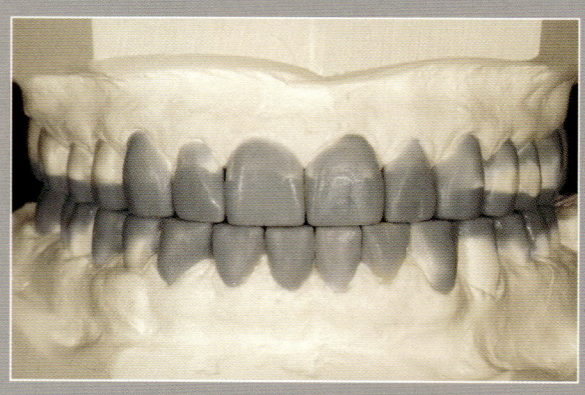

全歯列の診断用ワックスアップ。

上顎6前歯の唇側と切縁部の診断用ワックスアップが完了した時点で、つぎに下顎中切歯の位置を設定する。審美性と咬合関係、この2つの目標が下顎中切歯の位置を設定する参考となる。切歯の咬耗が中等度であるので下顎切歯の歯冠長と幅径の割合を審美性を考慮して修正するために、歯冠長を1mm延長する必要があった。この下顎前歯に対する修正は審美性を確立し、適切な形態とするためであるが、咬合高径の設定にも影響を与える。

　患者は当初、Class Ⅲの不正咬合を呈していた。しかし、上顎前歯の歯冠を5mm延長し、下顎前歯の歯冠を1mm延長するために、咬合高径を挙げることは、切歯のオーバーバイトに大きく影響を与える。また、咬合高径が挙がるにつれて、下顎の前歯はより後方に移動し、それによってオーバージェットが増加する。つまり、咬合高径が増加すると、オーバージェットも増加する。咬合高径の増加にともなって生じるオーバージェットの増加に対しては、前歯の咬合関係を修正することにより対応できるが、その方法は2通りある。1つ目の方法は、咬合高径が増加しオーバージェットが増加しても、下顎前歯の診断用ワックスアップは、Class Ⅲの咬合関係のままで、患者に現在の切端咬合を維持させる方法である。この方法の利点は2つあり、1つは、患者は以前の咬合関係を維持できるのでこの設計に対する慣れが良いであろうという点である。もう1つは、切端咬合を維持することは、前歯に加わる過剰な側方力を除去し、それを歯軸方向への荷重に置き換えるといった力学的対応を補助することになるという点である。切端咬合という設計の問題点は、審美的な処置ではないという点と、滑走運動時に本来の咬合接触を与えることが難しいという点である。

　もう1つの方法は、咬合高径の増加にともなって起こる下顎の水平運動を利用し、Class Ⅲの咬合関係を従来のClass Ⅰの咬合関係に修正する方法である。審美性の改善という利点に加えて、オーバーバイト、オーバージェットをある程度与えることができ、その結果、咬合高径の増加量が少なくて済むという利点もある。しかし長年切端咬合で慣れ親しんだClass Ⅲの咬合関係を、オーバーバイト、オーバージェットを付与してClass Ⅰの咬合関係に修正することと対して、患者がどのように反応するかは予測できない。

　今回の症例では、現在のまま切端咬合を維持することとした。この設計は、極端に浅い咬合状態になるので前歯に加わる側方力を最小にすることができる。作業側における側方滑走運動は、グループファンクションとした。側方ガイドは浅いが、非作業側では臼歯部の離開が認められた。この患者の咬合挙上量は、前歯部で計測すると6mm必要であった。下顎前歯の診断用ワックスアップの完了時点で、一度咬合高径を設定し、最終的な全顎的診断用ワックスアップが完了した。開閉口運動をさせて臼歯部において計測した安静空隙量の増加は、約3mmであった。診断用ワックスアップが完了した時点で、咬合高径、咬合状態、審美性それぞれの面で要求された修正点を口腔内に反映させるために、プロビジョナル・レストレーションである「エッグシェル」を技工室で製作した。

第3段階：修復処置／外科的処置

　修復処置を始める前に、上顎歯列の初期治療を完了した。上顎左側第二小臼歯、第一大臼歯にはコンポジットレジン修復を行った。以前製作したプロビジョナル・レストレーション「エッグシェル」を試適し、適合性および審美性を確認後 Protemp 3 Garant(3M ESPE)を用いて裏装した。上顎歯列におけるプロビジョナル・レストレーションの審美性と歯の位置は、安静時とスマイル時の口唇を見て評価した。これを行うことで、安静時における適切な切歯の見え方を確認する目安とした。上顎歯列のプロビジョナル・レストレーションは、歯内療法時に取り外しやすくするために（上顎右側第二大臼歯から上顎右側第一小臼歯、上顎右側犬歯から上顎左側犬歯、上顎左側第一小臼歯から上顎左側第二大臼歯の）3つに分割し、Fynal(Dentsply Caulk)を用いて仮着した。上顎歯列のプロビジョナル・レストレーションの完成後、下顎歯列の補綴装置を製作した。下顎左側第一大臼歯、第二小臼歯、第一小臼歯、下顎右側第一小臼歯には、コンポジットレジン修復を行った。そして下顎歯列は、エッグシェルテクニックを用いて修復した。咬合接触状態をチェックした後、1つ1つのプロビジョナル・レストレーションを Fynal(Dentsply Caulk)を用いて仮着した。プロビジョナル・レストレーションによる咬合挙上量は、前歯部において約6mmであった。この咬合高径の変化量は、上顎前歯部のプロビジョナル・レストレーションを取り外し、下顎前歯の切縁から上顎前歯の臨床的歯冠長の先端までの距離を測ることで求めることができる。

　プロビジョナル・レストレーションを装着してから2週間後、その状態を確認するために患者を来院させた。今回来院させた目的は、プロビジョナル・レストレーションに何らかの修正または改良が必要であるかどうかを検査するため、そして咬合状態および審美性を評価するためであった。また、この時点で患者は、何らかの意見、とくに審美性に関する意見を述べることができる。本症例の患者は、咬合、発音ともに何ら問題はなく、審美性に関しても修正を希望しなかった。歯周外科処置に先立って、プロビジョナル・レストレーションを装着した理論的根拠は、現在の補綴装置を取り外し、実際の支台歯の高さを評価できるようにするためである。仮に、支台歯の高さが低ければ、支台築造を行うか、もしくは生物学的幅径を修正する際に、より広範囲の骨手術を行うかいずれかの方法で、支台歯の高さを延長する。下顎左側第一、第二大臼歯の抜歯および臼歯部の歯冠延長術を行うために患者を歯周治療専門医に紹介した。適切な治癒期間を経た後、下顎左側第一、第二大臼歯相当部にサージカルガイドを用いてインプラント（Straumann、4.8mm ワイドネック）を埋入した。歯周外科処置、およびインプラント処置後、同部の治癒を待つこととした。

　上顎前歯部の初期治療を評価すると、支台歯の高さが短いことが明らかとなった。本症例のように支台歯の高さが短い場合、最終補綴装置による長期的な予後を確立するためには、2つの部位を評価することが重要である。1つ目の重要な因子は、適切なフェルールを有している、という点である。フェルールを付与する目的は、ポストコアや支台歯に加わる荷重を最小限にするために、咬合力を歯根方向へ伝達しやすくするためである。したがってフェルールを付与する位置はきわめて重要である。上顎前歯が下顎前歯によって荷重を受けた場合、上顎前歯に対する荷重方向を考慮すると口蓋側が引っ張り荷重を受けることになる。したがって、フェルールにおいてもっとも重要な場所は、上顎前歯の口蓋側ということになる。長期的な予後を考慮すると、最低でも1.5mmのフェルール量が必要である。上顎前歯の初期治療の評価で、口蓋側には適切な2mmのフェルール量が認められた。上顎前歯部の唇側から隣接面までの骨とセメント―エナメル境がスキャロップ形状であることを考慮すると、口蓋側と唇側には適切なフェルールがあるが、隣接面にはフェルールがないという歯が多く見られる。近い将来発表されるであろうデータによると、上顎歯列に対して、歯の全周にフェルールを付与して修復治療を行った症例と、口蓋側と唇側のみ、つまり歯間部を除いてフェルールを付与して修復治療を行った症例の疲労の割合を比較すると、両者で違いはないとされている。

　歯の形態に関して言及すべき別の問題点として、最初に決定する支台歯の高さがある。テーパーが過度に付きすぎていたり、支台歯の高さが低い場合、レジンセメントを用いると歯との維持力が増すとよく記載されている。しかし、いくらレジンセメントを用いても、適切なフェルールを有しているだけでは十分とはいえない。なぜかというとフェルールは補綴装置に対する保持形態、詳しく言うと補綴装置の長軸方向以外の経路に沿った脱離に対する保持形態を有していないからである。この保持形態は、支台歯の高さと、テーパーに影響される。支台歯に対する適切な保持形態は、約2～3mmであると推奨されている。仮に、現在装着している補綴装置の支台歯の高さが適切でなければ、咬合およびパラファンクションによって補綴装置は力を受け、それによって支台歯を軸に回転しやすくなるであろう。支台歯の高さを決定するための測定は、歯間部で行われるべきである。なぜなら、歯間部は一般的に、スキャロップ構造のため、支台歯の高さがもっとも短いからである。重度に咬耗した歯を修正して適切な支台歯の高さとするためには、ポストコアやクラウンなどの補綴装置がよく用いられる。本症例でも、上顎右側犬歯から上顎左側犬歯に対しては、最終補綴装置の支台歯の高さ、切歯切縁の位置を適切にし、修復材料の厚みを確保するようなポストコアを適応した。上顎右側側切歯から上顎左側側切歯に対する便宜的な歯内処置、および上顎右側犬歯、上顎左側犬歯に対する金合金のポストコアの装着といった再治療を行うために患者を歯内療法専門医に紹介した。そして、新しい補綴装置を装着し、上顎右側第一小臼歯、犬歯の歯内再治療を完了した。今までのプロビジョナル・レストレーションは、新しいポストコアの上から合着した。

　プロビジョナル・レストレーションの装着期間は、最終補綴装置の製作開始までの、約16ヵ月間であった。今回、治療期間が長くなってしまったのは、患者の旅行日程の調整が難しかったことが主な原因であった。その間においても、患者の前歯部の咬耗は進んだ。その結果、上顎切歯切縁の位置は、上顎臼歯部で規定した咬合平面に比べて短くなり、逆のスマイルラインを呈するようになった。そうなってしまったのには、いくつかの異なる原因が考えられる。第1の可能性として、患者が最初から示しているパラファンクションな

治療

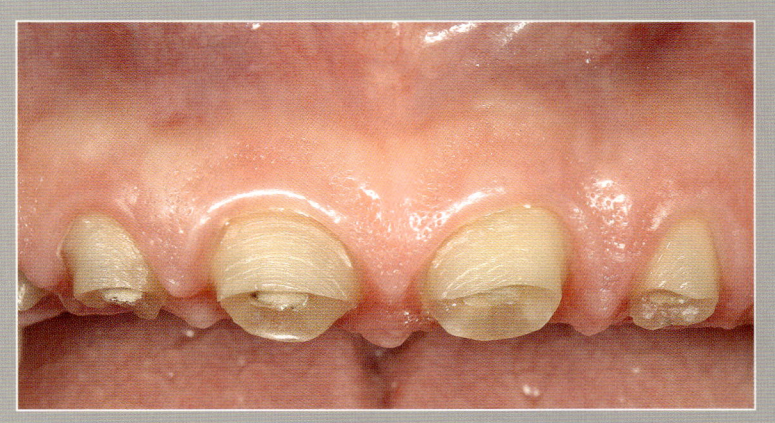

支台歯形成後の上顎前歯。

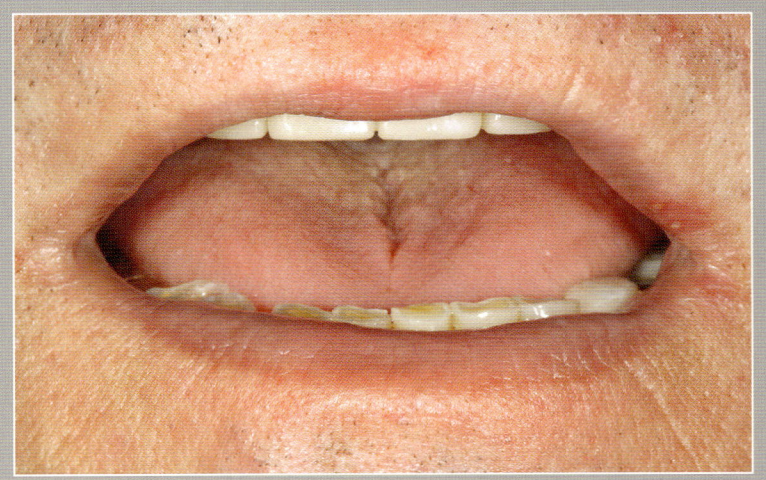

安静時のプロビジョナル・レストレーションと口唇との関係。

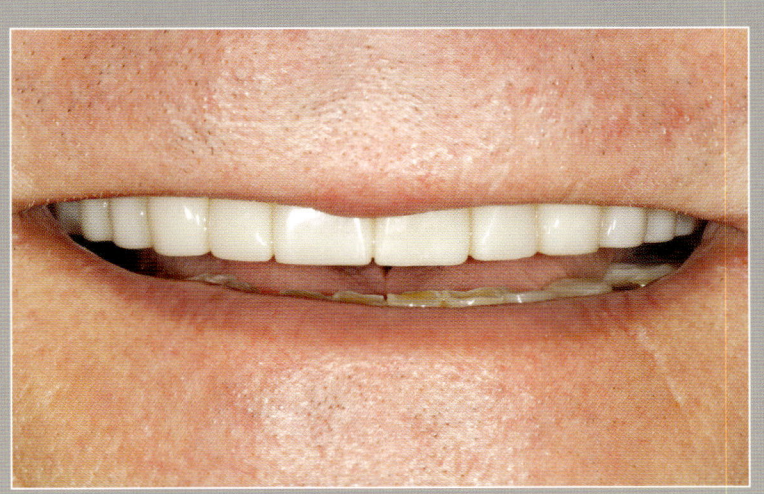

スマイル時のプロビジョナル・レストレーションと口唇との関係。

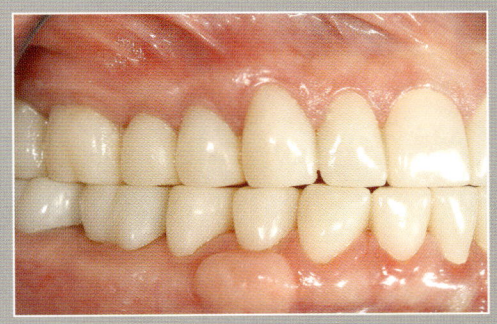

プロビジョナル・レストレーション装着時の右側側方面観。

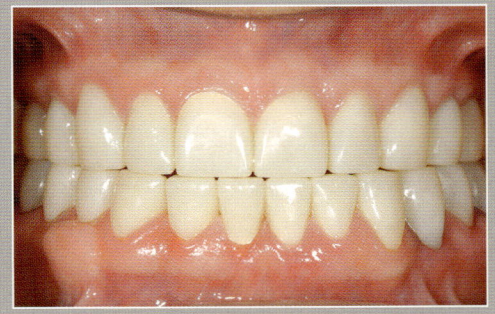

同正面観。

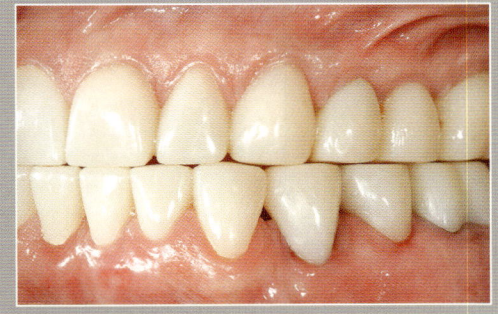

同左側側方面観。

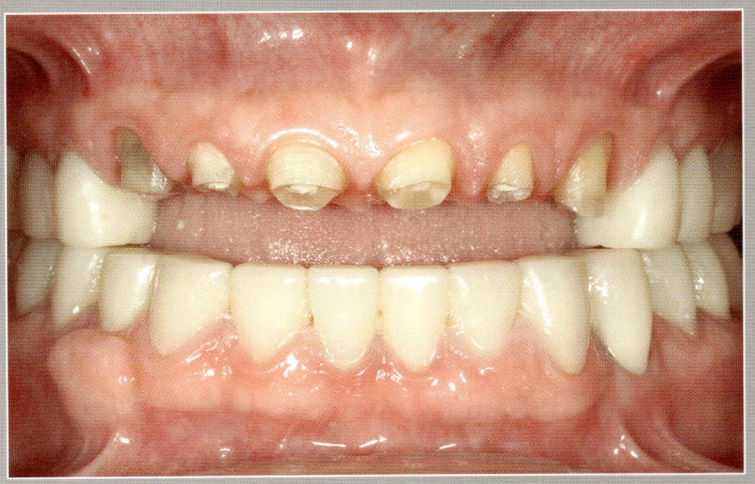

プロビジョナル・レストレーション装着時の咬合高径。

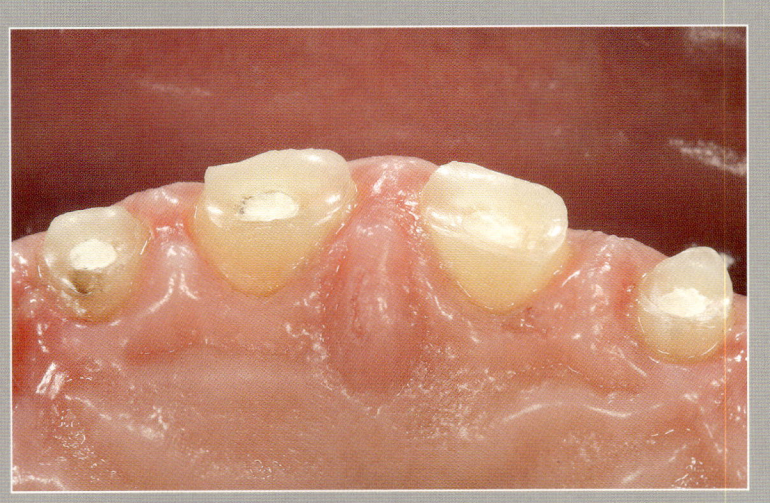

支台歯形成後の口蓋面観。

治療

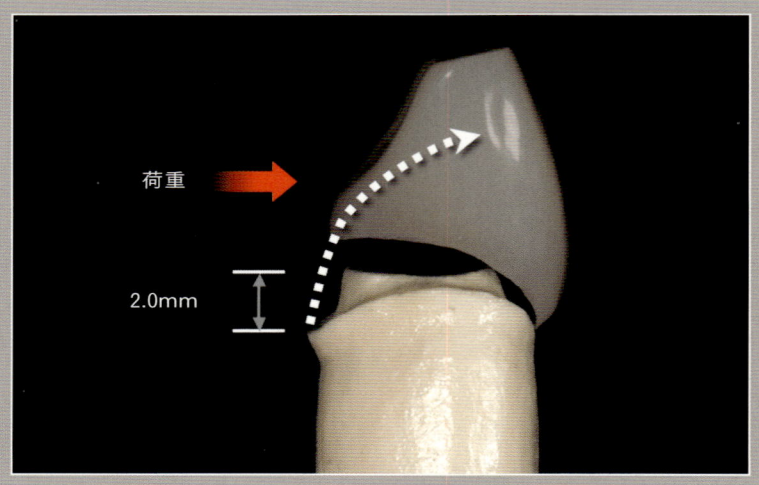

前歯の支台歯の高さと石膏模型。

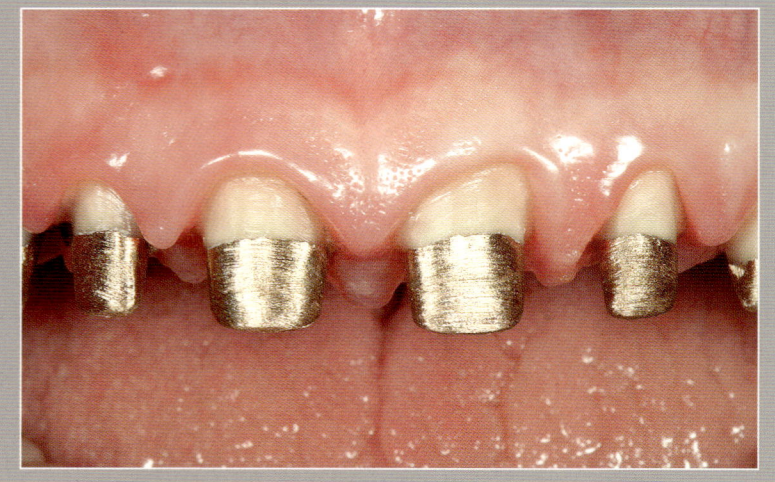

ポストコアを装着し、支台歯形成を行った上顎前歯。

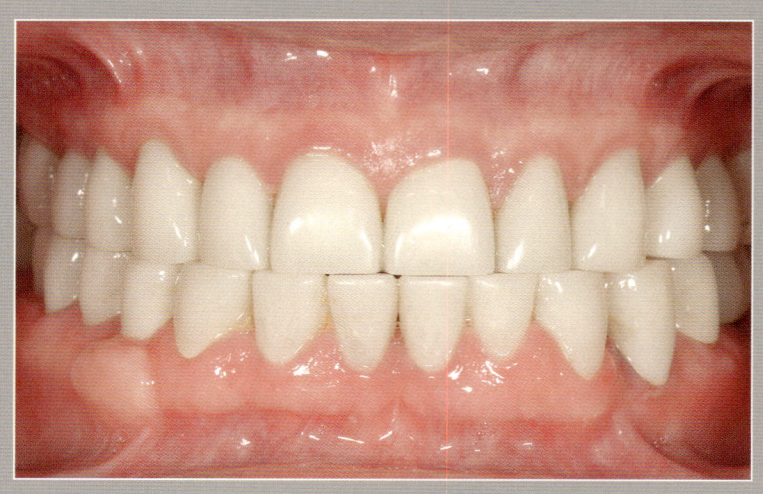

3ヵ月後のプロビジョナル・レストレーション装着時における咬頭嵌合位。

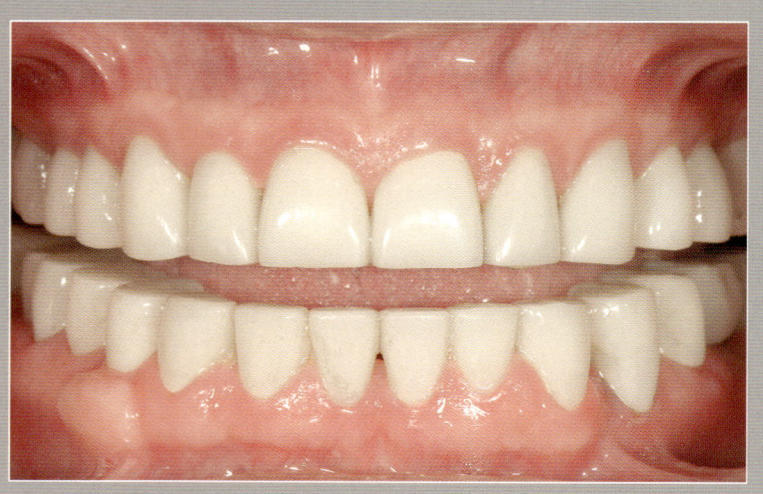

3ヵ月後のプロビジョナル・レストレーション。

運動パターンがつづいていたことが考えられる。第2の可能性としては、咬合高径の増加後に咬耗が再発したことが考えられる。上顎のプロビジョナル・レストレーションが3つに分割されていたので、咬耗が再発したのは臼歯部の残存と、切端咬合を呈する前歯部が原因である可能性が考えられる。最後の可能性としては、これら2つの要因が組み合わさって咬耗が再発した可能性が考えられる。最終的な原因を決定することはできないが、上顎の前歯は審美性を回復するために、歯冠を延長する必要があった。また、それにともない、前歯の咬合関係も修正する必要があった。最終的なプロビジョナル・レストレーションでは、下顎前歯唇側のカントゥアは元に戻し、上顎前歯の見え方を修正するために歯冠を延長した。結果として、浅いオーバーバイト、オーバージェットの前歯の咬合関係となった。プロビジョナル・レストレーションの修正が完了した後、患者が咬合状態の変化にどのような反応をするかを評価するため、約3ヵ月後に経過観察を行った。3ヵ月後の再評価時において、前歯部のプロビジョナル・レストレーションには、咬合関係を修正したのは失敗であったと思われるような兆候、たとえば破折、咬耗、脱離といった所見は認められなかった。

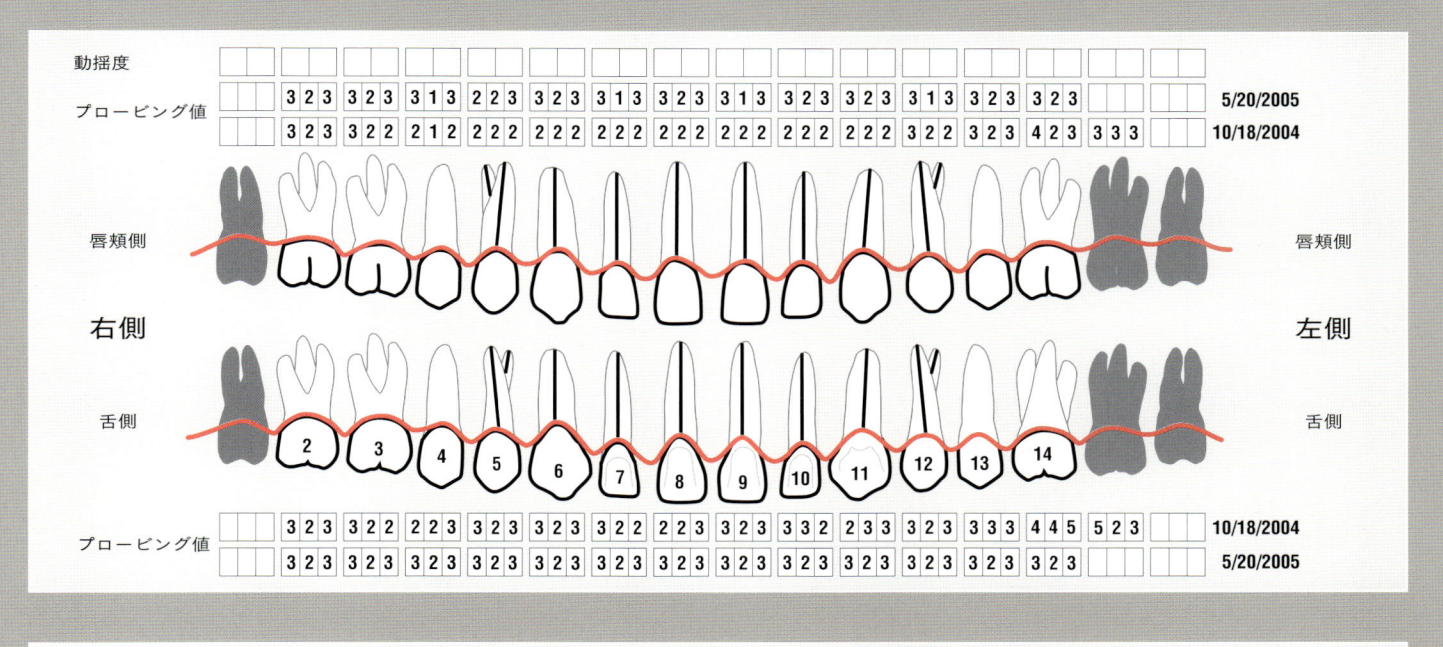

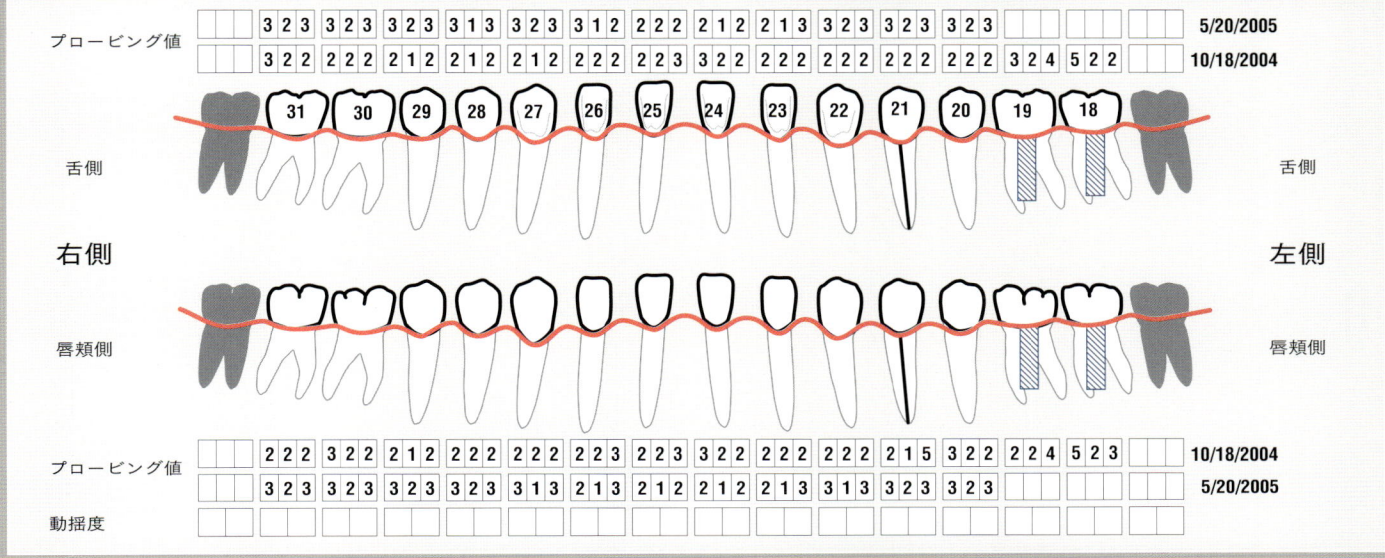

第4段階：最終的な補綴処置

　支台歯の再形成後、上下顎歯列の最終印象（Aquasil Ultra, Dentsply Caulk）を行った。その際、上顎左側第二大臼歯のプロビジョナル・レストレーションの脱離が認められた。同歯には重度の二次う蝕が認められた。う蝕の大きさから、予後不良であると判断し、抜歯することとなった。上顎のプロビジョナル・レストレーションを製作するために、フェイスボウトランスファーを行った。模型を咬合器に装着するために、3つの咬合記録を行った。その3つとは、上下顎ともプロビジョナル・レストレーションを装着した状態、下顎のみプロビジョナル・レストレーションを装着した状態、上下顎ともプロビジョナル・レストレーションを装着していない状態の3つであった。そして、それぞれの状態で咬合器に装着した。最終補綴装置は高い強度と、審美性を兼ねそなえたものとするために、メタルセラミックを選択した。

　最終補綴装置の適合性、咬合状態、審美性を検査した後、調整を行った。咬合調整、研磨の後、レジン添加型グラスアイオノマーセメント（Rely-X Luting cement, 3M ESPE）で合着した。

第5段階：メインテナンス

　補綴処置が完了した後、上顎の全歯列被覆型のスプリントを装着した。患者は経過観察および歯と歯周組織の状態を検査、維持するために、かかりつけの歯科医院での6ヵ月ごとのリコールへと移行した。補綴装置およびその咬合状態の評価は、1年ごとにこの補綴専門医によって行われた。その際、ナイトガードと対合歯に認められる咬合の変化も同時に確認した。

術後

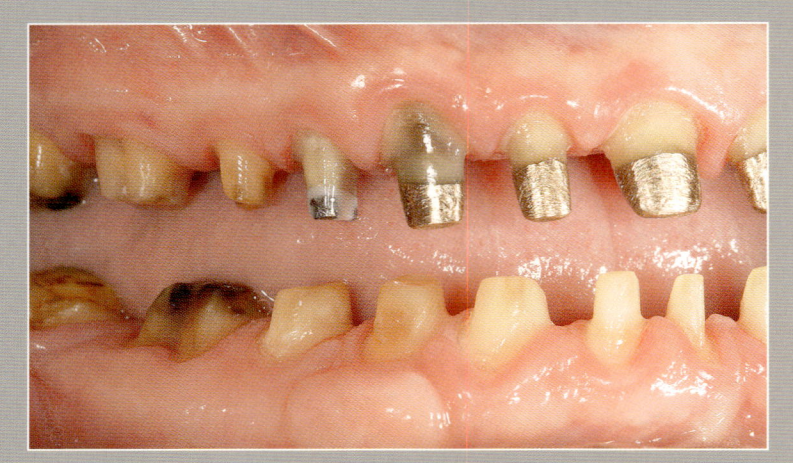

支台歯形成後の右側側方面観。

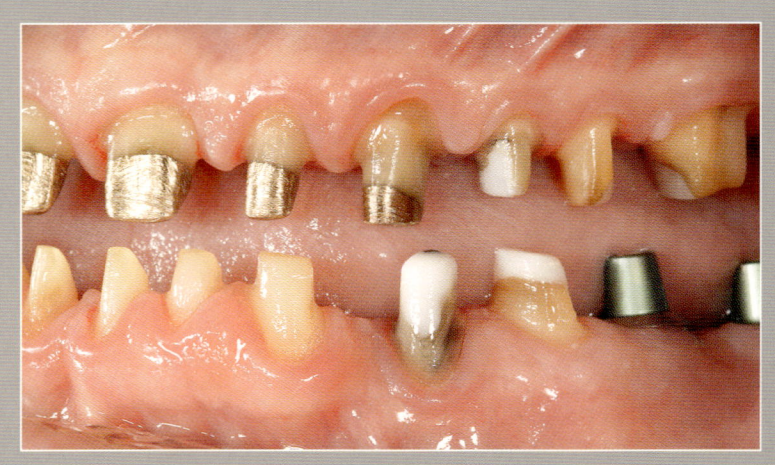

同左側側方面観。

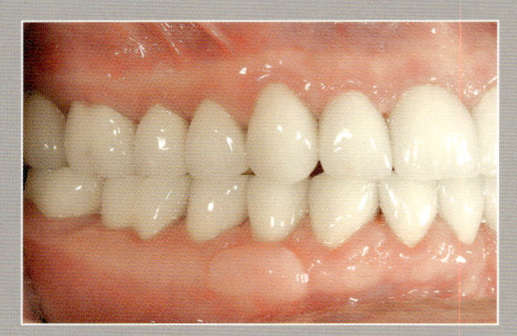

修復処置後の右側側方面観。

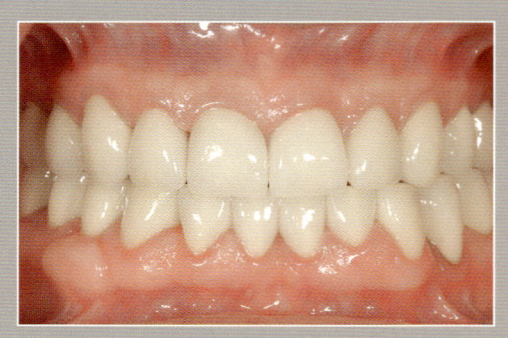

同正面観。

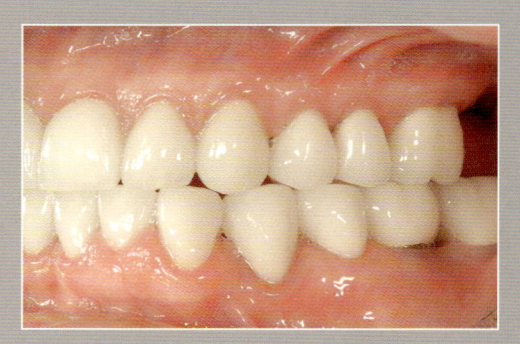

同左側側方面観。

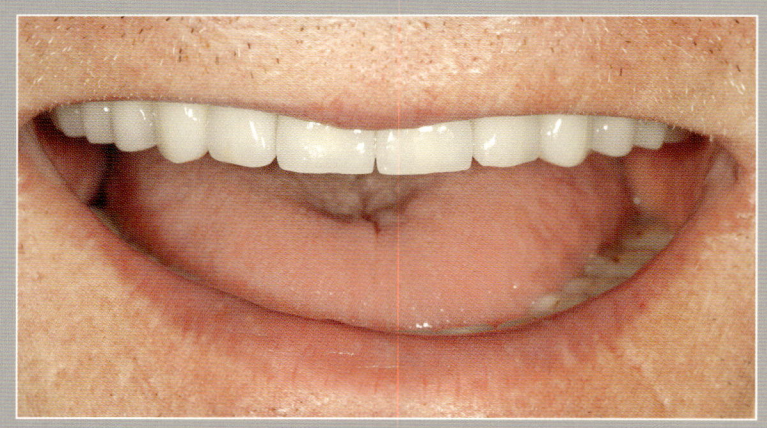

スマイル時。

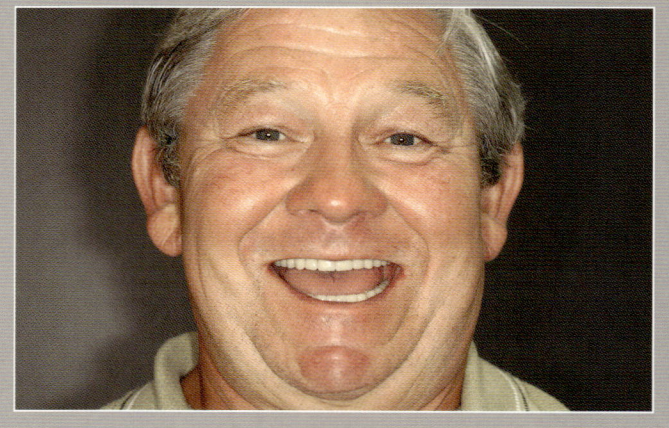

正面からの顔貌。

解説

初診時、患者の歯が重度に咬耗し、破壊されていたことを考慮して、多くの疑問点とそれに対する治療方針を挙げた。それらの疑問点のなかで、まず咬合高径に焦点をあてた。

咬合高径に関しては、どの程度咬合高径を増加させる必要があるのか、患者にとっての適切な咬合高径はどうやって見つけるのかといった疑問点を挙げた。本症例では、適切であろうとされるある特定の咬合高径は存在しない。なぜならば、多くの異なった咬合高径でも十分機能するからである。本症例では、咬合高径の挙上量を決定することが前歯の主訴に対する実際の治療目標であった。とくに前歯部で、審美性および咬合に対する要求があったので、前歯部の歯冠長を十分延長させるためには、咬合高径を増加させる必要があった。上顎前歯部歯冠長の延長量は、安静時とスマイル時の口唇に対する切歯切縁の位置関係を評価することにより決定した。新しい切歯切縁の位置は、安静時ではある程度上顎の切歯が見えて、適切な歯の形態になるように設定した。咬合高径の設定時に考慮すべきもう1つの要因としては、最終的な補綴装置の前歯の咬合関係(オーバーバイト、オーバージェット)を適切なものとすることである。本症例では、前歯のガイドが浅い最終補綴装置にするということが目標であった。最終的には、特定の咬合高径を決めて治療するよりも、最終的な咬合関係において、患者の審美的目標や機能的要求を考慮して咬合高径は設定されるべきである。

参考文献
References

1. McNamara JA (ed). The Enigma of the Vertical Dimension, monograph 36, Craniofacial Growth Series. Ann Arbor, MI: The University of Michigan, 2000.
2. Bjork A, Skieller V. Facial development and tooth eruption. Am J Orthod 1972;62:339–383.
3. Bjork A, Skieller V. Normal and abnormal growth of the mandible: A synthesis of longitudinal cephalometric implant studies over a period of 25 years. Eur J Orthod 1983;5:1–46.
4. Sassouni V. A classification of skeletal facial types. Am J Orthod 1969;55:109–123.
5. Beckmann SH, Kuitert RB, Prahl-Anderson B, Segner D, The RP, Tuinzing DB. Alveolar and skeletal dimensions associated with overbite. Am J Orthod Dentofacial Orthop 1998;113:443–452.
6. Beckmann SH, Kuitert RB, Prahl-Anderson B, Segner D, The RP, Tuinzing DB. Alveoloar and skeletal dimensions associated with lower face height. Am J Orthod Dentofacial Orthop 1998;113:498–506.
7. Nanda SK. Growth patterns in subjects with long and short faces. Am J Orthod Dentofacial Orthop 1990;98:247–258.
8. Nanda SK. Patterns of vertical growth in the face. Am J Orthod Dentofacial Orthop 1998;93:103–116.
9. Richardson A. Skeletal factors in anterior open and deep bite. Am J Orthod 1969;56:114–127.
10. Brodie AG. On the growth pattern of the human head from the third month to the eighth year of life. Am J Anat 1941;68:209–262.
11. Janson GR, Metaxas A, Woodside DG. Variation in maxillary and mandibular molar and incisor vertical dimension in 12 year old subjects with excess, normal, and shorter lower anterior face height. Am J Orthod Dentofacial Orthop 1944;106:409–418.
12. Proffit WR, Field HW, Nixon WL, Phillips E, Stanek E. Facial pattern differences in long faced children and adults. Am J Orthod 1984;85:217–223.
13. Proffit WR, Field HW, Nixon WL. Occlusal forces in normal and long-face children. J Dent Res 1983;62:571–574.
14. Fish LC, Wolford LM, Epker B. Surgical orthodontic correction of vertical maxillary excess. Am J Orthod 1978;73:241–257.
15. Cangialosi T. Skeletal morphologic features of anterior open-bite. Am J Orthod 1984;85:28–56.
16. Van Spronsen PH, Weijs WA, Valk J, Prahl-Anderson B, van Ginkel FC. A comparison of jaw muscle orientation and moment arms of long-face and normal adults. J Dent Res 1996;75:1372–1380.
17. Bell WH. Correction of the short-face syndrome—Vertical maxillary deficiency: A preliminary report. J Oral Surg 1977;35:110–120.
18. Opdebeec H, Bell WH. The short face syndrome. Am J Orthod 1987;73:499–511.
19. Linder-Anderson S, Woodside DG. Some craniofacial variables related to small or diminishing lower anterior face height. Swed Dent J Suppl 1982;15:131–146.
20. Wessberg GA, Fish LC, Epker BN. The short-face patient: Surgical-orthodontic treatment options. J Clin Orthod 1982;16:668–685.
21. Wessberg GA, Epker BN. Surgical inferior repositioning of the maxilla: Treatment considerations and comprehensive management. Oral Surg Oral Med Oral Pathol 1981;52:349–356.
22. Ingervall B, Thilander B. Relation between facial morphology and activity of the masticatory muscles: An electromyographic and radiographic cephalometric investigation. J Oral Rehabil 1974;1:131–147.
23. Thompson IL, Kendrick GS. Changes in the vertical dimension of the human male skull during third and fourth decades of life. Anat Rec 1964;150:209–214.
24. Tallgren A. Changes in adult face height due to aging, wear and loss of teeth and prosthetic treatment. Acta Odontol Scand Suppl 1957;15:1–122.
25. Proffitt WK, Vig KW. Primary failure of eruption: A possible cause of posterior open-bite. Am J Orthod 1981;80:173–190.
26. Gierie WV, Paterson RL, Proffit WR. Response of eruption human premolars to force application. Arch Oral Biol 1999;44:423–428.
27. Kahn J, Tallents RH, Katzberg RW, Moss ME, Murphy WC. Association between dental occlusal variable and intraauricular temporomandibular joint disorders: Horizontal and vertical overlap. J Prosthet Dent 1998;79:658–662.
28. Rivera-Morales WC, Mohl ND. Relationship of occlusal vertical dimension to the health of the masticatory system. J Prosthet Dent 1991;65:547–553.

29. Kovaleski WC, DeBoever J. Influence of occlusal splints on jaw positions and musculature in patients with temporomandibular joint dysfunction. J Prosthet Dent 1975;33:321–327.
30. Manns A, Miralles R, Santander H, Valdivia J. Influences of the vertical dimension in the treatment of myofacial pain-dysfunction syndrome. J Prosthet Dent 1983;50:700–709.
31. Christensen J. Effect of occlusion-raising procedure on the chewing system. Dent Pract Dent Rec 1970;20:233–238.
32. Carlsson GE, Ingervall B, Kocak G. Effect of increasing vertical dimension on the masticatory system in subjects with natural teeth. J Prosthet Dent 1979;41:284–289.
33. Kohno S, Bando E. Functional adaptation of masticatory muscles as a result of large increases in the vertical dimension [in German]. Dtsch Zahnarztl Z 1983;38:759–764.
34. Rugh JD, Johnson RW. Vertical dimension discrepancies and masticatory pain/dysfunction. In: Solberg WKC (ed). Abnormal Jaw Mechanics. Chicago: Quintessence, 1984:117–133.
35. Sions DG, Mense S. Understanding and measurement of muscle tone as related to clinical muscle pain. Pain 1998;75:1–17.
36. Tryde G, Stoltze K, Morimoto T, Salk D. Long term changes in the perception of comfortable mandibular occlusal positions. J Oral Rehabil 1977;4:9–15.
37. De Boever JA, Adriaens PA, Seynhaeve TM. Raising the vertical dimension of occlusion with fixed bridges [abstract]. J Dent Res 1989;68:902.
38. Hellsing G. Functional adaptation to changes in vertical dimension. J Prosthet Dent 1984;52:867–870.
39. Maxwell LC, Carlson DS, McNamara JA, Faulkner JA. Adaptation of the masseter and temporalis muscles following alteration in length with or without surgical detachment. Anat Rec 1981;200:127–137.
40. Wessberg GA, O'Ryan FS, Washburn MC, Epker BN. Neuromuscular adaptation to surgical superior repositioning of the maxilla. J Maxillofac Surg 1981;9:117–122.
41. Hoppenreijs RJM, Freihofer HPM, Stoelinga PJW, et al. Skeletal and dento-alveolar stability of Le Fort I: Intrusion osteotomies and bimaxillary osteotomies in anterior open bite deformities: A retrospective three-centre study. Int J Oral Maxillofac Surg 1997;26:161–175.
42. Bailey LJ, Phillips C, Proffit WR, Turvey TA. Stability following superior repositioning of the maxilla by LeFort I osteotomy: Five year follow-up. Int J Adult Orthodon Orthognath Surg 1994;9:163–174.
43. Bell WH, Scheidman GB. Correction of vertical maxillary deficiency: Stability and soft tissue changes. J Oral Surg 1981;39:666–670.
44. Quejada JG, Bell WH, Kawamura H, Zhang X. Skeletal stability after inferior maxillary repositioning. Int J Adult Orthodon Orthognath Surg 1987;2:67–74.
45. Ellis E III, Carlson DS, Frydenlund S. Stability and midface augmentation: An experimental study of musculoskeletal interaction and fixation methods. J Oral Maxillofac Surg 1989;47:1062–1068.
46. Dahl BL, Krogstead O. Long term observations of an increased occlusal face height obtained by a combined orthodontic/prosthetic approach. J Oral Rehabil 1985;12:173–176.
47. Ismail YH, George WA, Sassoun IV, Scott RH. Cephalometric study of the changes occurring in the face height following prosthetic treatment. I. Gradual reduction of both occlusal and rest face heights. J Prosthet Dent 1968;19:321–330.
48. Ismail YH. Sassoun IV. Cephalometric study of the changes occurring in the face height following prosthetic treatment. II. Variability in the rate of face height reduction. J Prosthet Dent 1968;19:331–337.
49. Tallgren A. The continuing reduction of the residual alveolar ridges in complete denture wearers: A mixed-longitudinal study covering 25 years. J Prosthet Dent 1972;27:120–132.
50. Forsberg CM, Eliasson S, Westergren H. Face height and tooth eruption in adults—A 20 year follow-up investigation. Eur J Orthod 1991;13:249–254.
51. Dahl BL, Krogstad O. The effect of a partial bite raising splint on the occlusal face height: An x-ray cephalometric study in human adults. Acta Odontol Scand 1982;40:17–24.
52. Manns A, Miralles R, Guerrero F. The changes in electrical activity of the postural muscles of the mandible upon varying the vertical dimension. J Prosthet Dent 1981;45:438–445.
53. Michekatti A, Farella M, Vollaro S, Martina R. Mandibular rest positions and electrical activity of the masticatory muscles. J Prosthet Dent 1997;78:48–53.
54. Miles TS, Poliakov AV, Nordstrom MA. Responses of human masseter motor units to stretch. J Physiol (Lond) 1995;483:251–264.
55. Carr AB, Christensen LV, Donegan SJ, Ziebert GJ. Postural contractile activities of human jaw muscles following use of an occlusal splint. J Oral Rehabil 1991;18:185–191.

56. Manns A, Miralles R, Palazzi C. EMG, bite force, and elongation of the masseter muscle under isometric voluntary contractions and variations of vertical dimension. J Prosthet Dent 1979;42:674–682.
57. Morimoto T, Abekura H, Tokeyama H, Hamada T. Alteration in the bite force and EMG activity with changes in the vertical dimension of edentulous subjects. J Oral Rehabil 1996;23:336–341.
58. Lindauer SJ, Gay T, Rendell J. Effect of jaw opening on masticatory muscle EMG-force characteristics. J Dent Res 1993;72:51–55.
59. Nakamura T, Inoue T, Ishigaki S, Maruyama T. The effect of vertical dimension change on mandibular movements and muscle activity. Int J Prosthodont 1988;1:297–301.
60. Hammond RJ, Beder OF. Increased vertical dimension and speech articulation errors. J Prosthet Dent 1984;52:401–406.
61. Howell PG. Incisal relationship during speech. J Prosthet Dent 1986;56:93–99.
62. Howell PG. The variation in the size and shape of the human speech pattern with incisor tooth relation. Arch Oral Biol 1987;32:587–592.
63. Stoller D. Mass examinations of the smallest vertical dimension during speech in 2000 persons [in German]. SSO Schweiz Monatsschr Zahnheilkd 1969;79:735–751.
64. Benediktsson E. Variation in tongue and jaw position in "S" sound production in relation to front teeth occlusion. Acta Odontol Scand 1958;15:275–303.
65. Atwood DA. A critique of research of the rest position of the mandible. J Prosthet Dent 1966;16:848–854.
66. Babu CL, Singh S, Rao SN. Determination of vertical dimension of rest. A comparative study. J Prosthet Dent 1987;58:238–245.
67. Garnick J, Ramfjord SP. Rest position—An electromyographic and clinical investigation. J Prosthet Dent 1962;12:895–911.
68. Feldman S. Rest vertical dimension determined by electromyography with biofeedback as compared to conventional methods. J Prosthet Dent 1978;84:216–219.
69. Atwood DA. A cephalometric study of the rest position of the mandible. Part I. J Prosthet Dent 1956;6:504–519.
70. Rugh JD, Drago CJ. Vertical dimension: A study of clinical rest position and jaw muscle activity. J Prosthet Dent 1981;45:670–675.
71. Thompson JR. The rest position of the mandible and its application to analysis and correction of malocclusion. Angle Orthod 1949;19:162–187.
72. Thompson JR. The rest position of the mandible and its significance to dental science. J Am Dent Assoc 1946;33:151–180.
73. Fish F. The functional anatomy of the rest position of the mandible. Dent Pract Dent Rec 1961;11:178–188.
74. Gross MD, Ormianer Z. A preliminary study on the effect of occlusal vertical dimension increase on mandibular postural rest position. Int J Prosthodont 1994;7:216–226.
75. Ormianer Z, Gross M. A 2 year follow-up of mandibular posture following an increase in occlusal vertical dimension beyond the clinical rest position with fixed restorations. J Oral Rehabil 1998;25:877–883.
76. Lund P, Nishiyama T, Moller E. Postural activity in the muscles of mastication with the subject upright, inclined, and supine. Scand J Dent Res 1970;78:417–424.
77. Lee RL. Esthetics and its relationship to function. In: Rufenacht CR (ed). Fundamentals of Esthetics. Chicago: Quintessence, 1990:137–208.
78. Dumont, TD. The Ideal Biologic Dental Model. Keizer, OR: OBI Foundation for Bioesthetic Dentistry, 2004. Available at http://www.bioesthetics.com/literature.html.
79. Murphy T. Compensatory mechanisms in facial height adjustments to functional tooth attrition. Aust Dent J 1959;4:312–323.
80. Rifkin R. Facial analysis: A comprehensive approach to treatment planning in esthetic dentistry. Pract Periodontics Aesthet Dent 2000;12:865–871.
81. McLaren EA, Rifkin R. Macroesthetics: Facial and dentofacial analysis. J Calif Dent Assoc 2002;30:839–846.
82. Gross MD, Nissan J, Ormianer Z, Dvori S, Shifman A. The effect of increasing occlusal vertical dimension on face height. Int J Prosthodont 2002;15:353–357.

# 安定した咬合関係の構築

Neil L. Starr, DDS, PC

安定した咬合関係を成功裡に構築するためには、
まず歯列の機能的要件を確立させ、
そして治療の完了時に各々の歯が果たす役割を
決定することから始める。

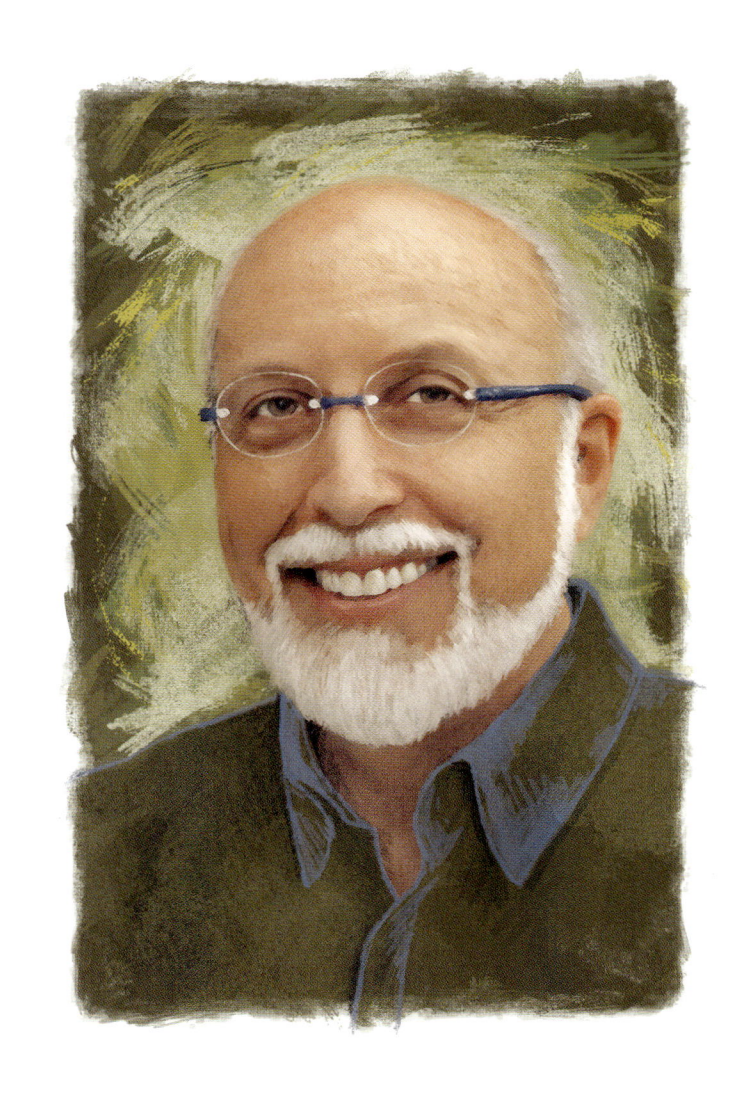

考え方とその背景
Philosophy and Background

　私の恩師である Morton Amsterdam、Arnold Weisgold、Leonard Abrams、D.Walter Cohen は、私が歯学教育を受けるに際してきわめて重要な役割を果たしてきた。彼らは単に歯科の技術や臨床術式を私に教えてくれただけでなく、いかに論理的かつ系統的に歯科治療に取り組むべきかを理解させ、顎口腔系およびその機能的要素のすべてを教えてくれた。

　現在、私は臨床歯学の教育者としての役割を引き受け、このような考え方を歯学生の心に植えつけるよう努力してきた。歯科医師はつねに、包括的な臨床検査およびエックス線検査に基づく診断にはじまって、個々の歯の問題、すなわち、う蝕、歯周疾患、咬合性外傷、根尖病変、歯の欠損、さらには歯の崩壊や移動についても診断する。これらの情報を価値あるものとするためには、歯列の機能的要件に注意を向け、すべての歯の役割を理解しなければならない。

　具体的にはまず、すべての歯を前歯（図8-1）と臼歯（図8-2）の2つのカテゴリーにグループ分けし、以下のことを自問してみる。臼歯は各々が、また全体としても健全であるか。臼歯に安定した嵌合があり、臼歯が歯列に寄与して咬合高径と顔面高を支持しているか。それとも、不十分か。前歯は健全で安定しているか。前歯が歯列に寄与しており、適切なアンテリアガイダンスがあるか。それとも、不十分か。

　このようなグループとしての歯の評価は、歯の個々の評価と同時に行うべきである。そうすれば、全体の治療計画は価値あるものとなり、長期に安定した予後を得られることを、私は確実に保証する。

　以下の考え方を覚えておいてほしい。歯列を前歯と臼歯とに分けること。それらを別々に評価し、そして、両者を関連づけること。そうすることによって得られる結果はたいへん価値のあるものであること。

原則1
　安定した咬合関係を成功裡に構築するためには、まず歯列の機能的要件を確立させ、そして治療の完了時に各々の歯が果たす役割を決定することから始める。

原則2
　安定した咬合関係を構築するには、歯列を前歯と臼歯とに分けて別々に評価し、そして両者を関連づけることが必須である。

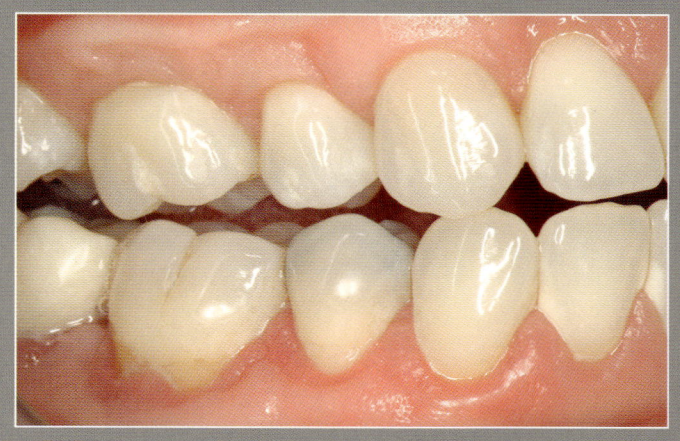

図8-1　下顎が咬頭嵌合位から偏心運動する際に臼歯が離開することで、前歯は機械的、固有受容感覚的、そして防御的に重要な働きをする。このようにして、歯列は水平的な過重負担や過度の咬耗から免れている。

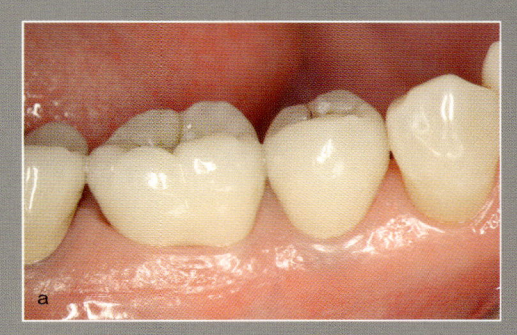

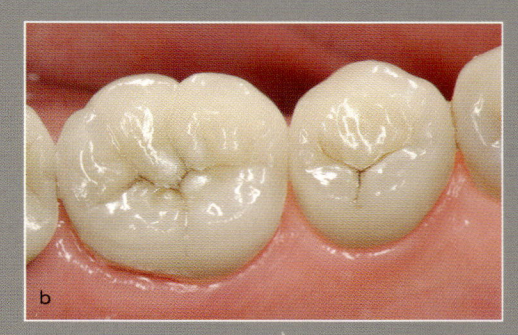

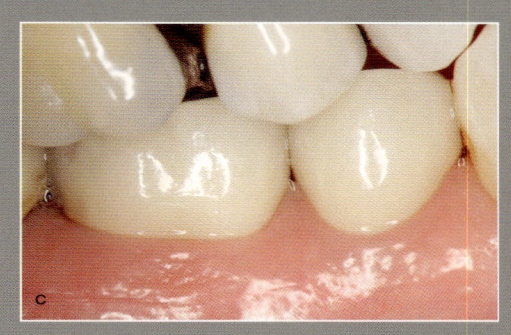

図8-2　第二小臼歯および第一大臼歯に装着されたジルコニアベースのオールセラミック・クラウン。上下的にも頬舌的にも適切な隣接面の接触点により、安定した臼歯部の咬合が得られている（a、b）。下顎歯列の頬側咬合面線角が上顎歯列の中心溝に明確に位置して支持され、上顎歯列の口蓋側咬合面線角が下顎歯列の中心溝に位置する場合に、咬合の安定が得られる（c）。臼歯は咬頭嵌合位において、水平方向への力から上顎犬歯および上顎切歯を保護し、嚙みしめ時に下顎を安定させる。

　本章では、安定した咬合関係が欠如しており、歯列を長期間良好な状態に保つのが困難と思われる状態の診断および管理における原則について焦点を当てる。

　1952年にPosselt[2]は、顎関節および下顎頭のガイドよりも、切歯のガイドのほうが歯列の機能的咬合に与える影響が大きいことを示した。それ以後、重度の歯周炎や著明で有害な咬耗によって損なわれた歯列の咬合を、この原則に基づいて修復することによって良好な長期予後を得ることができることが示されてきた。このことは、この原則が正しいことを証明している[3]。これらの咬合治療の原則により、症状が進行した症例において長期に健全性を維持することができるのであれば、あまり進行していない症例を管理する場合には、この原則により大きな価値があると思われる。

　治療計画を立案する際には、単純な症例から非常に複雑な症例までどのような症例であっても、私のプロトコールでは構成するパーツに分解する。診断という観点から各パーツを個別に分析し、そして、機能的かつ審美的な要求にもっとも役立つオプションのなかから治療法を選択する。

　本章では、咬合再建を考える際のジレンマを解消するアプローチについて述べる。まず、必然的に咬合の問題を診断することから始める。もっとも重要なことは、個々の歯の歯周組織による支持について分析することから診断を開始し、つぎに、各歯の咬合における役割を分析し、さらに、修復による機能的な成果と審美的な要素のバランスを分析することである。

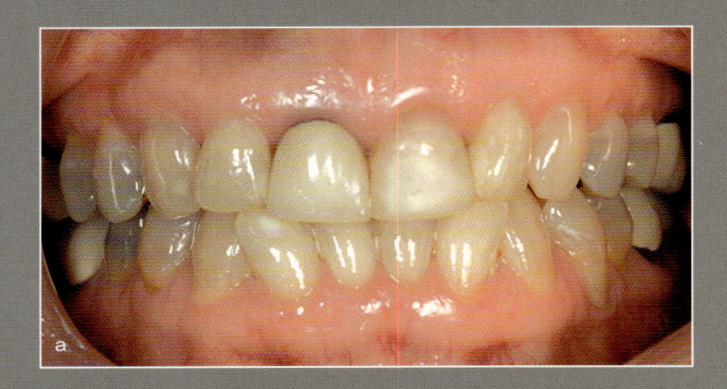

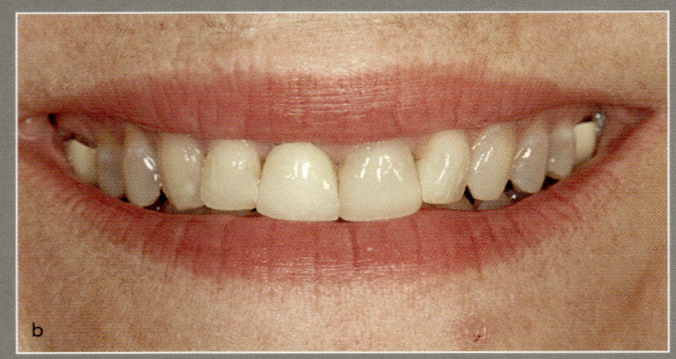

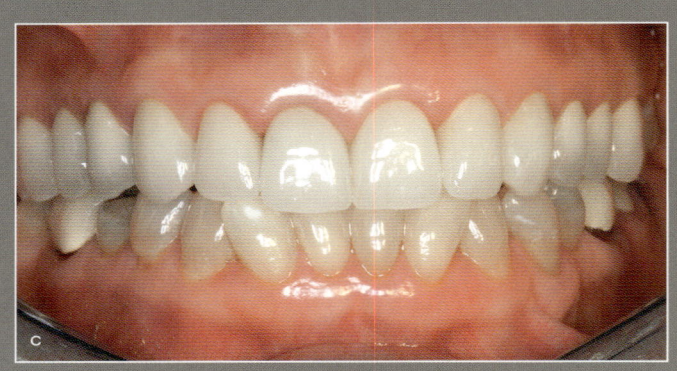

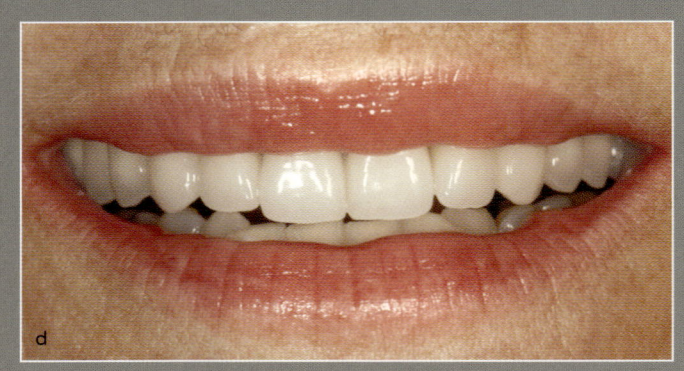

図8-3　天然歯の歯冠形態(a、b)。強化ジルコニアオールセラミック・クラウンによって患者の厚めの口唇が支持されている(c、d)。

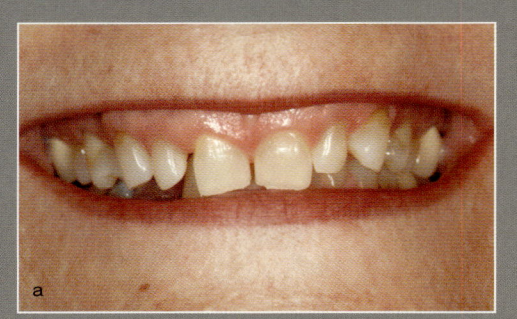

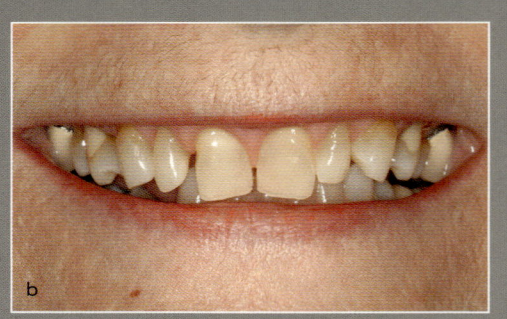

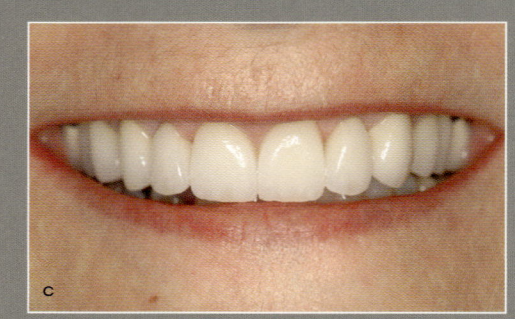

図8-4　天然歯の歯冠形態(a)および臨床的歯冠長延長術後の天然歯(b)。高強度ジルコニアオールセラミック・クラウンを装着することにより、薄い口唇による審美的に非常に難しい状態を改善している(c)。

咬合を評価・診断する
Diagnostic Evaluation of the Occlusion

パートⅠ：顔貌と口唇

　顔貌は歯の形態に強く影響を与える。これは決して不可侵のものではないが、一般的には、長く細い顔には狭くテーパーのある歯の形態が、丸顔には丸みを帯びた歯の形態が、角張った顔貌には方形の歯の形態が似合いやすい、などとされている。厚めの口唇（図8-3）には比較的大きめの歯の形態が適用でき、非常に薄い口唇には狭くテーパーのある歯の形態が要求される。口唇が厚い患者と薄い患者とでは、歯肉組織の厚さおよび歯肉の露出量が笑顔に与える影響は異なる。口唇の薄い患者（図8-4）および歯肉の露出量が大きい患者では、しばしば短い歯冠形態を呈し、不調和が生じる。口唇が厚く歯肉の露出量が大きい患者では、短く幅径の大きな形態でうまく対応できるが、顔貌全体の長さが最終的な歯の長さに強く影響する。

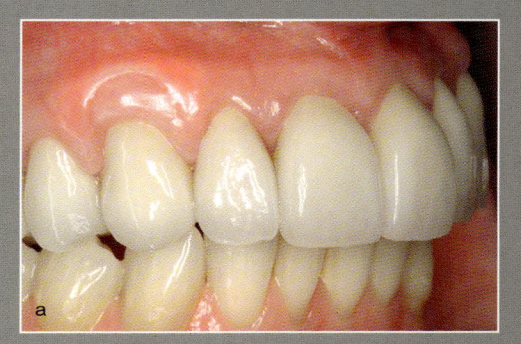

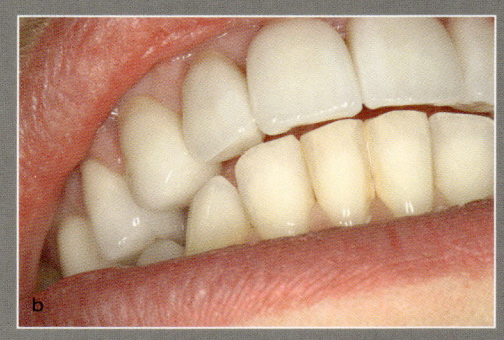

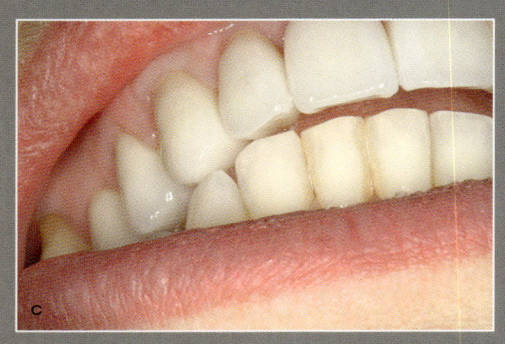

図8-5　(a)Class Ⅱ 1類不正咬合に対するセラミック修復による治療上の咬合関係。上顎犬歯および切歯に、安定した中心咬合位を支持するエリアが確立されており(b)、臼歯を離開させるアンテリアガイダンスの角度は緩やかである(c)。

パートⅡ：咬合平面

　咬合とは、上顎および下顎歯列の咬合平面を適合させることであり、その際、不整のない均等な関係を構築する必要がある。ゴールは Class Ⅰ の咬合関係を再構築することである。
　歯が欠損している場合、隣接あるいは対合する歯が挺出、移動または圧下して咬合平面に影響し、終末閉口位あるいは側方運動時に歯と歯の干渉を生じる可能性がある。

パートⅢ：切歯の関係

- オーバーバイト：上顎前歯群には0.5〜3.0mm のオーバーバイトがあるべきである。
- オーバージェット：上顎前歯群には0.5〜3.0mm のオーバージェットがあるべきである。
- アンテリアガイダンスの角度(図8-5)：下顎の偏心位において臼歯が離開する最小限の角度を用いる。

パートⅣ：歯周組織の健全性

　咬合性外傷とは、歯と歯の接触、口腔周囲の筋活動、あるいは異物と歯との接触によって生じる付着の傷害である。咬合性外傷は、支持組織がこれらの応力に対して抵抗もしくは適応できない場合に生じる[4]。もっともありふれた臨床所見は歯の動揺である。エックス線学的には、しばしば当該歯に歯根膜腔の拡大がみられる。
　上下顎歯列の各歯について、歯周組織の安定性および健全性を評価することは、臨床医の責務である。歯周組織の健全性、各歯の骨に支持された歯根長とその動揺パターンを分析することで健全性を評価できる。
　歯槽骨の支持が十分(75%かそれ以上)で動揺が最小限の歯は、かなり安定したユニットとみなして良い。歯槽骨の支持が十分(75%以上かそれ以上)で動揺(1度かそれ以上)を示す歯で、習癖による歯の接触のために当該歯に過度の応力がかかっていると思われる場合(一次性咬合性外傷)には、かなり安定しているとみなされる。ひとたび歯に作用する応力が小さくなったり、あるいは咬合面展開角や臼歯離開の角度が浅くなったり、もしくはそれらの両方が生じると、歯の動揺は著しく減少し、健全で安定した状態に戻っていく。

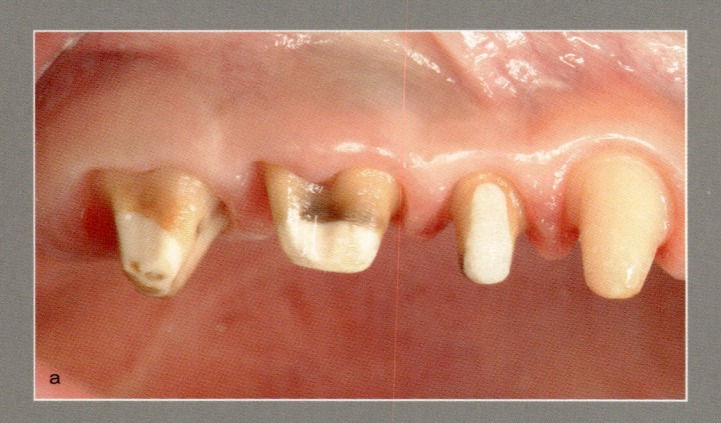

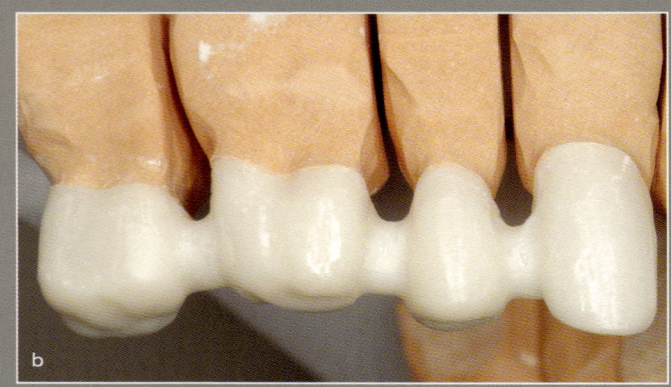

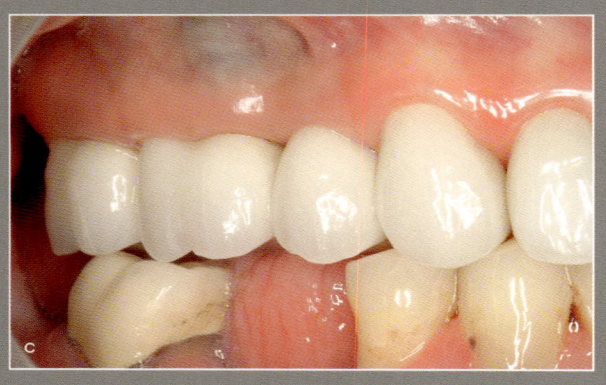

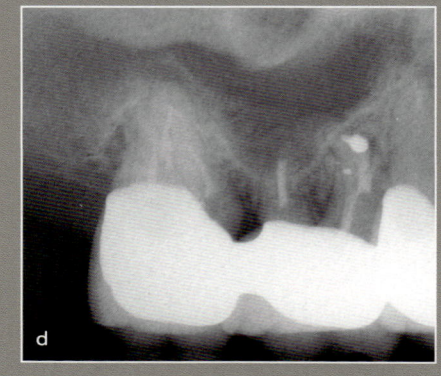

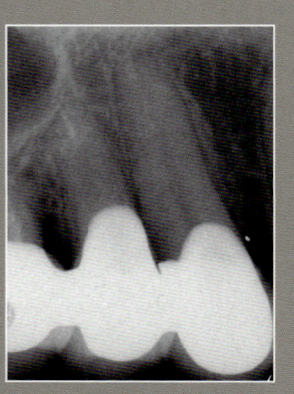

図8-6　(a)支台歯形成。(b)連結したジルコニアフレームワーク。(c)各歯の歯根が短く、弱く、歯周治療および咬合調整後も持続的に動揺を示したため、上顎左側の大臼歯、第一小臼歯、および犬歯は連結されている。(d)連結された歯根のエックス線写真。全体として強固な安定性が得られ、咬合力に抵抗しやすくなっている。

　歯槽骨の支持が60％以下で動揺のない歯は、その歯単独でうまく機能し続けるかもしれない。しかし、歯槽骨の支持が60％以下で著しい動揺を示し、正常域を超える応力を与えることができない歯は、その歯単独では正常な機能を支えることができないと思われる。この状態(二次性咬合性外傷)では、強固な隣在歯との連結固定(図8-6)、もしくは、その歯を抜去し、骨内インプラントによる歯冠修復を選択する必要があるかもしれない。

　もちろん、このアプローチには多くのバリエーションがある。下顎前歯部にしばしばみられるように、歯槽骨支持が著しく減少している(50％以下)場合であっても最小限の動揺しか示さないこともある。下顎前歯は咀嚼筋による力の影響からもっとも離れた位置にあるため、咀嚼筋の直接の力を最小限しか受けず、また一般的に、歯軸の方向に応力を受けるからである[3]。

パートⅤ：咬合の力学

　臼歯部の咬合崩壊は、1本もしくは数本の臼歯の喪失から生じ、隣在歯の移動、対合歯の挺出、辺縁隆線やセメント—エナメル境のレベルの不整、また同時に、歯槽骨レベルの不整などが生じる。このような変化によって歯の自己防御能力が損なわれる環境が生じる。その結果、垂直性の歯槽骨吸収が起こり、しばしば骨縁下ポケットの形成や臼歯の隣接面う蝕をまねく。咬合高径は臼歯部の咬合で支持されるが、臼歯の喪失によって残存する前歯に咬合力が作用してしまう。この状態は、前歯の長期的な機能および生存に強いネガティブインパクトを与える[5]。

　臼歯部の咬合崩壊が生じると、形態と機能の修復はより困難になる。臼歯の咬合は再確立させなければならないが、その際咬合高径を回復し、切歯のアンテリアガイダンスを臼歯の咬頭の高さに調和させなければならない。これによって、下顎の偏心運動時に臼歯の離開が可能となる。

　研究データや優れたケースレポート[6-15]がたくさん報告されている。それらを読めば、咬合の病因因子および外傷が歯周疾患の進行に与える影響に関する疑問は解決できるであろう。それらを積み上げることにより、最終的には、より治療結果に重きをおいた咬合治療のアプローチが確立できるであろう。たとえば、歯周疾患の傾向がある同一の歯列内に著しく状態が悪い歯や歯の欠損がある場合、残存する前歯に好ましくない応力がかかってしまい、動揺が生じる。このような症例においては、臼歯部にインプラントを埋入し、固定性補綴装置を装着するのが望ましい[5]。正しい咬合高径で臼歯部の咬合を修復することで、前歯の動揺を著明に減少あるいは消失させ、前歯を安定させることができる。

原則の適用
Application of the Principles

前歯の咬合

　前歯部において個々の歯が安定している場合、通常、下顎の機能運動時に臼歯離開に必要なアンテリアガイダンスは犬歯のみで付与することができる[16]。

　前歯部がやや不安定な場合には、作業側において、上顎犬歯および上顎小臼歯の頬側咬頭内斜面に、また場合によっては、大臼歯にも接触滑走を付与して臼歯を離開させる。このガイドの角度は、犬歯より遠心の歯ほど傾斜が緩やかとなり、作業側での下顎運動の弧の長さは犬歯より遠心の歯では次第に短くなる。

　前歯部が比較的不安定で、犬歯と切歯とを連結し全体の安定性を向上させるべきと判断した場合には、犬歯のガイドで臼歯を離開させることができるだろう（図8-7）。

　上顎犬歯を骨内インプラントで置換した場合、一般的には犬歯のガイドは歯槽突起で十分支持できる。インプラントは天然歯の歯根よりもやや弱いものと考えて犬歯の歯冠形態を付与し、臼歯を離開させる最小限の角度を与えるようにすべきである。筋電図学的研究によれば、臼歯離開の角度を緩やかにすることで筋活動が抑制され、インプラント体への過重負担を防げることが示されている[17]。最終補綴装置を完成させる前に、インプラントに装着したプロビジョナル・クラウンを利用して、機能時の役割を十分に観察する必要がある（図8-8）。インプラント1本では強度に信頼性がおけない場合には、可能ならほかのインプラントクラウンと連結したうえで、犬歯ガイドを与えることも考えられる（図8-9）。あるいは犬歯部にインプラントが1本しかなく、強さに疑問がある場合には、グループファンクションを付与し、側方力を犬歯および多くの隣在歯に分散させるようにすべきである。

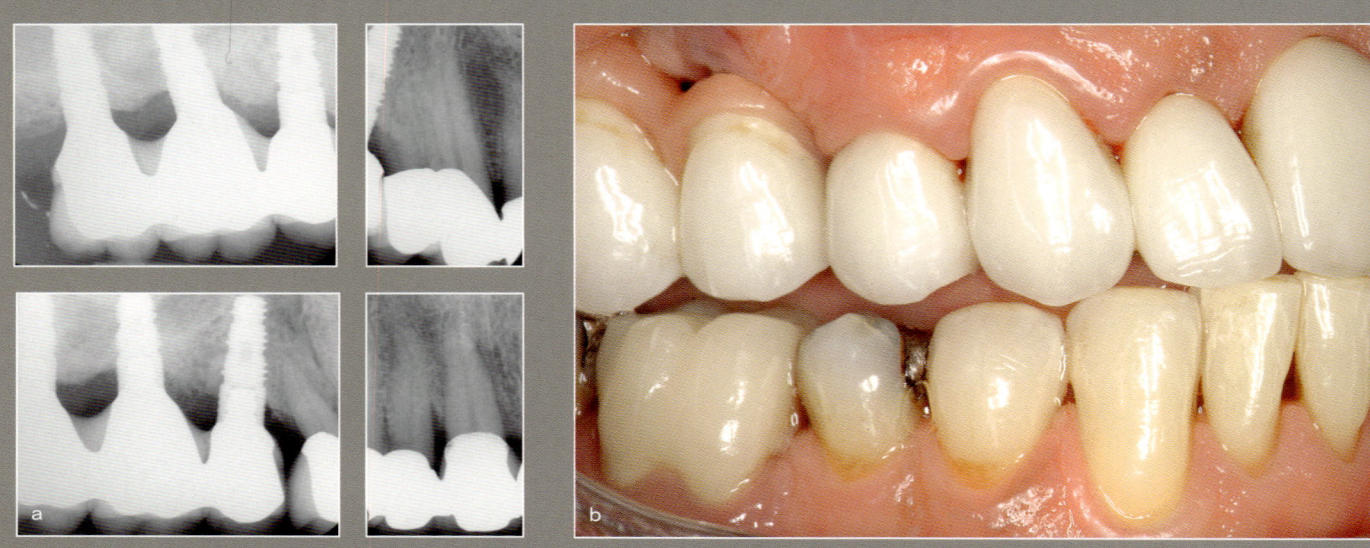

図8-7　(a)本症例では、残存する前歯は著明な歯槽骨の吸収をともなう歯周疾患に罹患しており、状態が悪い。(b)前歯を連結固定すれば、偏心運動時の臼歯離開に必要なアンテリアガイダンスを犬歯で維持することができる。

臼歯の咬合

　すべての臼歯が健全な付着を有し、隣在歯と適切な位置関係を有している場合には、臼歯の咬合が安定しているとみなされる。これは、接触点が強く、適度に緊密であること、辺縁隆線の高さが隣在歯とそろっていること、および、咬頭が小窩および辺縁隆線に咬合接触し、対合歯の咬合面同士が狭い面積で接触している状態である[1]。咬合接触部位は3点接触である必要はなく、また、すべての臼歯においてすべての機能咬頭が対合歯と咬合接触している必要はない。目標は、咬頭嵌合位においてすべての臼歯の機能咬頭に全体的にほぼ均等な咬合接触があることである[18]。

　下顎後退接触位(RC：retruded contact position)は、下顎が蝶番運動を行う終末閉口路上で緊張のない下顎位である。これは、臼歯の接触を説明するものではなく、下顎を最後方で閉口させた際に最初に咬合接触した位置と説明されているという点で、顎位としては安定しないものとなっている[2]。

　咬頭嵌合位(IC：intercuspal position)は、多くの場合、臼歯が緊密に咬合接触した際に下顎後退接触位よりも前方にある咬合位である。患者はいずれかの咬合位で完全に快適であり、ある咬合位がほかの咬合位よりも優れていると考える必要はない。臨床症状がなければ、咬頭嵌合位は生理的とみなされ、したがって、治療上修正する必要はないであろう。

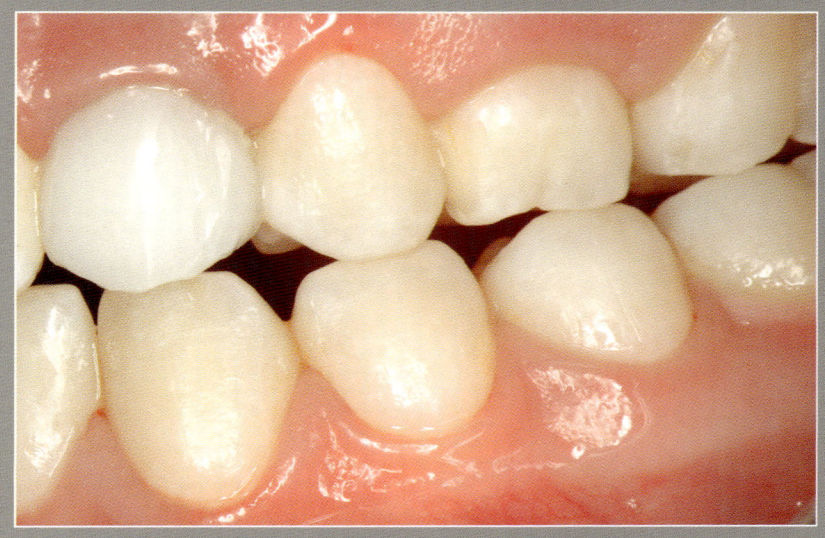

図8-8 アクリルレジン製のプロビジョナル・インプラントクラウンが側方運動時に患者自身の天然臼歯と協調している。

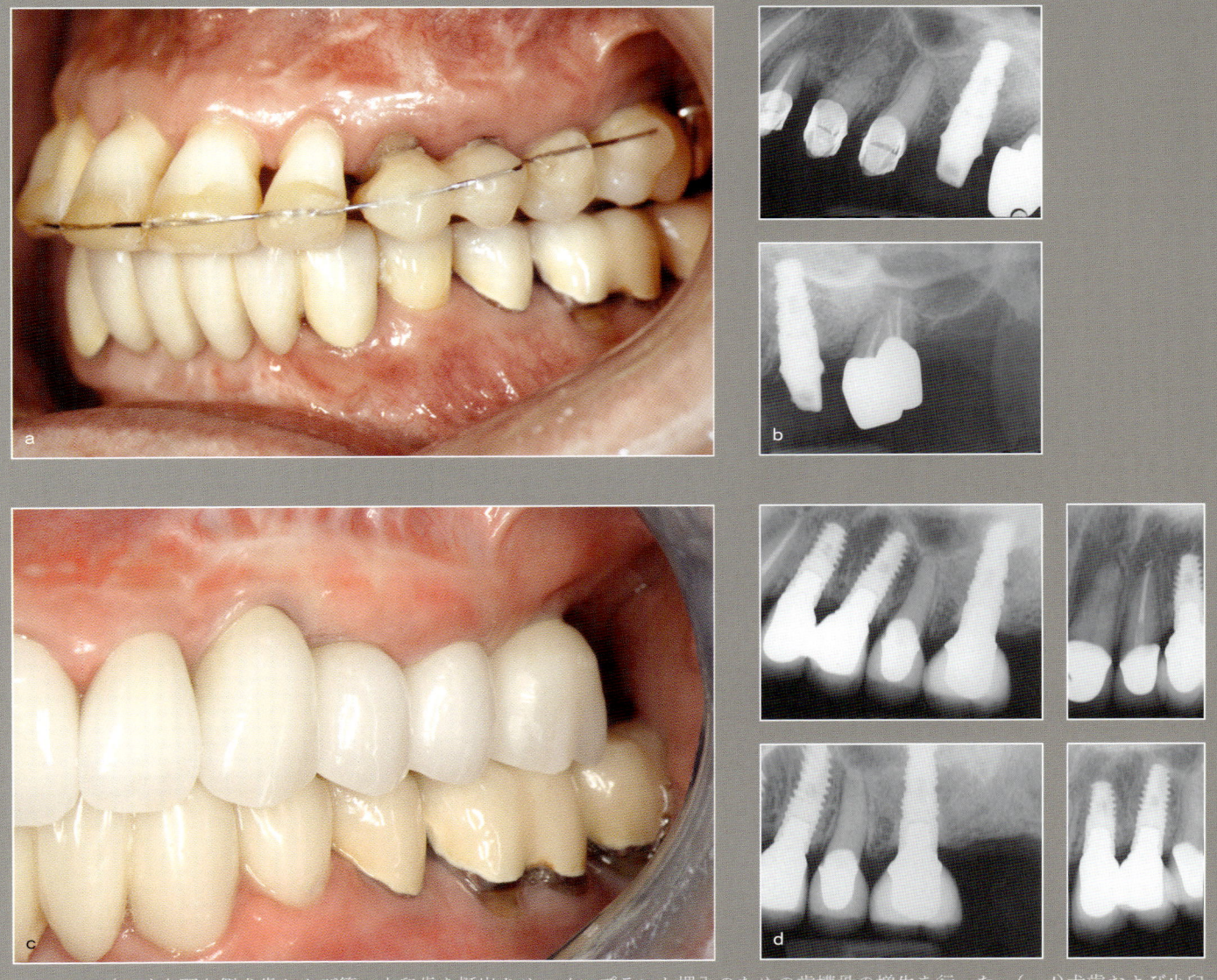

図8-9 (a、b)上顎左側犬歯および第一小臼歯を挺出させ、インプラント埋入のための歯槽骨の増生を行った。(c、d)犬歯および小臼歯の歯根は弱すぎて通常の咬合力に抵抗できないため抜去し、同部に骨内インプラントを埋入した。犬歯1本によるガイドよりも長期予後が良好であると期待して、上顎犬歯部および第一小臼歯部のインプラントクラウンを連結した。臼歯離開のための角度を緩く設定するのが重要であることに注意してほしい（矯正学的挺出とインプラント治療は Dr. K. A. Rose, Chevy Chase, MD による）。

生理的咬合(Physiologic occlusion)は理想的である必要はなく、必ずしもすべての咬頭が対合歯の辺縁隆線または小窩に咬合接触していなくても許容できる。また、咬合平面は理想的にそろってはいないかもしれない[3]。たとえば、同一口腔内において右側の臼歯部の咬合は強いスピーの湾曲を示し、左側臼歯部の咬合平面は湾曲が弱く平坦なこともある。

　診断医による咬合分析の結果、作業側あるいは非作業側の臼歯部の早期接触を指摘されることがある。しかしながら、閉口時に下顎が偏位したり、不自然な歯の摩耗がみられたり、筋筋膜痛障害もしくは筋および靱帯の疼痛を呈したり、1歯あるいは数歯、もしくは当該歯に著明な動揺がみられたりといった臨床症状がないかぎりは、決してそのような咬合接触を干渉とみなしてはならない。したがって、病的な兆候がないかぎり問題とはならないということが根本的な教訓である。

　私は、病的な咬合とは病気を示す咬合であると考える[18]。これは、さまざまな形態をとりうる。

- 1歯あるいは全体的な歯の摩耗(図8-10〜図8-12)。咬耗、摩耗、アブフラクション、酸蝕、水平的もしくは垂直的摩耗などの種類がある。
- 動揺が発現している咬合性外傷(図8-13)。
- 筋および靱帯の疼痛をともなう顎関節機能障害。
- 1歯あるいは数歯において歯槽骨吸収がみられる歯周疾患。
- う蝕。

治療的咬合

　治療的咬合(Therapeutic occlusion)は、歯科医師が病的とみなした歯列を修復する際に患者に対して付与する咬合である[18]。う蝕、歯周疾患、摩耗および顎関節機能障害の症状などは、管理され、軽減され、そして解決されねばならない。治療的咬合は、これらの問題を管理し、長期的な安定を得ることを目的として立案されなければならない。

- う蝕のコントロール。治療オプションには、直接法による充填修復、ラミネートベニア、アンレー、クラウンなどがある。
- 歯周疾患。どのような治療オプションを選択するかは残存する付着の状態次第、つまり歯周組織に問題のある歯を孤立させるのか、それとも連結して全体的に安定性を増すのかをどのように判断するかによる。
- 顎関節の不快感。作業側および非作業側の干渉や、ときには筋スパズムの潜在的なトリガーとなりうる下顎後退接触位と咬頭嵌合位の不一致を除去するのが望ましい。
- 咬耗による前歯、さらには臼歯の形態の破壊(図8-14)。臼歯部および前歯部の咬合、ならびにガイドのリハビリテーションが咬合の安定の回復に必須である。

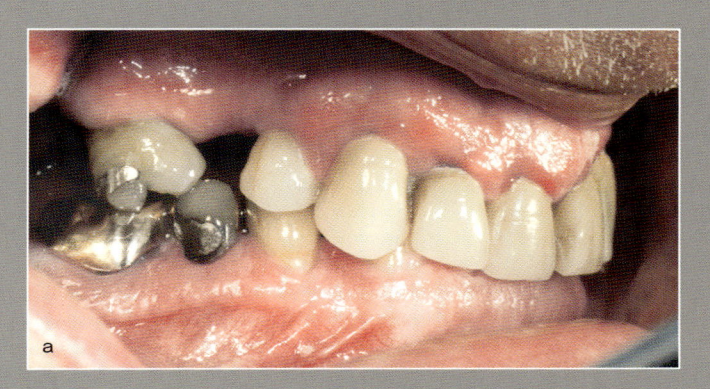

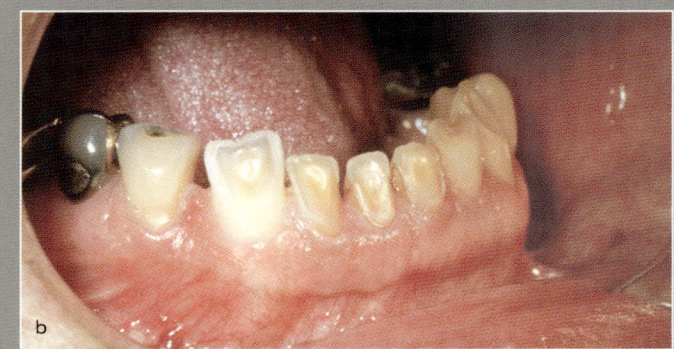

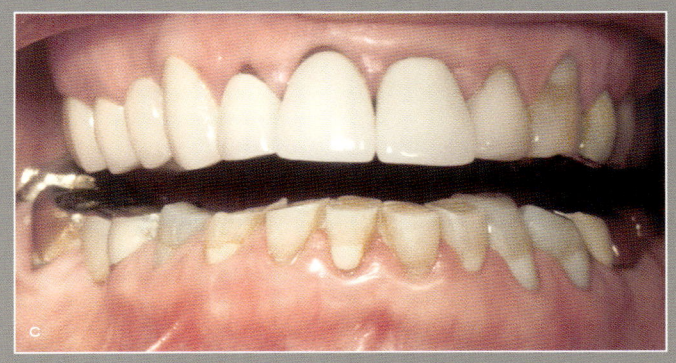

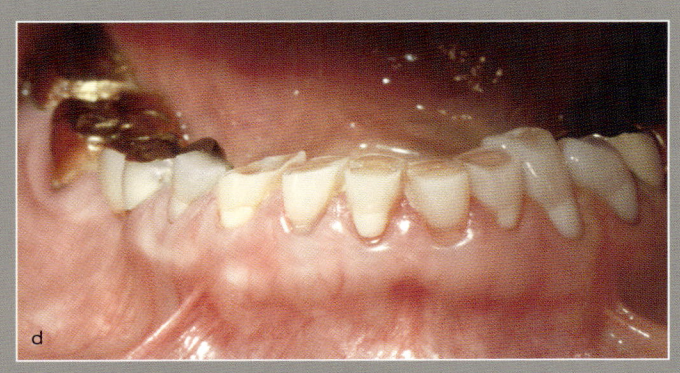

図8-10 歯の摩耗の大部分は機械的なものであり、垂直的なパターン（a、b）、あるいは、水平的なパターンを示す（c、d）。

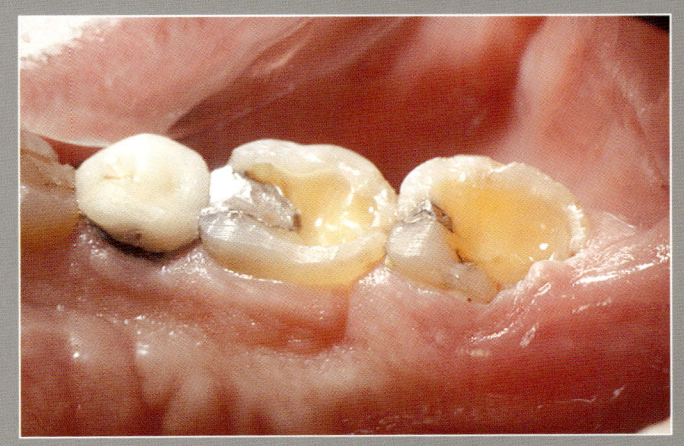

図8-11 下顎の大臼歯における酸蝕による摩耗パターン。患者は胃食道逆流性疾患（GERD）と診断された。

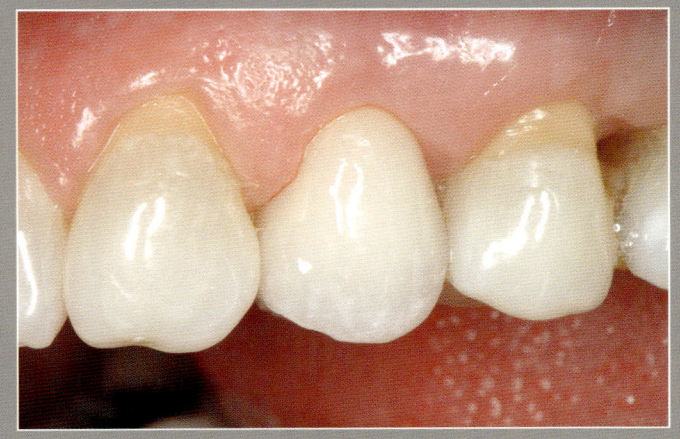

図8-12 アブフラクションの摩耗パターン。典型的な歯頸部の溝状を呈する。歯に作用する曲げ応力の結果生じたもので、歯頸部の溝は一般的には、解剖学的歯冠と解剖学的歯根との境界部にみられる。

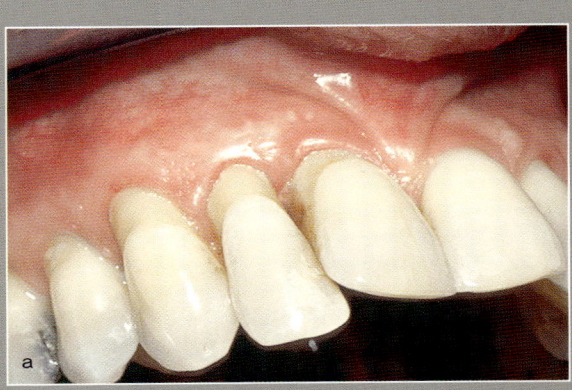

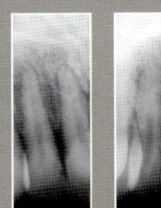

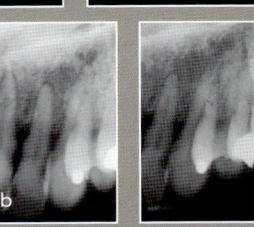

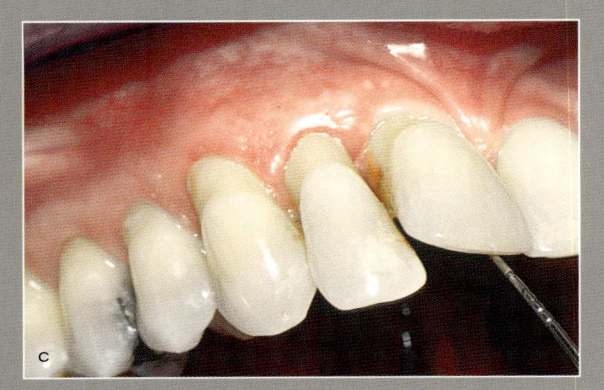

図8-13 （a、b）咬合性外傷は大小さまざまな歯の動揺を呈する。この症例の上顎中切歯は重度の二次性咬合性外傷に陥っており、強い歯槽骨破壊像を呈している。（c）歯周プローブで切縁を押すだけで、簡単に歯が唇側に移動することに注目してほしい。

257

摩耗パターンが非常に急激な歯質の消失を呈している場合、咬合高径も回復する必要があるだろう。

治療的咬合をデザインする際、一般的に、問題のある歯列を修正するにあたって、咬合デザインの適切さを評価するのに役立つ3つのステップがある。

1. 正しい切縁の関係、正しい正中の関係、理想的な歯冠の高さおよび幅径、そして歯全体の形態を歯列周囲の口唇や頬の支持を、安静にさせた状態およびフルスマイルをさせた状態で決定するに際には、診断用モックアップ(図8-15)が歯科医師および患者の両方に役立つ。この臨床操作は写真および研究用模型で記録し、それぞれのオリジナルと比較する必要がある。
2. 技工室で行う診断用ワックスアップ(図8-16)は、つぎのレベルの咬合デザインの構築である。診断用モックアップから得た情報に基づいて、それを咬合器にマウントした模型上に再構築する。その際、臼歯の咬合平面、アンテリアガイダンスなどを注意深く正確にデザインする。
3. プロビジョナル・レストレーション(図8-17)は、診断用ワックスアップに基づいて製作することによって、臼歯および前歯の形態と機能を修復する治療的咬合のデザインが構築できる。

以上より、歯列が臼歯の咬合と前歯の咬合とに分けられることが、明確に理解できたことと思う。それでは、どちらを先に構築すべきであろうか。前歯部の平面をまず構築すべきと力説する学派もあれば、臼歯の咬合を先に構築し、確立された臼歯の咬合平面に基づいて前歯部の咬合関係を後から理想的に仕上げるべきと主張する学派もある。

私は、最終的な咬合高径が安静空隙を侵害しないという前提が守られれば、どちらのアプローチでも可能であると信じている。だからこそ、たとえ臼歯の咬合が崩壊した状態であっても臼歯が存在していれば、本来の咬合高径に近い安定した臼歯の咬合平面を再構築することが可能となる。そうすれば、前歯を患者の微笑と調和するように位置づけ、臼歯の咬合にも調和した前歯部の平面を作ることが可能となり、治療を成功に導くことができる[3]。

われわれは、Class Ⅰ、Class Ⅱ 1類、Class Ⅱ 2類、およびClass Ⅲの歯列の咬合デザインについて、歯列がどのように違うか、またどのような骨格的特徴を示すかを知っている。では、咬合治療の計画立案に関してはどうだろうか。われわれの治療目標は、理想的には、病的な咬合を可及的にClass Ⅰの咬合モデルに近い状態へ回復させることにある。このことは生体力学的にはどのように展開するのだろうか。

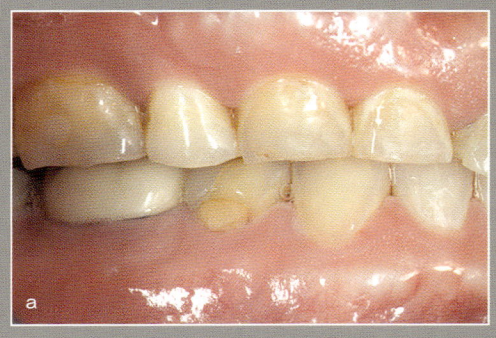

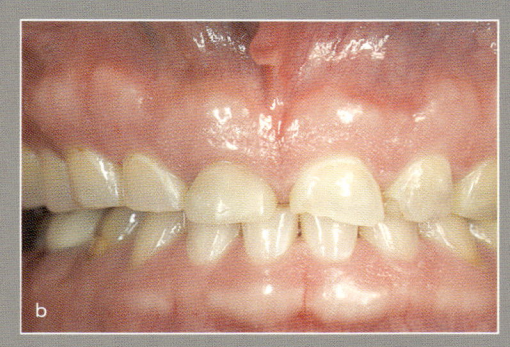

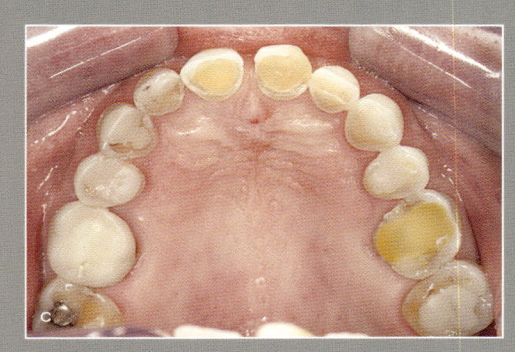

図8-14 （a～c）咬耗によって前歯の形態が徐々に破壊され、臼歯にも咬耗がみられる程度にまで進行している。

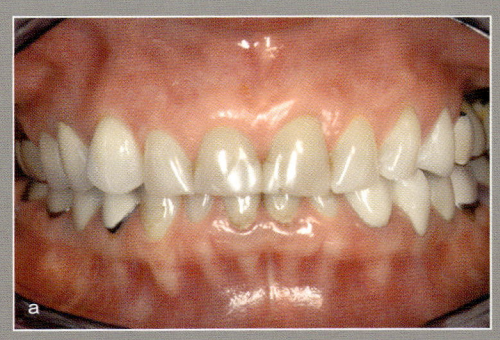

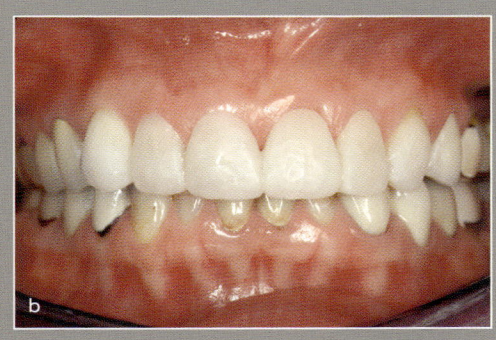

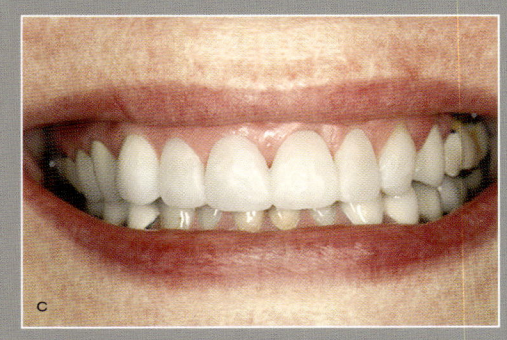

図8-15 （a）治療前。（b）コンポジットによる診断用モックアップ。（c）診断用モックアップによって、切歯の切縁の関係、正中の関係、歯の理想的高さ、幅径および概形、ならびに患者のスマイル時の歯肉の露出などについて修正すべき箇所を示すことができる。

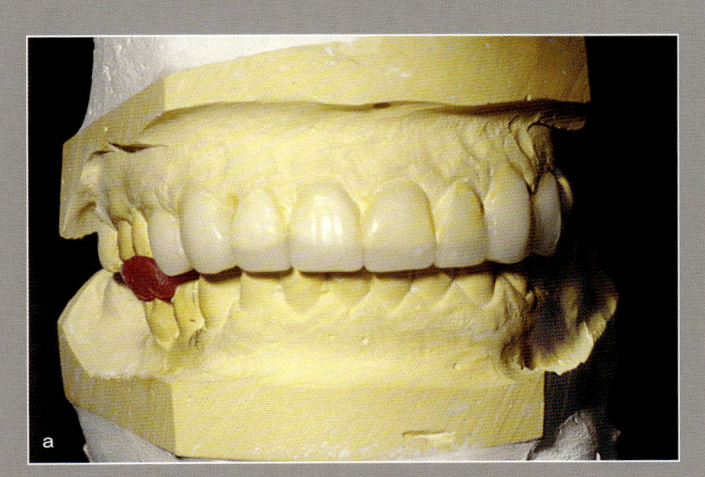

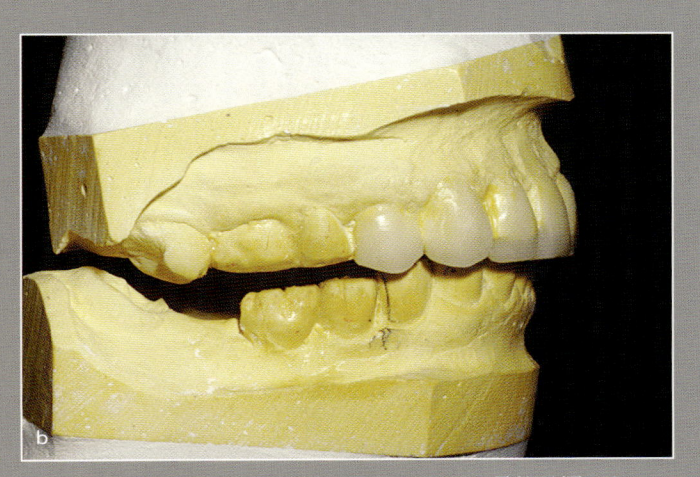

図8-16 （a,b）診断用ワックスアップは診断用モックアップによって得られた情報に基づいて製作する。これは、最終目標であるかもしれないし、あるいは、許容可能な咬合高径において、正確な臼歯の咬合平面、アンテリアガイダンスなどを構築するための単なる開始点にすぎないかもしれない。

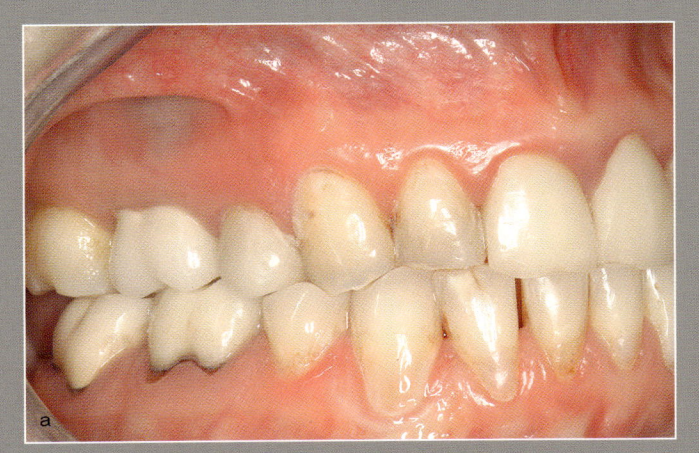

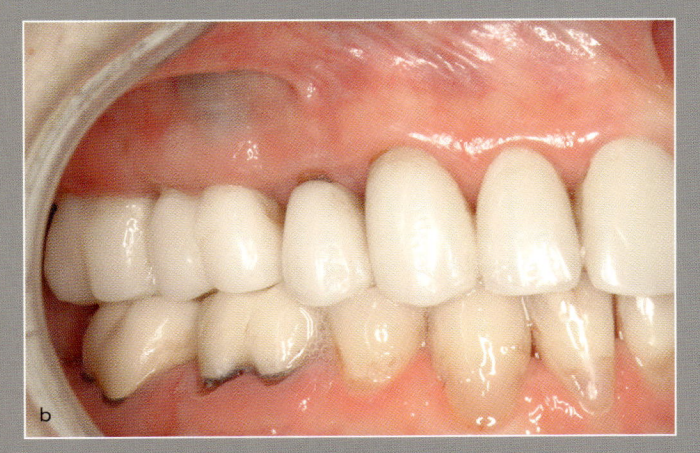

図8-17 （a,b）アクリルレジンによるプロビジョナル・レストレーションは診断用ワックスアップに基づいて製作する。この患者の歯列に対する治療的咬合を確立するにあたって、オーバーバイトが回復し、同時に臼歯部および前歯部のオーバージェットが増加していることに注目してほしい。

259

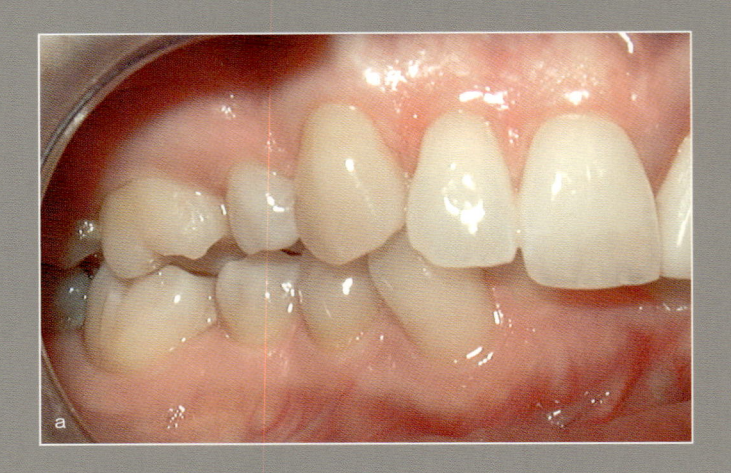

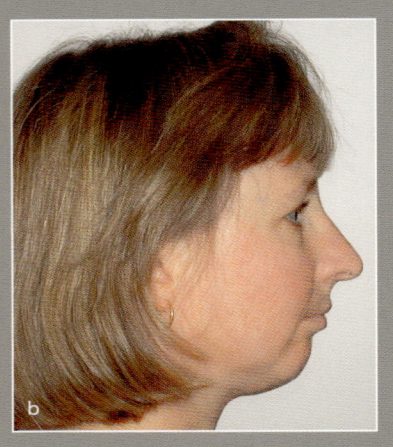

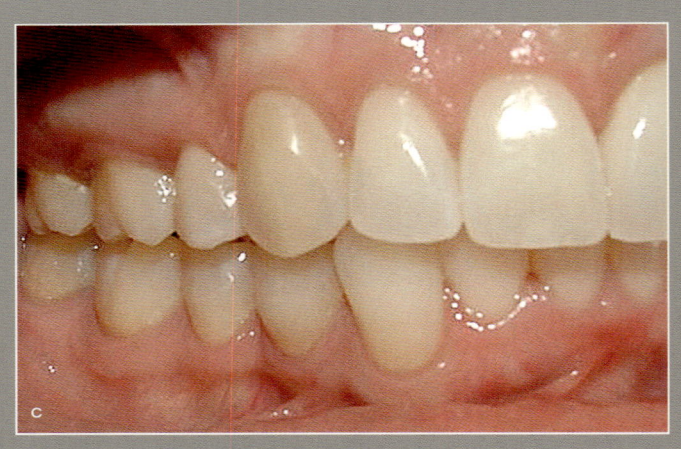

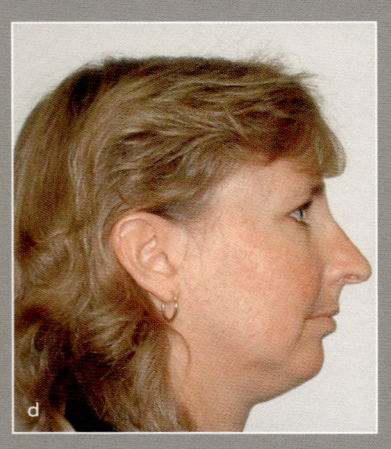

図8-18 修復をともなわない矯正治療による修正。矯正治療によって、前歯の過蓋咬合が理想的なClass Ⅰ の治療的咬合に変化している。(a)治療前の口腔内写真。(b)治療前の側貌。(c)治療後の口腔内写真。(d)治療後の側貌(矯正治療はDr.S Berman,Vienna, VA. による)。

　1つのアプローチは、理想的なClass Ⅰの咬合を作ることを目的として、患者に矯正治療を行うことである(図8-18)。これは個々の歯が健全であるが、うまく咬合していない場合、もっとも効果的に達成できる。矯正治療による修正後は、治療的咬合の目標を達成するための修復治療はほとんど、もしくはまったく必要ない。

　Class Ⅱ および Class Ⅲ の不正咬合では、矯正治療に顎矯正治療を併用することにより、なお適切に理想的な Class Ⅰ の咬合を得ることができる(図8-19)。これについても、修復治療の必要性が最小限の場合には非常にうまくいく。

　もし修復治療の必要性が高く、支台歯形成およびクラウンやベニアを製作しなければならない場合には、治療的咬合を構築するための矯正および顎矯正治療の重要性は大きく異なる。成人歯列において、大きく歯を移動させた場合にしばしばみられる望ましくない後戻りを起こさない安定した咬合関係を作るためには、咬頭の形態を修正することもある(図8-20)。

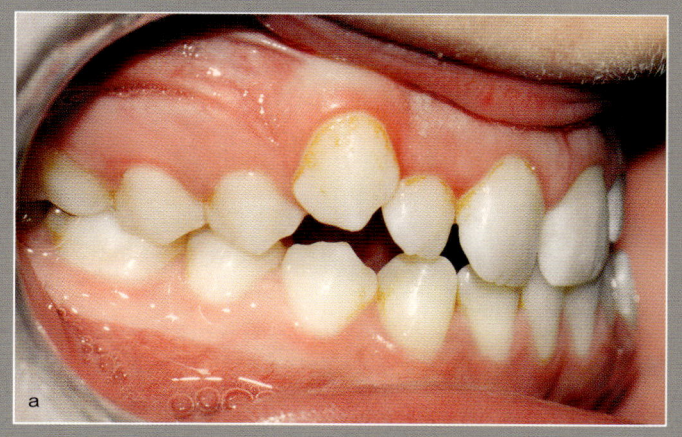

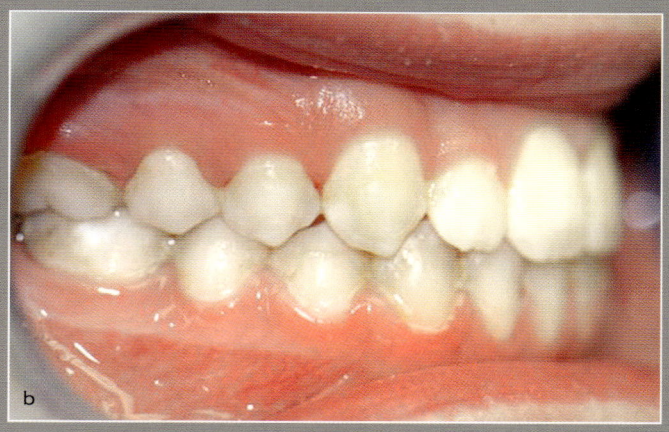

図 8-19 修復をともなわない矯正治療と顎矯正治療。不正咬合は下顎の修正によって Class I の咬合となった。(a)術前、(b)術後(矯正治療は Dr E. Misri, Chevy Chase, MD、顎矯正治療は Dr J. Posnick, Chevy Chase, MD による)。

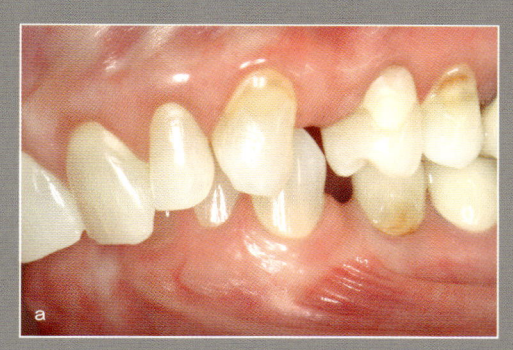

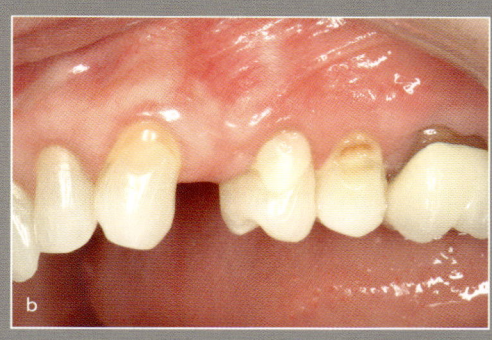

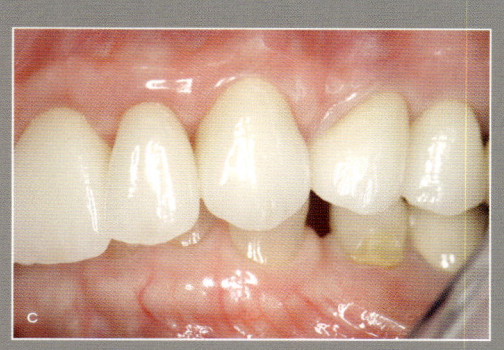

図 8-20 歯と歯列のサイズに不均衡があるため修復治療が必要であった症例。咬合高径を変えずに安定した咬合を構築するため、咬頭の形態修正を行った。(a、b)治療前。(c)治療後。咬合高径は変化させていない。

　患者の要求を満たすには矯正、顎矯正および広範囲にわたる修復治療が必要で、それ以外に良い方法がない症例もある。これは、患者が口腔顔面の修正と同時に顔の見た目をより良くしたいと望んでいるときには、よくあるケースである。
　治療的咬合を与えることが必要な Class I、Class II 1 類、Class II 2 類および Class III の咬合の症例で、矯正治療が効果的な場合でも、患者が希望しないことも多い。このため臨床医は、別の解決策を用意しておくべきであり、安定した前歯および臼歯の咬合デザインを作るために修復治療によって咬合を構築する方法について理解しておかねばならない。
　Class I の咬合においては、下顎前歯が対合する上顎前歯の口蓋側歯面の中央から切縁 1/5 の部位のどこかに接触する(Class I －オーバーバイト／オーバージェット)。

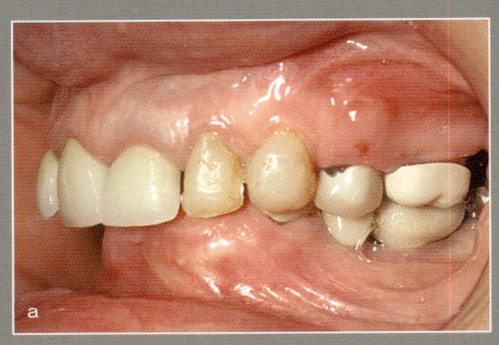

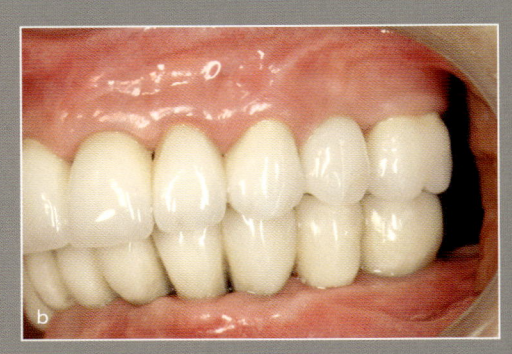

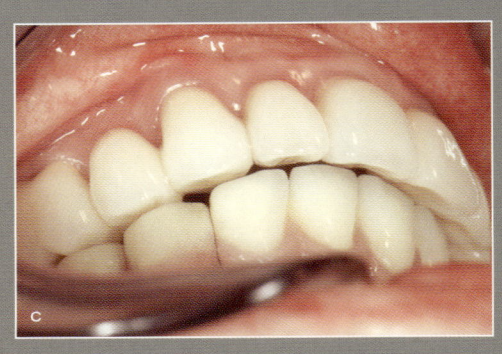

図8-21　Class Ⅱ 1類不正咬合。下顎歯が上顎歯列の内側に重なることなく位置しているのが特徴的である。適切な咬合接触がないため大きなオーバーバイトを呈する。(a)治療前における過蓋咬合(側面観)。(b)前歯および臼歯のプロビジョナル・レストレーション(側面観)。下顎前歯を唇側に傾斜させて上顎前歯の基底結節との接触を回復させている。(c)上顎左右側犬歯口蓋側のカントゥアを拡大することで、下顎前歯を過度に唇側傾斜させることなく、安定した中心咬合位の支持領域を作っている。

　Class Ⅱ 1類の咬合においては、前後的に著明なずれがあり、前歯には接触がないかもしれない。すなわち、下顎前歯が上顎前歯の基底結節と接触するためには、唇側に傾斜させる必要がある。下顎切歯の位置が変更できない場合には、上顎前歯を口蓋側に作り、下顎切歯が上顎前歯に接触して、そこから側方ガイドが与えられるような、中心咬合位の支持領域(centric holding area)を確立するためのプラットフォームを形成する(図8-21)。

　前歯において前後的なずれが非常に著明で、上下顎前歯が互いに接触せず、下顎前歯の切縁が口蓋軟組織と接触している場合、安定した咬合を構築する最良の解決策は、矯正治療または顎矯正治療、あるいはその両方であるかもしれない。個々の歯の問題(すなわち、う蝕、歯周疾患、歯の喪失など)の程度にもよるが、矯正および顎矯正の治療前後、ならびに治療の各段階に組み込まれる修復治療は非常に重要である(図8-22)。

　Class Ⅱ 2類の不正咬合は通常、前歯部の著明な過蓋咬合を呈し、下顎切縁の過度の摩耗を示す傾向があり、経時的に前歯のオーバーバイトが大きくなる(図8-23)。切歯の摩耗は前歯の形態を変えてしまい、臼歯のファセット形成および摩耗を生じさせる傾向がある。このように、臼歯の咬合の安定性が一切変化しなくても(上下顎前歯の不釣り合いによって)、前歯部のオーバーバイトが増大する。このような症例でアンテリアガイダンスを再構築するには、以下の2つの選択肢がある。

1. 矯正治療によって上顎前歯を圧下し、口蓋側歯面を修復して接触を回復させる。圧下によって高さのそろったきれいな歯頸線の形態が再構成され、修復処置が必要な場合には歯の垂直的な高さをより長く用いることができる。
2. 上顎前歯の形態と機能を回復する前に、歯周外科で臨床的歯冠長延長(図8-24)を行い歯頸部の形態を再構成する。

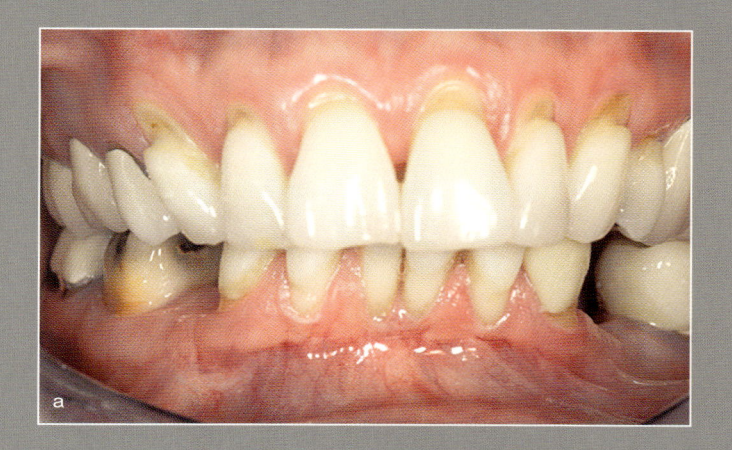

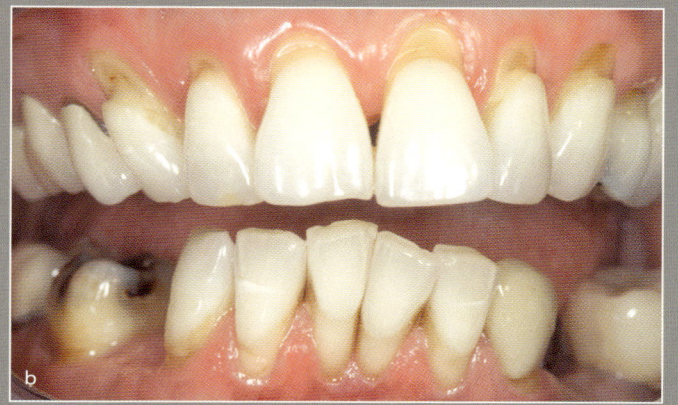

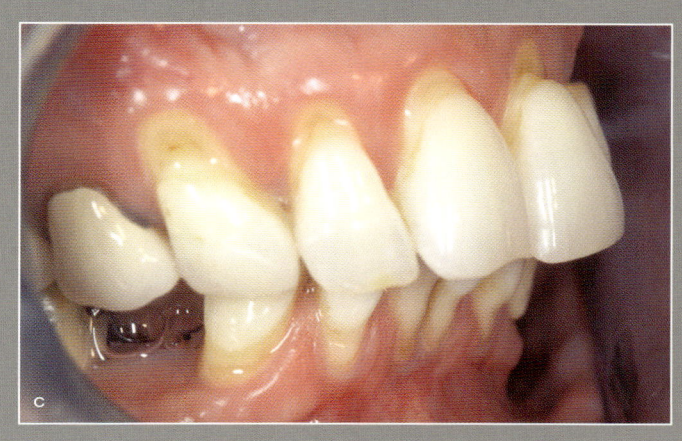

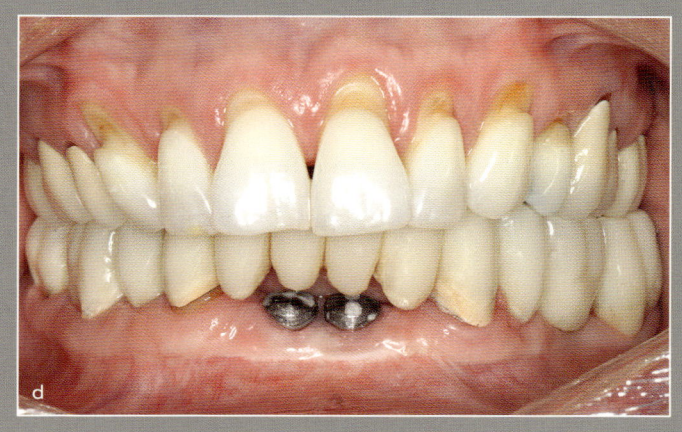

図8-22 （a、b）下顎切歯が咬合平面を越えて挺出して上顎前歯基底結節の口蓋側の軟組織に接触しており、重大な問題を抱えている症例。（c）Class II 1類不正咬合における前歯部の過蓋咬合。（d）下顎歯列にアクリルレジン製のプロビジョナル・レストレーションを製作し、前歯の接触と臼歯の安定した咬合を付与している。

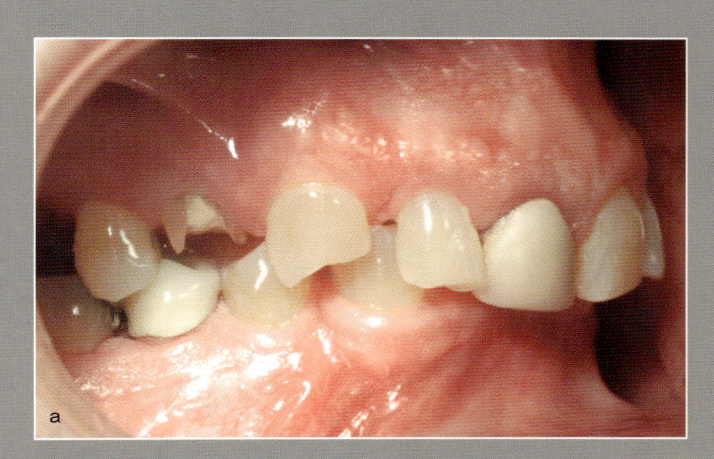

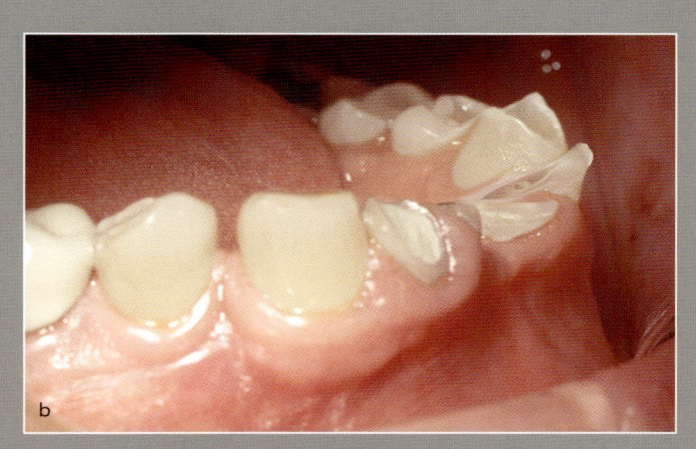

図8-23 （a、b）著明な切歯の摩耗を呈するClass II 2類不正咬合の側面観。

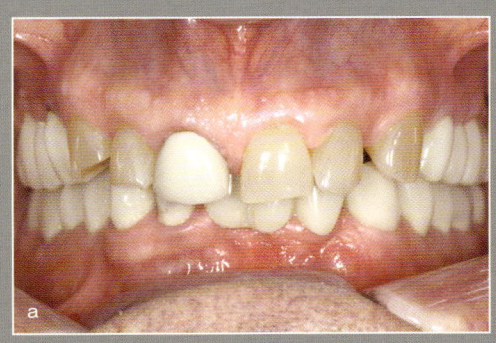

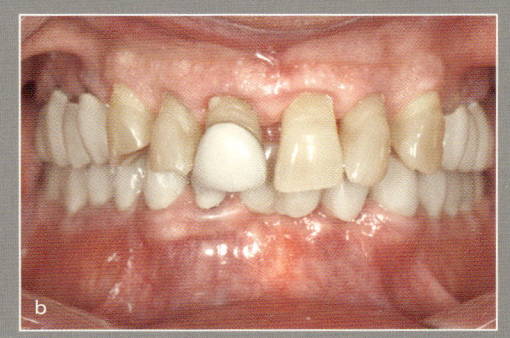

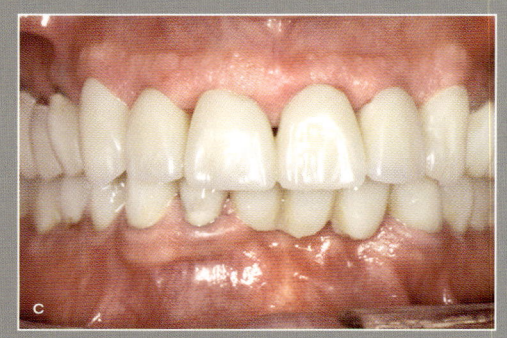

図8-24 上顎前歯の正面観。外科的歯冠長延長前（a）、および後（b）。アクリルレジン製プロビジョナル・レストレーションによる上顎前歯の修復（外科手術はDr. K. A. Rose, Chevy Chace, MD. による）。

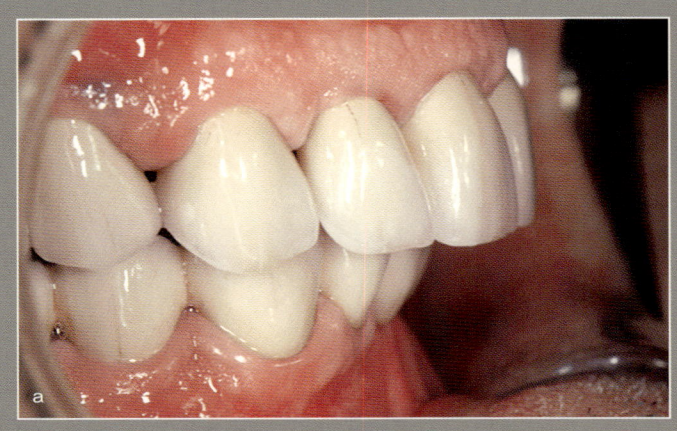

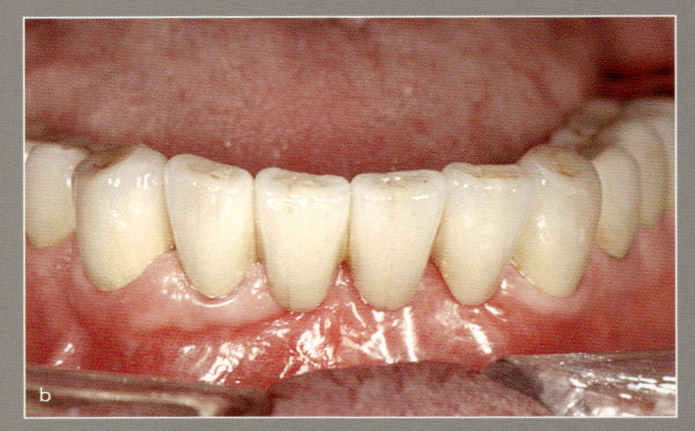

図8-25 下顎前歯の修復（図8-23a、図8-23bと比較してほしい）。（a）治療前は咬合高径の低下がみられる。（b）治療後は咬合高径が回復している。

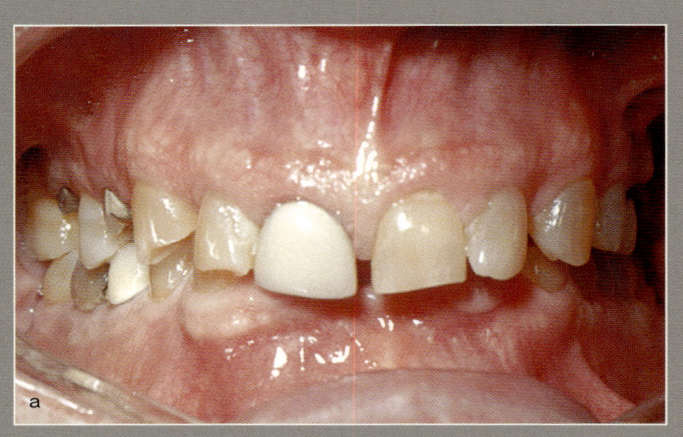

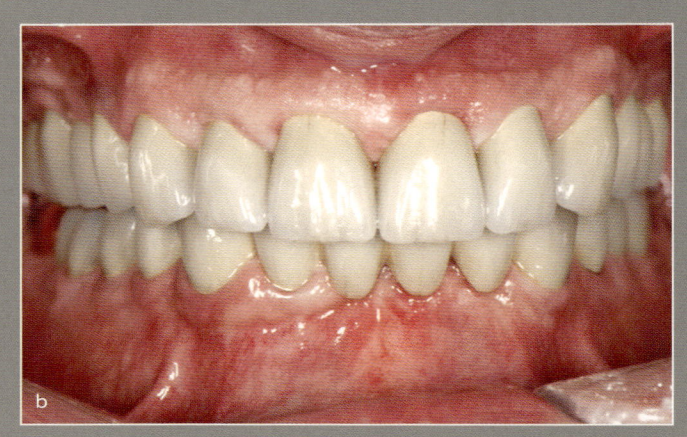

図8-26 （a）治療前の正面観。咬合高径の低下がみられる。（b）治療後の正面観。咬合高径が回復している。

　さらに、下顎前歯が著明に摩耗している場合には、その修復も必要である。具体的には、下顎前歯の解剖学的な形態を修正して切縁を唇側に作り、新規に臨床的形態を付与した上顎前歯と接触させる（図8-25）。このようにすれば、上顎前歯口蓋側の形態を発音に影響を与えるほど広く、あるいは厚くしすぎる必要がない。
　3つ目の選択肢は、咬合高径が明らかに低くなっている場合である。

3．当然、治療方針には前歯の咬合接触とガイドの再構築に加えて、臼歯の修復も含まなければならない。したがって、最低でも上顎または下顎の全歯列を修復しなければならない。失われた咬合高径を回復する過程で、下顎は後下方に移動し、切歯の形態と機能を構築するためのスペースが前方に生じる。上顎前歯が挺出している場合には、切歯を短くして審美的に満足のいくスマイルラインに合わせる必要がある（図8-26）。切歯の平面を変更すべきと判断した場合、先に選択肢2で示したように、矯正治療で圧下させるか、外科的に歯冠長延長させるか、もしくはその両方が必要になる可能性がある。

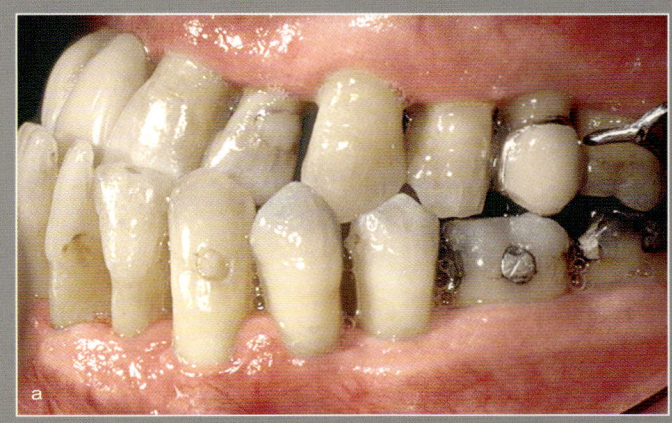

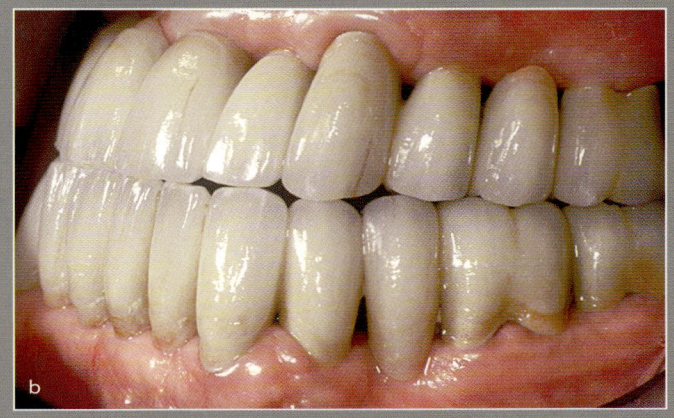

図 8-27　(a) Class Ⅲ の不正咬合。下顎臼歯の舌側咬頭ならびに上顎臼歯の頰側咬頭の役割が逆転し、両者が機能咬頭となっている。(b) Class Ⅲ の不正咬合が Class Ⅰ の咬合に修復され、前歯は切端咬合を呈しアンテリアガイダンスが付与されている。

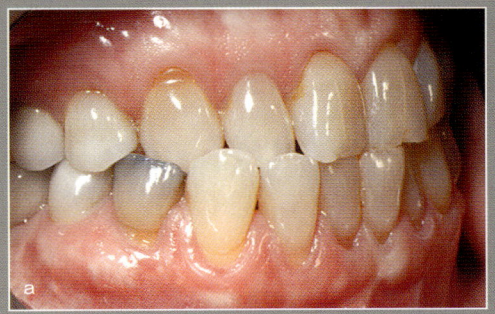

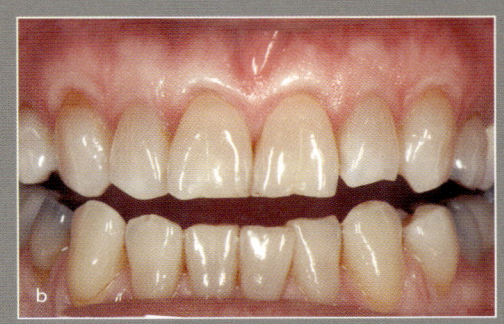

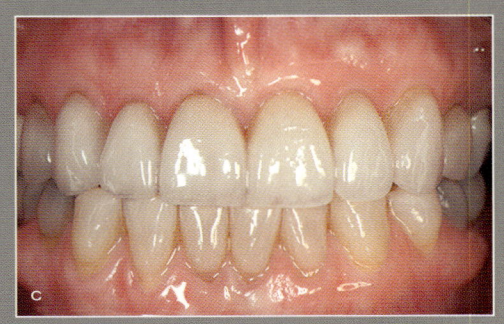

図 8-28　前歯部クロスバイトが 1～3 mm 以内で、そのほかの部位では Class Ⅰ の関係(偽 Class Ⅲ の咬合)の場合、修復治療のみが適応かもしれない。(a, b) 上顎右側犬歯および側切歯におけるクロスバイト。残存する前歯には摩耗がみられ、切端咬合の関係を呈している。(c) 右側第一小臼歯から左側第一小臼歯までをセラミックベニアで修復し、前歯の形態を修正して Class Ⅰ の咬合をシミュレートしている。

　Class Ⅲ の不正咬合では、しばしば前歯部クロスバイトや前歯部開咬を呈し、臼歯はクロスバイトや切端咬合を示す可能性がある(図 8-27)。クロスバイトで前歯部が接触していない場合、前歯が挺出してしまいがちである。アンテリアガイダンスがないと臼歯が前歯部の機能を肩代わりしなければならず、その結果、機能咬頭はより早く摩耗し、前歯部のクロスバイトが悪化する。

　最低限前歯部の Class Ⅰ の関係を作り、臼歯に過剰な機能圧がかからないようにすることが目標である。初期の段階においては、矯正治療のみでこの不正咬合の問題解決が可能かもしれない。前歯部クロスバイトが 1～3 mm 以内で、そのほかの部位では理想的な Class Ⅰ 関係の場合(う蝕や切縁の摩耗などがあり修復の必要性が十分に認められれば)、修復治療のみが適応かもしれない(図 8-28)。

　前歯部クロスバイトが重度で、矯正治療でも修復治療でも十分に治療できない場合、いわゆる力学的な矯正治療とともに顎矯正治療を行うのが最善の解決策であろう。もちろん、咬合をゴールへ導くためには、これらの治療法の限界を知ったうえで、1 つの組み合わせを選択することになることを読者は理解すべきである。

　最後のセクションでは、包括的症例呈示を行い、本章で紹介した原則を読者が治療計画に適用するのに役立てたい。

症例報告 Case Presentation

治療を行った歯科医師
補綴治療担当：Neil L. Starr, DDS, PC
歯周治療担当：Karl A. Rose, DDS
顎顔面口腔外科／形成外科担当：Jeffrey Posnick, DDS, MD

治療計画の立案

初診時年齢：52歳
初診日：2003年3月
治療終了：2006年4月

現症と既往歴

患者は52歳の女性医師。下顎臼歯を数本喪失し、咀嚼機能が低下したと考えている。全体的に歯の外観、とくに下顎切歯に不満がある。

医科的既往歴

特記事項はない。

歯科的既往歴

- 上顎臼歯の多くがクラウンで修復されている。
- 下顎臼歯が数本抜去されたまま修復されていない。
- 最近、ブリッジの支台歯となっていた下顎左側小臼歯を喪失している。
- 下顎左側第二大臼歯の補綴装置が脱離し、修復されていない。

診断所見

口腔外および顔貌所見

- 下顎の発育不全、深いオトガイ唇溝。
- 口唇閉鎖不全。
- 発音／咬合障害。
- 咀嚼障害および口唇閉鎖が困難。

顎関節と下顎の運動範囲

- 可動域に制限なし。
- 最大開口量は約45mm。

口腔内所見

歯の所見

- 下顎右側第二大臼歯頬側の根分岐部レベルに「充填」修復。

歯周組織所見

- 上顎右側犬歯から左側第一大臼歯にかけて Thin scallop なバイオタイプの歯周組織。
- 著明な歯肉退縮、とくに前歯部。
- 粘膜歯肉組織の欠損（付着歯肉の幅の不足）が上顎右側犬歯、上顎左側犬歯、下顎左側側切歯、下顎左側中切歯、下顎右側中切歯にみられる。
- 下顎前歯部の中等度から重度の歯槽骨吸収が下顎左側側切歯および左側中切歯、下顎右側中切歯、および右側側切歯にみられる。
- 根分岐部へのプローブの侵入が下顎左側第二大臼歯の頬側にみられる。

咬合所見

- 著明な Class II 1 類不正咬合。下顎歯列は二重の咬合平面を呈し、前歯の過蓋咬合、著明なオーバージェットを示す。
- 上顎歯列は後方に短縮し、上顎大臼歯、小臼歯および犬歯は口蓋側に傾斜している。
- 下顎左側犬歯の遠心側（左側臼歯部）には咬合接触がない。

術前

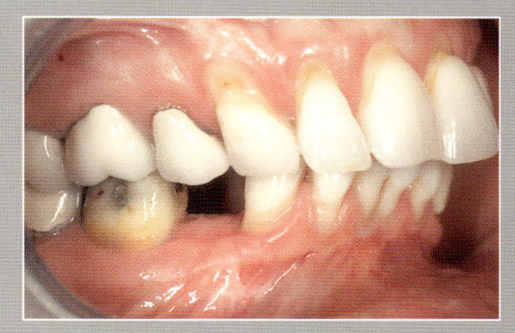

右側側面観。

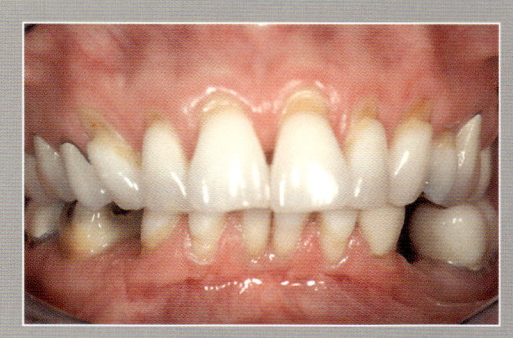

正面観。

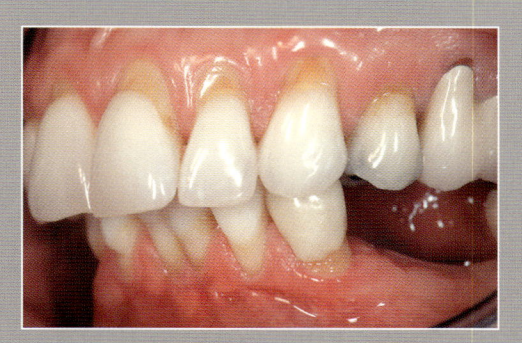

左側側面観。

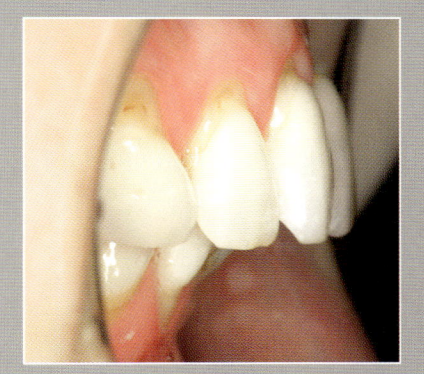

口腔内プロフィール。

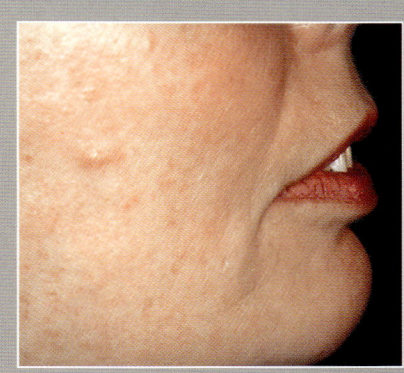

口腔外プロフィール。

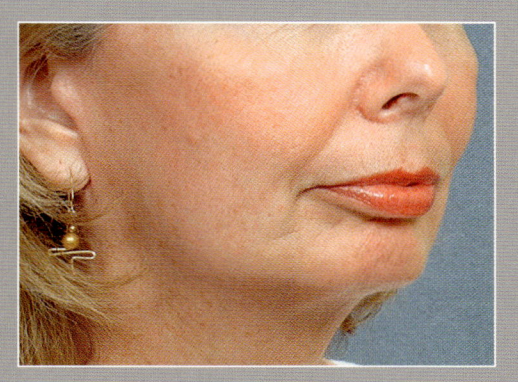

顔貌の側面観。

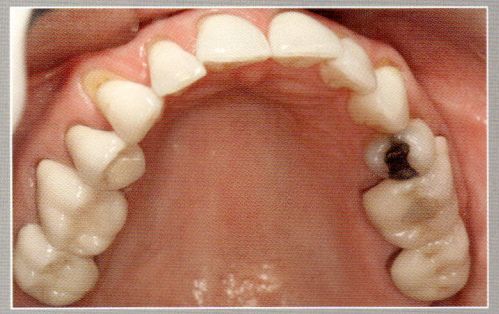

上顎咬合面観。

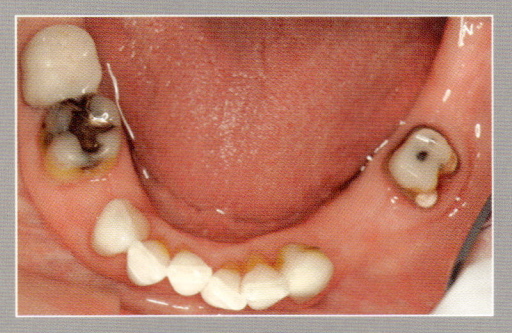

下顎咬合面観。

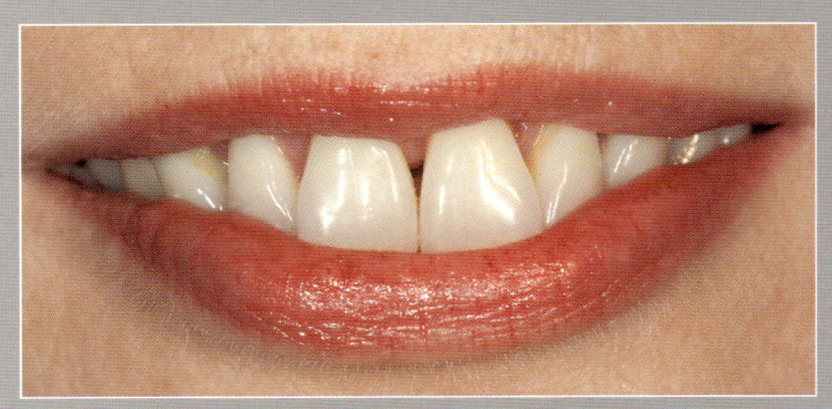

スマイル時。

術前

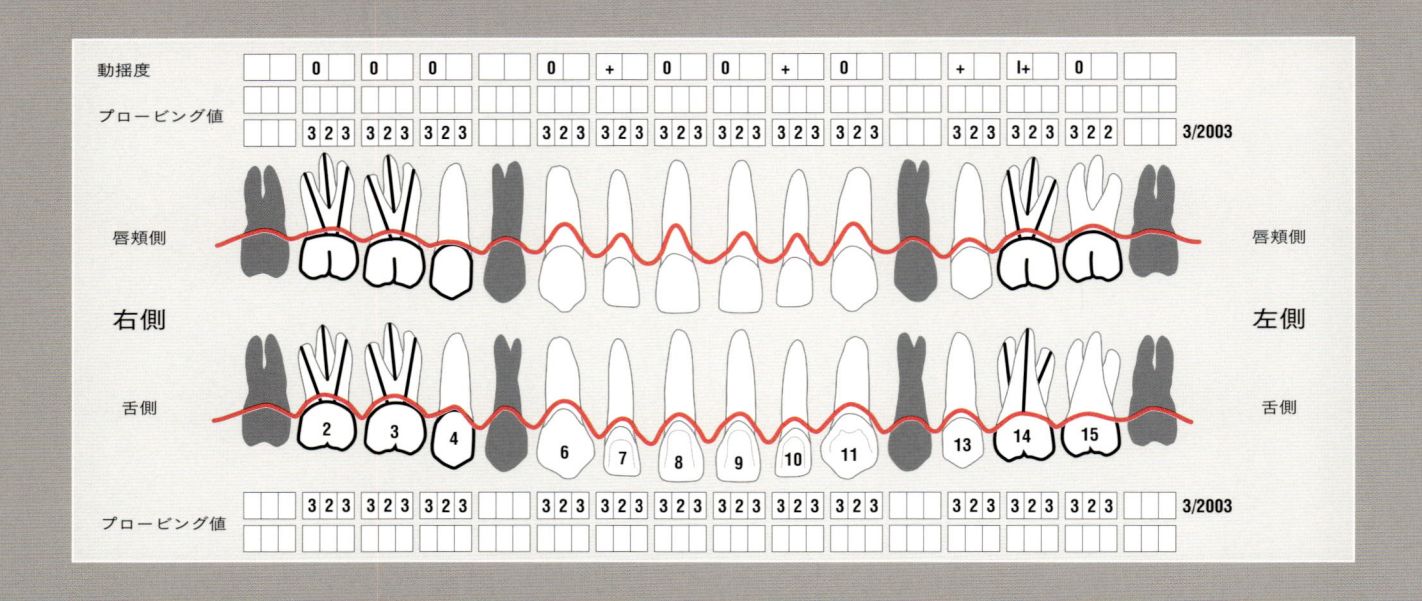

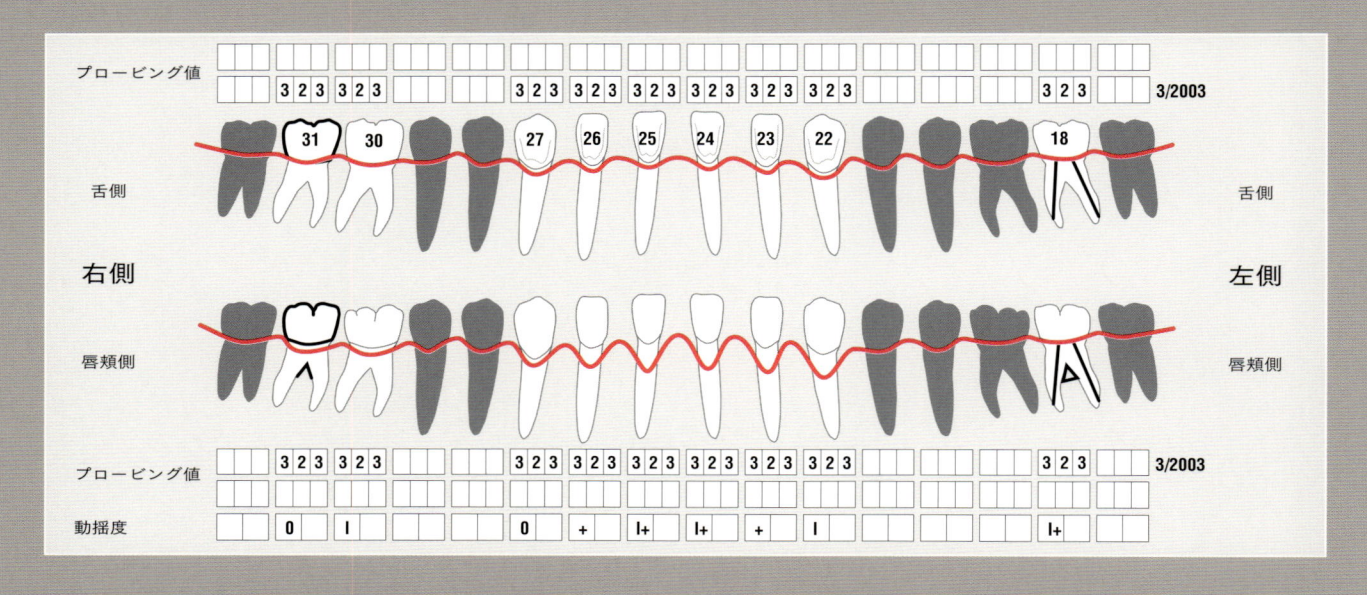

エックス線写真所見

・上顎左側第一大臼歯の歯根周囲に中等度の歯槽骨吸収がある。
・下顎切歯に重度の歯槽骨吸収が認められる。
・下顎右側第一大臼歯の根尖部にセメント質肥大様の領域が広く認められる。

診断と予後

・AAP（米国歯周病学会）タイプⅢ。
・Class Ⅱ 1類不正咬合。

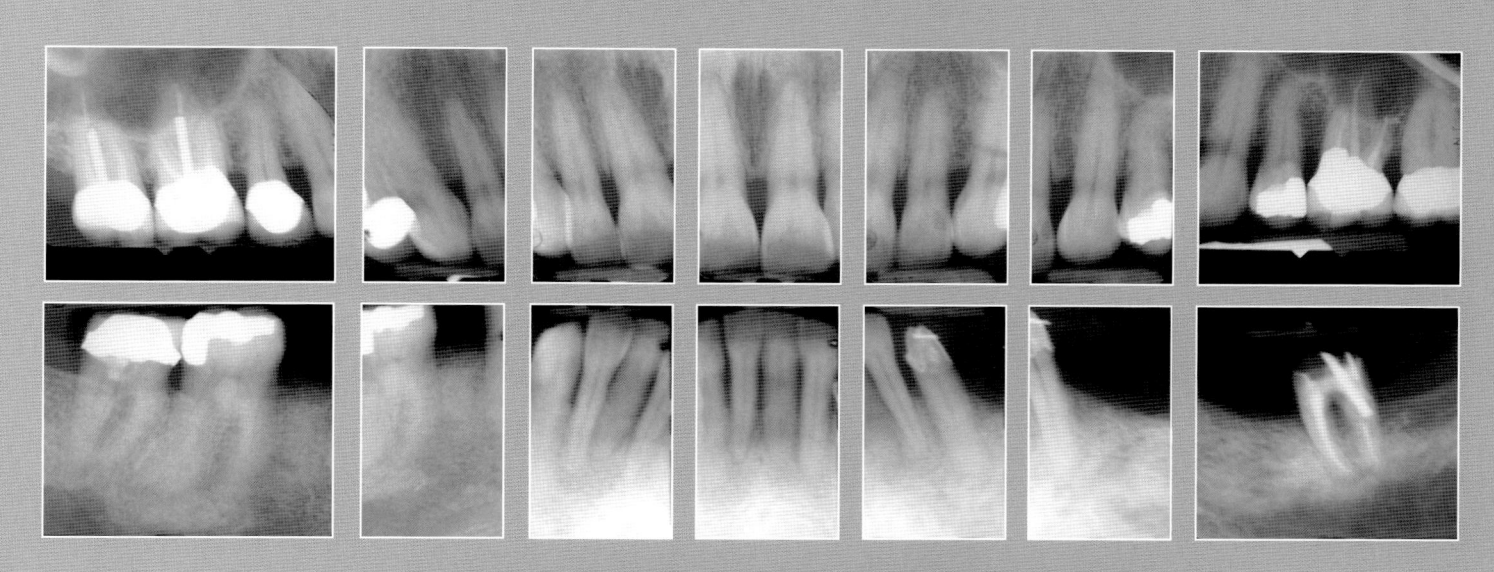

全顎デンタルエックス線写真。

注意事項のまとめ

1. 患者は歯性および骨格性のディスクレパンシーを呈する。患者は機能と審美の両方の改善を希望している。どうすれば歯／咬合の安定、すなわち前歯の接触関係を得られるだろうか。
2. 下顎前歯部における歯肉の不足への対処法、および安定した歯肉組織の獲得に必要な粘膜歯肉組織に対する処置のタイミングは。
3. 口唇閉鎖不全について口腔および顎顔面の評価を行った。顎矯正手術に関する情報を患者に説明済みである。下顎の前方移動およびオトガイの斜方骨切り術を用いて、どのようにして機能の改善とより良い審美的プロフィールを獲得できるか。

演習問題のつもりで、治療目標と治療計画を立案してみよう。

患者に提案した治療計画

治療の目的と目標

1. 患者の歯列が不安定であるというのが一番重要な問題であった。すなわち顔面高が短くなり、咬合高径は低下し、重度のClass II 1類不正咬合の関係にあり、下顎の左右側臼歯に欠損があった。
2. 患者は、歯肉は薄いバイオタイプの状態であり、そのため上下顎前歯唇面の歯肉が著しく退縮していた。
3. 患者は、オトガイ唇溝が深く、口唇閉鎖がある程度困難であった。これは、Class II 1類不正咬合の特徴と一致していた。

第1段階：初期治療

1. 全顎的なスケーリングとルートプレーニング、口腔清掃指導を行う。
2. 歯肉歯槽粘膜組織の治療：下顎左側第二大臼歯頬側、左側中切歯、右側中切歯および右側側切歯の唇側への歯肉移植を行う。
3. 下顎左側側切歯、左側中切歯、右側中切歯、右側側切歯の歯冠を切断し、下顎左側第二大臼歯から右側第二大臼歯（下顎左側第二大臼歯-P-P-下顎左側犬歯-P-P-P-P-下顎右側犬歯-下顎右側第一大臼歯-下顎右側第二大臼歯）にアクリルレジン製フルアーチ型のプロビジョナル・レストレーションを製作（下顎左側第二大臼歯は左側第一大臼歯の位置に移動。Pはポンティックを示す。-は連結部を示す）。

第2段階：インプラントの埋入（一次手術）

4. インプラントの埋入方向および下顎歯列に対する傾斜を明確にしたサージカルステントの製作
5. 下顎左側側切歯、左側中切歯、下顎右側中切歯、右側側切歯を抜去し、薄い歯槽堤の除去および辺縁歯槽骨のレベリングを行い、骨内インプラントを下顎左側第二小臼歯、左側第一小臼歯、左側中切歯、右側中切歯、右側第二小臼歯相当部に埋入した。

第3段階：インプラントの口腔内露出（二次手術）

6. 約4〜6ヵ月のインプラント周囲骨の治癒期間の後、二次手術を行う。インプラントアバットメントの選択。下顎左側第一大臼歯から右側第二大臼歯に、インプラントおよび天然歯支台の固定性プロビジョナル・レストレーションをアクリルレジンで製作した。

第4段階：顎矯正手術による修正

7. 顎間固定を容易にするため、上顎の全歯にブラケットとアーチワイヤーを装着した。
8. 研究用模型上で下顎の前方移動手術を実施した。
9. 下顎の前方移動を予想して唇側にブラケットとアーチワイヤーを埋め込んだ新しい下顎のプロビジョナル・レストレーションを製作した。
10. 下顎枝矢状分割術およびオトガイの骨切り術を施行した。

第5段階：再評価

11. 治療に対する生物学的および生体力学的な反応について、歯周学的および修復学的な観点から再評価。インプラントおよび残存歯の安定性、審美性、発音、クラウンのエマージェンス・プロファイル。上下顎残存歯の予後、とくに上顎左側第一大臼歯および下顎右側第二大臼歯の予後。上顎に対する下顎の頬舌的位置関係の評価を行う。
12. 切歯の平面、スマイルプロファイルおよび上顎の歯肉の形態を評価するために、上顎右側第二小臼歯から左側第二小臼歯までの部位に診断のためにコンポジットレジンによるモックアップを行う。

第6段階：歯周外科的歯冠長延長

13. 上顎の歯肉形態を改善し、上顎前歯の切縁を短くするための歯冠長延長術を行う。

第7段階：アクリルレジンによる上顎のフルアーチプロビジョナル・レストレーションの製作

14. 上顎右側第二大臼歯から左側第二大臼歯までのプロビジョナル・レストレーションの製作を行う。

第8段階：修復治療

15. 上顎歯列：右側第二大臼歯から右側第一大臼歯、右側第二小臼歯から右側犬歯、左側犬歯から左側第二小臼歯、および左側第一大臼歯から左側第二大臼歯には歯牙支持の連結冠。左右の中切歯、側切歯にはクラウン。

16. 下顎歯列：右側第一大臼歯から右側第二大臼歯には、歯牙支持の連結冠。左側第二小臼歯から左側第一小臼歯、およびポンティック－左側中切歯部－右側中切歯部－ポンティックにはインプラント支持の連結冠。左右側の犬歯にはクラウン。左側第一大臼歯、右側第二小臼歯相当部にはインプラント支持のクラウン。

第9段階：メインテナンス

17. メインテナンスの頻度は、補綴専門医および口腔外科専門医が治療の完了時に決定する。

治療内容

第1段階：初期治療

まず、3つの主要な問題のうち、咬合の不安定について述べる。患者はClass II 1類不正咬合を呈しており、下顎切歯は上顎切歯の後方に位置していた。このため、下顎切歯は挺出して咬合平面が二重になり、前歯部のオーバーバイトが増大し、そして、咬合が深くなるにつれて咬合高径が減少していた。

適切な咬合高径で咬合を安定させることを目的として、安定した臼歯部の咬合を再構築するために臼歯の欠損部を（ワックスで）置換して診断用ワックスアップを行った。下顎の前歯を唇側に傾斜させて前歯の接触を再構築した。これは、矯正治療によらずに前歯部の機能的要件を達成する方法である。理想的ではないものの、治療を行う期間、安定を作り出す優れた解決方法である。ワックスアップをアクリルレジンのシェルに交換してプロビジョナル・レストレーションに移行した。

下顎切歯唇側は歯肉退縮を呈していた。支台歯形成し、プロビジョナル・レストレーションを装着する前に、前歯周囲の付着歯肉、軟組織を再構成するのが望ましいと思われた。

したがって、治療の順序としては、下顎前歯部の歯肉移植を行い、その後、下顎歯列にプロビジョナル・レストレーションを製作した。切歯を抜歯しても骨内インプラントの埋入のために、残存する顎堤の唇側に歯肉および骨を獲得できると判断したので、プロビジョナル・レストレーションを製作する際には、著しく状態が悪い切歯を抜去した。

第2、3段階：インプラントの埋入と口腔内露出（二次手術）

診断用ワックスアップに基づいて製作したサージカルステントを用いて、下顎左側第二小臼歯、左側第一小臼歯、左側中切歯、右側中切歯、右側第二小臼歯相当部にインプラントを埋入した。

インプラントは、唇側に傾斜させずに、残存顎堤の直上に埋入することを重視した。このように、インプラントの長軸を理想的な方向とすることで、新しいプロビジョナル・レストレーションを製作し、従前の、下顎左側第二小臼歯、左側第一小臼歯、左側中切歯、右側中切歯、右側第二小臼歯に相当する部位を骨内インプラントで支持した。そして、下顎前歯の歯冠を顎堤上に適切に配置した。

顎矯正手術の治癒後（第4段階を参照）、下顎左側第一大臼歯を抜去し、同時にソケットプリザベーションおよび骨増生を行った。約4ヵ月の治療期間の後、従前の左側第一大臼歯の位置（下顎左側第二大臼歯は第一大臼歯の位置に移動）にインプラントを埋入した。第一大臼歯の位置に、最終補綴装置であるメタルセラミック―インプラントクラウンを、下顎のほかの修復装置と調和させて製作した。

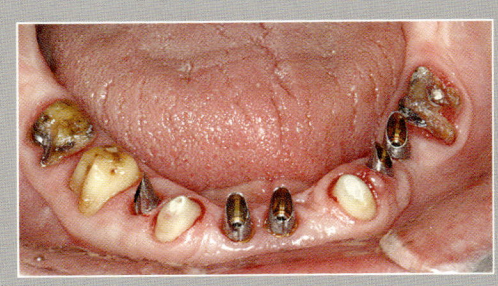

テンポラリーインプラントアバットメントを用いて支台歯形成を行った状態。

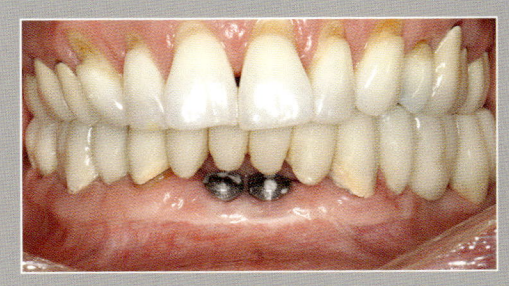

下顎のプロビジョナル・レストレーション（アクリルレジン製、1回目）。

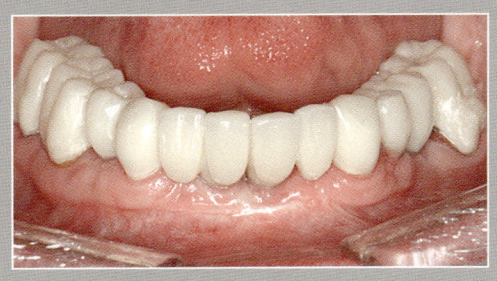

下顎のプロビジョナル・レストレーション（アクリルレジン製、2回目）。

治療

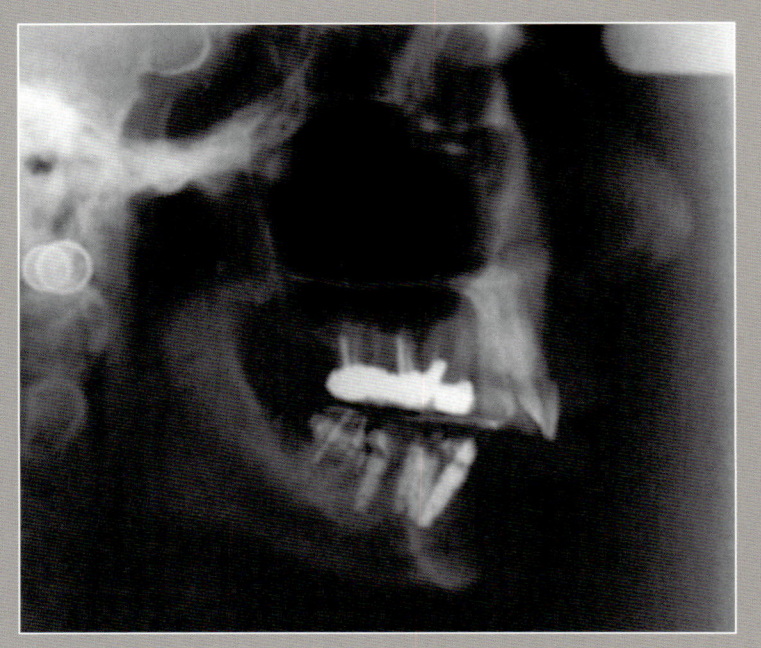

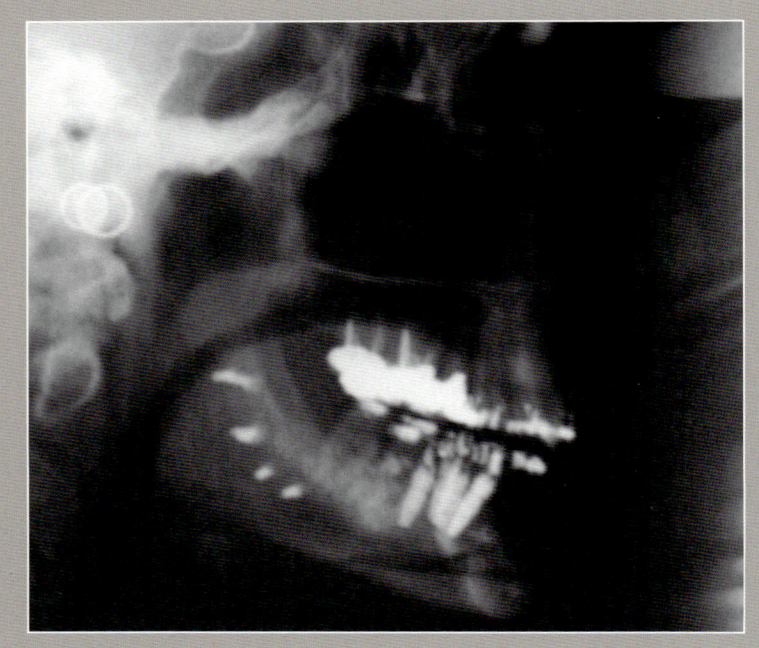

セファログラム(側面位)。

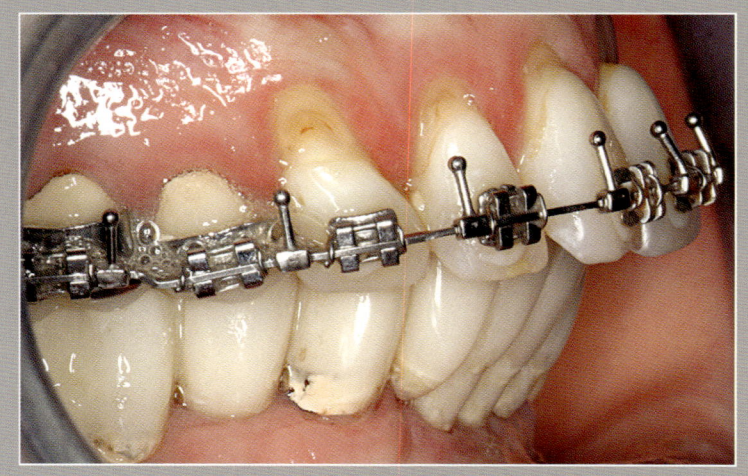

下顎のアクリルレジン製プロビジョナル・レストレーション(1回目)の側面観。

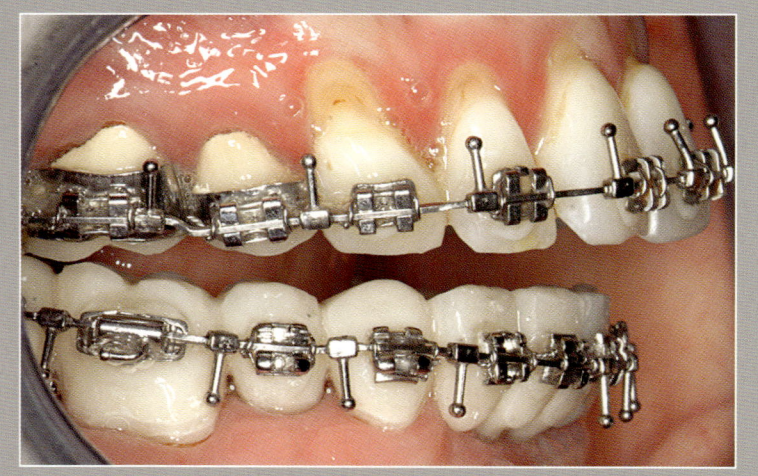

下顎のアクリルレジン製プロビジョナル・レストレーション(2回目)の側面観。

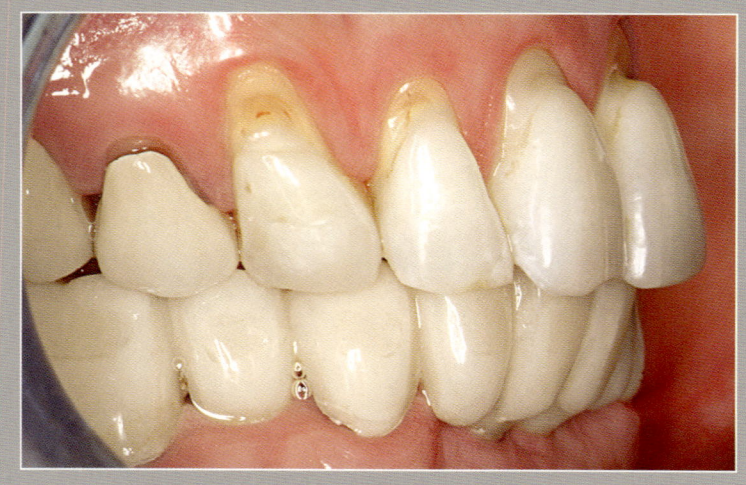

顎矯正治療後の上下顎歯列関係側面観。

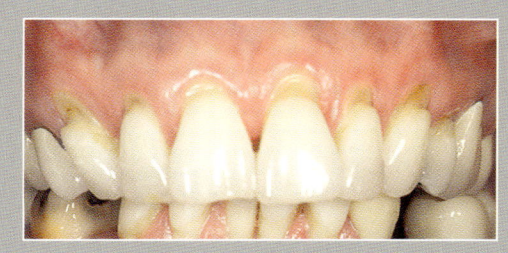

治療前の上顎前歯。 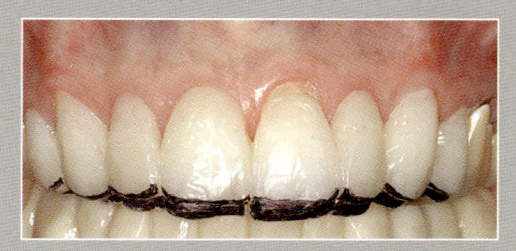　　　　　　　コンポジットレジンによる上顎前歯の　　　上下顎のアクリルレジン製プロビジョナル・
　　　　　　　　　　　　　　　　モックアップ。切縁の過長部分を黒の　　　レストレーション。
　　　　　　　　　　　　　　　　マーカーでブロックアウトしている。

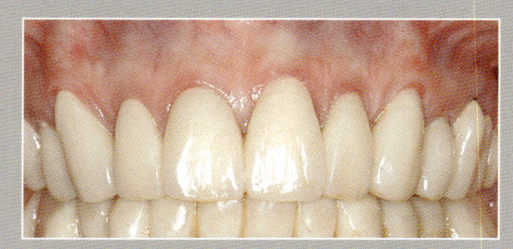

第4段階：顎矯正治療による外科的修正

まず、口腔外科専門医が咬合器に装着した研究用模型で手術のシミュレーションを行った。下顎のみを前方移動させて測定を行った。この前方移動を予想し、下顎前歯の前歯部顎堤に対する理想的な位置関係考慮し、2回目のプロビジョナル・レストレーションを製作した。これを下顎枝矢状分割術施行の前日の晩にセメントで仮着した。そして、口腔外科専門医が下顎骨骨切り術を行い、もっとも好ましい上下顎および前後的関係となるように下顎を前方移動させた。また、オトガイ形成術も施行し、顔貌のプロフィールを劇的に改善した。

第5～7段階：再評価および歯内治療

- コンポジットレジンによる診断用モックアップ。
- 歯冠長延長術。

術後5ヵ月の治癒期間の後、上顎前歯の過長な歯冠長の修正、すなわち患者の上口唇のラインに合わせて歯冠を短くすることから上顎歯列の治療を開始した。コンポジットレジンによる診断用モックアップは、切歯の長さを決定する際に役立った。幸いにも、患者の上顎切歯の歯根長は良好であった。臨床的歯冠長を短縮することによって、上顎の新しいプロビジョナル・レストレーションで歯冠歯根比率は効果的に改善された。上顎右側第一小臼歯から左側第一小臼歯には、著明な歯根露出をともなう著しい歯肉退縮があるため、軸面の形成が必要であった。齲蝕のため歯内治療が必要であった。歯内治療は下顎左右側の犬歯および下顎右側第二大臼歯についても行った。

第8段階：修復治療

最終補綴に際し、この症例では修復装置をどの材料で製作するかが非常に重要であると考えられる。歯冠形態―歯およびインプラントに対するクラウンおよび連結冠―は、高強度のジルコニアセラミックコアを用いて製作した。これらのクラウンによって、上下顎歯列に予知性の高い機能と形態を与えることができた。上顎右側第二大臼歯から右側第一大臼歯、右側第二小臼歯から右側犬歯、左側犬歯から左側第二小臼歯、および左側第一大臼歯から左側第二大臼歯には歯牙支持の連結冠を装着した。左右の上顎切歯にはクラウンを装着した。Class Iの正常歯列に可及的に近い咬合関係を作ることが治療の目標であるということを念頭においておくことが重要であると言える。

術後

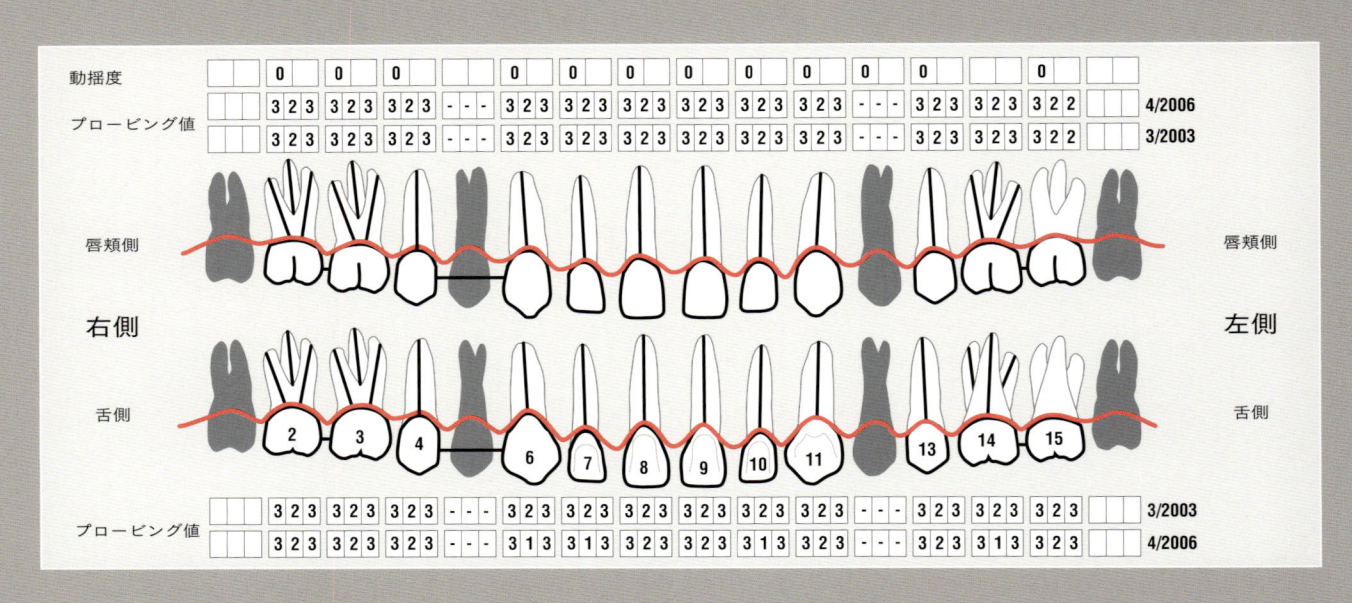

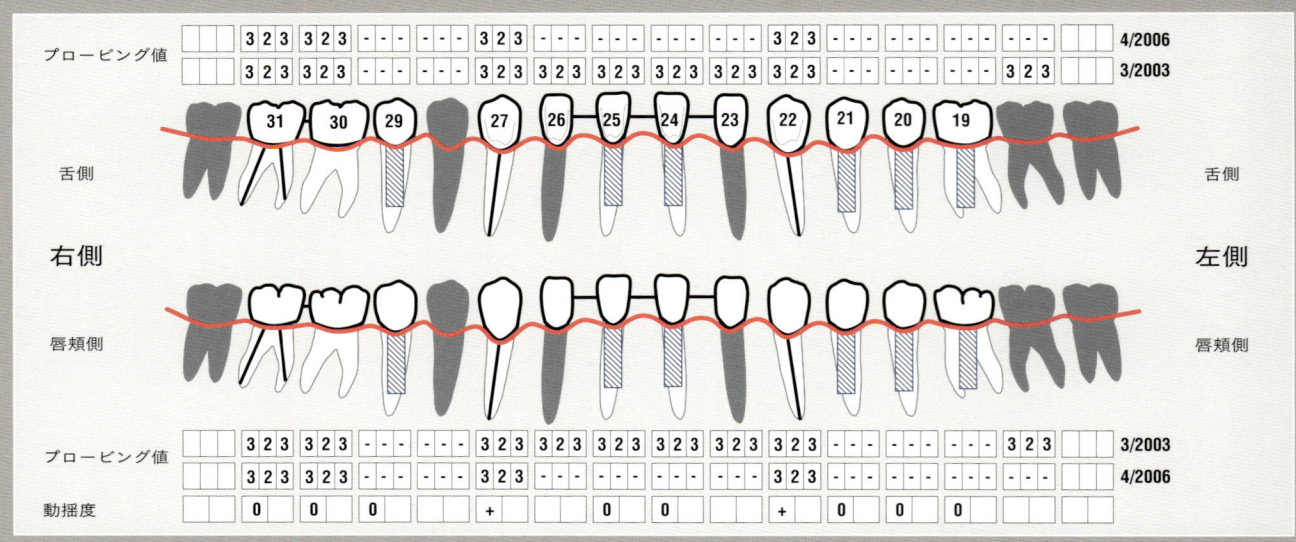

第9段階：メインテナンス治療

治療後も、定期的な口腔衛生管理のための受診を勧め、また、セラミック修復を保護するために上顎装着型のオクルーザルガードを使用させた。

解説

ここで呈示した症例は、きわめて高いレベルの包括的歯科治療を示すものである。う蝕、歯周炎、歯の欠損、および不安定な咬合の診断および管理に関する原則に焦点を当てている。さらに、診断の際に審美的および機能的要因を考慮すると、顎矯正治療が治療計画の重要な部分になることを示した。適切な咬合高径で安定した臼歯部の咬合を構築し、適切なアンテリアガイダンスを再確立する、という咬合の概念を適用することで、たいへん良好な予後が期待できる最適な臨床成績を得ることができた。

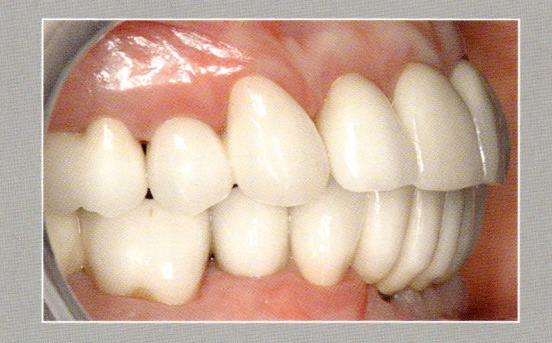

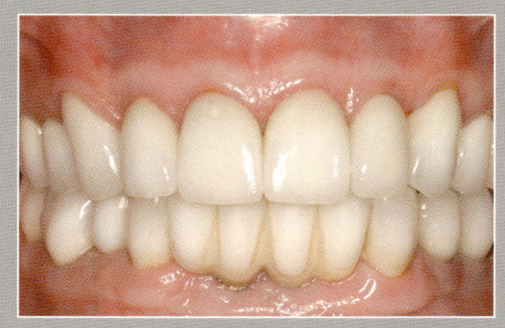

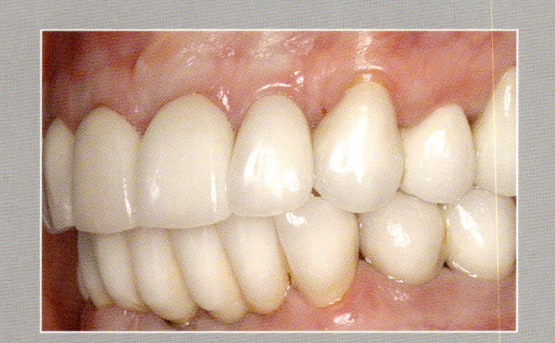

最終補綴装置。

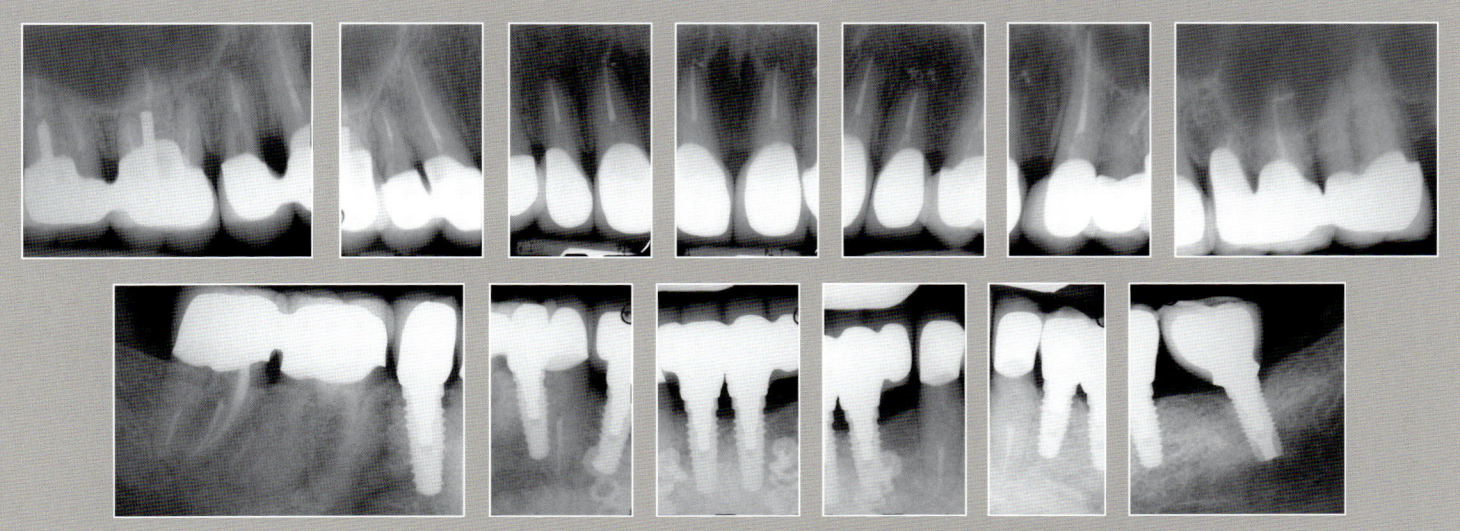

全顎デンタルエックス線写真。

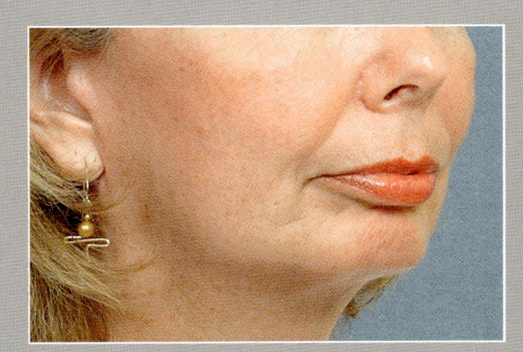

術前の側貌。 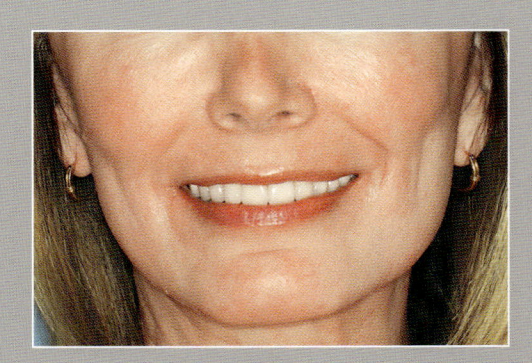　　　　　　正面観。 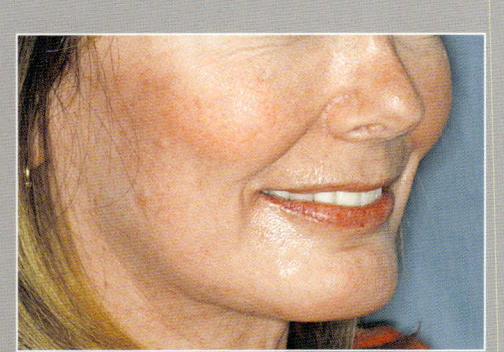　　　　　　術後の側貌。

謝辞
Acknowledgments

私の親愛なる歯科サポートチームに対して「特別に」感謝の意を表したい。Petra Nikolow は世界一の歯科アシスタント、Jose Lara は技術的に誰にも負けない主任歯科技工士、；Sylvie Rupple-Bozilov は有能で知識の卓越した事務管理者、Cathrine Dagdag はグラフィックと技術情報のエキスパート、Johan Meyer はスケジュールコーディネーター、Somchay Moukdarath は優れた臨床スキルと人間性の強力なコンビネーションを有するすばらしい歯科衛生士である。

参考文献
References

1. Abrams L, Coslet JG. Occlusal adjustment by selective grinding. In: Goldman H, Cohen DW (eds). Periodontal Therapy, ed 5. St Louis: Mosby, 1973:547–598.
2. Posselt U. Studies in the mobility of the human mandible. Acta Odontol Scand 1952;10:10.
3. Amsterdam M. Periodontal prosthesis. Twenty-five years in retrospect. Alpha Omegan 1974:67:8–52.
4. Svanberg G, Lindhe J. Experimental tooth hypermobility in the dog: A methodological study. Odontol Revy 1973; 24:269–282.
5. Starr NL. The distal extension case: An alternative restorative design for implant prosthetics. Int J Periodontics Restorative Dent 2001;21:61–67.
6. Lindhe J, Svanberg G. Influence of trauma from occlusion on progression of experimental periodontitis in the beagle dog. J Clin Periodontol 1974;1:3–14.
7. Lindhe J, Svanberg G. Vascular reactions in the periodontal ligament incident to trauma from occlusion. J Clin Periodontol 1974;1:58–69.
8. Lindhe J, Ericcson I. Influence of trauma from occlusion on reduced but healthy periodontal tissues in dogs. J Clin Periodontol 1976;3:110–122.
9. Ericcson I, Lindhe J. Lack of effect of trauma from occlusion on the recurrence of experimental periodontitis. J Clin Periodontol 1976;3:110–122.
10. Lindhe J, Nyman S. The role of occlusion in periodontal disease and the biological rationale for splinting in treatment of periodontitis. Oral Sciences Rev 1977;10:11–43.
11. Nyman S, Lindhe J, Ericcson I. The effect of progressive tooth mobility on destructive periodontitis in the dog. J Clin Periodontol 1978;5:213–225.
12. Waerhaug J. The infrabony pocket and its relationship to trauma from occlusion and subgingival plaque. J Periodontics 1979;50:355–365.
13. Ericcson I, Lindhe J. Effect of longstanding jiggling on experimental marginal periodontitis in the beagle dog. J Clin Periodontol 1982;9:497–503.
14. Lindhe J, Ericcson I. Effect of elimination of the jiggling forces on periodontally exposed teeth in the dog. J Periodontics 1982;53:562–567.
15. Philstom BL, Anderson KA, Aeppli D, Schaffer EM. Association between signs of trauma from occlusion and periodontitis. J Periodontics 1986;57:1–6.
16. Dawson PE. Evaluation, Diagnosis and Treatment of Occlusal Problems, ed 2. St Louis: Mosby, 1989:56–71.
17. Williamson EH, Lundquist DO. Anterior guidance: Its effect on electromyographic activity of the temporal and masseter muscles. J Prosthet Dent 1983;49:816–823.
18. Wiskott HW, Belser UC. A rationale for a simplified occlusal design in restorative dentistry: Historical review and clinical guidelines. J Prosthodont 1995;73:169–183.

欠損歯や形態異常歯を持つ患者への包括的連携治療

Ward M. Smalley, DDS, MSD

欠損歯あるいは不適切な大きさの歯が原因で
脆弱化した歯列へのマネージメントにおける
第1の治療方針は、欠損歯の最適な再配置、あるいは
大きさや形状が不適切な歯の修復治療に必要となる
適切なスペースを確保することである。

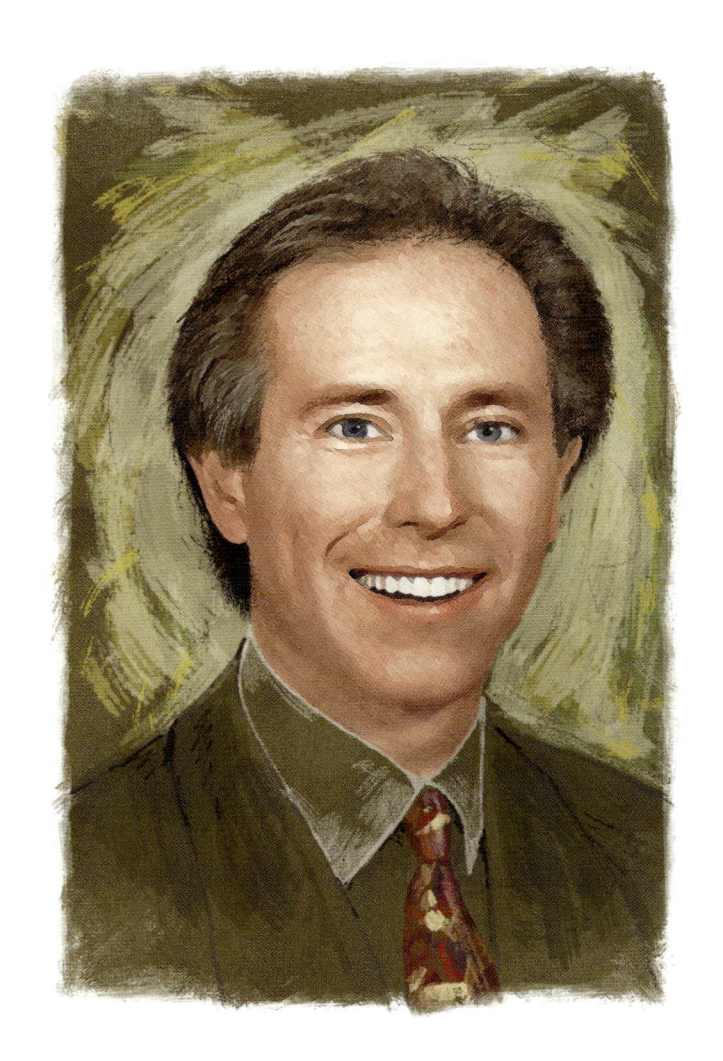

考え方とその背景
Philosophy and Background

　欠損歯列を持つ患者の評価と治療は、最初の段階ではさほど困難に感じないかもしれない。確かに、歯列弓内に無歯顎のスペースが存在する場合、それは歯の再配置を要する兆候とみるのが普通である。治療計画においては一般的に、どのような補綴法を用いて欠損歯を再配置すべきかが決定の中心となる。しかしながら、歯列弓内でのスペースの大きさや所在が治療に際してほとんど検討されず、また著しく配慮を欠く例が非常に多い。もう1つ、形態異常歯に対する認識と治療という課題もある。歯の大きさや形状の微細な不調和は診断所見を評価する際に見落とされ、その結果、治療計画から漏れてしまいがちである。

　欠損歯や形態異常歯をともなう歯列を持つ患者のマネージメントに対する私の考え方は、大方の歯科医師とは異なり、また歯科分野におけるこれまでの私自身の教育と経験を反映したものである。私は歯科教育を追求するなかで並々ならぬ機会に恵まれ、そのおかげで、とくに部分欠損症の患者のマネージメントにおいて包括的なアプローチに沿って進み、歯科臨床技術を発展させてきた。私自身の受けた歯科教育はアメリカ海軍で始まり、最初は補綴専門医の歯科アシスタントとして、その後は補綴のラボテクニシャンとしての教育であった。私は、そこでの勤務期間に固定性義歯あるいは可撤性部分床義歯の製作法を学んだ。振り返ってみると、不適切な大きさの無歯顎なスペースをともなう位置異常歯の模型や、そうしたスペースの隣接部あるいは反対側に位置異常歯があるといった複雑な模型上で補綴物を製作せねばならないことも多かった。けれども当時私は実際のところ、その問題の大きさや、それが最終的な治療の成果に及ぼす総合的な影響を理解できていなかった。私はワシントン大学歯学部で学部生としての教育と専門教育を受ける間、非常勤のラボテクニシャンとして勤務を続けた。歯学生の仲間に対する歯科解剖学や技工技術の講義でアシスタントを務めたことさえあった。

　部分欠損症の患者のマネージメントにたいへん興味を持っていたため、ワシントン大学が行っていた歯周補綴の卒後教育プログラムの専門課程に進んだ。この時期にまず、包括的連携治療を基に診断を行ったり治療計画を立てたりする能力を培った。続けて私は、固定性補綴の専門医として個人診療所を開設した。一方、欠損歯あるいは形態異常歯を持つ患者は実質的に全員、既存の不正咬合が原因で、私が施すどんな治療でもたいてい妥協せざるを得ないということをはっきり認識するのに、大して時間はかからなかった。妥協といってもその度合いはさまざまで、審美、機能、衛生状態、安定性といった要素が絡んだ。これは私にとってとくにもどかしかったのだが、なぜなら私は、矯正専門医以外はほとんどそうであるように、歯学部で矯正学的診断・治療に関してごくわずかしか学んでいなかったからである。それは単に、歯学部のカリキュラムに組み込まれていなかったのだ。しかしながら、最適な治療の実現が目標であるなら、患者の根本的な不正咬合、あるいは残存歯による代償作用に起因する歯の欠損に続いて発現した不正咬合を修正するため、位置異常歯の移動が必要となることは明らかであった。矯正治療により、欠損歯の再配置のために適切なスペースを確保し、残存歯を許容範囲内の位置に収め、そして不正咬合に絡むほかの問題も是正可能ではないかと私は推論した。私は、矯正治療に対する理解を深め、また補綴治療に関する自分の知識を矯正学界と共有すべく、今度は矯正治療の卒後研修プログラムの課程を受けるためワシントン大学へ戻った。とくに不正咬合の診断・治療関連のプログラムで得た知識は、私の受けた歯科教育のなかで最後の大きな空白を埋めてくれる可能性を感じた。患者の診断所見を評価したうえで治療の目的や目標を決定することに重点をおいた甲斐があって、包括的治療計画に関する習熟度や効率を向上させることができた。治療計画の策定を試みる前に目標をしっかりと理解しておけば、目標が念頭にないときに起こりがちな混乱や不決断に煩わされずに済む。加えて、私がこのプログラムの間に骨結合型インプラントを骨負担固定源として応用した研究から集められた知識は、歯を移動させるためインプラントを臨床使用する際に、非常に貴重なものとなっている[1]。1歯の欠損に起因する移動制限はインプラントによる固定源の確保により、ほぼ解消されつつある。

　本章では教育、そして部分欠損症患者のマネージメント、具体的に言えば最適なスペース配分や歯の位置のマネージメントにおける経験を通して得た矯正学、補綴学、歯周病学、修復歯科医学に関する複合的知識を共有しようと私なりに努めたつもりである。単純に言えば、パズルを埋めるピースのようなものである。すべてのピースが原型を保っていて、それらを正しい位置に収めれば、パズルは割と簡単に完成で

きる。しかしピースが足りなかったり壊れていたりすると、最適な形でパズルを完成させることは不可能で、またパズルを完成させようと頑張ったところで、たいてい不満や失望を味わう結果となり、かなりの時間を費やしていれば尚更である。欠損歯、位置異常歯あるいは形態異常歯の患者のマネージメントにおいては、前述の問題を認識し是正しないと、同様に煩わしい経験となりかねない。

　私は矯正専門医として歯科診療所を開業しているが、歯周補綴学や修復歯科学の修練を積んだことが、部分欠損症患者の治療の評価・治療計画立案に大きく影響している。

治療の原則
Treatment Principles

　欠損歯あるいは形態異常歯が原因で脆弱化した歯列は、最適な形での治療が難しいことが多い。欠損歯は、発育異常あるいは長期間のうちに歯が減少することで引き起こされる可能性もある。栓状（peg-shaped）側切歯など形態異常歯も同様に、発育異常に起因する場合がある。さらに、外形が過大もしくは過小な修復物、咬耗、摩耗、酸蝕、破折、あるいは医原性要因による場合もある。歯の喪失または欠如、あるいは大きさや形状が不適切な歯の存在は、残存歯が好ましくない代償性移動を起こす要因となり、結果として歯性の不正咬合を生じる。不正咬合の度合いは多くの場合、欠損歯や形態異常歯の数と関連づけられる。後天的な不正咬合は発育期における不正咬合と重複する場合もあるが、その修正を確定的な補綴治療や修復治療に先んじて行うことが、総合的に最適な治療結果を達成するうえでもっとも重要である。これは矯正治療を必要とするものであり、矯正治療なくして一般的に審美、機能、衛生状態、そして安定性の面で理想的な結果の達成は不可能である。多数歯の欠如があると、効果的に利用できる歯牙負担固定源の総量が減少する結果、最適な位置へ残存歯を移動させる能力がなくなる、あるいはかぎられてしまうことから、現状の不正咬合の修正は（不可能ではないにせよ）きわめて困難となる。このようなタイプの不正咬合の修正は、インプラントによる固定源を利用することで容易になり得るもので、これについては本章の後半で述べる。

　補綴もしくは修復の観点からみて、欠損歯、あるいは正常な歯に比べ形状や大きさが不適切な歯の存在によって阻害される歯列のマネージメントにおいては、後述する2つの重要な原則に従わなければならない。

原則 1

欠損歯あるいは不適切な大きさの歯が原因で脆弱化した歯列へのマネージメントにおける第1の治療方針は、欠損歯の最適な再配置、あるいは大きさや形状が不適切な歯の修復治療に必要となる適切なスペースを確保することである。

矯正専門医にとって不可欠なのは、再配置あるいは修復対象箇所の天然歯の大きさに一致するスペースを確保することである(図9-1)[2,3]。これは水平面と垂直面の双方において、必要となるスペースを作ることを意味する。確保されるスペースが、再配置あるいは修復対象箇所の天然歯の大きさに相当しなければ、間違いなく審美、歯の咬合関係、衛生状態あるいは歯の位置的な安定性といった面で、補綴治療もしくは修復治療の全体的な結果を損ねてしまうことになる。そのため矯正専門医は理想的な結果を達成できるよう、欠損歯あるいは形態異常歯が原因で脆弱化した歯列のマネージメントに関する、補綴修復学上の要件を熟知しておく必要がある。

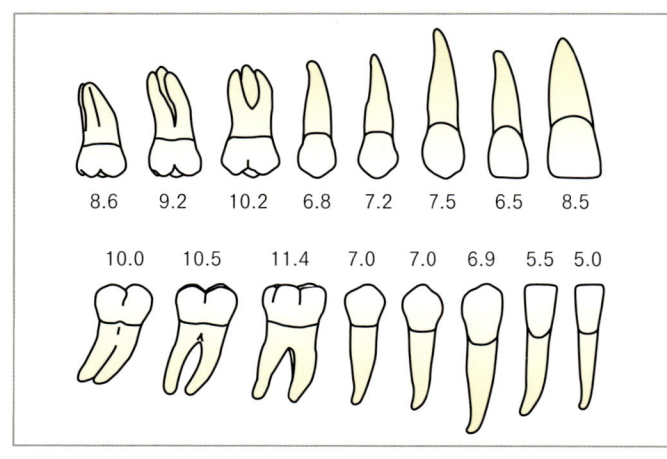

図9-1 天然歯における平均近遠心幅径(mm)[3]。

原則 2

欠損歯あるいは不適切な大きさの歯が原因で脆弱化した歯列のマネージメントにおける第2の原則は、残存歯を歯列弓内の最適な状態に配置すること、そして前歯部の歯列をⅠ級にすることである。

一般的に、欠損歯がまったくなければ歯は正常な位置と方向に収まることになる。加えて、残存歯の歯根は互いに平行するはずである。無歯顎堤部に隣接している歯根が無歯顎堤部のスペースに収束する状態は、望ましくないばかりか、受け入れられないことである。そのような歯根の収束は多くの場合、インプラントの植立を妨げる。また、インプラント植立準備として、欠損部位から意図的に隣接歯の歯根を逸脱させることも不必要かつ審美的に好ましくない。永久歯の歯根はほとんどの場合、根尖方向に向かって先細りになることから無歯顎堤部の根尖領域には十分過ぎるほどのスペースが存在するのが普通で、それは歯列弓の前方湾曲についても同様であるが、切歯の傾斜が正常であることが前提である。車輪のスポークのように歯根が湾曲の中心に向かって収束するという、いわゆる回転錯視(Wagon Wheel Effect)は、スポーク間の距離が縮まるように見える効果であって、実際のところ正当性はない。車輪のスポークとは違って、歯根は平らな面に並んでいるわけでなく中心に向かうといった方向である。

最適な咬合関係あるいは上顎と下顎の歯の適合(fit)に関して言えば、前歯部における最適な水平方向および垂直方向の被蓋を達成するうえで、前歯部Ⅰ級関係は欠くことのできないものである。このオーバージェットとオーバーバイトはそれぞれ、歯の最大嵌合位に収束する下顎運動での適切なアンテリアガイダンスを与えるよう、一般に2～4mmとされる[4-8]。この正常な水平方向および垂直方向の歯の被蓋は、犬歯(あるいは犬歯の再配置)の位置がⅠ級、すなわち歯がきちんと並び、切歯も正常で、審美的に好ましく機能的にも望ましい傾斜である状態にある。標準的な大きさの歯でなくしては算術的に達成不可能である。

ND# 欠損歯の再配置に必要なスペースを決定する
Determining Space Requirements for the Replacement of Missing Teeth

　矯正治療の際、欠損歯の再配置あるいは形態異常歯の修復に最適な適切なスペースを決定する方法はいくつかあるが、なかにはほかに比べ完了までに相当な時間が必要な方法もある。

1．（もし存在すれば）対側の歯を測定する。ただし、大きさと形状が正常であることを前提とする。
2．歯の大きさの分析を行う[4, 9]。上下顎の歯の近遠心的な大きさに不均衡があるかどうかを決定する目的で、矯正学でしばしば用いられる方法である。これは歯の幅径と高径の平均比率と併せて用いられるべきである。
3．残存歯の矯正用セットアップ模型を準備し、欠損歯の部分をワックスで代用し、過度に小さい歯は大きくする。義歯用人工歯を前歯の再配置に用いても良い。臼歯人工歯は一般に縮小化されているため臼歯部の再配置には適さない。大きめの人工歯は標準の大きさに減じられる必要があるだろう。大き過ぎる歯は、正常な寸法になるよう小さくする必要があるだろう。残存歯の矯正用セットアップ模型を準備する前に、形態異常歯の大きさや形状を修正しておくことが望ましいが、スペース不足から必ずしも可能とはかぎらない。

対側の歯を測定する

　当然のことながら、この方法は前歯の欠損歯の再配置や異常な大きさの歯の修復に必要なスペースの大きさを決定する、もっとも迅速かつ効率的な方法である。

歯の大きさを分析し、比較する

　容易に手技を施せる十分な残存歯があれば、歯の大きさの分析は対側の歯が欠損している、あるいは大きさが不適切であるといった状況において、第2の選択肢になる。黄金比（ゴールデンプロポーション）の関係は[10]、中切歯と比較した上顎側切歯の大きさを決定する際、歯科医師が誤って用いることが多い[11, 12]。この比率に従えば側切歯の幅径は中切歯の2/3となるようである（図9-2）。しかし黄金比は、正面観から中切歯と比較した側切歯の光学的な見え方を例証するだけで、互いに相対する歯の実際の物理的な大きさに関する情報を伝えるわけではない[3, 13-17]。上顎側切歯は少なくとも中切歯の3/4の幅径であるのが普通で、より大きい場合もある[14]。黄金比を模式化したこの図は、犬歯もまた歯列が整った状態であれば側切歯の2/3の幅径であることを示しているが、これも単に正面観からの見地である。

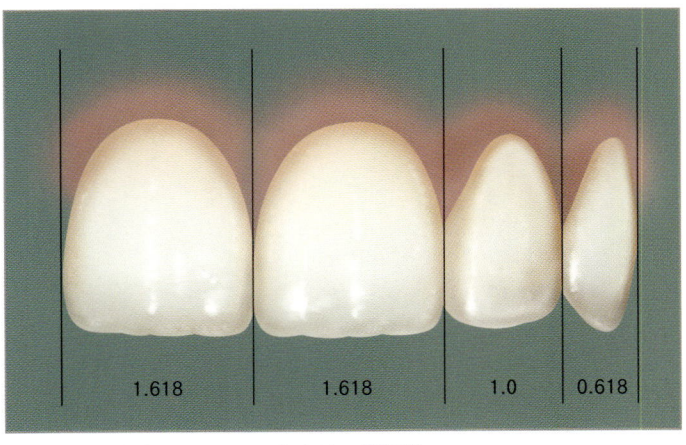

図9-2　前歯部における黄金比の関係[10]。

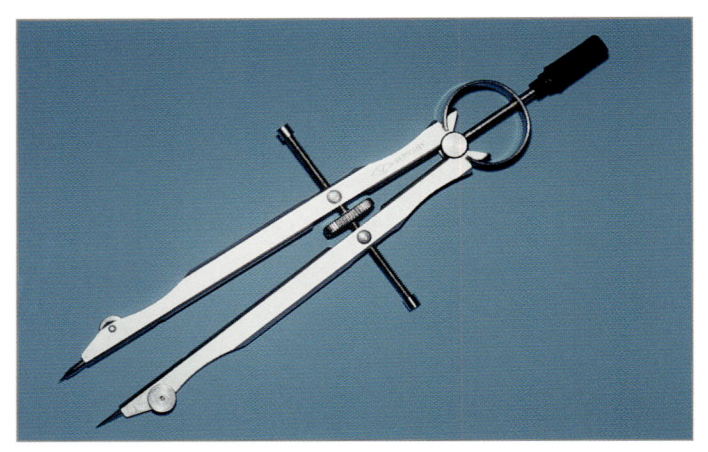

図9-3　歯の幅径測定用の弓型デバイダー。

歯の大きさの分析手法1

　歯の大きさを分析する「ボルトン分析法」はスペース配分を決定する方法で、これは上顎歯列と下顎歯列の双方について、弓型デバイダー（図9-3）を用いて、残存している正常な外観の前歯の近遠心的最大幅径を測定することで決定できる[18]。この手順は歯列模型上での測定が一般的であるが、口腔内で歯を直接測定しても良い。不適切な大きさの歯は測定すべきではない。上顎前歯の合計は、下顎前歯の合計測定値と相対的に適切な値を見出すことにより判断すると良い[4, 9]。図9-4は上顎左側側切歯の欠損と、対側の異常に小さい側切歯の様相を示している。残存する上顎両側犬歯と両側中切歯を上顎模型上で測定した幅径の合計は30.5mmで、これを最適な上顎犬歯間幅径45.5mm（下顎前歯の合計35mmに相当）から差し引くと、その差は15mmとなる。この数値は側切歯2歯分の幅径、すなわち欠損している側切歯の再配置および異常に小さい栓状側切歯の修復に必要とされる最適なスペースに等しい。それぞれの側切歯の幅径はこの値を2分することにより決まる。この例では側切歯の幅径が平均値の7.5mmよりわずかに大きく、またそれに応じて側切歯対中切歯の比率も6.5：8.5mmを上回ると判断された[3, 13-17]。仮にその値が両側切歯の平均幅径に比べ大きい、または小さいとみられる場合、残存歯が全体的に平均より大きい、または小さい、あるいは残存する両側の中切歯、または犬歯が側切歯に比べ不釣り合いなほど大きい、または小さいといったいずれかの状態となる。側切歯の大きさは隣接する中切歯の大きさの増減により、その中切歯に比例して均整をとるよう増減可能である。スペース配分の際、図9-4に示す患者の中切歯は遠心面にコンポジットレジンを付加しつつ、矯正治療中に幅径をわずかに、とくに右側中切歯を広くし、また側切歯のスペースも相応に小さくされている。しかしBoltonが記述した関係にのっとって上下の歯列弓での犬歯間幅径が適合すれば、上下顎の前歯部の総合的な比率は理想的となる。

図9-4

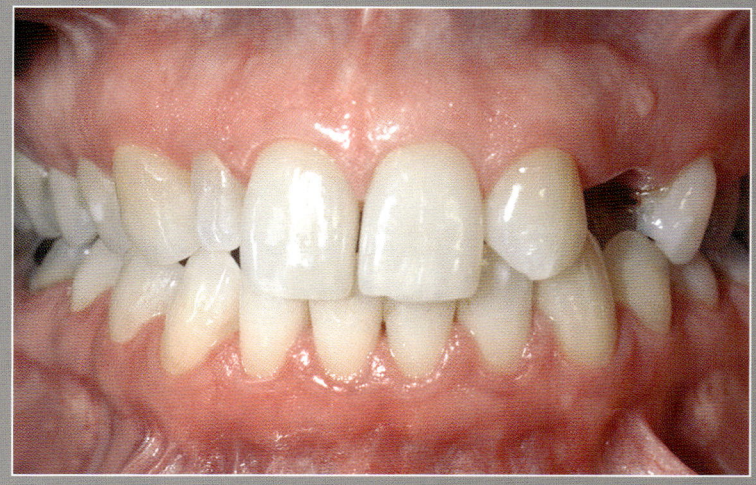

図9-4a 上顎左側側切歯欠損および異常に小さい「尖状」右側側切歯のため、残存歯による代償性移動が生じた正面観。それまで保持されていた上顎左側乳犬歯は最近剥落した。上顎左側犬歯は側切歯の位置に存在している。

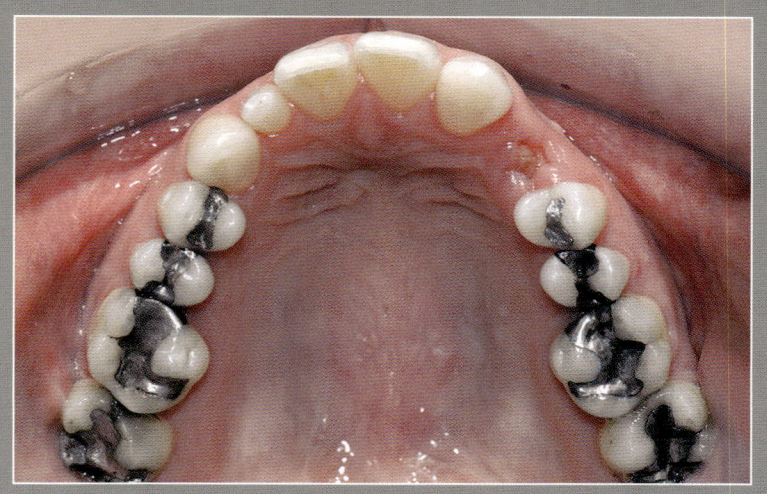

図9-4b 同患者の上顎咬合面観。左側犬歯は側切歯の位置に存在し、乳犬歯が最近剥落した犬歯相当部位に過剰なスペースが存在する。

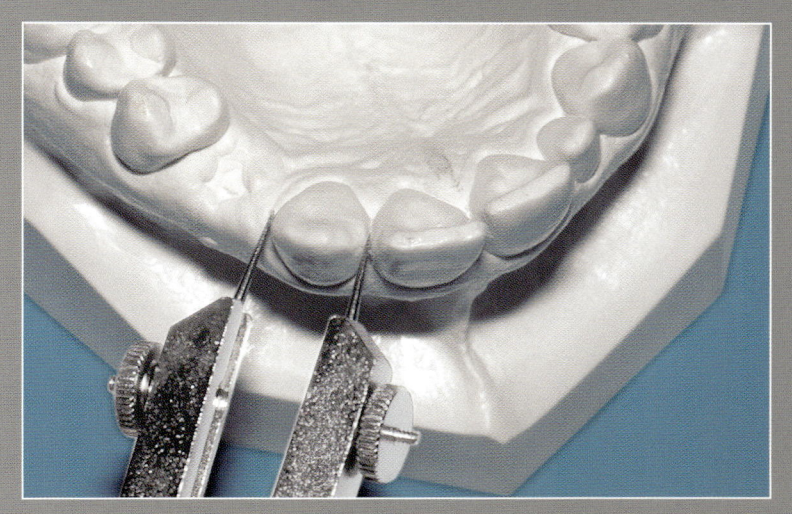

図9-4c 石膏模型上での弓型デバイダーによる上顎犬歯と中切歯の近遠心的幅径の測定(正常な外観の歯のみ)。

前歯の大きさの関係 (mm)			
上顎	下顎	上顎	下顎
40	30.9	48	37.1
41	31.7	49	37.8
42	32.4	50	38.6
43	33.2	51	39.4
44	34.0	52	40.1
45	34.7	53	40.9
46	35.5	54	41.7
47	36.3	55	42.5

図9-4d Bolton にて示されている前歯部の歯の大きさの関係[4,9]。

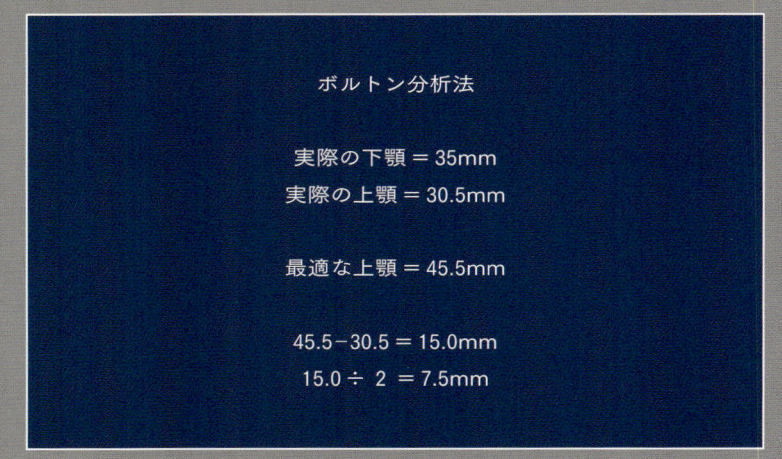

ボルトン分析法

実際の下顎 = 35mm
実際の上顎 = 30.5mm

最適な上顎 = 45.5mm

45.5 − 30.5 = 15.0mm
15.0 ÷ 2 = 7.5mm

図9-4e 残存している下顎前歯部に対応する上顎前歯部の最適な幅径の合計から、残存している上顎の犬歯および中切歯の幅径の合計を差し引くことにより両側側切歯の幅径を算定。

283

図9-4（続き）

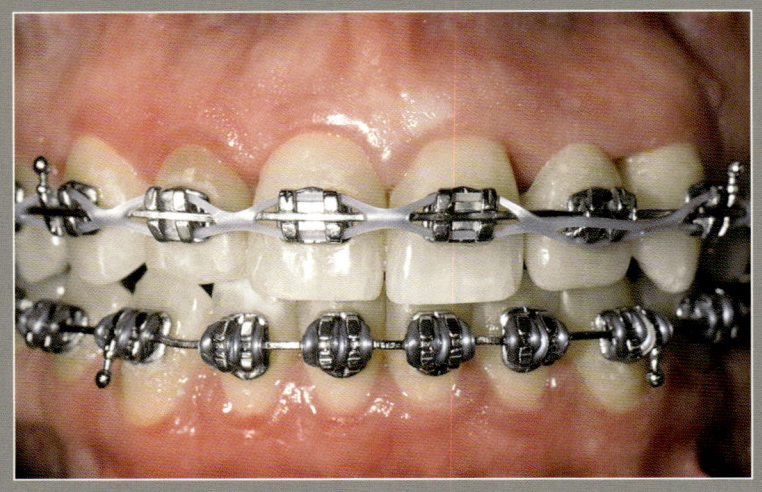

図9-4f 不正咬合改善のため矯正治療中の歯列の正面観。スペースは、上顎右側切歯へのプロビジョナル・レストレーションの装着およびアーチワイヤーで支持されるポンティックでの左側側切歯の再配置により配分されている。上顎左側犬歯は正常な位置に牽引されている。上顎歯列の正中が下顎歯列の正中と一致している点に注目。

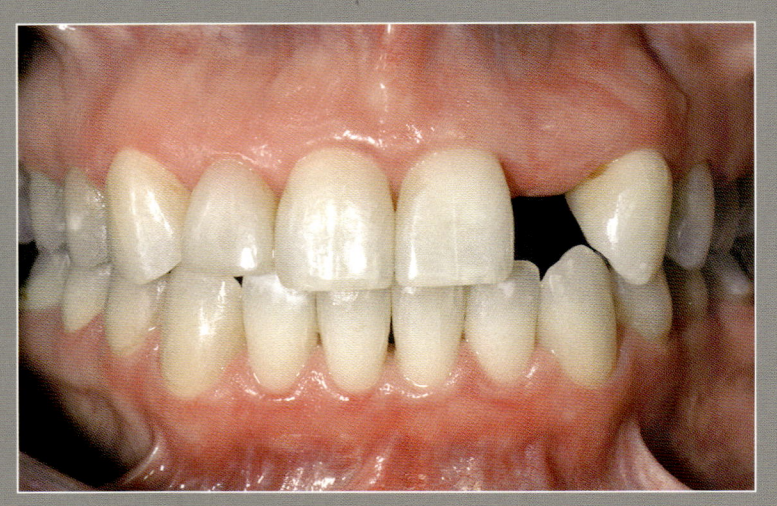

図9-4g 矯正治療完了後の正面観。欠損した上顎左側側切歯の再配置に最適なスペースが配分されている。

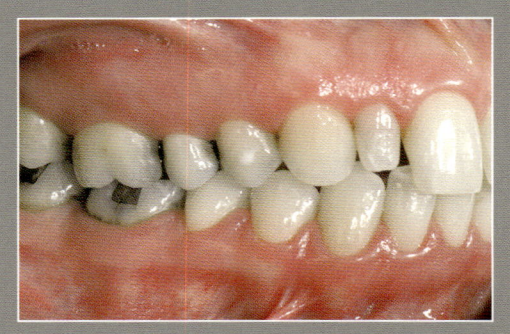

図9-4h 術前の歯列の右側側方面観（比較のため）。

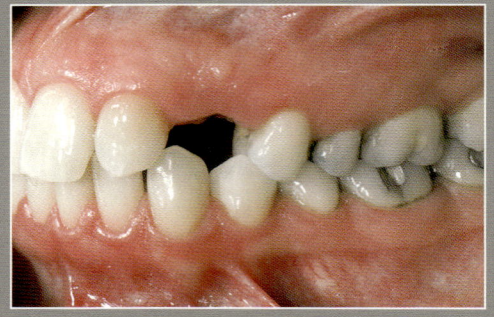

図9-4i 術前の歯列の左側側方面観。上顎左側犬歯は下顎犬歯に対しⅡ級関係の状態にあるが、これは側切歯の位置への萌出が原因である（比較のため）。

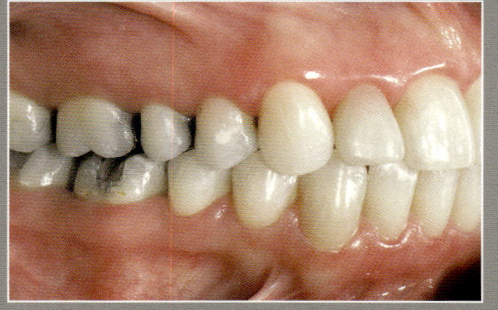

図9-4j 矯正治療完了後の右側側方面観（側切歯にはコンポジットレジンを使用したプロビジョナル・レストレーションが施されている）。Ⅰ級の犬歯位置が保たれている。

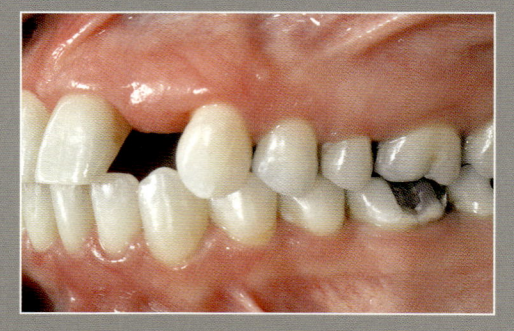

図9-4k 矯正治療完了後の左側側方面観。犬歯が正常な位置へ牽引され、Ⅰ級の位置関係が達成された。

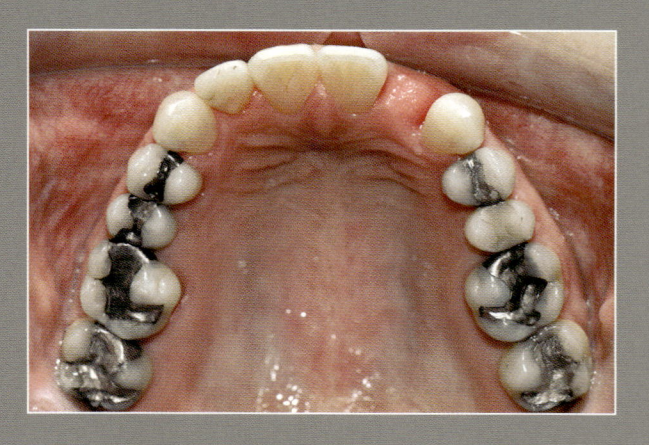

図9-4l 矯正治療完了後の上顎前歯部の咬合面観。左側側切歯の再配置に最適なスペース配分と理想的な顎堤が、犬歯の遠心移動により創出された（サイトデベロップメント）。

図9-4（続き）

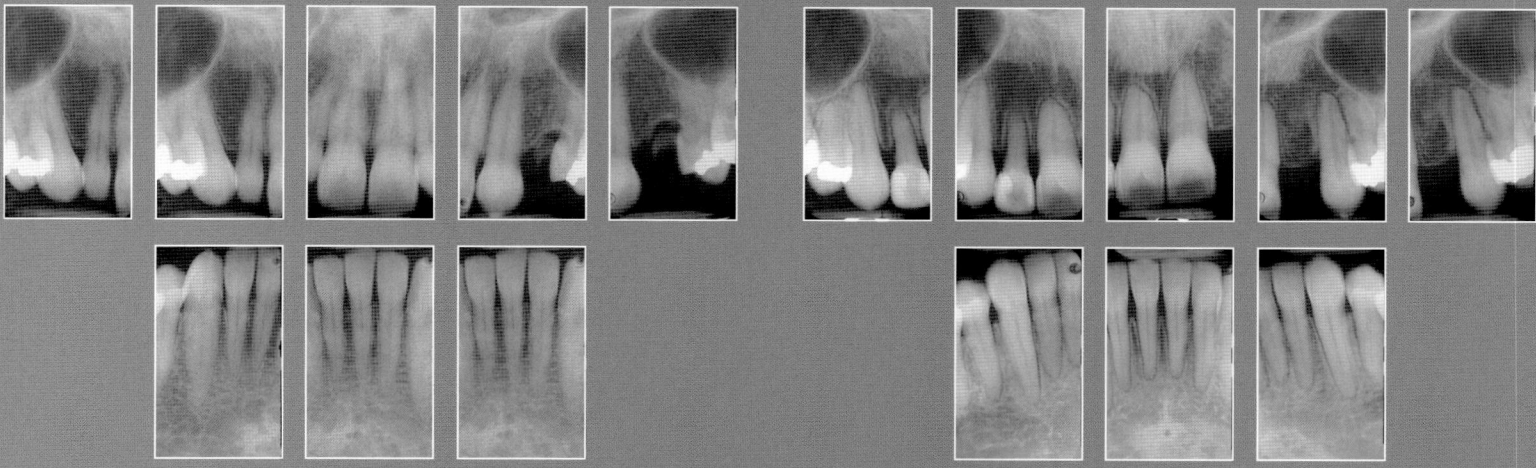

図9-4m　前歯部の術前エックス線写真。上顎左側犬歯と中切歯の歯根近接に注目。

図9-4n　矯正治療完了後のエックス線写真。上顎左側犬歯は正常な位置に移動され、右側側切歯と両中切歯はコンポジットレジンにて適切に歯冠修正（延長・拡大）された。側切歯の再配置に最適なスペースが確保されていることと、歯根の平行化に注目（図9-4a～図9-4gおよび図9-4j～図9-4nは、Smalley[18]より許可を得て転載）。

歯の大きさの分析手法2

ボルトン分析法を応用した代替手法として、(a)正常な外観の下顎前歯部幅径の合計と、(b)正常な外観の上顎前歯部幅径の合計平均比率を用いる考え方がある[19]。この比率は0.772とされ、優れた咬合関係を示す患者を評価して確証された比率である[4]。

$$\frac{正常な外観の下顎前歯部幅径の合計}{正常な外観の上顎前歯部幅径の合計} = 0.772$$

例では、下顎前歯ならびに残存している正常な外観の上顎前歯（中切歯と犬歯）をそれぞれ、近遠心的幅径が最大の部位で測定し合算する。その合計値はBoltonに由来する比率を用いて、側切歯の幅径をxとして（2xは両側切歯幅径に相当）、以下のとおり相互に関連づけられる。xの解法は以下のとおりである。

$$\frac{35\text{mm}}{35\text{mm} + 2x} = 0.772$$

$$35\text{mm} = 1.54x + 23.5$$
$$11.5\text{mm} = 1.54x$$
$$7.48\text{mm} = x$$

この計算式は、個々の側切歯のスペースがおおよそ7.5mmあることを示唆している。この方法で引き出される結果は、手法1で引き出される結果と本質的に同一である[4, 9]。

矯正用セットアップ模型の準備

垂直方向のスペースの考察

　スペースの垂直面における最適なスペース配分を達成するには、正常な歯の幅径と歯冠長の関係が理解できていなければならない。上顎中切歯の歯冠長に対する幅径の比率は、75％〜80％の範囲で報告されている[3, 14, 16, 17]。80％を超える比率の報告例もある。上顎側切歯の歯冠長に対する幅径の比率の範囲は70％〜76％である[3, 14, 16, 17]。下顎切歯の歯冠長に対する比率は62％〜71％の範囲で報告されており、中切歯が範囲の下限に該当し、側切歯が上限に該当する[3, 14]。不釣り合いに短い歯は咬耗に起因する例がもっとも多く、たいていは咬合接触を保ちながらすり減り、その過程で辺縁歯肉の高さの不調和を引き起こす(図9-5)。影響を受けた歯を根尖方向に位置移動させるために行う矯正治療は、一般に歯肉の高さのバランスをとる必要があるが、辺縁歯肉がセメント―エナメル境に対し適正な水準にあり、骨欠損がまったくないことが前提条件である。このような手法で切縁側や咬合面側にスペースを創出できれば、歯を正常な、あるいは望ましい高径に修復できる。歯肉の退縮が起こった場合、すり減った切縁あるいは辺縁歯肉よりはむしろ、歯冠の短い歯のセメント―エナメル境を歯の垂直方向の位置づけ(すなわち矯正治療のブラケットの位置)の基準として用いるべきである。下顎切歯(一般的にまったく損なわれていない切縁部位がもっとも広い近遠心的幅径に該当する)、あるいは栓状上顎側切歯が関係している場合、垂直面と水平面の両方にスペースを配分する必要がある。下顎切歯は、咬耗するにつれて高径はもちろん幅径も減少する。その結果、一般的に歯が互いの間隔を詰める格好で移動し、歯列弓長の不足が生じ、これはすでに叢生が生じていれば、それに起因する不足に加わる状態にもなり得る。

　このような歯の矯正治療のマネージメントには、歯を正常な幅径および高径の状態に修復できるよう、切縁歯肉側と同様に隣接面側にも十分なスペース配分が必要となる。矯正治療を始める前に可能なかぎりプロビジョナル・レストレーションで歯の高さを修復しておき、続いて矯正治療の過程では歯の位置と確保された「スペース」を維持しやすくなるよう、隣接側や垂直方向にスペースが確保されるのに応じて、歯の幅径と高径を増補することが好ましい。これは矯正治療の完了後にポーセレンベニアを使用して歯が確定的に修復される予定の場合、補綴専門医がコンポジットレジンを使用することがもっとも容易な手段である。最終的に対象歯の完全被覆冠が求められる場合には、コンポジットレジンによる完全被覆冠をプロビジョナルとして適用すべきである。こうした状況は多くの場合、既存の修復歯の大きさが不釣り合いな場合に発生する。アクリルレジンを使用しても良いが、これは修復物装着前の期間が比較的短いことが条件で、この材料は期間が長くなると寸法面でも色調面でも安定性に欠けるからである。この材料は比較的摩耗が速く、修復歯の垂直方向の高径を維持できないし、また結果として支台歯が露呈してしまうことも多い。コンポジットレジン製のクラウンは、アクリルレジンに比べ寸法安定性がはるかに良好である。

図 9 - 5

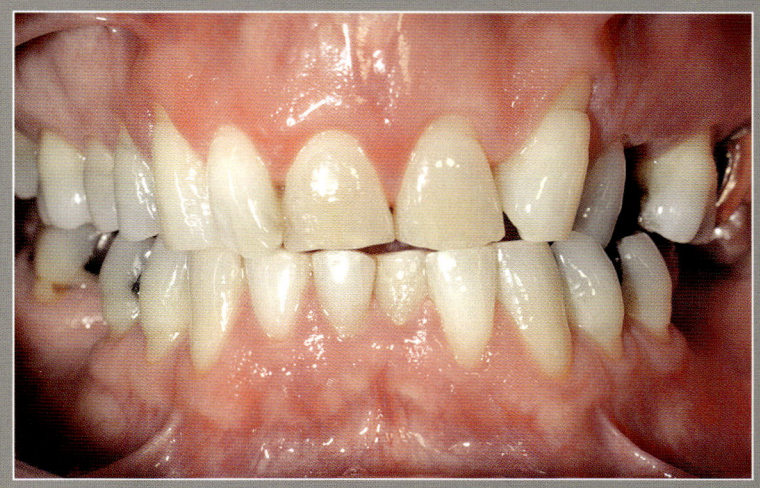

図 9 - 5a 正面観。上顎左側側切歯欠損（臼歯も同様に1歯欠損）、過度の摩耗、歯肉の退縮、残存歯による歯列封鎖が認められる。萌出程度の差異から起る辺縁歯肉の高さの不均衡と摩耗につづく二次的な歯の近接も明らかである。

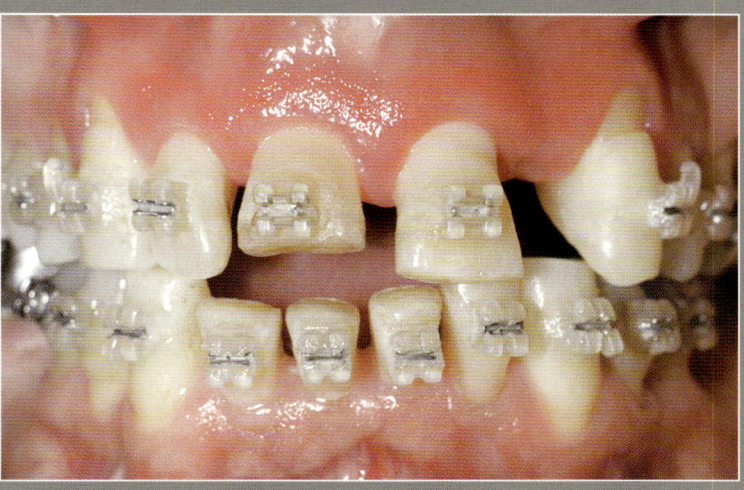

図 9 - 5b 初期矯正治療中の正面観。不正咬合を改善し、また摩耗した歯を修復して正常な大きさと形状にし、欠損した側切歯の再配置を容易にするため近遠心面と垂直面の双方に適切なスペースを確保する。ブラケットは個々の歯のセメント—エナメル境（CEJ）と相対的に位置づけられ、過萌出している歯を圧下し、また CEJ の高さはもとより歯肉の退縮のない歯の辺縁歯肉の高さのバランスもとり切歯側に適切なスペースをあけられる配置となっている。

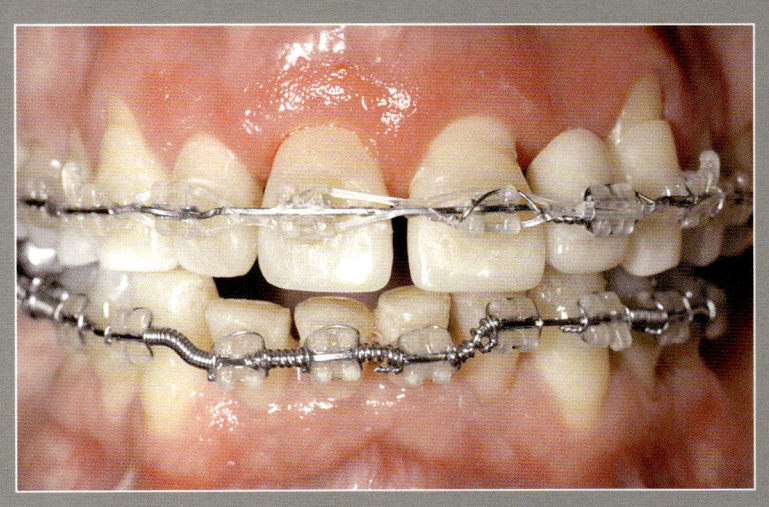

図 9 - 5c 矯正治療中の正面観。上顎両側中切歯はコンポジットレジンによりプロビジョナルとして部分的に修復され、また欠損した切歯を暫間的に再配置するよう、アーチワイヤー上にポンティックが装着されている。切歯間に適切なスペースを設け、また摩耗した歯の最適な修復を容易にするため、オープンコイルスプリングがアーチワイヤー上に装着されている。

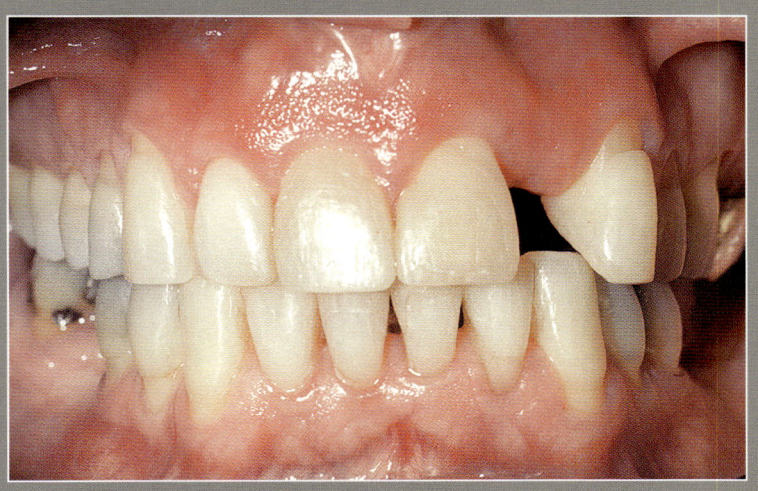

図 9 - 5d 矯正治療および摩耗した歯のプロビジョナル・レストレーション完了後の正面観。矯正治療とプロビジョナル・レストレーションの併用により、不正咬合の修正が容易になったことと併せて、前歯 I 級関係と、後々の歯の確定的修復や欠損歯の再配置を容易にするスペースの垂直面と近遠心面における最適なスペース配分が確立された。歯肉退縮部分については、適切な軟組織移植によるマネージメントが可能である。

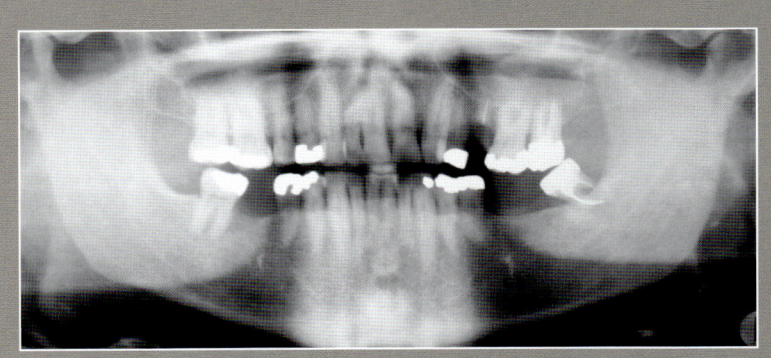

図 9 - 5e 術前のパノラマエックス線写真所見。上顎左側側切歯と複数の臼歯の欠損が認められる。

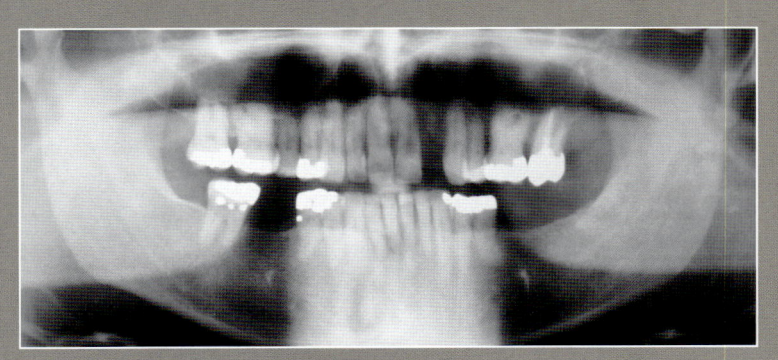

図 9 - 5f 矯正治療後のパノラマエックス線写真所見。最適なスペース配分と歯根の平行化が認められる。下顎左側大臼歯部と上顎左側第二小臼歯の残根は、予知性が乏しく抜歯となった。

図9-6

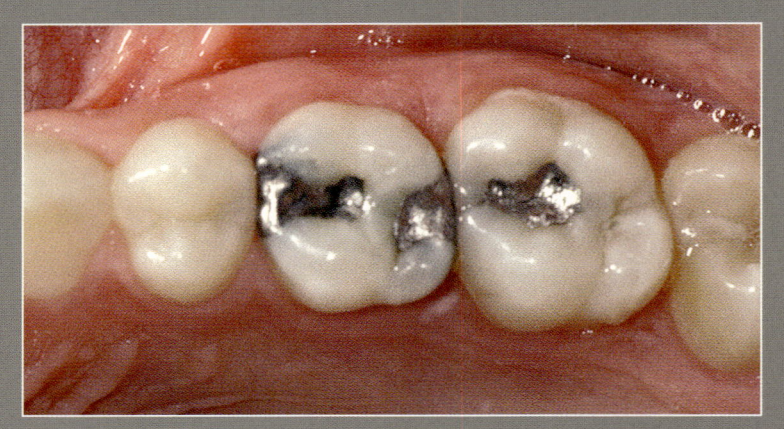

図9-6a　後継の第二小臼歯が存在しない上顎第二乳臼歯の咬合面観。

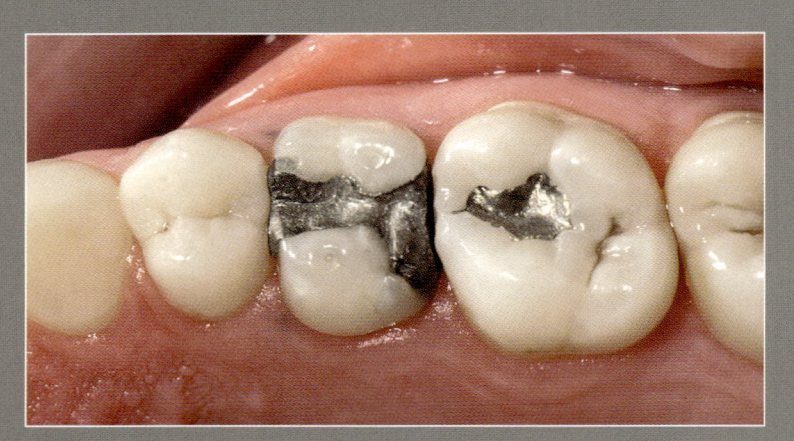

図9-6b　7.5mmの幅径(小臼歯の大きさ)を確保し、剥落後の最終的な歯の再配置を可能とするため、隣接面が削合された上顎第二乳臼歯の咬合面観。

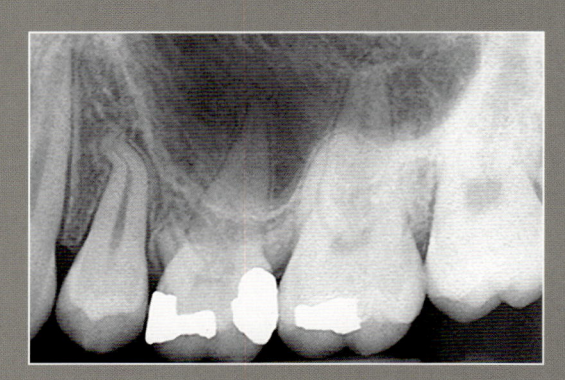

図9-6c　後継の第二小臼歯が存在しない上顎第二乳臼歯のエックス線写真所見。

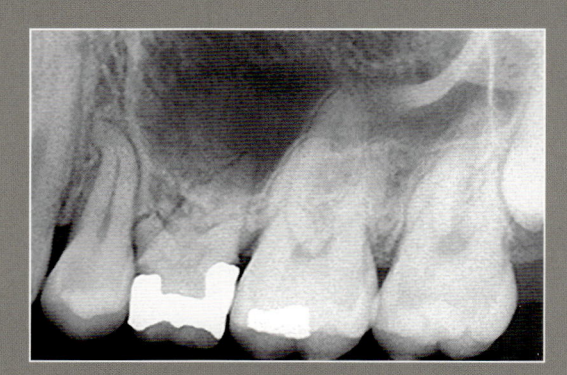

図9-6d　小臼歯の大きさに削合し、矯正治療が完了した後の上顎第二乳臼歯のエックス線写真所見。第二乳臼歯の分岐歯根は、隣接する永久歯が双方から接近するにつれ吸収し、隣接永久歯にはダメージがないことに注目。

臼歯スペースの考察

　臼歯部の最適なスペース配分も、再配置対象となる天然歯の大きさに相応して行われるべきである[2, 18, 20, 21]。乳臼歯は通常、小臼歯の先天欠損域に存在する。このことは欠損歯を再配置するためのスペースを配分する際、考慮に入れる必要がある。これはとくに第二乳臼歯に当てはまることで、第二乳臼歯だけが後続永久歯より大きい乳歯だからである。第二乳臼歯を最終的な再配置の前にできるだけ長く保持したい場合、幅径を小臼歯の幅径にまで減じる必要がある。これを達成するには、乳臼歯の近遠心的幅径を約7.5mmにするよう、細いテーパー状のフィッシャーバーで隣接面を削合すると良い(図9-6)。隣接す

図 9-7

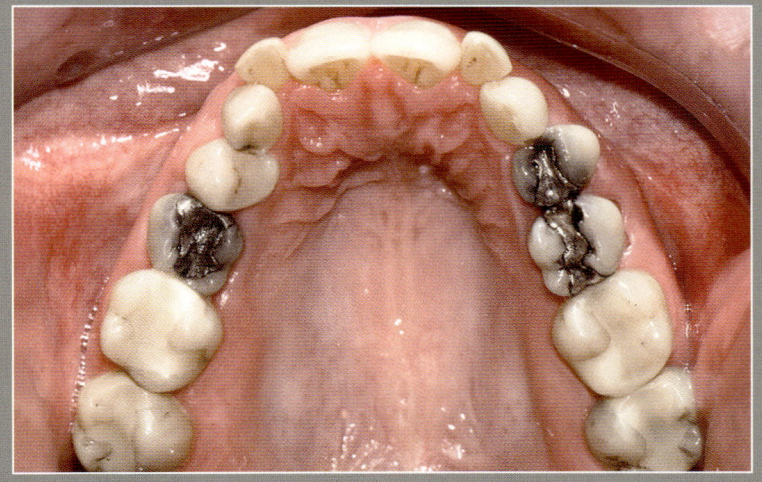

図9-7a 上顎咬合面観。両側の側切歯、犬歯、第二小臼歯、左側第一小臼歯の永久歯が欠損し、乳側切歯、乳犬歯、乳臼歯の存在が認められる。右側第一小臼歯の位置の影響で、欠損している右側側切歯と犬歯を再配置するにはスペースが不十分である。永久歯による再配列(後継歯)よりも第二乳臼歯が大きいため、欠損した右側第二小臼歯を再配置するには過剰となるスペースが存在している。残存している右側第一小臼歯をもっと後方へ位置づけるには、右側乳臼歯を除去する必要がある。これにより乳臼歯のスペースが小さくなり、側切歯と犬歯を再配置するスペースが広がる。

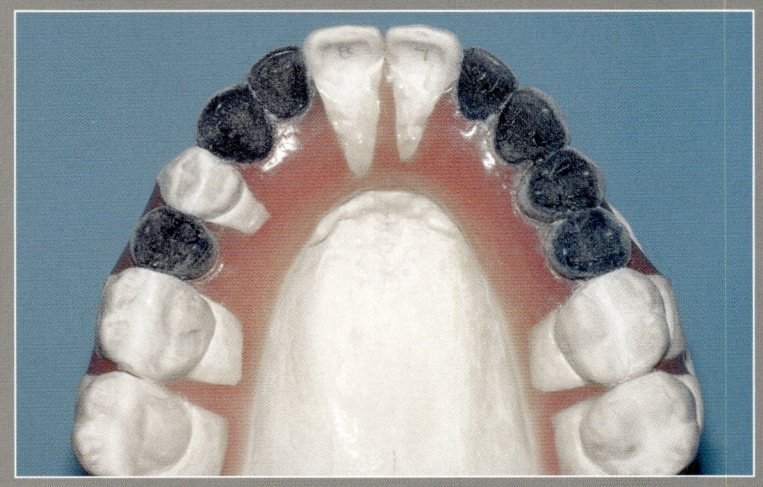

図9-7b 最適な歯の位置、スペース配分、補綴修復歯の大きさを決定するため、補綴的な再配置歯の位置づけを行った矯正用上顎セットアップ模型。

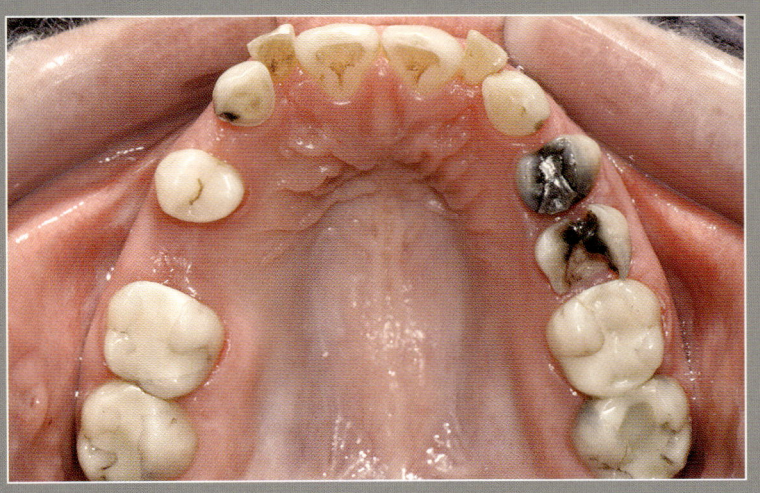

図9-7c 歯の整列とスペース配分が完了した矯正治療後の上顎歯列弓咬合面観。残存している永久歯を正常な位置に確立するとともに、欠損している永久歯の再配置に最適なスペース配分を容易にするため、右側第二乳臼歯は取り除かれた。

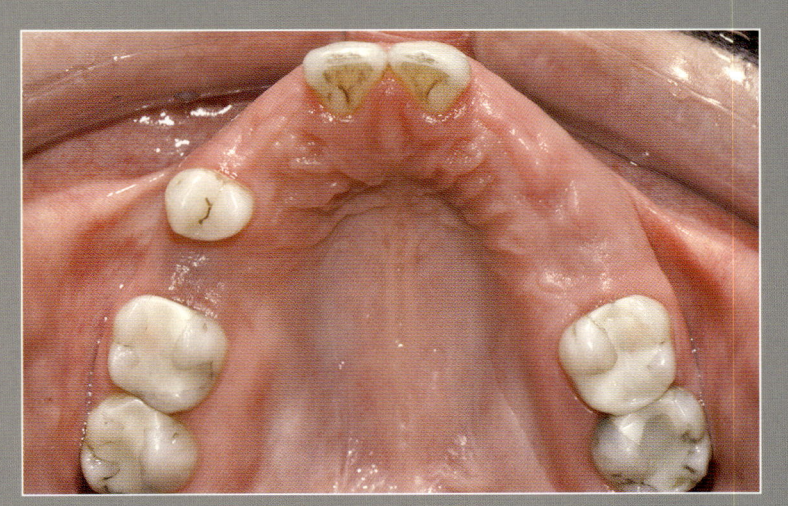

図9-7d 補綴治療の前準備として乳歯抜歯後の上顎歯列弓の咬合面観。

る永久歯はその後、形態修正された乳臼歯と隣接面接触するよう移動できる。乳臼歯の散大分岐(訳者注：乳臼歯は一般に歯根が散大している)する歯根は通常、スペース閉鎖の間は何ら重大な問題を生じることなく、必要に応じて吸収する。残存永久歯を乳臼歯の占有域へ移動させる必要がある場合、露髄や知覚過敏(図9-7)を引き起こすことなく隣接面を十分に削合可能な場合を除き、永久歯を最適に位置づけられるよう、乳臼歯は取り除かれるべきである。永久歯の最適な位置づけを妨げるような乳歯の保持は、つねに禁忌とされる。

アンキローシスを起こしている歯のマネージメント

後続永久歯が存在しない状態でアンキローシスを起こしている乳臼歯は、さまざまな問題を引き起こす[11, 22-26]。アンキローシスを起こしている以上、当然、歯が移動したり萌出したりすることはあり得ない。そのため、従来的な矯正治療を介した適切なスペース配分は不可能である。歯のアンキローシスが顔貌や顎の発育過程で起こると多くの場合、隣接する永久歯と相対的な歯の沈下現象が起こる。この沈下あるいは低位咬合の現象は、アンキローシスの最初の臨床兆候としてよく認められるもので、成長過程で顔が長くなるにつれ、対合歯との咬合接触を維持しようとする隣接永久歯の正常萌出によって引き起こされる。結果として、アンキローシスを起こしている乳臼歯と隣接する永久歯の間で垂直方向の歯槽骨の欠落が長期間にわたり進行する。エックス線写真でみると、解剖学的欠損は歯周病の際の半隔壁性の骨欠損に類似している（図9-8）。骨欠損の重篤度は、歯のアンキローシス発生後のその部位の成長量に左右される。この現象はアンキローシスの認められる永久歯でも同様に起こる[27-29]。さらにアンキローシスを起こしている歯が保持されていると、隣接する永久歯が傾斜したり、対合歯がアンキローシスを起こしている歯の方向へ挺出することによって、好ましくない咬合平面が完成されてしまう結果となる。

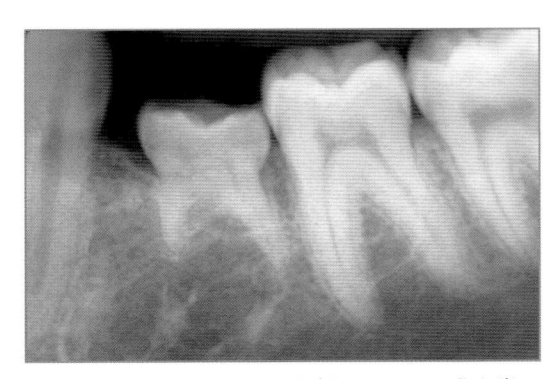

図9-8 アンキローシスを起こしている乳臼歯のエックス線写真。角張った骨の形態と、それに付随して垂直方向の歯の位置に変化が生じ、顎の成長の間に永久歯が対合歯との咬合接触を維持する形で萌出するにつれ、アンキローシスを起こしている乳臼歯と隣接する永久歯の間での歯の垂直的な高さの変化に注目。

アンキローシスを起こしている乳臼歯の抜歯は、以前から論じられている種々の問題を解消する最良の選択肢とされてきている[11, 23, 24, 26, 30]。しかしながら、アンキローシスを起こしている歯の除去は難しいことが多く、手技の際に支持骨が好ましくない形で除去されることで骨稜部が危険にさらされる可能性がある。さらに、歯の喪失にともなう歯槽窩の再吸収が長期にわたって発生する[11, 26, 31-34]。そのような無歯顎堤の骨欠損は多くの場合、骨造成なしでのインプラント支持による補綴歯の配置を妨げることとなる。私の経験からすると、歯槽骨の垂直的骨欠損の造成は、水平的なものに比べ信頼性に欠ける。

より良い解決策は、アンキローシスを起こしている乳歯を骨稜線の約2mm下方で取り除き、アンキローシスを起こしている歯根を骨中に残す方法である（Smalley and Hall, 未公表データ, 2007）（図9-9、図9-10）。この技法はデコロネーション（臨床歯冠除去）と呼ばれ、歯槽堤の保存を目的に、アンキローシスを起こしている永久歯の歯根[28, 44-46]とそうでない歯根[35-43]を対象に、以前から議論されてきた。抜歯手技中に破折した歯根の先端部が保留されることも、問題ないと報告されている[47-49]。外科処置部の一次閉鎖は広くプロトコルとして使われているが、必須とは思われない[36, 38]。外科処置部は、残っている歯根の上に軟組織が重なることで二次的な過程を経てゆっくりと治癒する。露出した歯根の歯内療法は不必要である。実際、生活反応のある歯根はガッタパーチャを用いて治療された歯根より治癒経過が良いことが示されている[38-40]。時間とともに、隣接する永久歯が萌出するにつれ骨は隣接歯と等しい高さまで残った歯根を覆う形で発達する[28, 44-46]。残った歯根上の歯冠側の骨添加は、顔貌と顎が成長する間に隣接永久歯が対合歯列との咬合接触を保とうとして萌出することにより、歯冠を失った歯根を覆う骨膜にかかる張力に起因するものと考えられる。そのような張力は下顎骨の骨添加を刺激することが過去に証明されており、このプロセスは矯正治療中に骨中を移動する歯の張力側における骨添加に似ている[50]。骨中に残ったアンキローシスを起こしている歯根は、将来インプラントを植立できるほどに、最終的には歯根吸収（置換吸収）の形で骨に換わるはずである。こうした骨による置換や歯根吸収を容易にするため、デコロネーション後に残った歯髄組織を摘出して根管内へ血流を送り、内部置換吸収を促進させるという方法もあり、これはアンキローシスを起こしている永久切歯のマネージメントとしてすでに報告されている手技である[44-46]。

図9-9、図9-10

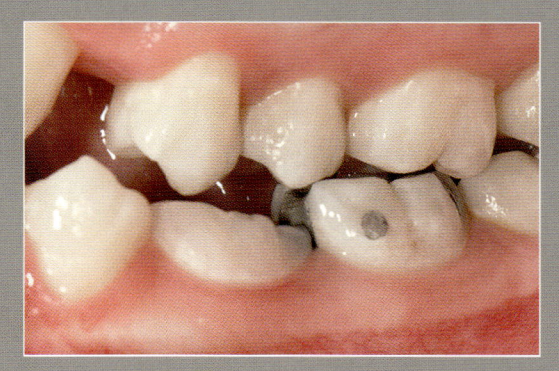

図9-9a 半埋伏状態の下顎左側第二乳臼歯の側方面観。

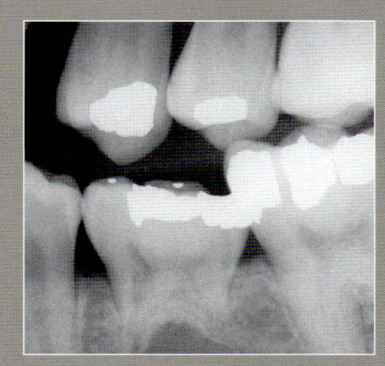

図9-9b アンキローシスを起こしている乳臼歯。辺縁骨の骨長まで2mm根尖側のところで臨床歯冠除去(デコロネーション)される前のエックス線写真。

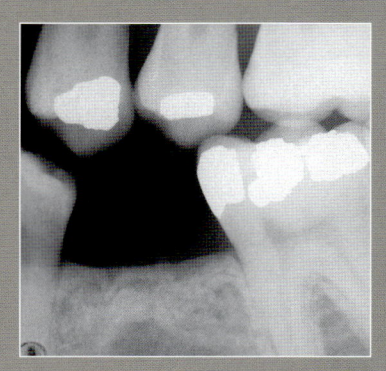

図9-9c 臨床歯冠除去後に残った、アンキローシスを起こしている乳臼歯の歯根のエックス線写真。

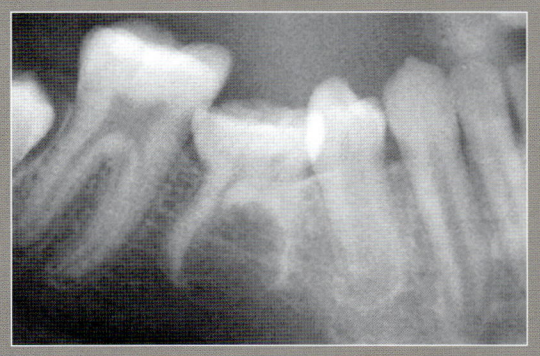

図9-10a アンキローシスを起こしている乳臼歯。辺縁骨の骨長まで約2mm根尖側のところで臨床歯冠除去される前のエックス線写真。

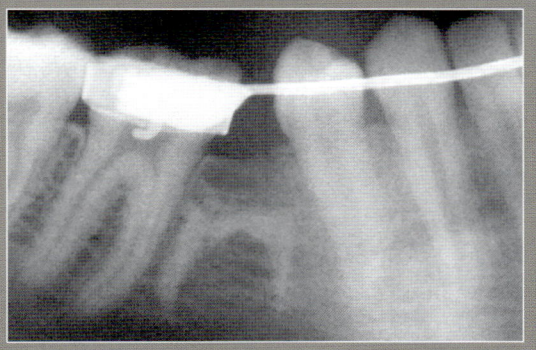

図9-10b 臨床歯冠除去(デコロネーション)後に残った、アンキローシスを起こしている乳臼歯の歯根のエックス線写真。臨床歯冠除去および隣接永久歯の萌出以後の、歯根から歯冠側にかけての骨添加量(約5mm)に注目(ワシントン州シアトルのDr S. Hallのご厚意により提供)。

　永久歯が完全に萌出してしまえば、欠損した永久歯の再配置に最適なスペース配分を確保する方向で、矯正治療を進めることができる。アンキローシスを起こしている残存歯根は一般的に、正常な歯の位置や適切なスペース配分を確保する際に問題となることはない。顔貌が完全に成長するまでインプラントの植立を施すことはなく、残った歯根が骨による完全な置換吸収を受ける時間は十分に確保される。

インプラントで支持する補綴歯のためのスペース配分

　永久歯臼歯の欠損域では、小臼歯の大きさのスペースを確保し、インプラント支持にてその歯を補綴小臼歯形態に再配置するという処置は適切と思われる[18, 20, 21]。欠損している臼歯を小臼歯で再配置することは無難であり、場合によってはさまざまな理由から、より有利にもなる。臼歯が欠損した無歯顎堤領域では歯の喪失にともなって骨吸収が起こることから、標準サイズのインプラントに対してかろうじて十分な幅を持っている。インプラントの直径は再配置される歯の歯根幅径と同等、あるいは若干小さめにすべきである。標準サイズのインプラント（直径約4mm）は、おおよそ小臼歯の歯根の幅径であるので、臼歯の大きさの補綴歯よりも標準サイズのインプラントに小臼歯の大きさの補綴歯を施すほうが適切である。さらに、インプラントに対する力の配分がより好ましくなり、また補綴歯にとっても、インプラントヘッドから軟組織を通って出現する際、より良好な歯冠の膨隆や補綴歯のエマージェンス・プロファイルが得られるであろう。臼歯に代わる小臼歯補綴歯からもたらされる咬合は、まったく問題なく受け入れられる。咬頭と窩、鼓形空隙、咬合関係は機能性、審美性あるいは衛生状態の面で、患者のニーズを損なうことなく達成可能である。

　骨結合型インプラントは欠損歯の再配置向けにもっとも信頼性の高い、よく用いられる治療手段となっている[51-55]。このようなインプラントは歯を移動させる際の骨負担型固定源にもなる[18, 20, 21, 56-77]。歯列弓内に植立されたインプラントは、矯正治療中や治療後の過程で補綴による欠損歯再配置の支持体にもなる。骨結合型インプラントは、確実な固定源を実現するとともに歯牙負担型固定源につきものの制約を、すべてとはいかないまでも、ほとんど取り除くことのできるものである。非骨結合型インプラントあるいは暫間的な固定具（ミニスクリューやプレート装置）でも歯を移動させる際の骨負担型固定源になるが、必ずしも絶対的な固定源を供給できるわけではないし、長期安定性の面で用途が限定される[78-92]。インプラントによってもたらされる固定源は適度な歯牙負担型固定源でも不可能と想定されるような場合でも、歯の移動が可能となる。

　歯の再配置および矯正治療の固定源という二重の目的でインプラントを使用する場合、矯正治療の開始前に植立する必要がある。こうしたインプラントの位置決めおよび方向はきわめて重要であると同時に、残存歯の矯正治療後の位置に依存する[18, 20, 21, 72, 76]。矯正治療後の歯の位置が判明する前にインプラントを植立してしまうと必然的に、最適とは言えない歯の位置、不適切なスペース、不自然な咬合関係、あるいは審美性の欠如といった要因によって妥協せざるをえない結果をまねく。矯正後における残存歯の望ましい位置は、咬合器に装着された矯正用セットアップ模型上で決定される（図9-11）。中心位記録に基づいて咬合器に装着された上下顎模型は、上下顎の歯の模型における正確な空間的位置関係を把握するうえで不可欠である。手に持って用いる模型は中心位記録に基づいておらず、上下顎の歯の最大嵌合位を表す程度である。矯正用セットアップ模型は、矯正治療を通じて達成可能な歯の移動を表現するものでなければならない。それは現実的であると同時に、実際の歯の移動限界も反映されているべきである。したがって矯正専門医が、矯正用セットアップを仕上げなくてはならない。一般的に矯正専門医だけが、歯の移動に対する制約を理解しているので、歯を支持している歯槽骨の範囲内で歯の移動を制御するという点に関してはとくにそうである。セットアップ模型の製作を補助する技工士であっても、矯正専門医でなければ、このような制約を認識しないため、実際の歯のセットアップ作業は行うべきではない。

　現実的かつ望ましい残存歯の位置を反映する以外に、矯正用セットアップ模型では欠損歯の最適な再配置に相応のスペースを確保すべきである。修復や補綴治療を行う歯科医師は、矯正用セットアップ模型上で確保されたスペースの許容性を確認しておくべきである。欠損歯に対し許容可能なスペースが確保された矯正用セットアップが完成した後、修復や補綴治療を行う歯科医師や歯科技工士は、再配置対象の欠損歯の正確な大きさや形状に合わせて矯正用セットアップ模型上で、所定の補綴用再配置歯をワックスで形作ることができる（図9-11d参照）。義歯用人工臼歯は多くの場合、再配置を意図する天然歯より小さいので、ワックスで作られた歯のほうが義歯用人工歯より好ましい。ワックスによる歯は比較的廉価で、また歯列模型上での設置や必要とされる歯の大きさや形状に応じた修正が容易である。前歯部の再配置における義歯用人工歯の使用は、天然歯の大きさや形状によく相応していることや、欠損前歯部の暫間的再配置としての矯正治療に利用できることから、受け入れられるものである。模型上での補綴用再配置歯の位置は、インプラントの位置決めの要素となり、また矯正治療中に用いられる暫間的なインプラント修復物は

図 9 - 11

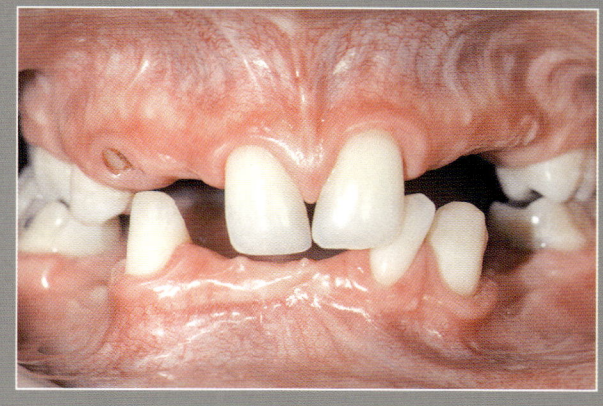

図9-11a 多数歯欠損が認められる歯列弓の正面観。この患者は歯牙負担型固定源が不十分なため、不正咬合を適切に改善するにはインプラントによる固定源が必要であろう。

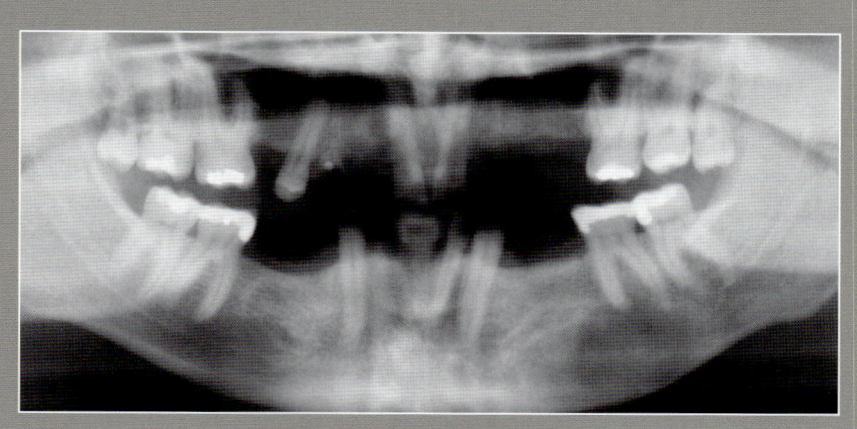

図9-11b 残存歯のパノラマエックス線写真。

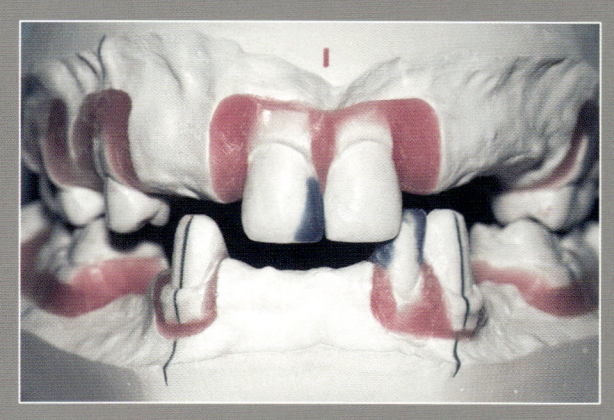

図9-11c 最適な歯の位置を決定するための残存永久歯の矯正用セットアップ模型。不正咬合の改善、および矯正治療中の補綴歯を支持に必要な固定源として、この模型はインプラントの植立位置確定前に製作された。

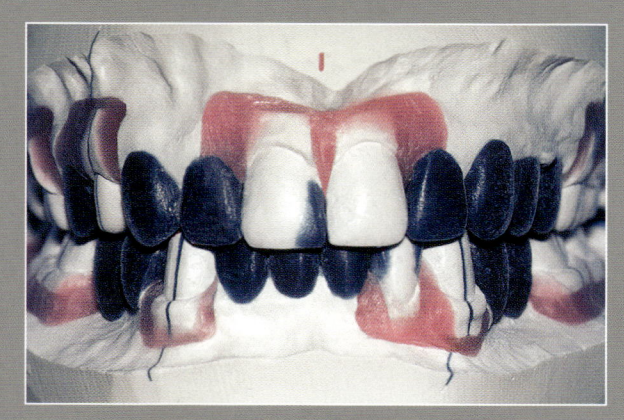

図9-11d インプラントの植立と最適な補綴歯の位置を決定するため、補綴学的なワックアップを行った残存歯矯正用セットアップ模型(図9-11a〜図9-11dはSmalley[18]より許可を得て転載)。

もとより、矯正治療完了後に装着される最終的なインプラント修復物の製作にも有益となる。

インプラント植立のガイド製作とそれにつづく植立技術向けに、矯正用セットアップ模型から残存歯の初期模型へ、インプラントの位置と配向を移行する技法については、すでに詳細な記述がある[18, 20, 21]。

図 9 - 12

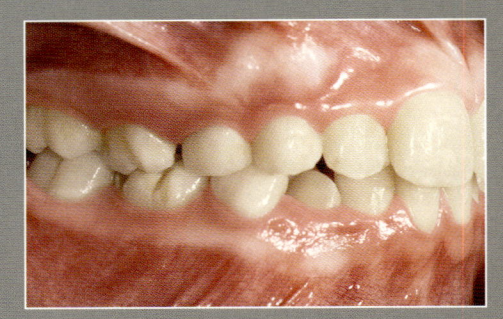

図 9 - 12a 第二乳臼歯が残存する混合歯列期の患者の右側側方面観。

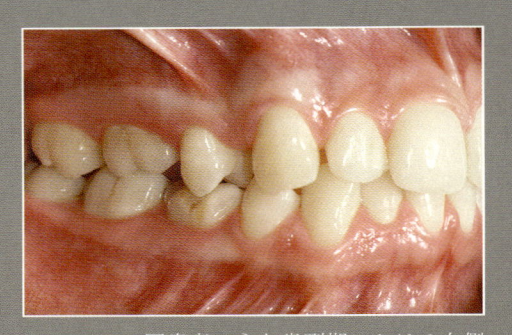

図 9 - 12b 同患者の永久歯列期における右側側方面観。上顎第二乳臼歯は永久臼歯が自然に近心移動できるよう取り除かれ、それにより上顎第二小臼歯の再配置が不必要になっている。永久歯臼歯は許容可能な II 級の位置関係となる。下顎の第二乳臼歯は大幅な機械的補助なしには前方へ歯体移動しにくいため、そのまま維持され、インプラント支持による補綴歯の再配置時を想定した幅径に減じられる。

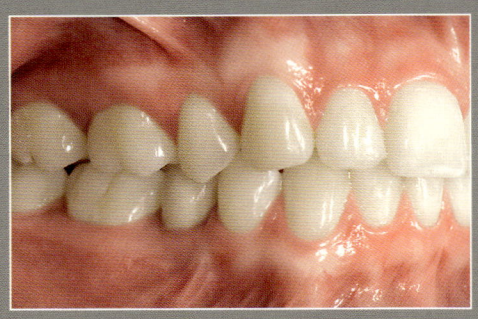

図 9 - 12c 犬歯の I 級関係と臼歯の II 級関係を確立する矯正治療完了から約 2 年後の同患者の永久歯列期における左側側方面観。欠損していた下顎第二小臼歯は第二乳臼歯の喪失後、インプラント支持の補綴歯に置換されている。

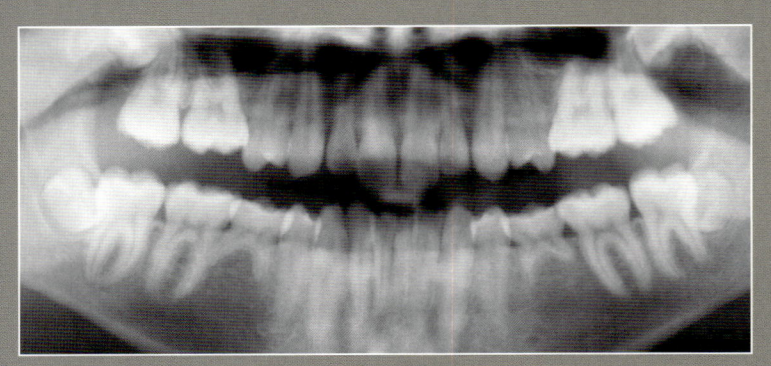

図 9 - 12d 上顎第二乳臼歯抜歯後に上顎臼歯群の代償性の近心移動をともなった第二小臼歯欠損が認められる患者の歯列のパノラマエックス線写真。

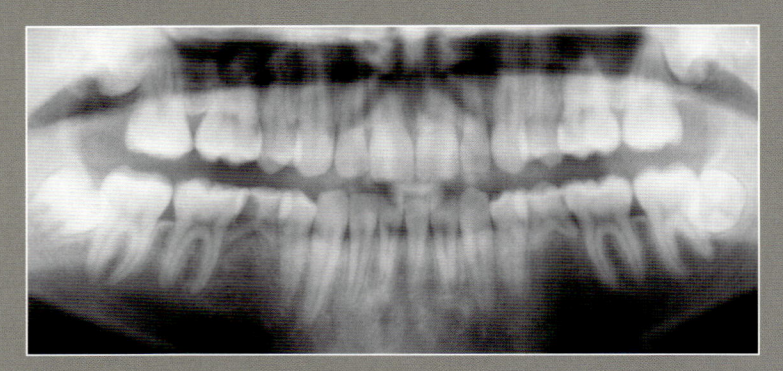

図 9 - 12e 下顎第二小臼歯が欠損した患者の矯正治療完了後のパノラマエックス線写真。矯正治療中、最終的な第二小臼歯の補綴に備えて下顎の第二乳臼歯の近遠心的幅径は約7.5mmに減じられた。下顎第二乳臼歯の遠心部のカリエスと比較的短い歯根に注目。

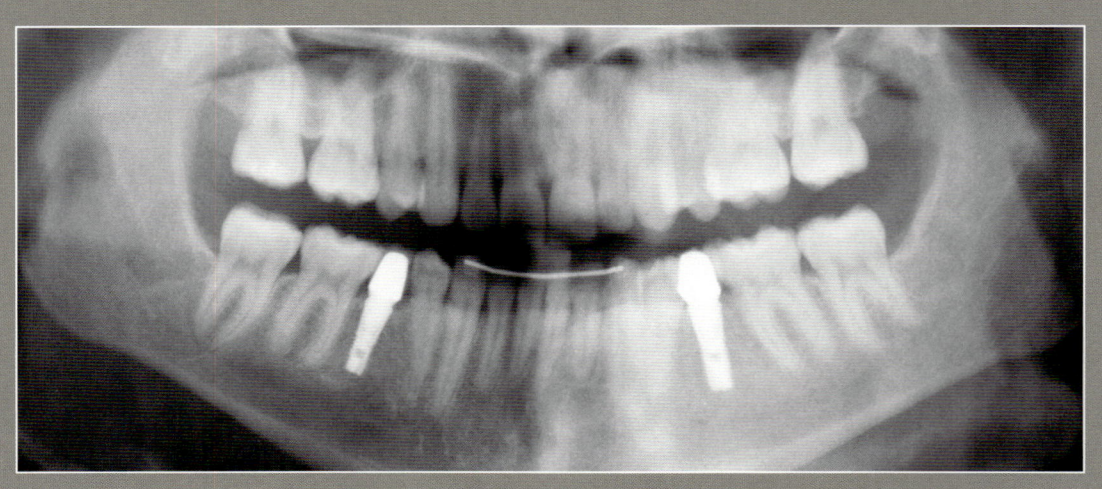

図 9 - 12f 第二乳臼歯欠損患者の矯正治療完了から約 2 年後の歯列パノラマエックス線写真。下顎第二小臼歯が取り除かれ、インプラント支持の補綴歯に置換されている。

図9-13

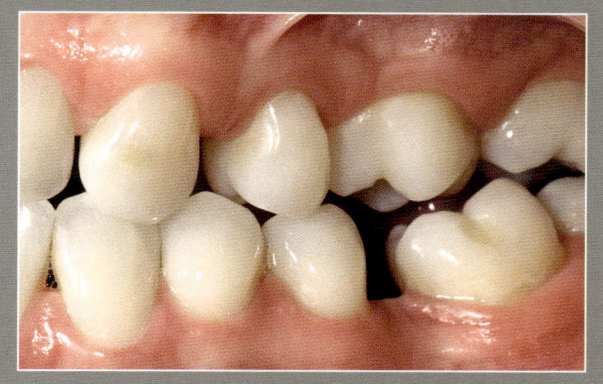

図9-13a 下顎第一大臼歯が欠損し、その後、残存歯による代償性移動が生じた歯列の左側側方面観。第二大臼歯が無歯顎堤部に近心傾斜している。

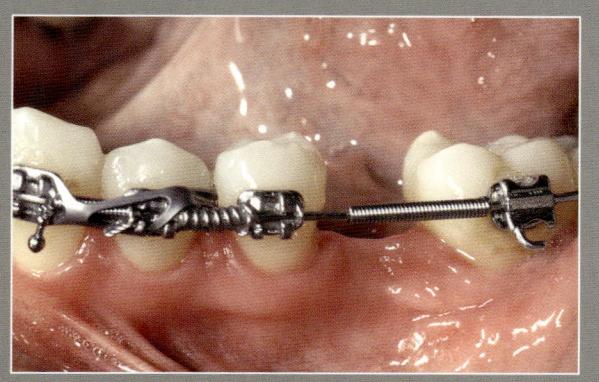

図9-13b 第二小臼歯の欠損部顎堤への移動および小臼歯間におけるインプラント植立にもっとも最適な顎堤の確立に先立ち、歯の歯軸整列がなされた状態の左側側方面観。

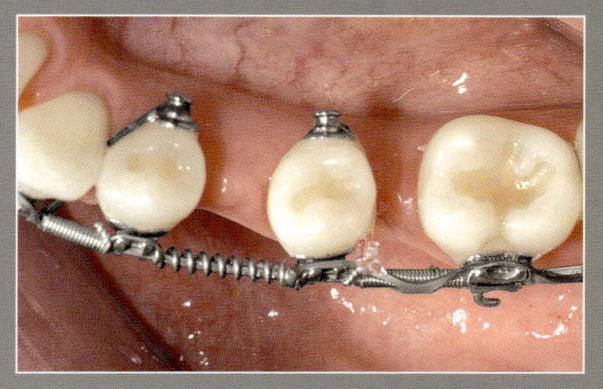

図9-13c 第二小臼歯を無歯顎堤部へ遠心移動中の左側咬合面観。

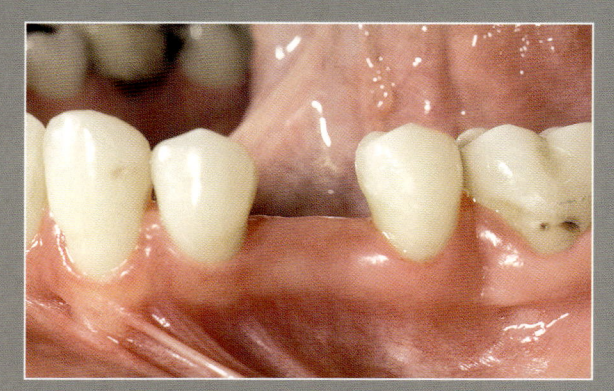

図9-13d 以前の不十分な無歯顎堤部に第二小臼歯が位置づけられた状態の左側側方面観。インプラント支持の小臼歯補綴物による再配置に理想的な無歯顎堤として改良されて、最適なスペースが小臼歯間に配分された。

原則の適応できない症例
Some Exceptions to the Principles

　場合によっては、1本または複数の残存歯をその歯の正常な位置に隣接させることが有利な場合がある。これには3つの適応がある。第1の適応は、本来とは異なる位置で萌出した、あるいは異なる位置に移動してしまった歯で、その歯を正常な位置に戻しても実質的に無益と思われる場合である。状況によっては、このような移動が欠損歯の補綴的再配置を不要にする目的で計画されることもある（図9-12）。第2の適応は、インプラント植立のための顎堤における骨造成が不要となるように、埋入には不十分な無歯顎堤部へ歯を移動させ、インプラントをより良好に配置できるよう、代わりとなる無歯顎堤を改良し発展させることである（図9-13）[26,93,94]。第3の適応は互いに隣接して2つのインプラントを植立するという望ましくない選択より、むしろ2本の歯を移動させて間隔をあけ、その間にインプラントを植立できるようにすることである（図9-14）。

図 9-14

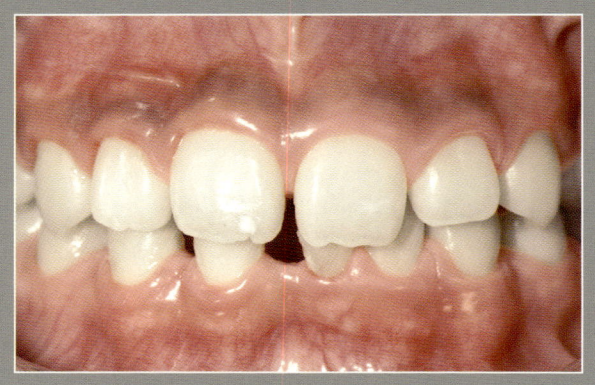

図9-14a 下顎両側永久中切歯が欠損し、左側乳中切歯が残存している歯列の正面観。

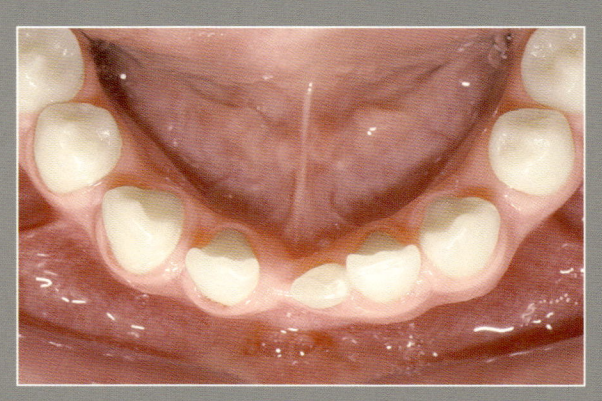

図9-14b 治療前の下顎前歯部咬合面観。

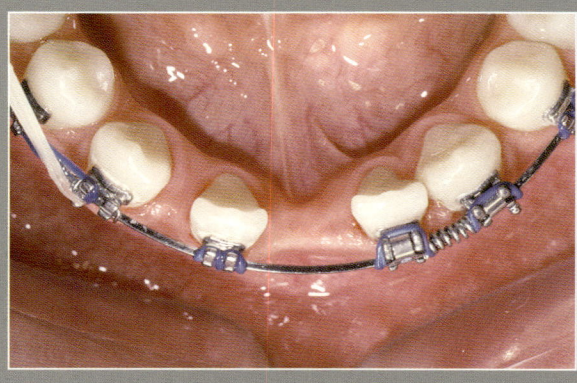

図9-14c 下顎側切歯を中切歯の位置に移動させ、インプラント支持の補綴歯にて両側切歯を再配置するための最適なスペースを確保する矯正治療中の下顎前歯部咬合面観。

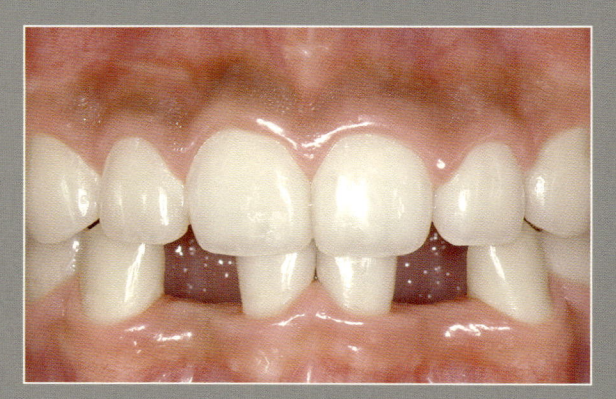

図9-14d 下顎両側中切歯が欠損した歯列の矯正治療完了後の正面観。下顎両側中切歯は中切歯の位置に移動し、インプラント支持の補綴歯にて両側切歯を再配置するための最適なスペースが確保されている。

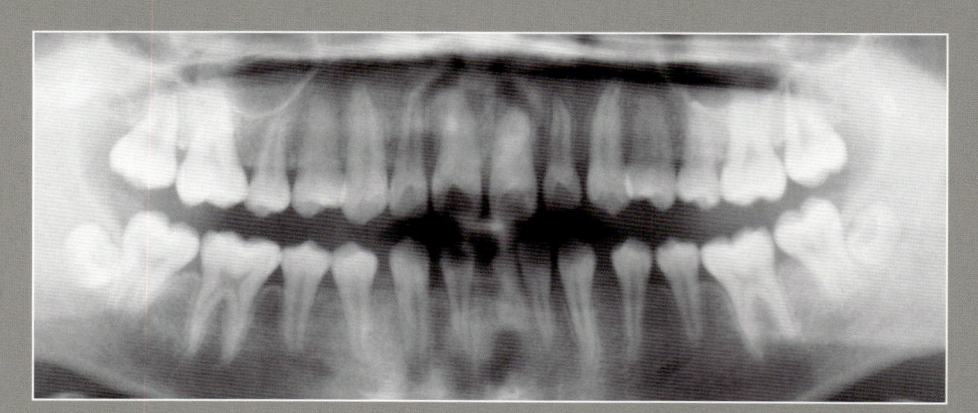

図9-14e 下顎両側中切歯が欠損し、左側乳中切歯が残存している歯列の治療前のパノラマエックス線写真。

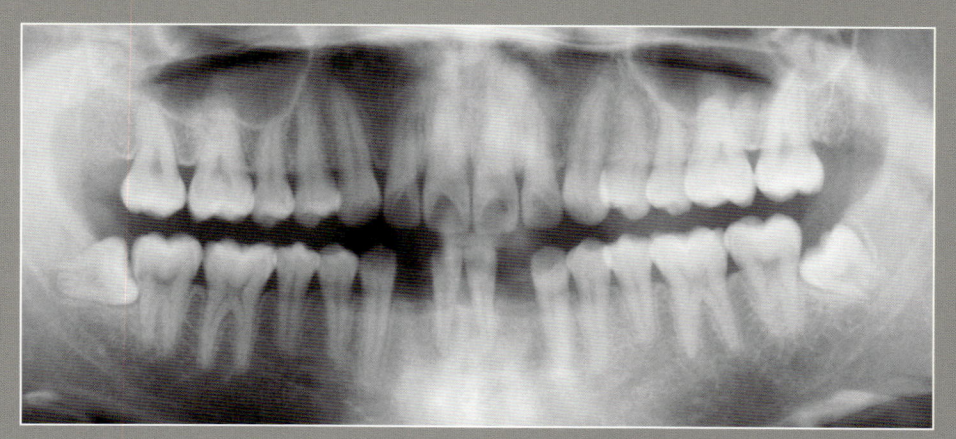

図9-14f 両側側切歯が中切歯の位置にある状態を示す、矯正治療後のパノラマエックス線写真。歯根の平行性に注目。

図 9-15

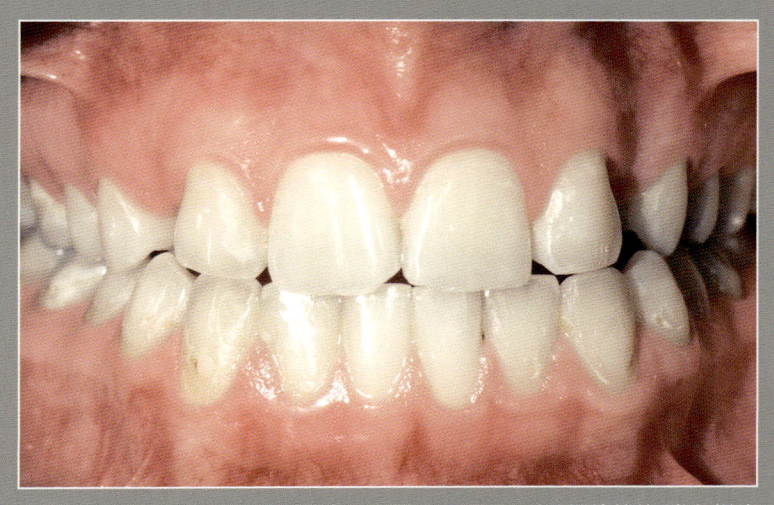

図 9-15a 側切歯の位置に犬歯が配置されている上顎両側側切歯欠損症例の歯列正面観。残念ながら両犬歯の遠心に約4mmの不適切なスペースが矯正専門医によって残されている。

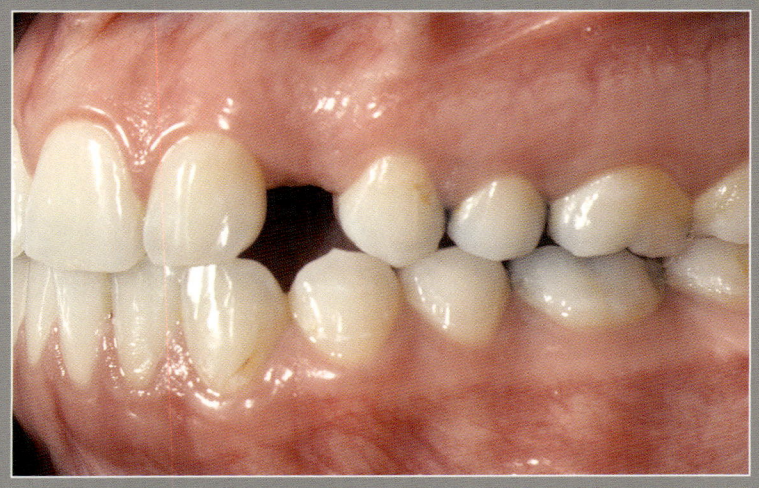

図 9-15b 同患者の左側側方面観。現実的な補綴学的選択肢のどれを取るにせよ、スペースが不十分である。

側切歯の代用としての上顎犬歯

　矯正治療では、上顎犬歯を代用して上顎側切歯の欠損を治療することがよくある[95-99]。この選択を行う理由は主に2つある。第1に側切歯欠損が認められる患者の犬歯は多くの場合、側切歯の位置に萌出し、それは萌出してくる犬歯にとって、萌出方向から乳犬歯を押し出す、あるいは乳犬歯の歯根吸収を引き起こすよりも側切歯の欠損域で骨吸収するほうが起こりやすいためである。側切歯の位置に犬歯を残せば矯正治療が単純化し、治療期間も短くなる。犬歯を正常な位置に後退させるほうがよほど困難であり、また全体の治療期間を長引かせることにもなる。第2の理由は、犬歯を代用することで欠損した側切歯の補綴的再配置が不要になるという点にある。残念ながら、犬歯を側切歯の代用とすると犬歯は側切歯に比べ相対的に大きいため、多くの場合、上顎と下顎の前歯の間に歯の大きさの不調和（すなわち上顎が過大）が生じる。欠損した側切歯に犬歯を代用する矯正治療を受けた患者のなかには、犬歯の遠心にスペースが残り、その結果、補綴歯の配置が必要となった例もある。残念なことに、多くのケースで確保されるスペースが小さ過ぎて、補綴的な犬歯を最適な形で再配置できない（図9-15）。補綴の観点からみて、側切歯のみ欠損した患者の矯正治療の結果として、側切歯に対し代用された犬歯の遠心にスペースを一切残すべきではない。第一小臼歯は代用犬歯の遠心に位置づけられ、犬歯として機能すべきである。さもなければ犬歯を正常な位置に後退させ、無歯顎堤部に隣接する歯の歯根がほかの残存歯と平行している状態で、側切歯の再配置に最適なスペースを確保するほうがはるかに賢明である。

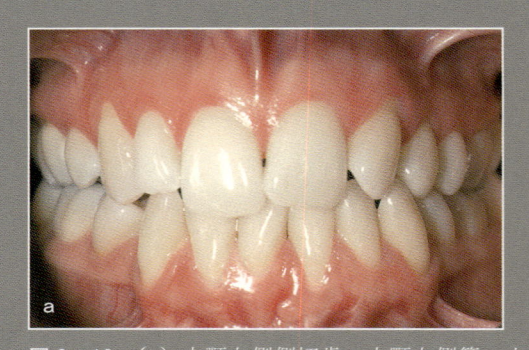

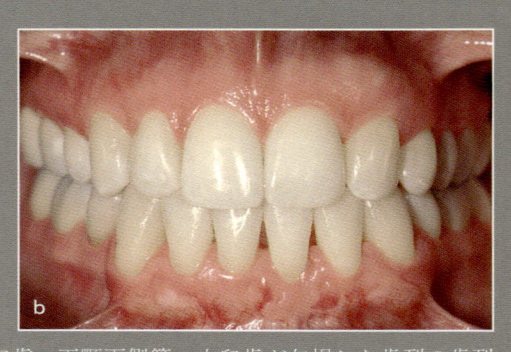

図9-16 （a）上顎左側側切歯、上顎右側第一小臼歯、下顎両側第一小臼歯が欠損した歯列の歯列正面観。欠損した小臼歯は以前、極端な叢生あるいは前歯の前突を解消するため取り除かれていた。上顎左側犬歯は欠損している左側側切歯の代用として適切とみなされた。（b）同患者の正面観。上顎左側犬歯は反対側の側切歯と似るよう形態修正された。右側側切歯は正常な大きさおよび形状になるよう、コンポジットレジンにて歯冠長を延長されている。

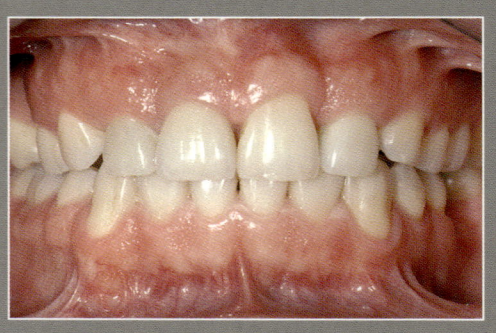

図9-17 犬歯の位置に第一小臼歯がある患者の歯列正面観。両側の第一小臼歯は矯正治療の間に辺縁歯肉の位置が中切歯と同水準になるよう位置づけられ、咬合には参加させず圧下されている。これにより従来から行われている手法であるエナメル質への接着修復をすれば、犬歯として修復可能であろう。

　上顎側切歯欠損に対する上顎犬歯の代用には、2つだけ適応症がある。著しい歯列弓周長の欠如あるいは切歯の前突を解消するには概して小臼歯抜歯が必要とされるⅠ級の不正咬合患者は、上顎側切歯の欠損に対する犬歯代用の格好の候補となりうる。こうした患者の場合、下顎歯列弓での小臼歯抜歯が可能で、また上顎側切歯の欠損が、上顎小臼歯を抜歯する必要性を未然に防ぐことになる。その結果、第一小臼歯は犬歯の代用となり、正常な犬歯の位置に収まることになる（図9-16）。
　もう1つの適応として、上顎側切歯が欠損したⅡ級不正咬合の患者で、下顎歯列弓に歯列弓周長の不足や叢生があったとしてもごくわずかな場合がこれに当たるであろう。上顎側切歯を犬歯で代用すれば、矯正治療中のⅡ級関係を修正する必要がなくなる。この適応は、Ⅱ級関係を維持することが患者の顔貌のバランスに悪影響を与える結果とならない場合にかぎられる。
　これら2通りの状況での犬歯の代用は、犬歯が大きさ、形状、色調、スマイルの際に見える歯の量といった点で側切歯として受け入れられるかどうかにもよる[98,99]。大きさや形状に関して言えば、犬歯にて代用される臨床的な歯冠は近遠心的にも頬舌的にも幅径は割合小さくて狭く、また高径においても短くあるべきである。また必要なら側切歯に似せるよう、形態修正や近遠心切縁の不足部へのコンポジットレジンの添加などの対応が可能であろう。色調は中切歯の色とうまく合わされるべきで、また過度に暗かったり黄色が強かったりしてもいけない。歯根による歯肉の膨隆がスマイル時に目立ってしまうような見え方も好ましくない[97]。欠損した側切歯に犬歯が代用され、第一小臼歯が犬歯の位置に配置される場合、小臼歯の頬側面での高径が犬歯より短いため、辺縁歯肉の高さはたいてい不均衡になる。この審美上の問題を是正するには、第一小臼歯の歯冠を延長して隣接歯との相対的な辺縁歯肉の審美的な高さを確立させたうえで、犬歯に似せる形で修復すると良い。残念ながら歯冠長延長術では、小臼歯の歯根を露出させてしまい、完全被覆型の修復物が必要となる。加えて修復物を歯根方向に延長すると、歯頸側が望ましい状態より狭い犬歯歯冠となってしまう。より保存的で審美性を重視したより良い解決策として、第一小臼歯の位置をもっと歯根寄りの方向に位置づけることにより、小臼歯の辺縁歯肉の水平方向のレベルを中切歯の辺縁歯肉に合わせて整える手法が挙げられる（図9-17）。結果として、第一小臼歯は下顎犬歯との咬合接触からは暫間的に外れることになる。第一小臼歯はこの後、再配置位置に該当する犬歯として修復されて、咬合接触の確立が再び可能となる。第一小臼歯をこのように位置づけることで歯冠長延長術の必要がなくなり、またセメント質の露出もないため、エナメルボンディングによるより保存的な修復物の配置が可能となる。

まとめ
Summary

　欠損あるいは形態異常の歯をともなう歯列に対して、最適な形でのマネージメントが難しいことが多い。残念ながら、いく分かの不正咬合は歯の先天欠如や喪失、あるいは残存歯の代償性移動に起因する形態異常歯の存在に続いて必ず発現する。その際、残存歯は隣存歯や対合歯とのスペースが不適切な位置異常となる。矯正治療が必要となるのは、結果的な不正咬合の修正や歯の喪失以前から存在していた根本的な歯槽性、もしくは骨格性の不正咬合の修正を要する場合である。鍵となる2つの治療指針は、欠損歯の最適な再配置や形態異常歯の修復を容易にするための矯正治療の成果を確立するうえで重要である。第1の治療指針は、欠損歯の最適な再配置あるいは不適切な形状や大きさの歯の修復に必要なスペースを、垂直方向および水平方向の両面、すなわち三次元的に確保することである。第2の治療指針は、残存永久歯を歯列弓内で最適な位置に配し、前歯部のⅠ級関係を確立することである。歯根は相互に平行な状態にあるべきで、また無歯顎堤部分には一切、収束あるいは侵入すべきでない。前歯部におけるⅠ級関係は、正常な歯の大きさを得ることとともに標準的な水平的・垂直的被蓋を持つ最適な咬合関係を達成するうえで不可欠である。

　多数歯欠損をともなう複雑な歯列では、歯牙負担型固定源が十分に得られないため、既存の不正咬合を最適な状態に修正することは不可能かもしれない。そのような患者の場合、既存の不正咬合を修正しやすくする骨負担型固定源となるインプラントを適切な位置に植立するべきである。歯列弓内に埋入された骨結合型インプラント自体は、また矯正治療中および治療後における欠損歯の再配置としての補綴物自体の支持体になりうる。

　治療を行う臨床医師間の適切なコミュニケーションが、最適な結果を得るために不可欠である。コミュニケーションが不十分だと、初期治療計画の程度にかかわりなく望ましい治療結果は得られない。適切な治療計画とコミュニケーションがともに行われてこそ、所望の治療目標が適い、最適な治療結果が実現するもので、これは治療にかかわるすべての人びと、とりわけわれわれの医療の受益者である患者にとって有益なものとなろう。

症 例 報 告

治療を行った歯科医師
Robert Faucher, DDS, MSD
Ward M. Smalley, DDS, MSD
Roger West, DDS
Robert Eriks, DDS
Jeanette Brandal, DDS, MSD
歯科技工士：Harald Heindl, MDT

治療計画の立案

初診時年齢：43歳
初診：1988年6月（矯正治療のための診査）
治療終了：2001年4月

現症と既往歴

　患者は自分の歯について少なからず治療の必要性を感じていたが、特別に悩んではいないようであった。かかりつけの歯科医師から補綴専門医のFaucher医師に照会があり、脆弱化した歯列の包括的治療を求められた。Faucher医師は矯正学的な診断と治療のため、患者をSmalley医師に照会した。患者は診断時に矯正治療に関心を持ったが、海外出張のため治療を進めることができなかった。1992年帰国して、治療を開始した。

医科的既往歴

・特記事項はなし。

診断所見

口腔外および顔貌所見

・凹型の側貌。
・鈍角的な鼻唇角。
・鋭く誇張されたオトガイ-口唇間のくびれを認める。
・上下顎の後退。
・下顎またはオトガイの位置が1～2mm右側へ偏位。
・大きく突出したオトガイ。
・下顔面高の減少（鼻-オトガイ間距離が顔面高の48%であることの比較から）している。
・上顎歯列正中の約2mm左側への偏位。
・下顎歯列正中の約1mm右側への傾斜がみられる。
・スマイルラインの反転がある。
・大きなスマイル時に数mmの不調和な歯肉の見え方を認める。

顎関節と下顎の運動範囲

・正常範囲内。

口腔内所見

歯の所見

・上顎右側第三大臼歯、上顎左側第一小臼歯、第三大臼歯、下顎左側第三大臼歯、下顎右側第三大臼歯は欠損歯。
・異常形態およびオーバーカントゥアな修復物は上顎左側第二小臼歯と第一大臼歯にあった。
・前歯および一部の小臼歯における咬耗あるいは摩耗は中等度から重度。
・小臼歯、下顎左側犬歯、上顎犬歯の唇側面における摩耗あるいは侵食は中等度から重度。
・不適切あるいは欠陥のある修復物は上顎右側第一小臼歯、側切歯、上顎左側第二小臼歯、第二大臼歯、下顎左側第二大臼歯、第一大臼歯、下顎右側第一小臼歯に認められた。
・上顎右側側切歯、上顎左側側切歯、下顎右側第一小臼歯、下顎右側第二小臼歯にう蝕病変が認められた。
・下顎左側第二大臼歯、下顎左側第一小臼歯、下顎右側第一小臼歯の歯冠部に不完全な破折が認められた。
・上顎右側側切歯から上顎左側犬歯まで、上顎左側第一大臼歯、下顎左側第二大臼歯から第二小臼歯まで、下顎左側犬歯から右側側切歯まで、下顎右側第二小臼歯は臨床的歯冠長が短い。

歯周組織所見

・AAP（米国歯周病学会）タイプI。
・全般的に初期から中等度の歯肉炎。
・上顎左側第二小臼歯は歯肉退縮が認められる。
・不均衡な辺縁歯肉レベル。
・下顎左側第一小臼歯と右側第一小臼歯は極小な付着歯肉である。

術前

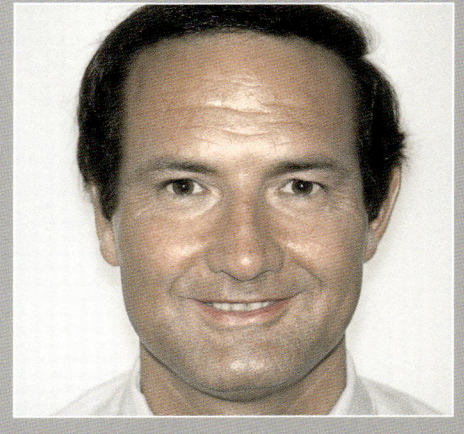

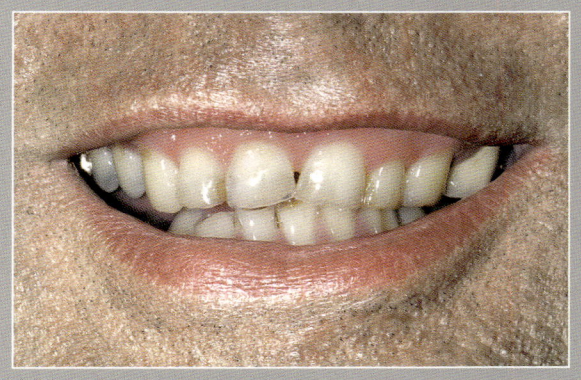

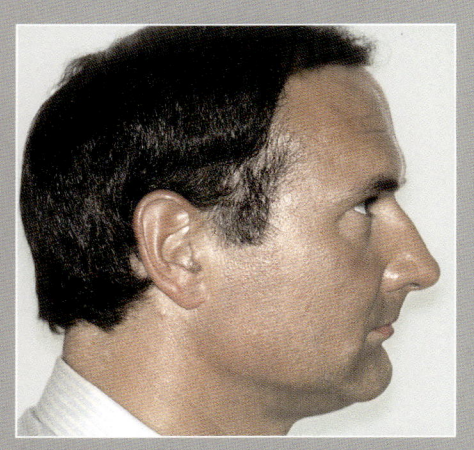

スマイル時の正面観。

スマイル時。

側方面観。

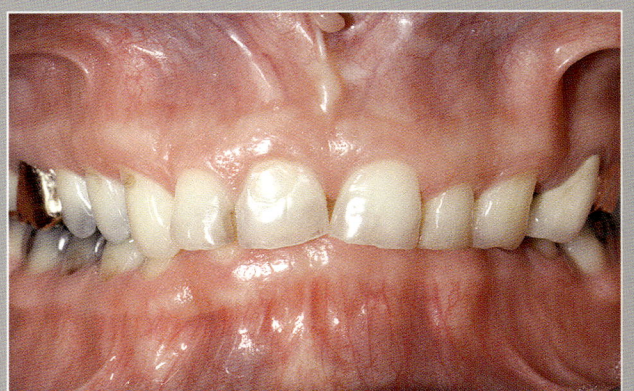

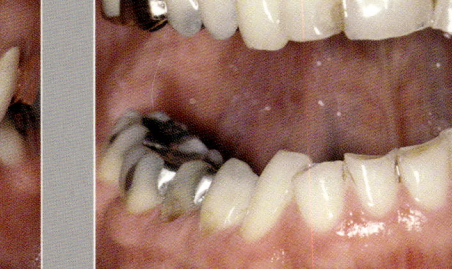

咬合時の口腔内歯列正面観。

わずかな開口時の口腔内歯列正面観。

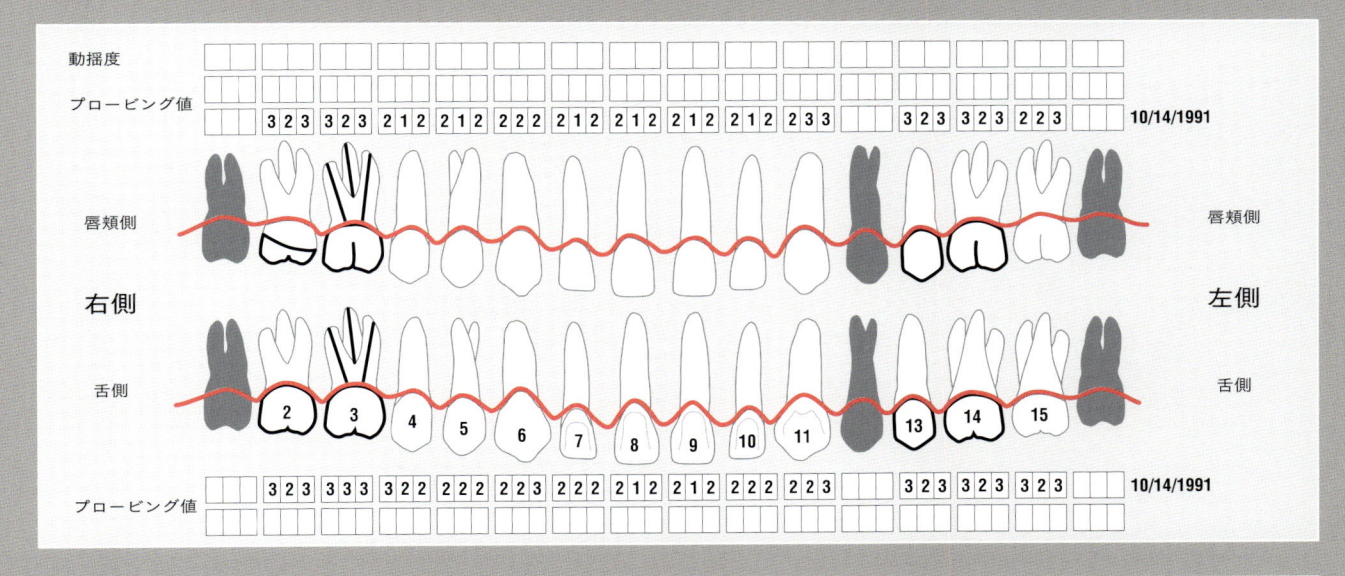

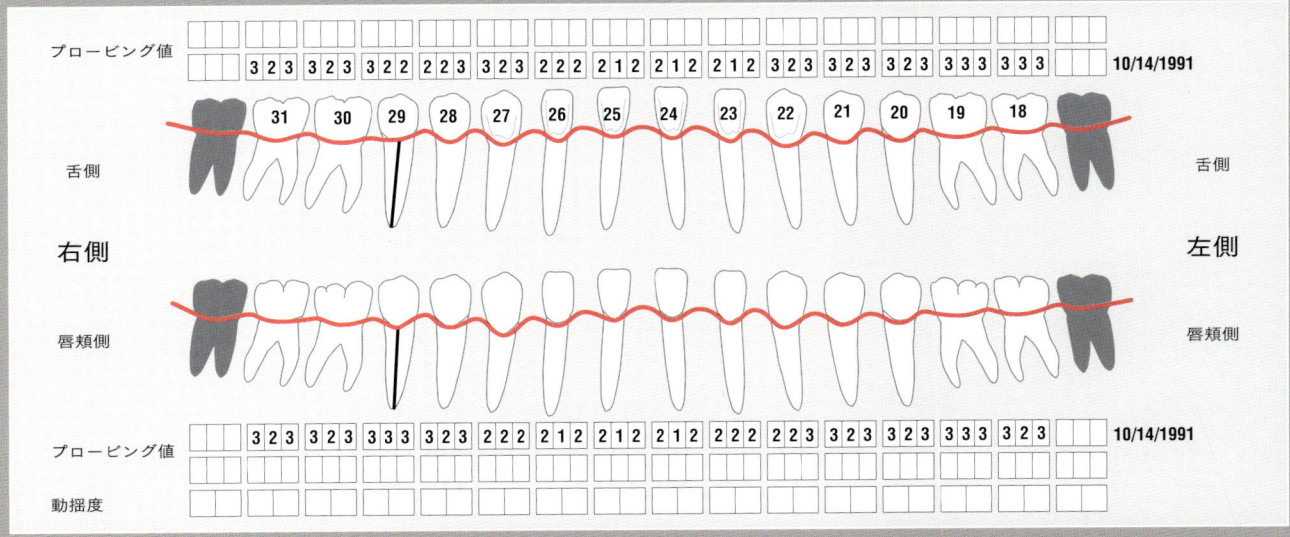

301

術前

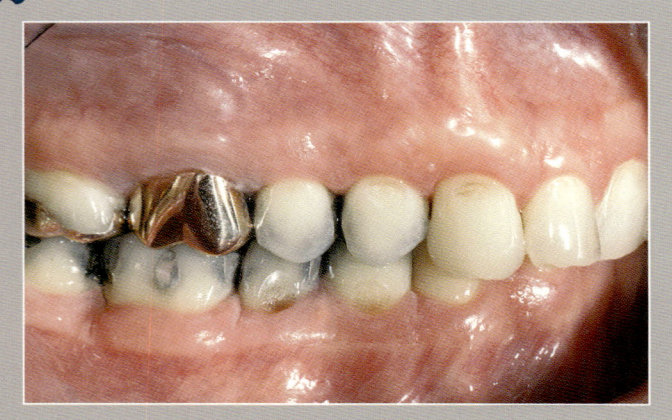

右側側方面観。

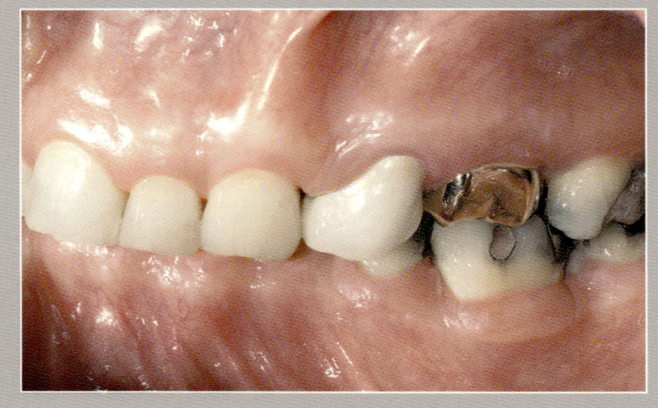

左側側方面観。

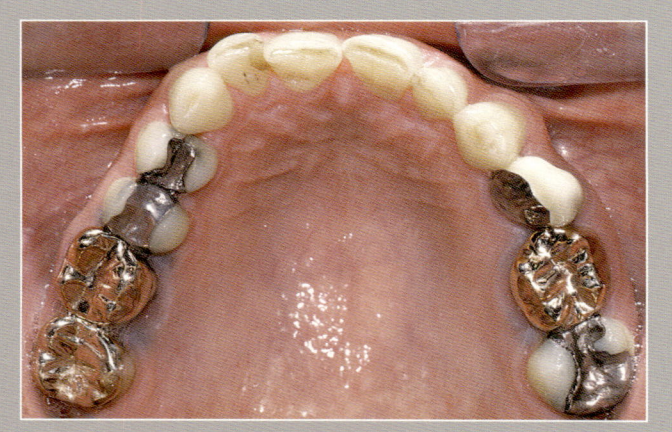

上顎咬合面観。

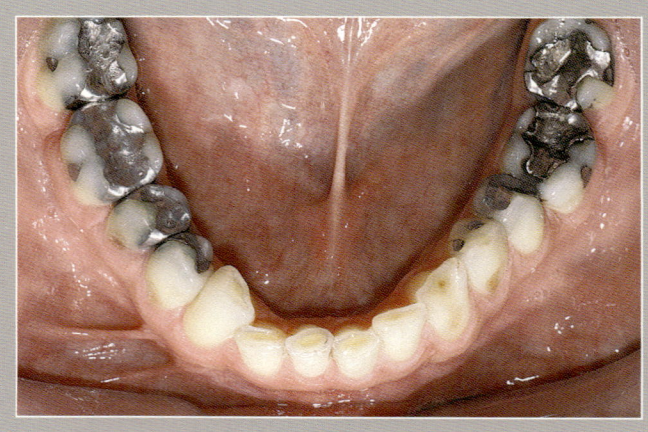

下顎咬合面観。

咬合所見

- II級2類不正咬合。
- オーバージェット（水平被蓋）は4 mm。
- オーバーバイト（垂直被蓋）は9 mm（110％）。
- 上顎の中切歯、左側側切歯、下顎切歯の直立が認められる。
- 不均一で逆性の上顎切歯平面。
- 不均一で誇張された下顎切歯平面。
- 前歯および小臼歯の過萌出により、下顎のスピーの湾曲が著しく誇張されている。
- 上顎のスピーの湾曲がやや誇張されている。
- 下顎のウイルソン湾曲は下顎左側第二小臼歯、第一小臼歯、右側第一小臼歯、第二小臼歯、第二大臼歯において軽度ないし中等度に誇張されている。下顎左側第一大臼歯ではいくらか逆性である。
- 上下顎の歯列弓に非対称性が認められる。
- 左側小臼歯における交叉咬合が認められる。
- 叢生、傾斜歯、転位歯をともなう7～8 mmの上顎歯列弓周長の不足が認められ、上顎左側第一小臼歯の再配置および摩耗した切歯の修復のためのスペースは不十分。
- 叢生、傾斜歯、転位歯をともなう4～5 mmの下顎歯列弓周長の不足が認められ、摩耗した歯の修復のためのスペースは不十分。
- 上下顎前歯部における歯の大きさの不均衡。下顎が2mm過剰。
- 中心位と最大咬頭嵌合位が一致しておらず、わずかに偏位している。
- 下顎の偏心運動時の平衡側、作業側臼歯部における咬合接触。

エックス線写真所見

- 上顎右側第一大臼歯は不十分で不完全な根管治療がなされていた。
- 下顎右側第二小臼歯は根管治療がなされていた。
- 直立した切歯群である。

診断

- AAP（米国歯周病学会）タイプI。
- 歯の代償性移動をともなうII級2類不正咬合を認める。
- う蝕がある。
- 歯の摩耗および侵食がある。

予後

- 上顎右側第一大臼歯は保存不可あるいは慎重な対応を要する。
- 上顎右側第二大臼歯とその他の歯から下顎右側第二大臼歯までは良好。

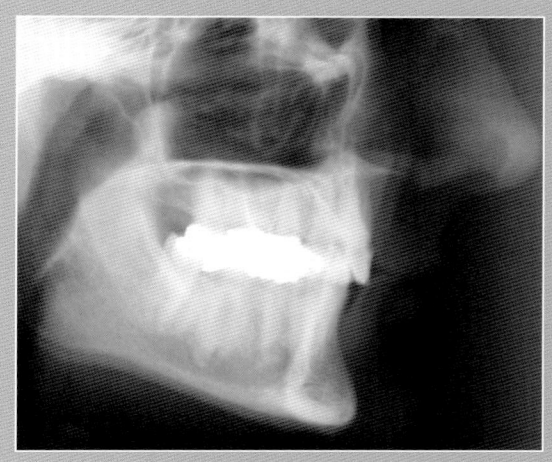

セファログラム（側面位）。

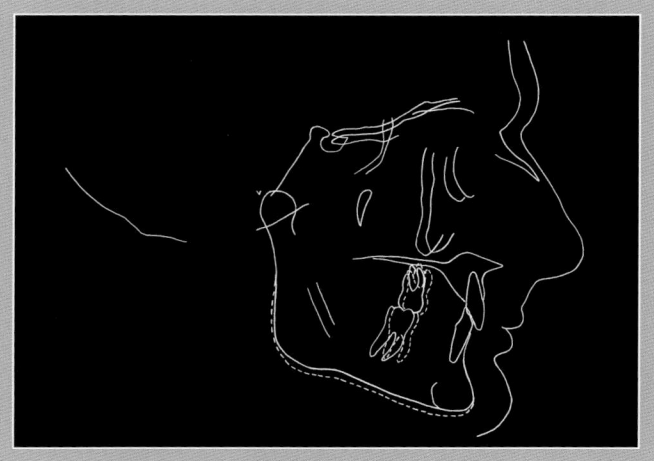

セファログラム（側面位）のトレース図。

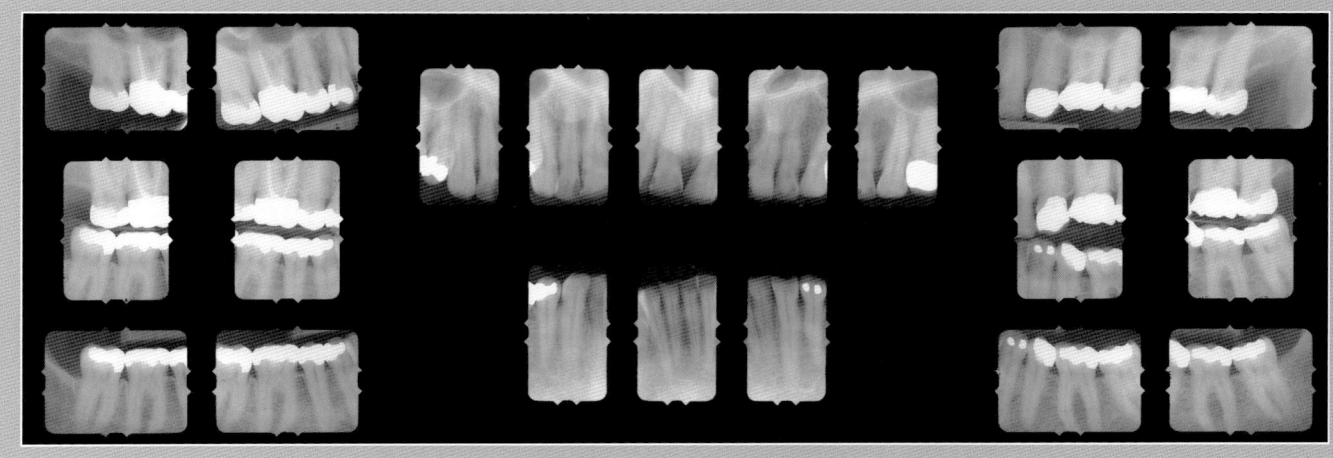

全顎デンタルエックス線写真。

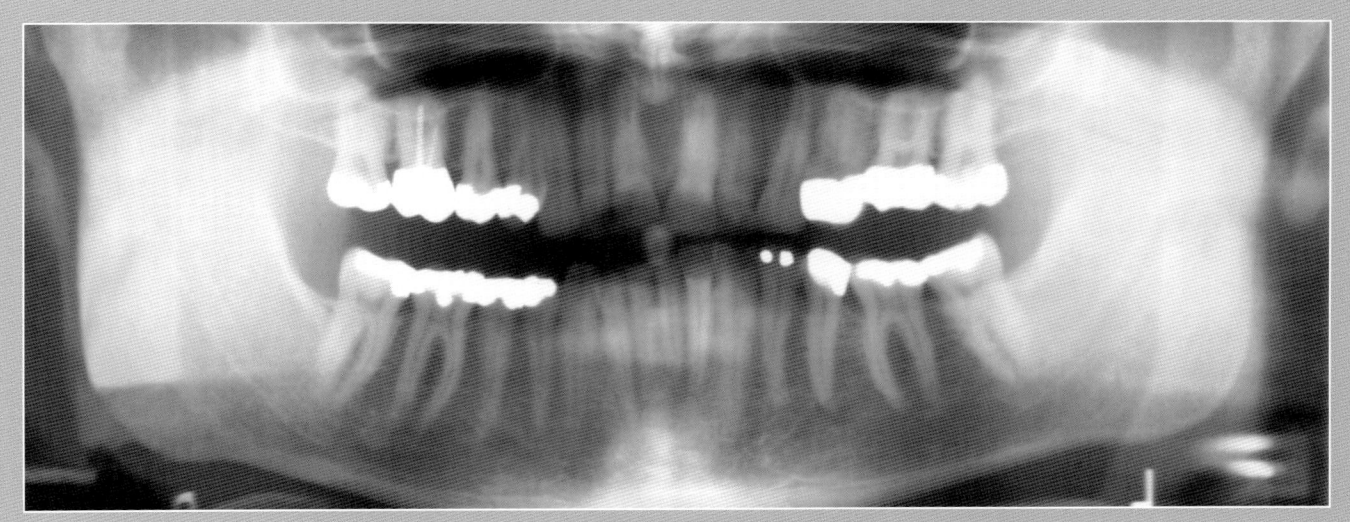

パノラマエックス線写真。

注意事項のまとめ

1. 幅の広い突出したオトガイ、凹型の側貌形態をともなうⅡ級不正咬合の患者であるという点を踏まえ、好ましく改善された顔貌を作り出すことは可能か。
2. 治療結果の将来的な失敗を防ぐために、過剰な力に起因する歯の構造的な欠陥を管理できるか。
3. 上顎右側第一大臼歯の長期的な予後をどうみるか。
4. 欠損している小臼歯を再配置すべきか。
5. 患者は包括的治療計画を受け入れる意思があるか。

演習問題のつもりで、治療目標と治療計画を立案してみよう。

患者に提案した治療計画

治療の目的と目標

- 下顔面高の増補および口唇の隆起による顔貌のバランスおよびプロファイルの改善。
- 歯と歯周の健康の達成および維持。
- 不正咬合の修正および少なくとも前歯部におけるⅠ級関係の確立。
- （必要であれば）欠損歯の再配置に適したスペースの創出および摩耗した歯を正常な大きさと形状に修復すること。
- 中心位と最大咬頭嵌合位が一致し、偏心位での臼歯部の咬合接触がない、安定性のある機能的な咬合の確立。
- 脆弱化した歯列の確定的修復と欠損小臼歯の再配置。
- 過剰な力や持続すると考えられる患者自身の習癖に対しての修復歯のマネージメントおよび保護。

第1段階：診断評価

1. 矯正歯科学的記録（顔貌と口腔内の写真、歯列模型、セファログラム、パノラマエックス線写真）。
2. 口腔外科専門医・顎顔面外科専門医へ照会し、顎矯正的評価を求める。
3. 歯周病専門医へ照会し、評価を求める。
4. 歯内療法専門医へ照会し、上顎右側第一大臼歯について評価を求める。
5. 治療計画を決定するための連携治療チームメンバーとの協議を行う。
6. 治療目標、治療計画案、代替治療法、推定治療期間、必要な費用負担に関する約束について参加臨床医師と患者との協議を行う。

第2段階：初期治療／疾病管理

7. 口腔疾病予防法とホームケアの指導を行う。
8. カリエスの除去および関連する歯の修復を行う。
9. 不良補綴物の再配置を行う。
10. 歯を正常な膨隆形態に修復するためのプロビジョナル・レストレーションを製作する。

第3段階：初期矯正治療（術前矯正）

11. 上顎中切歯の舌側の固定式上顎バイトプレートおよび固定式矯正装置を配置する。
    - 歯の整列とレベリング（辺縁歯肉の高さに準じる）を行う。
    - 直立している切歯を前方傾斜化し、リップサポートと顔貌プロファイルを可能なかぎり改善する。
    - 歯列と顔貌正中の整列を行う。
    - 歯列弓周長不足および叢生を解消させる。
    - 欠損小臼歯の最適な再配置のための十分なスペースを確保する。
    - 摩耗した歯と幅径不足歯の最適な修復に適切なスペースを確保する。
    - 歯列対称性の改善、上下歯列弓を調和させる。
12. 矯正治療中、必要に応じてプロビジョナル・レストレーションでの下顎前歯部の歯冠延長について補綴専門医へ照会する

第4段階:顎矯正外科

13. 上顎骨における前方移動をともなうルフォーI型骨切術を行う。
14. 下顎骨における前方移動、歯列と顔貌正中の整列、下顎骨体の下方回転をともなう下顎の両側性矢状分割骨切術を行う。
15. オトガイ部後退のための下顎骨前方部における可能な範囲での水平的骨切術を行う。

第5段階:矯正治療(術後矯正)

16. 下顎骨が治癒し可動範囲が許容水準に回復した後の、固定式歯科矯正装置による治療継続。
    - 両側性の堅固なI級関係を確立する。
    - 中心位と最大咬頭嵌合位が一致し(CR = MIC)、偏心位での臼歯部の咬合接触がない、安定性のある機能的な咬合を確立する。
    - トゥースポジションの最終確立および仕上げを行う。
17. 保定装置の装着を行う。

第6段階:歯周外科

18. 堅固な歯の構造の露出を要する歯の歯冠長延長、最終補綴物の維持を容易にする臨床的歯冠長の増補、あるいは審美的でバランスのとれた歯肉レベルにするための辺縁歯肉の整復処置を行う。
19. 歯周組織が不十分な歯での軟組織移植術を行う。

第7段階:最終修復処置/補綴治療

20. メタルセラミック・クラウン装着対象歯すべての支台形成を行う。
21. 上顎左側犬歯から第二小臼歯にメタルセラミック製固定性ブリッジを装着する。
22. すべての残存歯にメタルセラミック・クラウンを装着する。
23. 上顎用ナイトガードと下顎用保定装置の製作および装着を行う。

骨外術前治療

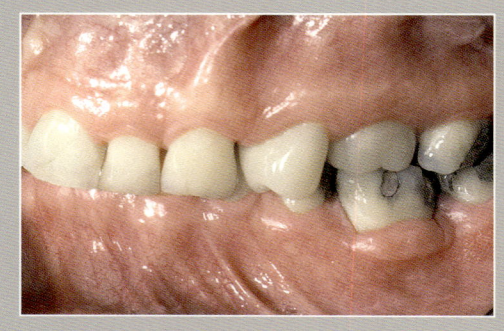

上顎左側第二小白歯と第一大白歯への
プロビジョナル・レストレーション装着時の
左側側方面観。

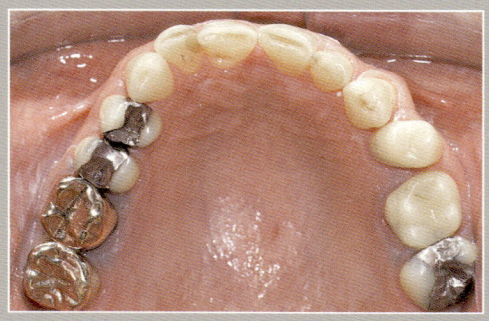

上顎左側第二小白歯と第一大白歯への
プロビジョナル・レストレーション装着時の
上顎咬合面観。

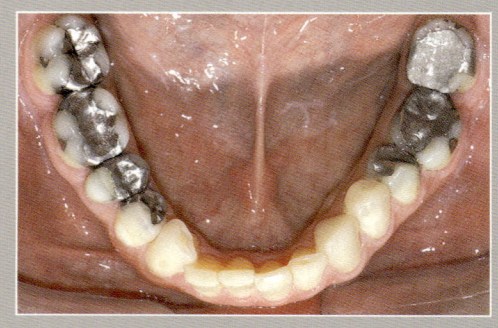

下顎左側第二大白歯および下顎左側第二小白歯
から右側第二小白歯までのプロビジョナル・
レストレーション装着時の下顎咬合面観。

治療内容

第1段階：診断評価

　まず患者の歯科治療の必要性を評価するため診断記録を入手した。記録には顔貌と口腔内写真、歯列模型、セファログラム、パノラマエックス線写真、歯科用口内法エックス線写真、咬翼法エックス線写真が含まれていた。患者はその後、顎矯正外科的評価のため口腔外科・顎顔面外科専門医へ照会され、また歯周病専門医にも照会され、そして上顎右側第一大白歯の評価および治療について歯内療法専門医へ照会された。続いて相互の治療目標と最適な治療計画を確立するため、治療に参加する臨床医師間でミーティングが開かれた。治療担当医師はこの治療の目標、治療計画、受け入れられる治療の選択肢、推定治療期間、必要な費用負担に関する約束事を提示するため、最終的に患者と面会した。

第2段階：初期治療／疾病管理

　まず患者は歯の清掃を受け、自分の歯をもっとうまくケアする方法について指導を受けた。カリエスは修復され、上顎左側第二小白歯、第一大白歯のオーバーカントゥアの修復物はプロビジョナル・レストレーションに置き換えられた。摩耗歯や侵食されている歯は、正常な形態を達成するため、また矯正装置を装着しやすくなるよう前歯部の咬合を開大するため、コンポジットレジンにて直接、暫間的に修復された。

第3段階：初期矯正治療（術前矯正）

　固定式矯正装置がすべての歯に装着され、個別の固定式（接着式）上顎オクルーザルランプは上顎左右中切歯の舌側面に装着された。バイトプレートに似たオクルーザルランプにより、下顎前歯部に矯正用ブラケットを装着できるよう咬合を開大させた。患者の歯は、辺縁歯肉を基準に（切歯縁までが丈が短いため）整列およびレベリングされた。直立した切歯は、より好ましい傾斜となるよう前方傾斜された。歯列と顔貌の正中は整列された。歯列弓周長不足と叢生は解消された。欠損小白歯（上顎左側第一小白歯）の最適な再配置のため、適切なスペースが確保された。摩耗した歯と幅径不足の歯を最適な形で修復するため、近遠心面と垂直面に適切なスペースが確保された。上下歯列弓の調和も図られた。歯列弓の非対称も修正された。患者は矯正期間中、必要に応じて補綴専門医に照会され、コンポジットレジンによる下顎切歯の歯冠延長を施された。

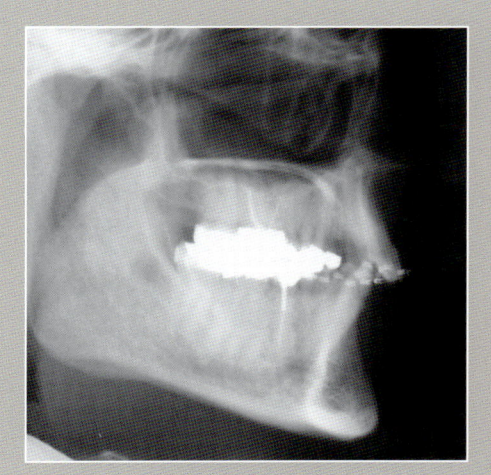

セファログラム（側面位）。

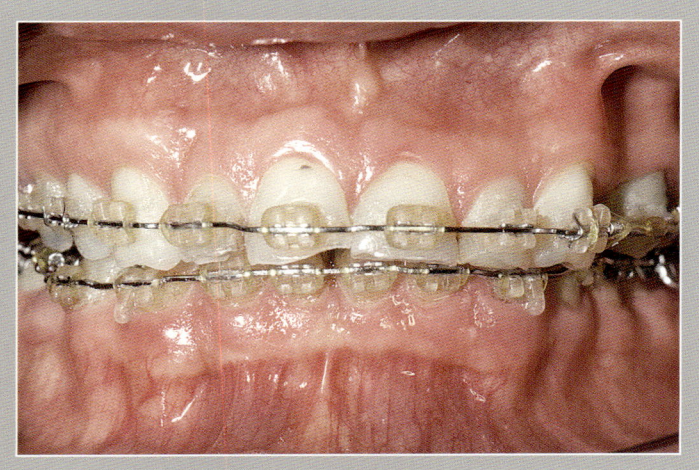

整列された歯と辺縁歯肉のレベルが均衡化された様相の正面観。

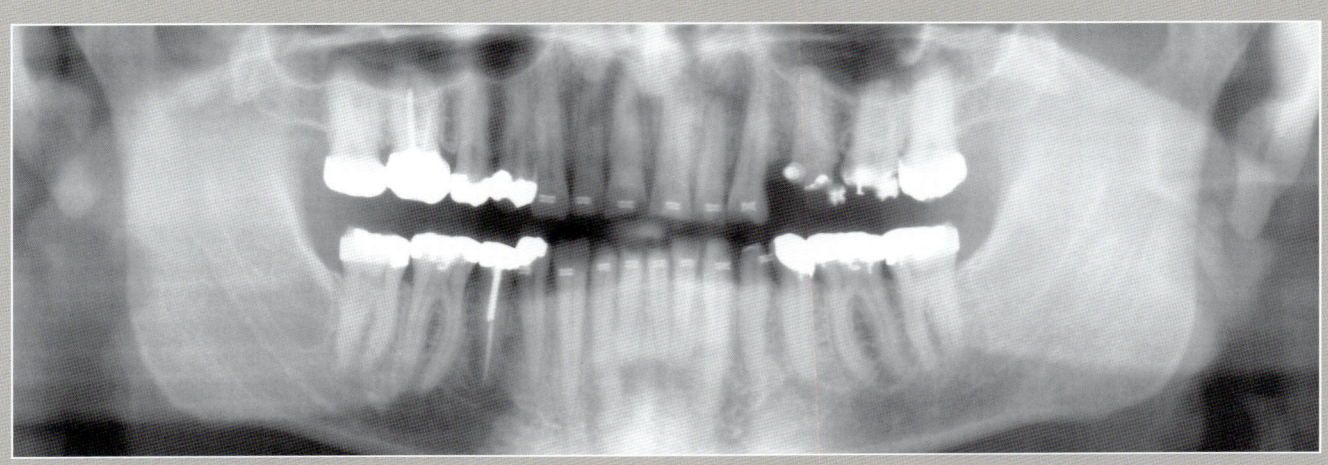

パノラマエックス線写真。

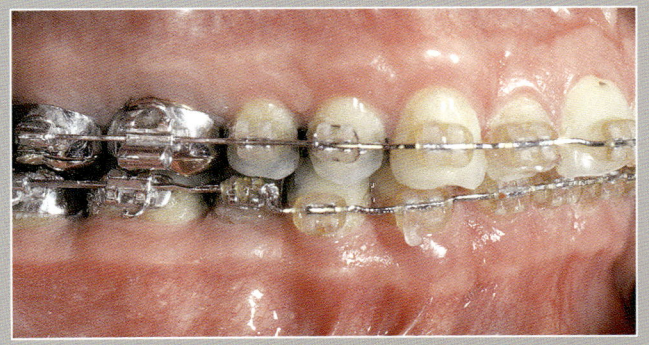

下顎の前方移動術のためⅡ級関係を維持している右側側方面観。

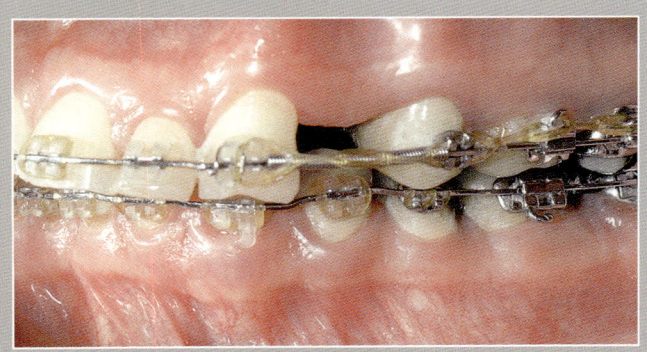

同左側側方面観。

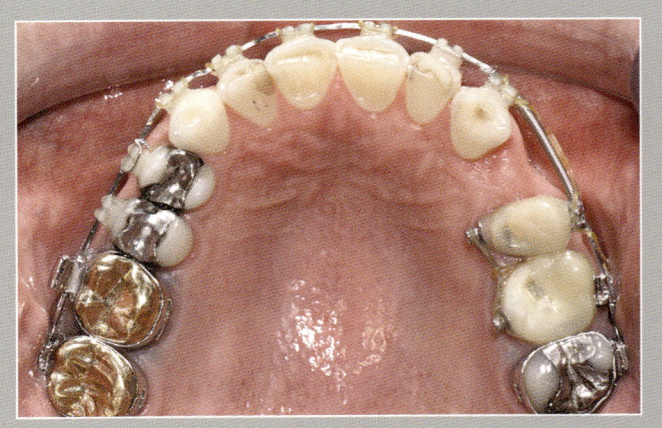

上顎咬合面観。

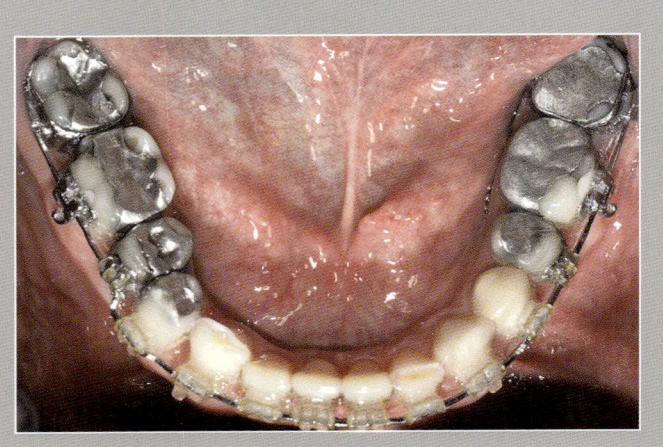

下顎咬合面観。

骨外術後治療

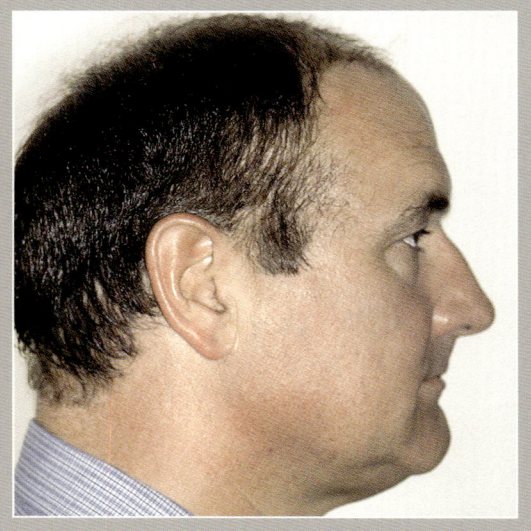

顔の側面観。

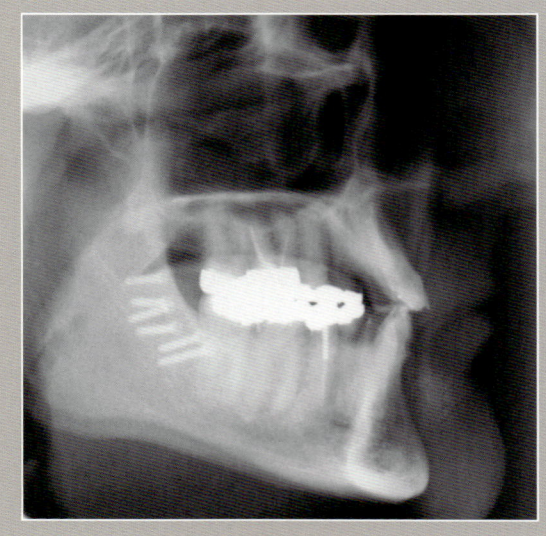

セファログラム（側面位）。

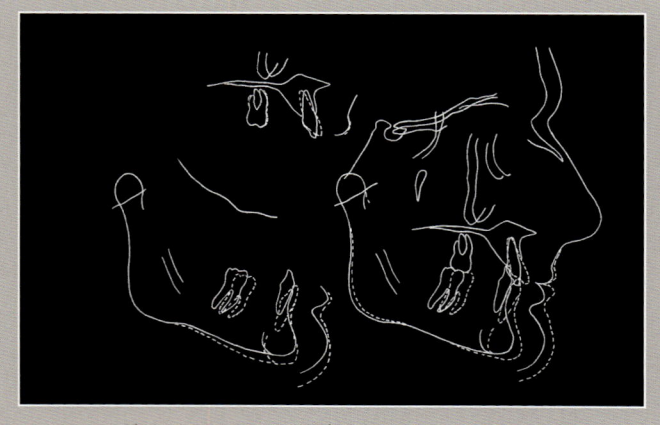

セファログラムのトレース図（スーパーインポーズ法）における治療前（実線）と治療後（点線）の重ね合わせ。

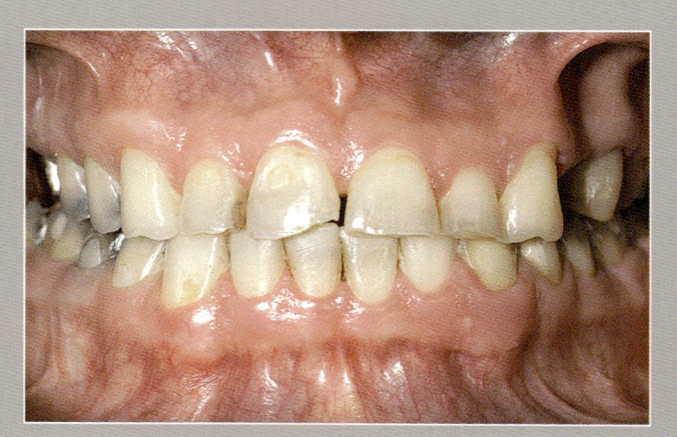

正面観。

第4段階：顎矯正外科

患者の下顎の両側性矢状分割骨切術は、下顎骨の骨体を前方移動し、相対的なオトガイの突出を軽減するよう、下前方へいくぶん回転させて完了した。上顎骨における前方移動をともなうルフォーI型骨切術は含まれなかったが、この手技を下顎の前方移動と併用すれば、より理想的な側貌を達成できていたであろう。

第5段階：矯正治療（術後矯正）

矯正治療は、骨切術部が治癒し、下顎の可動範囲が術前の水準に戻った後、再開された。患者の切歯間開口量は、実際に約12mm増えた。下顎の手術でリスクとなる可能性があった下顎の感覚異常に患者が見舞われることはまったくなかった。

こうした経緯で矯正治療は完了した。堅固な歯のI級関係が両側で確立された。前歯においては、適切な垂直方向および水平方向の被蓋が達成された（摩耗した歯の切縁の修復処置と併せて）。辺縁歯肉の高さは、大部分においてバランスがとれた。上顎と下顎の正中は、顔貌の正中とそろえられた。個々の歯について、最適な修復を容易にする適切なスペースが近遠心的にも垂直的にも確保された。中心位と最大咬頭嵌合位が一致し（CR = MIC）、偏心位での臼歯部の咬合接触がない、安定性のある機能的な咬合が確立された。

矯正期間中に確保されたスペースと歯の位置を維持するよう、上下顎の保定装置が装着された。顔貌と口腔内写真、歯列模型、セファログラム、パノラマエックス線写真、歯科用口内法エックス線写真、咬翼法エックス線写真を含め、矯正治療完了時の記録がそろった。

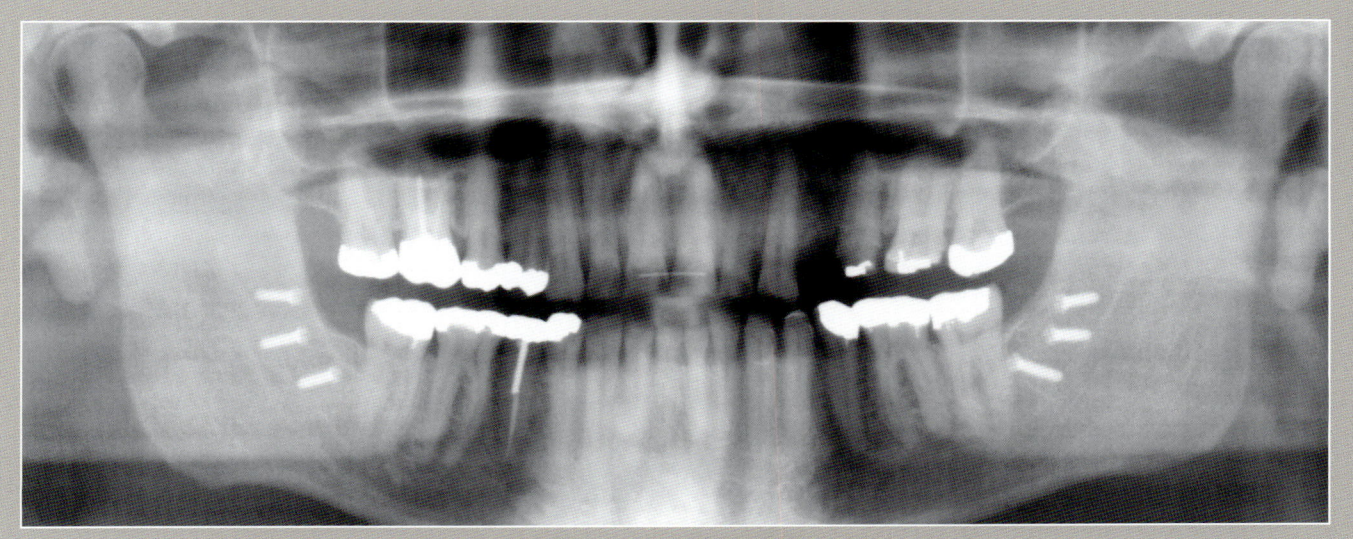

パノラマエックス線写真。歯根の配列状態に注目。

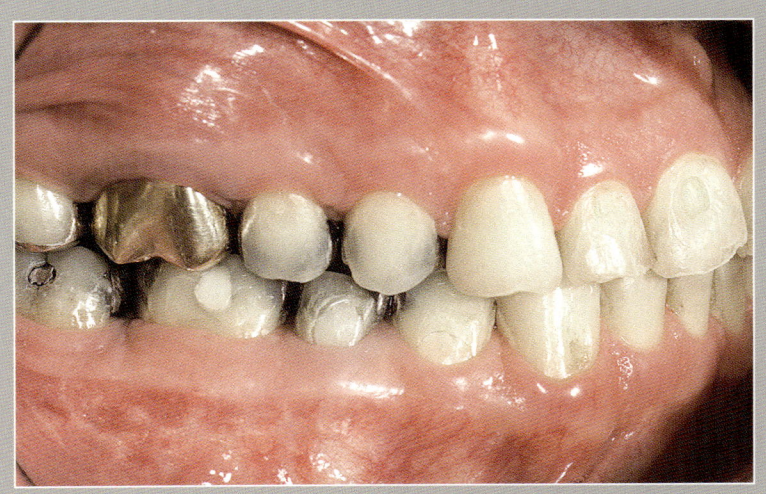

右側側方面観。

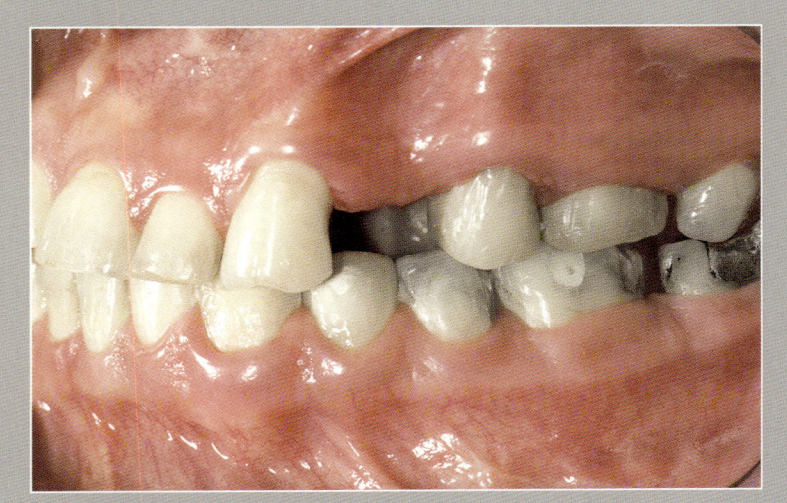

左側側方面観。

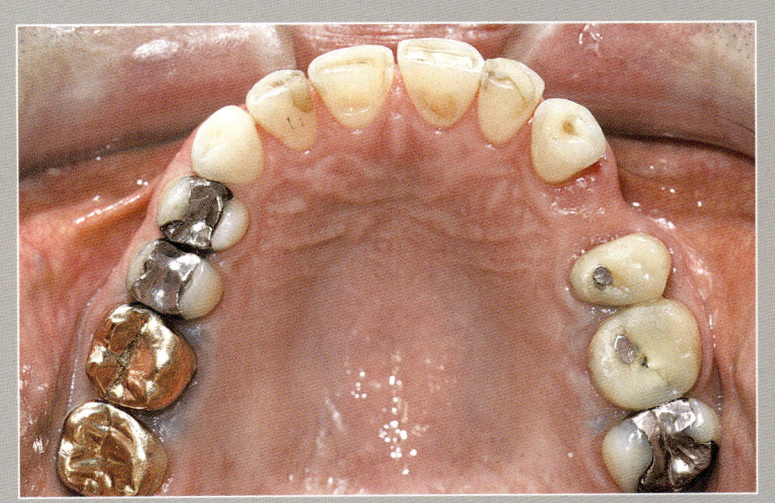

上顎咬合面観。

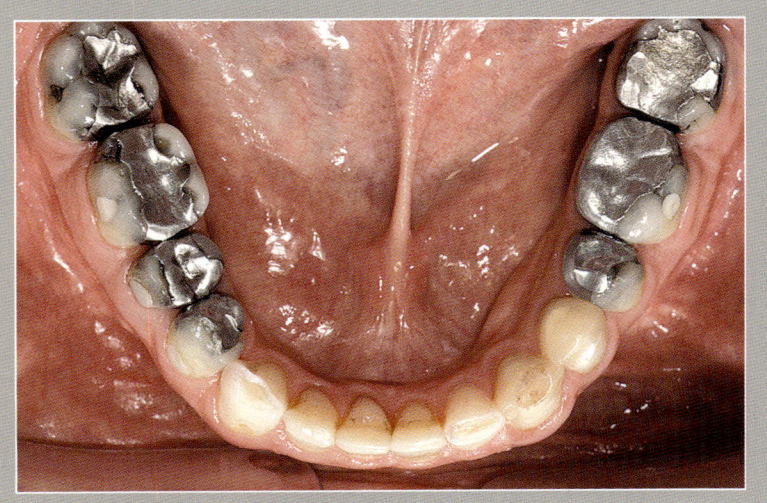

下顎咬合面観。

第6段階：歯周外科

　治療を必要としたすべての歯について、堅固な歯の構造を呈するよう外科的な歯冠長延長術が行われ、また最終補綴物の維持を容易にする付加的な臨床歯冠長の創出、あるいは審美的でバランスのとれた歯肉レベルにするための辺縁歯肉の整形処置が施された。上皮下結合組織移植は、抜歯後に進行した吸収性の顎堤欠損を解消するため、上顎左側第一小臼歯の無歯顎堤部の頬側に施された。歯肉移植は、上顎左側第一大臼歯と第二大臼歯の頬側をドナーサイトとして下顎右側第一小臼歯の頬側に施された。

第7段階：治療経過の診断評価

　患者の歯の診断記録が、歯の咬合器に装着された模型を含めて採得された。患者の治療計画上の修復物および咬合関係の診断用ワックスアップが完了した。アクリルレジン製のプロビジョナル・レストレーションが、診断用ワックスアップを基に製作された。

第8段階：最終修復処置／補綴治療

　患者の歯すべてについて全部被覆修復の支台形成がなされた。プロビジョナル・レストレーションは暫間的に形成された歯を被覆し、また患者の咬合、機能、審美、抵抗および維持形態、清掃性、安定性に関して修復計画に基づく状況が得られるかを評価できるよう装着された。十分な評価期間を経て最終修復物が製作され、装着された。個々のメタルセラミック・クラウンは患者の犬歯と臼歯すべてに装着された。メタルセラミック製の固定式ブリッジが、上顎左側第一小臼歯を置換する形で上顎左側犬歯から第二小臼歯に装着された。ポーセレンジャケットクラウンは側切歯に装着された。上顎用ナイトガードと下顎用保定装置は、修復処置と補綴治療の完了後、装着された。

第9段階：治療後のケア

　患者の修復処置と補綴治療の完了後、下顎左側側切歯、右側中切歯、側切歯の根尖部のエックス線透過像に着目した。歯内療法により、その後一見したところでは合併症を起こすことなく、病変は完全に消失した。

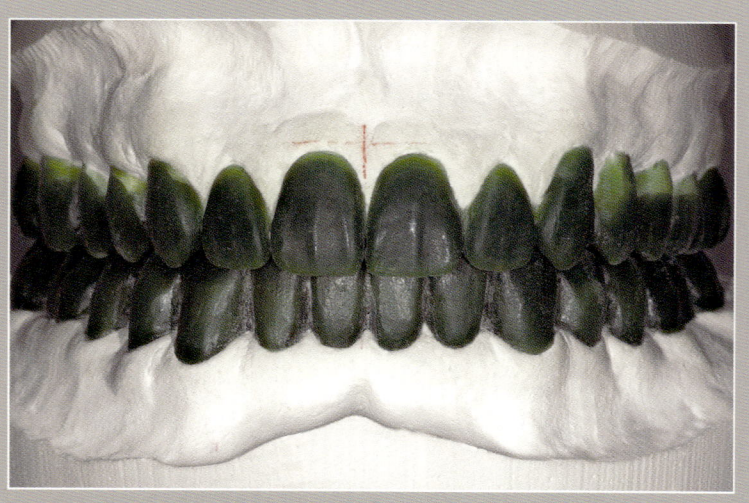

修復処置のための診断用ワックスアップの正面観。

術後

正面観。

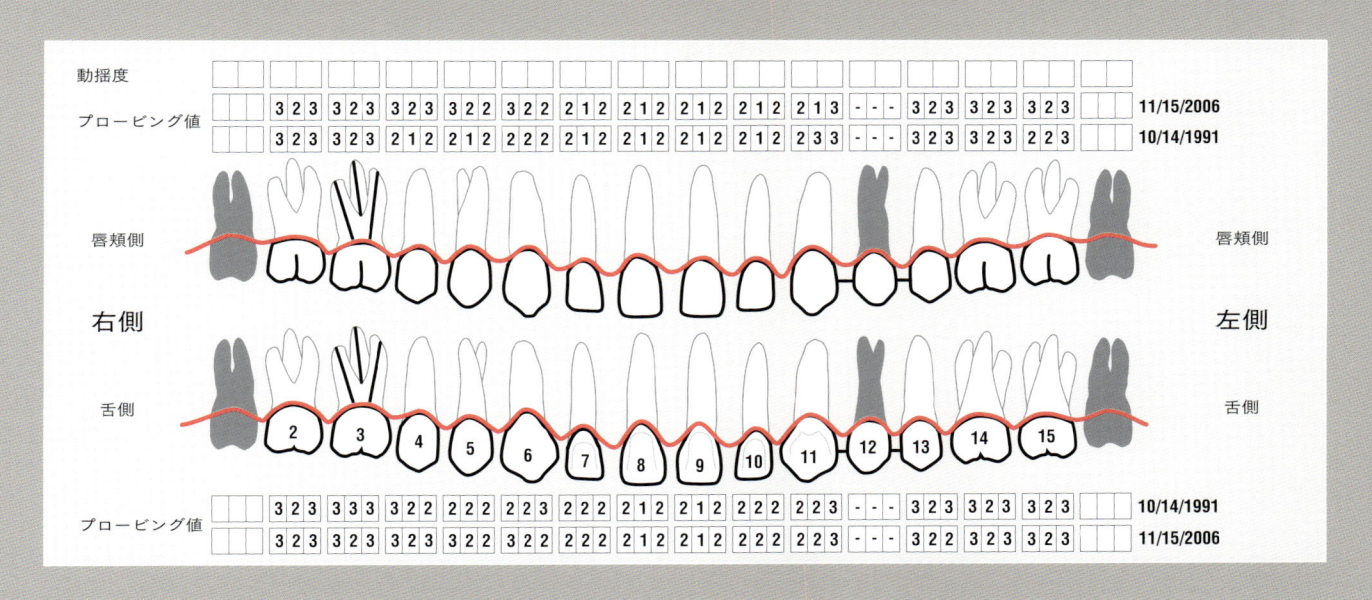

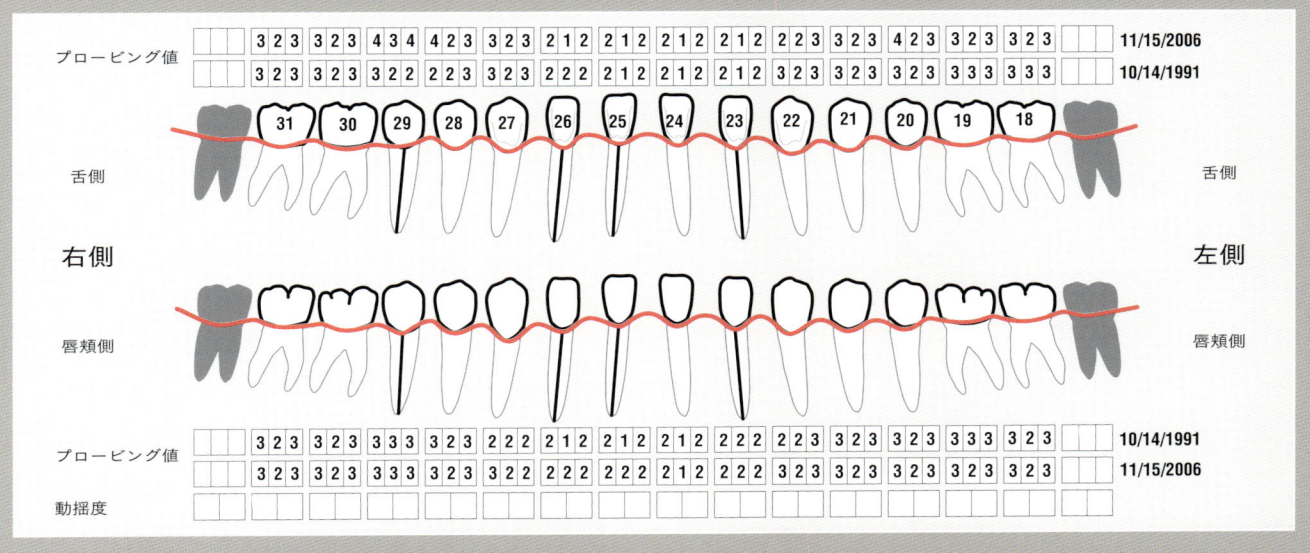

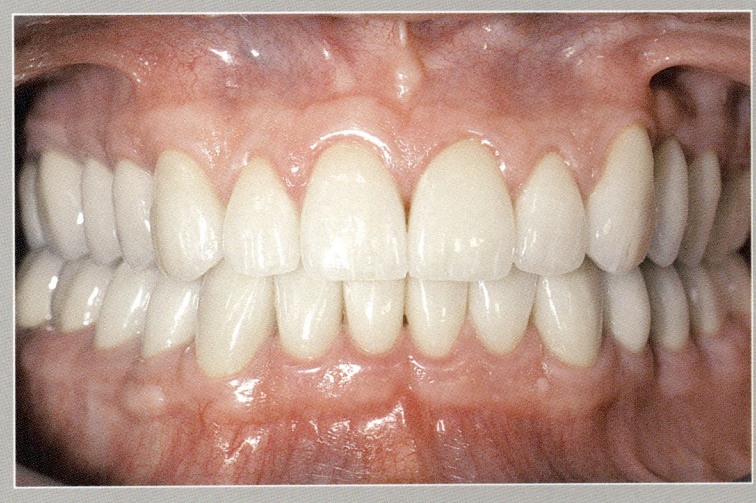

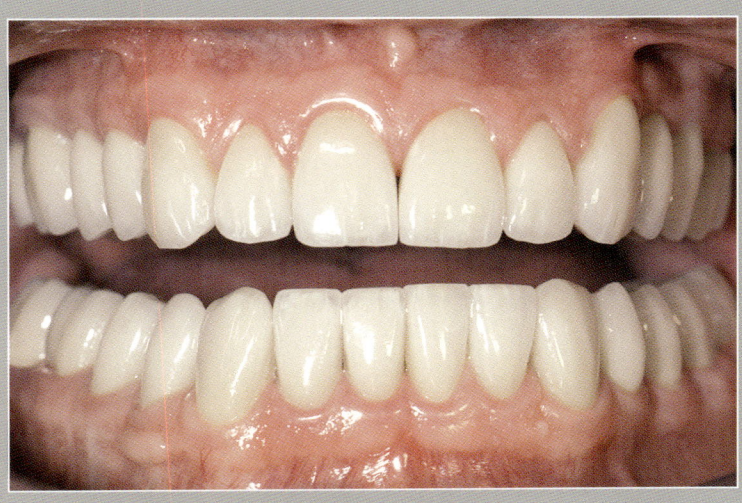

わずかな開口時の正面観。

311

術後

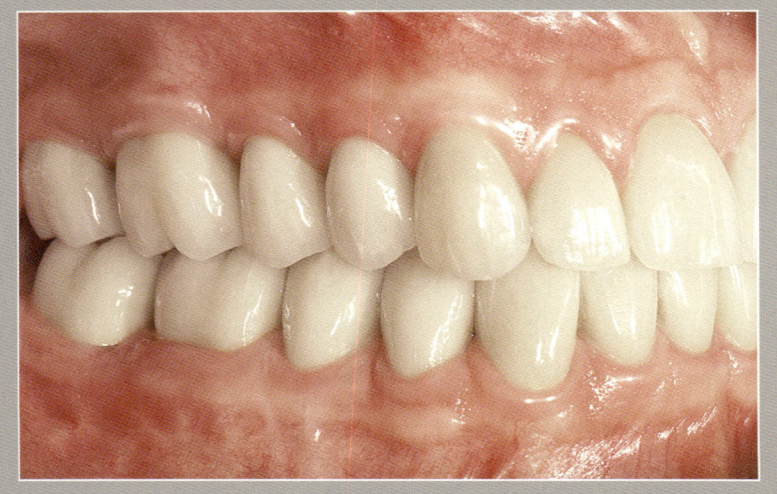

右側側方面観。

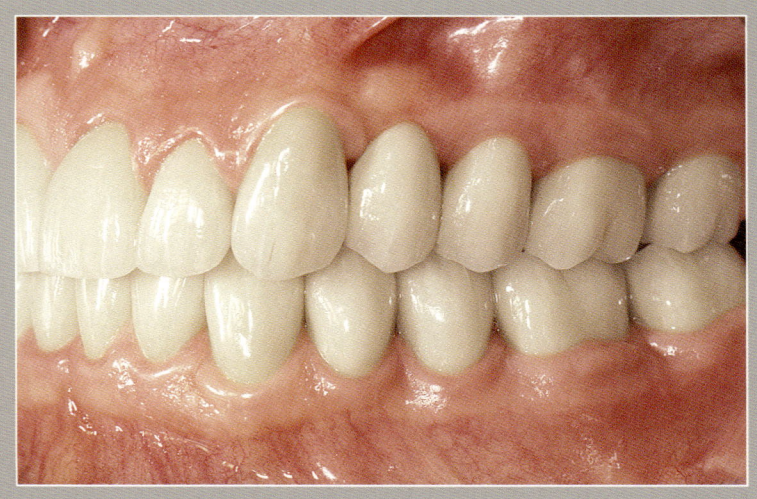

左側側方面観。

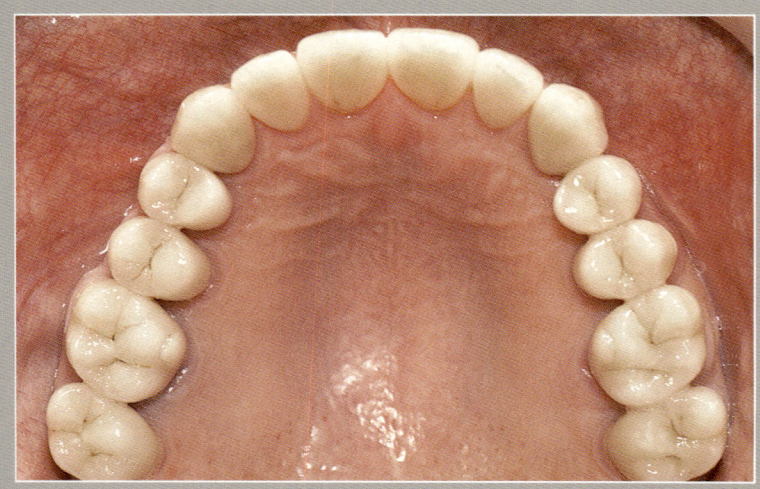

上顎咬合面観。

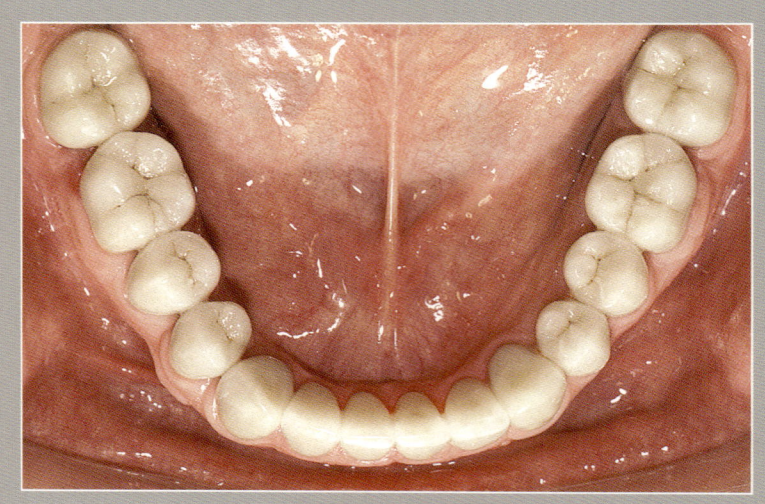

下顎咬合面観。

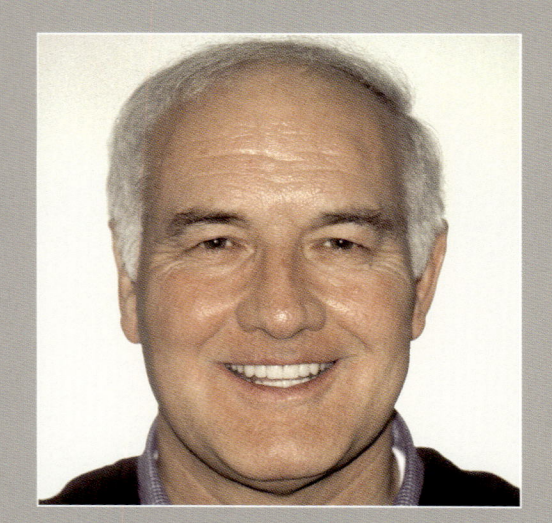

スマイル時における顔貌の正面観。

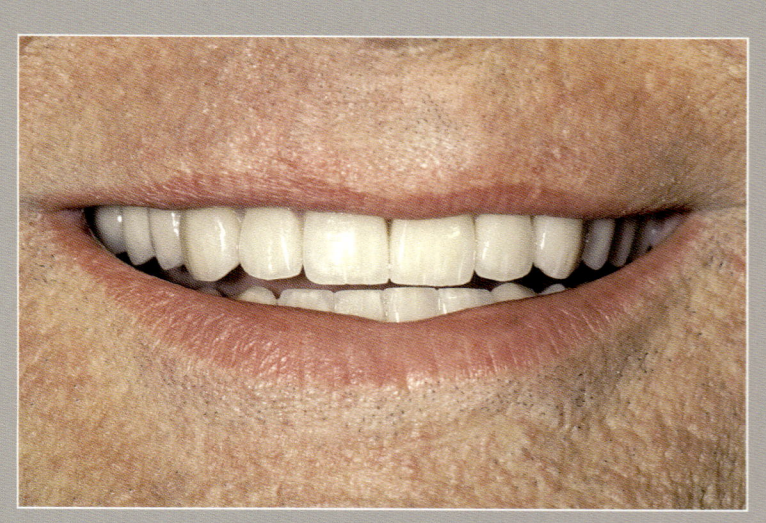

スマイル時のクローズアップ。

解説

　本章で紹介された症例は歯の欠如や摩耗、咬耗、侵食、オーバーカントゥアの歯冠に起因する形態異常歯の存在に関係して発現する多くの問題点を示している。この患者にはまた、根本的な骨格性不均衡があり、それにともなって、総合的な不正咬合や顔貌の不均衡の発現要因となった歯のⅡ級咬合関係があった。患者自身の代償性機能から発現し、結果的に生じた前歯の直立や極端な過蓋咬合は、歯と咀嚼系統の健康増進に好ましい関係ではなかった。実際、それが歯の崩壊の要因であった。

　本章で論じた診断と治療計画に関連する2つの原則は、良好な治療結果の達成に役立った。矯正治療を通じた最適なスペース配分により、欠損した上顎左側小臼歯の再配置、偏位した上顎歯列正中の修正、摩耗した歯の正常な大きさおよび形状への修復が可能となった。歯列弓全体にわたり残存歯をもっとも適切な位置に移動させ、またⅠ級関係を確立させたことで、咬合、審美、機能、衛生状態、安定性といった面で素晴らしい結果をもたらしつつ、最適な形で歯を修復し再配置することができた。矯正治療を行わず、あるいは鍵となるこれらの原則を適用せずにこの患者の治療を終えていたとしたら、総合的な結果が著しく損なわれていたであろう。また修復治療単独でも、好ましい結果は得られなかったであろう。確かに患者の歯は修復できたであろうが、抱えていた問題点の多くが残され、場合によっては悪化させる恐れもあったであろう。

　患者の全体的な顔貌のプロファイルは、いくぶん凹型の傾向が残ったため理想的とは言えないが、下顎を前方に移動させた顎矯正外科手術により改善した。より直線的で、鈍角の鼻唇角を軽減させた状態の審美的なプロファイルは、今回の下顎の手術に加えて上顎の前方移動術まで行っていれば達成されたであろう。初期診断時に特定部で歯肉の欠如を改善する歯肉移植が計画されていたが、矯正治療による歯の位置と周囲組織の改善の結果、この手技は不要となった。興味深いことに、患者の切歯間開口量は外科手術後に約12mm増えたのである。

謝辞

　何よりもまず、著者は主であり救世主であるイエス・キリストへ、命と家族を授かったこと、そして歯科分野の職業にこのようなレベルで携わるとともに、本書に寄稿する契機となった教育上および経験上の機会に恵まれたことを感謝する次第である。また患者の下顎前方移動術に関して外科的な専門知識を提供いただいた Dr. Roger West、歯周外科の専門知識を提供いただいた Dr. Bob Eriks、本章で紹介した患者の治療計画におけるマネージメントについて修復治療および補綴治療の専門知識を提供いただいた Dr. Robert Faucher に感謝申し上げる。さらに、患者の修復物製作において抜群の芸術的な歯科技工能力を提供いただいた Mr. Harald Heindl（MDT）にも感謝申し上げる。Dr. John Heldridge の外科的技術と治療に感謝するとともに、Dr. Robert Faucher には最適なスペース配分の決定に関して論じた治療に際し、修復治療および補綴治療の専門知識を提供いただいたことに感謝申し上げる。

参考文献
References

1. Smalley WM, Shapiro PA, Hohl TH, et al. Osseointegrated titanium implants for maxillofacial protraction in monkeys. Am J Orthod Dentofac Orthop 1988;84:285-295.
2. Reynolds MJ. Abutment selection for fixed prosthodontics. J Prosthet Dent 1968;19:483-488.
3. Wheeler RC. Wheeler's Atlas of Tooth Form. Philadelphia: Saunders, 1984.
4. Bolton WA. Disharmony in tooth size and its relation to the analysis and treatment of malocclusion. Am J Orthod 1958;28:113-130.
5. Sinclair PM. A Longitudinal Evaluation of the Dental and Skeletal Changes in Untreated Normals from Mixed Dentition into Adulthood [thesis]. Seattle: Univ of Washington, 1981.
6. Brunelle JA, Bhat M, Lipton JA. Prevalence and distribution of selected occlusal characteristics in the US population, 1988-1991. J Dent Res 1996;75(special issue):706-713.
7. Kinnan BK. Overjet and overbite distribution and correlation: A comparative epidemiological English-Iraqi study. Brit J Orthod 1986;13:79-86.
8. Bishara SE, Treder JE, Damon P, Olsen M. Changes in the dental arches and dentition between 25 and 45 years of age. Angle Orthod 1996;66:417-422.
9. Bolton WA. The clinical application of a tooth-size analysis. Am J Orthod 1962;48:504-529.
10. Levin EI. Dental esthetics and the golden proportion. J Prosthet Dent 1978;40:244-252.
11. Spear F, Mathews D, Kokich VG. Interdisciplinary management of single-tooth implants. Semin Orthod 1997;3:45-72.
12. Kokich VG. Maxillary lateral incisor implants: Planning with the aid of orthodontics. J Oral Maxillofac Surg 2004;62(suppl 2):48-56.
13. Garn SM, Lewis AB, Walenga AJ. Maximum-confidence values for the human mesiodistal crown dimension of human teeth. Arch Oral Biol 1968;13:841-844.
14. Schillingburg HT, Kaplan MJ, Grace CS. Tooth dimensions—A comparative study. J South Calif Dent Assoc 1972;40:830-839.
15. Gillen RJ, Schwartz RS, Hilton TJ, Evans DB. An analysis of selected normative tooth proportions. Int J Prosthodont 1994;7:410-417.
16. Sterrett JD, Oliver T, Robinson F, Fortson W, Knaak B, Russell CM. Width/length ratios of normal clinical crowns of the maxillary anterior dentition in man. J Clin Periodontol 1999;26:153-157.
17. Magne P, Gallucci GO, Belser UC. Anatomic crown width/length ratios of unworn and worn maxillary teeth in white subjects. J Prosthet Dent 2003;89:453-461.
18. Smalley WM. Treatment of debilitated dentitions with implant anchorage. In: McNamara JA Jr (ed). Implants, Microimplants, Onplants and Transplants: New Answers to Old Questions in Orthodontics, vol 24, Craniofacial Growth Series. Ann Arbor, MI: Needham Press, 2005:239-268.
19. Kinzer GA, Kokich VO. Managing congenitally missing lateral incisors, Part II: Tooth-supported restorations. J Esthet Restorative Dent 2005;17:76-84.
20. Smalley WM. Implants for tooth movement: Determining implant location and orientation. J Esthet Dent 1995;7:62-72.
21. Smalley WM. Clinical and laboratory procedures for implant anchorage in partially edentulous dentitions. In: Higuchi KW (ed). Orthodontic Application of Osseointegrated Implants. Chicago: Quintessence, 2000:33-69.
22. Biederman WB. Etiology and treatment of ankylosis. Am J Orthod 1962;48:670-684.
23. Darling AI, Levers BGH. Submerged human deciduous molars and ankylosis. Arch Oral Biol 1973;18:1021-1040.
24. Messer LB, Cline JT. Ankylosed primary molars: Results and treatment recommendations from an eight-year longitudinal study. Pediatr Dent 1980;2:37-47.
25. Kurol J, Thilander B. Infraocclusion of primary molars with aplasia of the permanent successor—A longitudinal study. Angle Orthod 1984;54:283-294.
26. Kokich VG, Kokich VO. Congenitally missing mandibular second premolars: Clinical options. Am J Orthod Dentofacial Orthop 2006;130:437-444.
27. Andreasen JO, Hjørting-Hansen E. Replantation of teeth. I. Radiographic and clinical study of 110 human teeth replanted after accidental loss. Acta Odont Scand 1966;24:263-286.
28. Malmgren B, Cvek M, Lundberg M, Frykholm A. Surgical treatment of ankylosed and infrapositioned reimplanted incisors in adolescents. Scand J Dent Res 1984;92:391-399.
29. Kawanami M, Andreasen JO, Borum MK, Schou S, Hjørting-Hansen E, Kato H. Infraposition of ankylosed permanent maxillary incisors after replantation related to age and sex. Endod Dent Traumatol 1999;15:50-56.
30. Fields HW. Treatment planning and management of orthodontic problems. In: Pinkham JR, Casamassimo PS, Fields HW, McTigue TJ, Nowak AJ. Pediatric Dentistry: Infancy Through Adolescence, 4th ed. St Louis: Elsevier Saunders, 2005:623.
31. Lam RV. Contour changes of the alveolar processes following extractions. J Prosthet Dent 1960;22:25-32.
32. Carlsson GE, Person G. Morphologic changes in the mandible after extraction and wearing of dentures. Odont Revy 1967;18:27-54.

33. Tallgren A. The continuing reduction of the residual ridges in complete denture wearer: A mixed longitudinal study covering 25 years. J Prosthet Dent 1967;27:12–32.
34. Ostler MS, Kokich VG. Alveolar ridge changes in patients congenitally missing mandibular second premolars. J Prosthet Dent 1994;71:144–149.
35. Poe GS, Johnson DL, Hillebrand DG. Vital Root Retention in Dogs [Report NDS-TR-019]. Bethesda, MD: National Naval Dental Center, 1971.
36. Goska, FA, Vandrak RF. Roots submerged to preserve alveolar bone: A case report. Mil Med 1972;137:446–447.
37. Johnson DL, Kelly JF, Flinton RJ, Cornell MT. Histologic evaluation of vital root retention. J Oral Surg 1974;32:829–833.
38. Whitaker DD, Shankle RJ. A study of the histological reaction of submerged root segments. Oral Surg 1974;37:919–935.
39. Guyer SE. Selectively retained vital roots for partial denture support of overdentures: A patient report. J Prosthet Dent 1975;22:258–263.
40. Plata RL, Kelln EE. Intentional retention of vital submerged roots in dogs. Oral Surg 1976;42:100–108.
41. Welker WA, Jividen GJ, Kramer DC. Preventive prosthodontics—Mucosal coverage of roots. J Prosthet Dent 1978;40:619–621.
42. Murray CG, Adkins KF. The elective retention of vital roots for alveolar bone preservation: A pilot study. J Oral Surg 1979;37:650–656.
43. Garver DG, Fenster RK. Vital root retention in humans: A final report. J Prosthet Dent 1980;43:368–373.
44. Malmgren B. Decoronation: How, why and when? J Calif Dent Assoc 2000;28:846–854.
45. Filippi A, Pohl Y, von Arx T. Decoronation of an ankylosed tooth for preservation of alveolar bone prior to implant placement. Dent Traumatol 2001;17:93–95.
46. Cohenca N, Stabholz A. Decoronation—A conservative method to treat ankylosed teeth for preservation of alveolar ridge prior to permanent prosthetic reconstruction: Literature review and case presentation. Dent Traumatol 2007;23:87–94.
47. Simpson HE. Histological changes on retained roots. J Can Dent Assoc 1959;25:287.
48. Helsham RW. Some observations on the subject of roots retained in the jaws as a result of incomplete exodontia. Austr Dent J 1960;5:70–77.
49. Herd JR. The retained tooth root. Austr Dent J 1973;18:125–131.
50. Donnelly MW, Swoope CC. Periosteal Tension in the Stimulation of Bone Growth in the Mandible [thesis]. Seattle: Univ of Washington, 1973.
51. Noack N, Willer J, Hoffman J. Long-term results after placement of dental implants: longitudinal study of 1,964 implants over 16 years. Int J Oral Maxillofac Implants 1999;14:748–755.
52. Davarpanah M, Martinez H, Etienne D, et al. A prospective multicenter evaluation of 1,583 3i implants: 1- to 5-year data. Int J Oral Maxillofac Implants 2002;17:820–828.
53. Romeo E, Chiapasco M, Ghisolfi M, Vogel G. Long-term clinical effectiveness of oral implants in the treatment of partial edentulism. Seven-year life table analysis of a prospective study with ITI dental implants system used for single tooth restorations. Clin Oral Implants Res 2002;13:133–143.
54. Weng D, Jacobson Z, Tarnow D, et al. A prospective multicenter clinical trial of 3i machined-surface implants: Result after 6 years of follow-up study. Int J Oral Maxillofac Implants 2003;18:417–423.
55. ADA Council on Scientific Affairs. Dental endosseous implants: An update. J Am Dent Assoc 2004;135:92–97.
56. Roberts WE, Smith RK, Zilberman Y, Mozsary PG, Smith RS. Osseous adaptation to continuous loading of rigid endosseous implants. Am J Orthod Dentofac Orthop 1984;86:95–111.
57. Roberts WE, Helm FR, Marshall KJ, Gongloff RK. Rigid endosseous implants for orthodontic and orthopedic anchorage. Angle Orthod 1989;59:247–256.
58. Turley PK, Kean C, Schur J, et al. Orthodontic force application to titanium endosseous implants. Angle Orthod 1988;58:151–162.
59. Ödman J, Lekholm U, Jemt T, Brånemark P-I, Thilander B. Osseointegrated titanium implants: A new approach in orthodontic treatment. Eur J Orthod 1988;10:98–105.
60. Kraut RA, Hammer HS, Wheeler JJ. Use of endosteal implants as orthodontic anchorage. Compendium 1988;9:796–801.
61. Van Roekel NB. Use of Brånemark system implants for orthodontic anchorage: Report of a case. Int J Oral Maxillofac Implants 1989;4:341–344.
62. Roberts WE, Marshall KJ, Mozsary PG. Rigid endosseous implant utilized as anchorage to protract molars and close an atrophic extraction site. Angle Orthod 1990;60:135–152.
63. Linder-Aronson S, Nordenram A, Anneroth G. Titanium implant anchorage in orthodontic treatment: An experimental investigation in monkeys. Eur J Orthod 1990;12:414–419.
64. Higuchi KW, Slack JM. The use of titanium fixtures for intraoral anchorage to facilitate orthodontic tooth movement. Int J Oral Maxillofac Implants 1991;6:338–344.
65. Hannaes HR, Stenvik A, Sterner B-O, et al. The efficacy of two-stage titanium implants as orthodontic anchorage in the preprosthodontic correction of third molars in adults: A report of three cases. Eur J Orthod 1991;13:287–292.
66. Wehrbein H, Diedrich P. Endosseous titanium implants during and after orthodontic load: An experimental study in the dog. Clin Oral Implant Res 1993;4:76–82.

67. Ödman J, Lekholm U, Jemt T, Thilander B. Osseointegrated implants as orthodontic anchorage in the treatment of partially edentulous adult patients. Eur J Orthod 1994;16:187–201.
68. Southard TE, Buckley MJ, Spivey JD, et al. Intrusion anchorage potential of teeth versus rigid endosseous implants: A clinical and radiographic evaluation. Am J Orthod Dentofacial Orthop 1995;107:115–120.
69. Prosterman B, Prosterman L, Fisher R, Gornitsky M. The use of implants for orthodontic correction of an open bite. Am J Orthod Dentofacial Orthop 1995;107:245–250.
70. Block MS, Hoffman DR. A new device for absolute anchorage for orthodontics. Am J Orthod Dentofacial Orthop 1995;107:251–258.
71. Schweizer CM. Endosseous dental implants in orthodontic therapy. Int Dent J 1996;46:61–68.
72. Kokich VG. Managing complex orthodontic problems: The use of implants for anchorage. Semin Orthod 1996;2:153–160.
73. Wehrbein H, Glatzmaier J, Yildirim M. Orthodontic anchorage capacity of short titanium screw implants in the maxilla. An experimental study in the dog. Clin Oral Implants Res 1997;8:131–141.
74. Schneider G, Simmons K, Nason R, Felton D. Occlusal rehabilitation using implants for orthodontic anchorage. J Prosthodont 1998;7:232–236.
75. Wehrbein H, Merz BR, Diedrich P. Palatal bone support for orthodontic implant anchorage: A clinical and radiological study. Eur J Orthod 1999;21:65–70.
76. Kokich VG. Comprehensive management of implant anchorage in the multidisciplinary patient. In: Higuchi KW (ed). Orthodontic Applications of Osseointegrated Implants. Chicago: Quintessence, 2000:21–32.
77. Hohlt WF. Implant anchorage using rigid endosseous retromolar implants. In: McNamara JA, Kelly KA (eds). Frontiers of Dental and Facial Esthetics. Ann Arbor: Departments of Orthodontics and Pediatric Dentistry and Center For Human Growth and Development, Univ of Michigan, 2001:227–236.
78. Creekmore TD, Eklund MK. The possibility of skeletal anchorage. J Clin Orthod 1983;17:266–269.
79. Kanomi R. Mini implant for orthodontic anchorage. J Clin Orthod 1997;31:763–767.
80. Unemori M, Sugawara J, Nagasaka H, Kawamura H. Skeletal anchorage system for open-bite correction. Am J Orthod Dentofacial Orthop 1999;115:166–174.
81. Park HS. The skeletal cortical anchorage using titanium microscrew implant. Korean J Orthod 1999;29:699–706.
82. Park HS, Bae SM, Kyung HM, Sung JH. Micro-implant anchorage for treatment of skeletal Class I bialveolar protrusion. J Clin Orthod 2001;35:417–422.
83. Bae SM, Park HS, Kyung HM, Kwon OW, Sung JH. Clinical application of micro-implant anchorage. J Clin Orthod 2002;36:298–302.
84. Sherwood KH, Burch JG, Thompson WJ. Closing anterior open bites by intruding molars with titanium miniplate anchorage. Am J Orthod Dentofacial Orthop 2002;122:593–600.
85. Bae SM, Park HS, Kyung HM, Sung JH. Ultimate anchorage control. Tex Dent 2002;119:580–591.
86. Kyung HM, Park HS, Bae SM, Sung JH, Kim IB. Development of orthodontic microimplants for intraoral anchorage. J Clin Orthod 2003;37:321–328.
87. Kuroda S, Katayama A, Takano-Yamamoro T. Severe anterior open-bite case treated using titanium screw anchorage. Angle Orthod 2004;74:558–567.
88. Ervedi N, Keles, A, Nanda R. The use of skeletal anchorage on open bite treatment: A cephalometric evaluation. Angle Orthod 2004;74:381–390.
89. Giancotti A, Greco M, Mampieri G. The use of titanium miniscrews for molar protraction in extraction treatment. Prog Orthod 2004;5:236–247.
90. Kuroda S, Sugawara Y, Deguchi T, Kyung HM, Takano-Yamamoro T. Clinical use of miniscrew implants as orthodontic anchorage: Success rates and postoperative discomfort. Am J Orthod Dentofacial Orthop 2007;71:9–15.
91. Miyawaki S, Koyama I, Inoue M, Mishima K, Sugahara T, Takano-Yamamoto T. Factors associated with the stability of titanium screws placed in the posterior region for orthodontic anchoarage. Am J Orthod Dentofacial Orthop 2003;124:373–378.
92. Deguchi T, Takano-Yamamoto T, Kanomi R, Hartfield JK Jr, Roberts WE, Garetto LP. The use of small titanium screws for orthodontic anchorage. J Dent Res 2003;82:377–381.
93. Stepovich M. A clinical study on closing edentulous spaces in the mandible. Angle Orthod 1979;49:227–233.
94. Hom B, Turley P. The effects of space closure of the mandibular first molar area in adults. Am J Orthod 1984;85:457–469.
95. Tuverson DL. Orthodontic treatment using canines in place of missing maxillary lateral incisors. Am J Orthod Dentofacial Orthod 1970;58:109–127.
96. Senty EL. The maxillary cuspid and missing lateral incisors: Esthetics and occlusion. Angle Orthod 1976;46:365–371.
97. Zachrisson BU. Improving orthodontic results in cases with maxillary incisors missing. Am J Orthod 1978;73:274–289.
98. Zachrisson BU, Rosa M. Integrating esthetic dentistry and space closure in patients with missing lateral incisors. J Clin Orthod 2001;35:221–234.
99. Kokich VG. Managing orthodontic-restorative treatment for the adolescent patient. In: McNamara JA, Brudon WI (eds). Orthodontics and Dentofacial Orthopedics. Ann Arbor: Needham, 2001:1–30.

10 包括的治療法の立案における人的要因

Michael Cohen, DDS, MSD

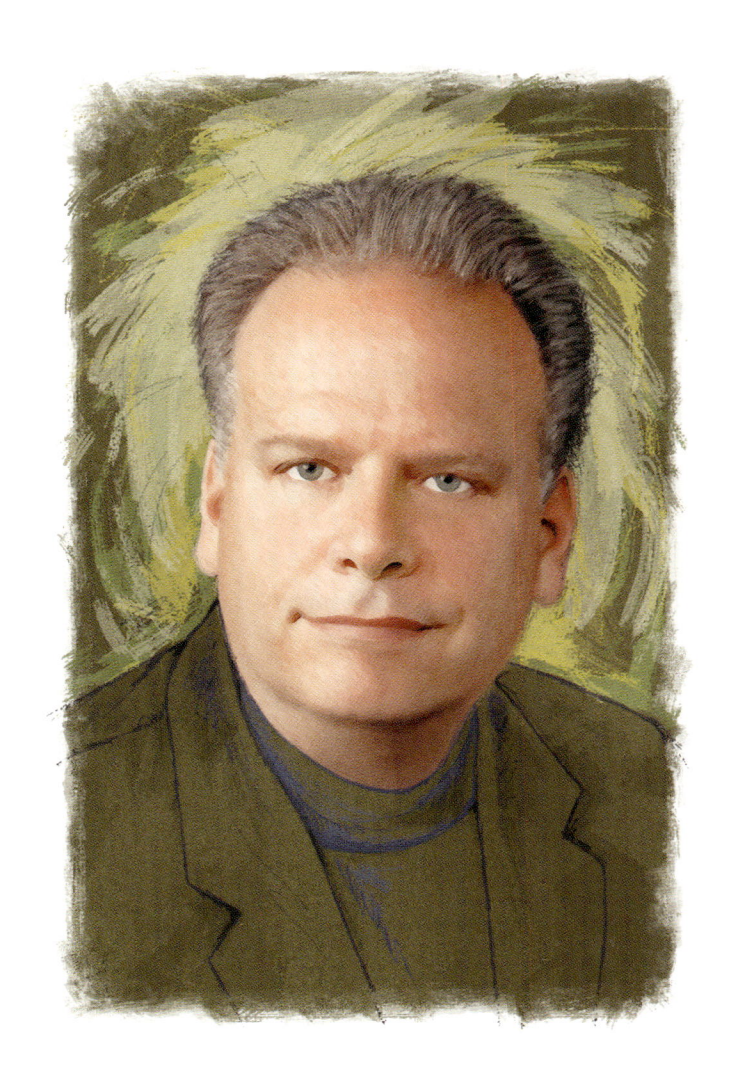

I はじめに
Introduction

　今日、歯科診療を開業している臨床家は、治療法の立案および最終的に呈示される治療法の問題となると、おびただしい数の選択肢に直面する。材料や方法は絶えず進化しており、新しいテクニックや技術は、標準的治療のみならず、つねに増加している患者の期待を満たす治療を提供するために、われわれに最新の科学から取り残されないことを要求している。つねに歯科学の最先端に留まろうと努力すると、人間の側への注意が失われる場合が非常に多く、インスツルメントの両端に人間が存在していることを忘れがちである。われわれは過去に教えられ患者に提供するケアを支配している科学的原理と臨床的変動要因に基づく治療計画に注目する。しかしながら、人間との一切のかかわりを排除して臨床治療法を立案することはできない。人的変動要因あるいは非臨床的変動要因について考慮してみたとき、治療計画や患者に提供される実際の治療を変化させる可能性を持つ膨大な数の変動要因があることがわかる。これらの変動要因は、患者だけでなく、連携的治療を行うチームの各メンバーからも指摘されている。患者の治療への関心の程度、症例に関与する各種臨床家の能力と好み、提案された治療法の経済的負担、過酷な治療を克服するための患者の身体的および精神的能力は、実際に有効な治療計画を立案する場合に考慮されなければならない人的要因の一部に過ぎないのである。

　これらの人的要因は、われわれの治療法を立案しようとする取り組みを一層複雑なものにしている。これらの要因が治療法の立案プロセスを圧倒してしまうときには、患者はわれわれの診療所から立ち去ってしまうことになる。その後、ほかの臨床家が治療を引き継ぐか、あるいはまったく治療が施されることはなくなる。われわれの多くは歯科診療によって生活をしている以上、臨床的変動要因ばかりでなく非臨床的変動要因について把握しているのは当然のことである。本章では、治療法を立案する場合の多様なアプローチについて検討する。これらのアプローチは、われわれに分析することを可能にし、望ましくは、最終的に全歯科学領域に関与する臨床的変動要因を理解することにある。何と価値ある取り組みであろう。しかしながら、非臨床的変動要因が潜在的な最善の臨床的上の「奥の手」になるであろうということを理由に、非臨床的変動要因の把握がとくに重要であるとする考え方には議論の余地がある。

II 人的要因の取り扱い
Handling the Human Factors

　おそらく、誰もが、人的要因のなかで最悪とされる要因を取り扱うための自分自身の対処法を身につけているはずである。われわれは、歯には無関係の問題を解消するための万能薬として審美的歯科矯正を希望しているように思える患者の治療を依頼された場合、「勘に従う」か、スタッフメンバーの直感に依存する。われわれが治療法の立案に際して、不可能なことをつねに要求してくるコミュニティーの専門家との関係を維持しようと努力することはなく、われわれはこのような専門家とのかかわりをあまり持たない術を知っている。しかしながら、勘に頼るか、かかわりを持たないといった両極端の間には、自信には満ちているが、なお慎重な取り扱いを必要とする非臨床的変動要因をわれわれに示すであろう患者と連携的治療チームのメンバーがある範囲で存在する。もし、われわれが包括的な臨床家として成功を収めようとするならば、われわれには、これらの人的要因についての考え方が必要である。すなわち、われわれが人的要因を特定し、推奨する個々の治療計画において、人的要因に何らかの役割が存在するとしたならば、どのような役割を果たすことになるのかを決定することができるアプローチまたはシステムが必要なのである。そして、治療法を立案して提供する期間中において、これらの人的要因を管理し、患者に最高の利益をもたらすケアを提供するための努力が妨害あるいは破壊されないようにするための方法が必要なのである。

　われわれは、このようなアプローチまたはシステムをどのようにして策定したら良いのであろうか。イ

ンスピレーションはもっとも疑わしい原因に基づいているものと思われる。包括的治療法の立案のために人的要因に関する私の考え方を明確にしようとする取り組みを行ったとき、企業の業務管理領域のために設計された分析プロセスが、私に支援と情報を提供してくれたとは誰も考えなかったであろう。しかしながら、私が「なるほど」と思ったのは、Harvard Business Review（ハーバード・ビジネス・レビュー）の2006年秋号に掲載されていたハーバード大学准教授 Frances X. Frei の論文「Breaking the trade-off between efficiency and service（効率性とサービスの間におけるトレードオフを解消すること）」を読んでいたときのことであった。Frei 准教授は、この論文で、サービス産業における顧客に由来する多様性を管理するための4つの戦略について説明している。(1)伝統的な調整（熟練労働者を追加する）、(2)低コストの調整（セルフサービスの選択肢を創出する）、(3)伝統的な抑制（サービスを制限する）、(4)妥協のない抑制（要求に基づいて顧客をターゲットとする）である。Frei 女史は、Southwest Airlines 社（航空会社）や Netflix 社（オンライン DVD レンタル会社）などのサービス産業が、2つの非常に異なるモデルを用いて顧客に由来する多様性を管理することをどのように選択し、目覚しい業績を確立したのかについて考察している。Southwest Airlines 社の場合、格安航空会社としての経営方針により、座席指定を行わないことが選択された（伝統的な抑制）。このようにすれば、選択肢が存在しなくなり、変更する必要もなくなるため、搭乗プロセスにおける顧客に由来する多様性を排除することが可能である。その成果は航空機のやり繰り時間の短縮に現れている。すなわち、競合他社と比べて40％の短いやり繰りの時間は、効率的であるばかりでなく、航空機の保有数を減少させることにより、同社の純利益の向上に貢献している。

　Netflix 社は異なるアプローチを採用した。このオンライン通信 DVD レンタル会社は、従来の実店舗型の DVD レンタル会社の顧客が、借りた DVD を指定の期日に返却するのを怠った場合に課せられる延滞料金に不満を抱いていることに気づいた。さらに、調査を実施した結果、延滞料金を課しても顧客の行動が変化することはなく、単に顧客を怒らせるだけであることが判明した。Netflix 社は月定額制を打ち出し、延滞料金を廃止して、顧客が DVD を希望する期間だけ借り続けることを認めた。顧客が Netflix 社により送料を前納された指定の封筒に DVD を入れて Netflix 社に返却すると、顧客のレンタル希望一覧リストに登録されているつぎの DVD が自動的に郵送されてくる。Frei 准教授は以下のように述べている、

　Netflix 社は、延滞料金についての問題にチャンスを発見していたのである。同社は、自社の調査から、競合他社が知りえなかった情報を入手したのである。つまり、一部の顧客は、延滞料金ほど高くない費用負担で（高い延滞料金を心配しないで）、映画の DVD を借りる期間を自由に決められることが重要であると考えていた。この点については、妥協の余地が残されていた。すなわち、レンタル期間の多様性を受け入れながら、収益も保証されるプレミアムサービスを会員に提供することが妥協案であった。既存のレンタル会社が顧客に「規則に従った行動」を強いるのとは対照的に、Netflix 社は、顧客の行動に対する深い理解に基づいて勝ち組のビジネスモデルを構築したのである。

「なるほど」と思った瞬間

The "Aha!" Moment

　Frei 准教授の論文を読んだときに、とくに印象に残ったことについて、ここで述べておく。われわれの患者と治療チームのメンバー双方によってもたらされる高度の多様性を特徴とする環境下で診療を行う臨床家として、われわれは、Southwest Airlines 社や Netflix 社などの大企業と同一の立場にあると言える。このことは、非常に不思議なことである。われわれの患者は、われわれのサービスを基盤とするビジネスの主要なコンポーネントである―患者なしでは、われわれはビジネスを行うことができない―患者のその後の治療の全責任をわれわれと共有する可能性のあるほかの臨床家にとっても同様である。しかしながら、個人で構成されたこれら2つのグループに認められる行動、感情、才能、ニーズ、欲望、希望は高度な多様性を示しており、われわれの治療に対する理想とわれわれの最終的な収益の両方に悪影響を及ぼす可能

性がある。われわれの課題は、第1に、どのような人的要因または多様性の問題にわれわれが現在直面しているのかを理解することであり、第2に、われわれが治療計画を作成する際にこれらの要因または問題を抑制あるいは調整するための機会の必要性を認識することである。Frei准教授が観察しているように、「どのようなタイプの多様性が及ぼす作用であっても、対決するための方法は各種存在しているが、最善の解決法が直ちに明らかにされるとはかぎらない。しかしながら、マネージャーは、体系的なプロセスを使用し、問題の診断および介入の設計ならびに微調整を行うことにより、多様性が及ぼす影響を抑制し、自らのサービスの競争力を強化することが可能である」。このことは、ほかのサービス産業に携わるマネージャーと同様に歯科医師にも当てはまるものと考えている。われわれは、セルフサービスの選択肢の提供、あるいはサービスを制限することを選ぶことは不可能であるが、人的変動要因を調整または抑制するための介入を策定するというコンセプトは、すべての治療計画ならびにわれわれの患者やわれわれと治療責任を共有する臨床家との間のあらゆる相互作用に適応できる概念である。

われわれの介入には、プロセスの円滑かつ効率的な進行を維持する目的で、あるタイプの症例に対してわれわれが提案する治療法の立案についての選択肢を単純化し、これによって重大な手遅れになる危険性を抑制し、良好な結果の実現化への確率を高めるような手段を講ずることも含まれるものと思われる。このようにして、われわれは、多様性を抑制しながら、標準治療と患者の期待の両方を満たすことが可能である。一部の開業歯科医師は、多様性を抑制するという概念を極端に解釈し、非常に複雑な症例に遭遇しても、専門医には紹介せずに自分自身ですべての治療を提供し、予想される問題点や治療の遅れに目を向けない。しかしながら、大多数の開業歯科医師は、共同チームを組織して治療に取り組むアプローチの利点を認識し始めている。

調整型介入(accommodation intervention)とは、われわれが治療コーディネーターなどの熟練専門者を追加雇用し、治療期間中における患者および連携的チームメンバーのスケジュール、ニーズ、リソースを調節することを意味している。患者および治療を担当する臨床家が相互理解を深め、両者のニーズが満たされることを目指し、これらの人々が話し合いのために長時間を費やすことも調整型介入に含まれる。また、患者教育に役立つ技術あるいは連携的チームが望まれる結果を容易に実現するのを可能にする技術に投資することも意味している。

各ケースでは、それぞれの患者および連携的チームに対して、サービスレベルに対する印象を実際に強化すると同時に診療の効率と収益を高める治療計画の流れにおいて、調整と抑制のハイブリッドを創出することが可能である。目標は、場合によっては受け入れられること進めると同時に、治療過程を一層管理しやすくする貴重な「妥協点」を見つけ出すことである。

変動要因を理解すること
Understanding the Variables

一部の変動要因を特定して分析することから始める。少なくとも以下の3項目について考慮しなければならない。

・タイミング
・能力と努力
・患者の要求と臨床家の好み

タイミング

多くの患者は、さまざまな理由(個人的なスケジュール、先約および、または経済的な制限)から、一定期間

に治療を分散させるのを好むものである。これらの患者にとって、場合によって受け入れられることは、歯科医師が治療を臨床的に区切り、治療を管理しやすくし、「利用者にとっての利便性を向上させる」ことができるかどうかによって決定される。このようにして治療の区切りを行うことは、治療計画自体だけでなく治療の段階も変化させる可能性がある。たとえば、治療が長引く場合、歯科開業医師は、破損する可能性を抑制するため、従来のアクリル仮修復の代わりに金属強化仮修復を推奨するはずである。治療を区切る必要がある場合、骨減少の進行によって通常は抜歯することになる歯については（機能性が低下しても）、機能を維持する目的で移行期に一時的に残される可能性がある。拡大修復治療と並行してインプラントが考慮される場合、予定されている1回に1ヵ所の治療に加え、経済的に可能な範囲で移行装置が使用されることになる。このようなプロセス全体において、慎重な立案が必要であり、積極的に治療方針を変更する姿勢も求められる。

　治療計画は、そのほかの生活上の都合によって日程をきめることが難しい患者に合わせて修正する必要が起るかもしれない。具体的には、職場から離れる時間が制限されている仕事上の責務、出張が多い職業、スケジュールが絶えず変化するのが特徴的な仕事などが挙げられる。これらすべてのシナリオにおいて、スケジュールを忠実に守ることおよび頻繁に通院することが要求される状況では、臨床家が患者の期待に応えることはできないものと思われる。通常、経験豊富な歯科医師は、このような場合において予想される落とし穴を認識し、治療計画を簡略化して、より実際的な期待に応えることができるようにしている。開業歯科医師が経済的な問題を抱えている患者に理想的な治療を提供しようとしても、このような試みは後悔する結果となる場合が多い。

　通常、われわれが治療計画の修正を行う場合、調整と抑制のハイブリッドを創出する。すなわち、ケアレベルを低下させずに患者が実感するサービスレベルを高める方法を考案するのである（表10-1）。経済

表10-1　治療法の立案において患者および臨床家によってコントロールされる変動要因　調整と抑制のハイブリッドを目指す試み

変動要因のタイプ	調整すること	抑制すること	ハイブリッド
経済力	歯科医師が経済的な問題を改善する方法を提供する、歯科医師が損失のリスクをとる。	第三者が経済的な問題を改善する方法を提供する。	治療を段階的に区分し、経済的な問題が及ぼす影響を縮小する。
タイミング	歯科医師がスケジュールを調節し、治療期間の延長による追加コストを負担する。	患者はスケジュールを調節し、治療の規定に従う。	治療計画を簡略化する。仮の装置を使用する。
患者の能力	歯科医師が個人的な配慮と教育を追加提供する。	歯科医師は、診療所、専門医、あるいはほかの臨床家に患者を紹介する。	スタッフが患者に費やす時間を延長する。テクノロジーを使用して患者を教育したり、支援する。
患者の努力	歯科医師が自分の時間を費やして患者の努力不足をカバーする。あるいは、スタッフに、時間を費やして患者の努力不足をカバーするように依頼する。	患者には、治療の規定に従うようにインセンティブが提供される。また規定に従わない場合には、罰則が適用される。	患者に対していっそうの努力を払うように説得するか、あるいは有効性がさらに高いものと思われる治療計画に変更する。
患者の要求	全力を尽くして患者の要求を満たす。	患者に対して、提供される治療を受け入れるように説得する。	患者と協力し、互いに満足できる妥協点に到達する。
臨床家の能力	歯科医師には、理想的な治療を行う能力を強化するための教育の機会が与えられる。あるいは、このような教育の機会を追求する。患者のニーズが優先される。	歯科医師は、単独で治療を行い、治療計画を簡略化して変動要因を抑制する。患者のニーズを二次的なものとして扱う。	歯科医師と連携的チームは協力し、患者のニーズを満たすと同時に歯科医師の臨床的安全ゾーンで処置できる治療計画の創出に取り組む。
臨床家の努力	歯科医師には、ほかの臨床家から支援が提供される。あるいは歯科医師は、ほかの臨床家に支援を要請する。患者のニーズが優先される。	歯科医師は、単独で治療を行い、治療計画を簡略化して努力レベルを低下させる。患者のニーズを二次的なものとして扱う。	歯科医師と連携的チームは協力し、歯科医師の治療への関与の程度に合わせた治療計画を作成する。患者に提供されるケアのレベルを低下させてはならない。
臨床家の好み	歯科医師の好みに沿って治療計画が作成される。	歯科医師は、連携的チームから治療方針を強制される。また、患者に対して、連携的チームの好みを受け入れるように強制する。	歯科医師、連携的チーム、患者は協力し、3者が合意できる一連の好みを創出する。

的な制限による影響を小さくするために治療を段階的に実施する場合、あるいは失敗のリスクを抑制するために治療計画を簡略化する場合がある。いずれの場合であっても、治療計画を変更することで、関係を継続させるために、そして患者が納得してつぎの段階に進むために必要な自由裁量が患者と開業歯科医師の両方に与えられることになる。

能力と努力

　Frei准教授は論文のなかで、サービス産業の効率に影響を及ぼす可能性のある顧客に由来する多様性として能力と努力の2つを特定している。能力は、顧客の所有する知識とスキルのセット（顧客は、セルフサービスコンピューターシステムの使用法を知っているのか）を意味している。努力は、顧客の関心および関与の度合い（セルフサービスシステムを使用したいと思っているのか）を示している。（誰もセルフサービスコンピューターシステムを使用していないという）結果からみれば、これら2つの変動要因は非常に類似しているものと思われるが、これら2つの変動要因を識別することは不可欠である。一般に、能力の問題は教育によって解決される可能性がある。努力の問題は、教育によって克服されることはほぼ不可能であり、治療への関与を持つことを希望していない患者または臨床家を教育しようとしていかなる方法を試みても、徒労に終わるのが最善の結果であり、最悪の事態にいたれば逆効果をまねく場合もある。

臨床家の能力と治療への関与が及ぼす影響

　多様性を抑制することと調整することというコンセプトは、歯周治療専門医である私自身を含めた治療チームの全メンバーに関係している。
　私は、何年も前に担当した女性患者のことを思い出した。当初、この患者は、中等度に進行した歯周病の治療目的で私の診療所に紹介されてきた。初回に根管治療を行い、その後には、進行した歯周ポケットを抑制し、自宅での歯のケアをしやすくする目的で歯石の除去と根面平滑化を何度も繰り返し、矯正的骨手術（corrective osseous surgery）も実施した。患者の歯は今にも崩壊しそうな状態であった。定期的な歯のクリーニングを受けるために3ヵ月ごとに来院したが、歯の喪失が進行していた。10年の間に多数の歯が失われたが、この患者の治療で忘れることができないのは、上顎左側第二小臼歯の周囲に膿瘍が発生して来院したときのことであった。この上顎左側第二小臼歯は不良あるいは絶望的な予後を呈しており、抜歯が必要であった。抜歯を行えば、わずか4本の歯（左右の犬歯と第二大臼歯）だけが上顎歯列に残されることになる。
　私は、骨移植、上顎洞底挙上術、複数のインプラントの埋入、上顎歯列の完全修復からなる総合的な方針による治療計画を提案した。患者は断固として固定式の保存的修復法による解決を譲らず、いかなる抜歯も受け入れなかったので、私が可能な治療法を提示した際には非常に喜び、私の計画を積極的に受け入れた。患者の担当歯科医師に対して包括的な治療計画を提案した。この歯科医師は、その地域では年長の臨床家であり、その妻には私がインプラント治療を行っていた。私は、誰もが納得できるように、必要に応じて面会し、治療計画を協議して修正することを提案した。この臨床家が過去に扱っていたのは、数例の簡単な歯科インプラント修復例に過ぎなかったことを知っていたため、修復治療に関するアドバイザーとしてわれわれの研究会に参加していた2名の歯科医師をこの臨床家に紹介することにした。このようにして、この臨床家が相談したり、支援を受けることができるようにした。これらの経験豊富な修復専門医たちは、この臨床家が治療経験を積めることと同時に臨床的成果も改善されることを高く評価し、積極的に協力する意向を示してくれた。私が直面しているのはこの臨床家の能力の問題であると考えて、治療を開始する前に、教育、「協力」、個人的支援を提供することによって臨床家の能力を調整しようと試みたのである。
　その後、ほぼ6ヵ月間にわたって患者からも臨床家からも連絡がなかった。ついに患者が歯周を維持するために私のもとに来院したときには、上顎歯列全体、すなわち左右の第二大臼歯の間にスプリント（クラウンとブリッジ）が固定されていた。14個のユニットが4本の歯に「宙吊り状態」になっており、今後、残りの歯のいずれかが傷んだ場合には、修復がほぼ不可能な状態になることが予想された。私は驚きのあま

り、極度の不安状態に陥って言葉を失ってしまった。

　なぜ、このようなことが起こってしまったのか。このような治療をすれば、問題が発生することは予想されることであった。治療を行った臨床家は、私に治療の意図について何も話してくれなかった。さらに重要なことは、自分1人で実行する方法を選択すること（多様性を抑制すること）により、共同努力によるすべての利益を失ったことである。共同努力によるアプローチを採用すれば、多様なアイデアが生まれ、これらのアイデアが評価されることによって患者にとってさらに確実な治療方針を提示することが可能となる。かつて臨床家が提案した治療計画にも私が提案した治療計画についてもほかの選択肢について議論する機会はなかった。それにもかかわらず、患者は、固定式の保存的修復治療による解決という自己の要求を満たしていることを理由に、治療結果に満足していたのである。患者が実際に受けた治療法は、私が提案した治療法よりもはるかに安価であった。同時に、この臨床家も非常に喜んでいた。おそらくその理由は、彼が選択した治療計画が、自分自身の臨床的安全ゾーンの範囲内で処置できたからであったものと思われる。彼は治療を簡略化し（簡略化したものの依然としてある程度の難しさをともなう治療であったが）、将来的に唯一の治療提供者の立場が確保されたことで一層の安心感を得ていたはずである。

　この修復が26ヵ月強の期間にわたって維持された後、上顎左側の犬歯が折れて抜歯が必要となった。患者の経済上の問題により、仮の装置として中間的な部分義歯が製作され、最終的には上顎全歯を総義歯に変える予定であった。

　私の行動を見直して、「何が原因で間違ってしまったのか」と自問しなければならない。この症例において、私は治療過程に影響を及ぼすチャンスがほんのわずかしかなかった専門医ではあったが、私が犯した最大の間違いは、実際に直面していた変動要因を正確に認識していなかったことであると確信している。この臨床家の能力の問題に直面していたのであれば、私が支援の提供を申し入れただけで十分であったはずである。努力、治療への関与、積極性が関与する問題の場合、世の中に存在するあらゆる教育的リソースで結果を変えることはほぼ不可能である。当時、能力ではなく、積極性または努力の問題として適切に状況を診断していれば、別のアプローチを提案することができたはずであった。たとえば、手紙を送付する代わりに、彼と一緒に昼食をとり、例の患者についての彼の考え方や包括的かつ連携的な治療に対する関与の程度を「探り出すこと」ができたはずであった。私が、彼を説得し、自己の安全ゾーンを乗り越えさせることができたかどうかは不明であるが、私が提案した治療法と彼の症例に関する考え方ならびに治療への関与がある程度一致すると同時に患者のニーズも満たすことができる妥協点を見出すことは可能であったものと思われる。言い換えるならば、私には、患者、この臨床家、私自身の間の関係を「断絶」せずに彼を調整することができたはずであった。

　われわれは、多数の卒業を控えた歯科学専攻の学生や若手臨床家が、自らを将来の「スーパーゼネラリスト」とみなしている歯科学の1つ時代に存在しているのである。このようなスーパーゼネラリストは、あらゆる治療を行い、患者に対して一括した治療を提供することが可能である。私は、連携的なチーム環境によって膨大な利益が提供されることを、このような臨床家に気づいてもらいたいと願っている。利益とは、特定の治療を提供する際に役立つ能力に限定されたものではない。本当の利点は、複数の臨床家の創造的アイデアが治療法の立案プロセスに組み込まれ、治療中に必然的に発生する問題を処理するためのサポートネットワークが盛り込まれるチャンスを意味しているのである。

患者からの歩み寄りが能力に及ぼす影響

　通常、患者の能力と努力も治療を成功させるうえでとくに重要な役割を果たしている。患者は、その疾患の管理において、真の意味での「共同セラピスト」になることができるのであろうか。患者は、健康な歯を実現するのに必要なことを直ちに実行することができるのであろうか。患者からの歩み寄りならびに意志が問題とその解決の両方に積極的に関与することが総合的な症例管理に不可欠である。したがって、最終的な治療計画においては、患者の参加が重要な決定要因となるのである。

　以下の3項目については、とくに注意が必要である。

- 協力の程度
- 執着レベル(高レベルまたは低レベル)
- 身体能力

　患者が、治療期間中において、歯科医師に積極的に協力しようとする程度あるいは協力することが可能な程度は、初期治療計画に大きな影響を及ぼす可能性がある。家庭で歯のケアを怠り、歯の状態を改善することに対しての積極的な意志が不足している患者の場合、成功を目指して徹底した衛生管理が要求される治療での理想的な候補者になることはできない。患者の治療に対する考え方に応じた処置を計画したほうが成功する確率が高く、適切であると考えられる。ほかの例としては、インプラント治療を検討してはいるものの、クレンチングおよび、または歯ぎしりなどの悪習慣をもっている患者を挙げることができる。患者が咬合のためのナイトガードを就寝時に着用するのを希望しない場合、インプラントに加えられることが予想される過度の側方咬合力が原因で最終的な修復物が危険にさらされることがないように代替計画を考慮するのが非常に賢明な方法であると思われる。

　歯科医師およびスタッフは、行動的に「執着度が高い」とみなされている患者には、膨大な時間を費やさなければならない。これらの患者は経済的に逼迫しており、治療の初期段階およびその後の段階についての理論的根拠を患者に理解させるためには、再確認と説明を繰り返さなければならない場合が多い。これらの患者の要求を調整するために必要な時間の長さを予測することはほぼ不可能であり、このことが治療の流れや1日のスケジュールに重大な影響を及ぼす可能性がある。臨床家が困窮している患者を調整する場合には、スタッフを変更し、歯科医師が時間をかけて対応するのではなく、アシスタントが対応する方法が挙げられる。歯科医師は、可能なかぎりにおいての説明と実際の処置のほうが行いやすく、患者にとっても受け入れることができるように、治療計画を簡略化するか、患者を別の診療機関に紹介するように決定することで、この変動要因を抑制する方法を選ぶことができる。

　身体障がい者の場合、一般に、患者の身体状況によく適合した特別な治療計画を提供する必要がある。治療を行う場合、家庭で正確に歯のケアを行うことができるかどうか、一般的な歯科治療用の椅子に長時間あるいは確実に座っていることができるかどうか、非常に長い時間にわたって口を開けた状態を維持することができるかどうかが問題となる。治療計画は理想的であっても、アプローチが修正され、麻酔科医の処置が加えられたり、治療施設が病院に変更される場合も存在する。この場合にも、多数の臨床家は、これらの患者のニーズに十分に応えることができるように特別に設計され、十分な設備が整った医療機関に紹介することによって、このような変動要因を抑制する方法を選択できるのである。

患者の要求と臨床家の好み

　1つの診断だけが正確で間違いがないことは認められているが、実行可能な治療計画が1つ以上存在することも明らかである。歯科医師は、各自の好みや個人的な経験により、異なる歯科材料および歯科テクニックを選択し、多様ではあるが、同様に成功につながる治療方針を選択するものと思われる。

　患者は、治療結果について、自分の好みを主張する場合が多い。担当の臨床家にとっては、これらの患者の要求を最終的な治療計画に組み入れようと努力することが重要である。ここにおいても、患者が各種のニーズを持っているため、同様の問題であっても非常に異なる方法で処理しなければならない。

　たとえば、患者の審美的要求により、抜歯後のプロビジョナルについては多様な選択肢が存在している。審美的効果を問題としない患者は、最終的な修復が完成するまでの間、歯のない空間が残されたままになっていても気にすることはない。審美的効果を問題とする患者の場合、仮の装置として、「フリッパー」またはEssex社の保定装置が選択される可能性がある。骨移植によるリッジ増大術(ridge augmentation)のように、審美的効果と機能性が問題となる場合、仮のインプラントを埋め込む方法が最善策と思われる。

　可撤式装置の使用を希望しない患者も存在する。予後に関係なくすべての歯を残すことを強く主張する患者も存在する。矯正治療あるいは顎矯正治療以外の治療であれば、どのような処置も受け入れようとする患者も存在する。極地の氷柱よりも白い歯を希望する患者も存在する。このような個々の好みにより、治療計画に調整と変更を加える必要がある。

臨床家にとっては、患者の希望を調整することが非現実的で、達成が困難であり、最終的な治療結果を危険にさらすようなことになるポイントを認識することも重要である。このようなケースでは、「患者の要求」という変動要因を管理するとき、臨床家が患者を説得するか、患者に影響力を行使し、患者の信条を変更させる必要がある。具体的な方法として、スタッフが長時間を費やして患者を教育すること、あるいは要求の実現を実際に阻止している原因を見つけ出すために歯科医師自身が個人面接の時間をとることが挙げられる。私の経験では、患者の生活上のほかの領域に存在している問題が原因となって、治療に対する非現実的な目標を設定している場合が多い。患者が臨床家とこれらの問題について話し合うことを希望し、それが可能である場合、「生活上の問題」の解決と「歯に関係する問題」の解決を分離して、これら2つの問題を混同しないようにすることができるものと思われる。

すべての歯科医師は、歯科医療保険によってカバーされる治療しか受け入れようとしない患者に出会う。大多数の臨床家は、有効性を犠牲にし、患者の希望に沿うように修正した方法で治療することを強いられているように感じている。最初から目標とすべきことは、このような有効性を犠牲にしたケアの限界について患者が明確に認識していることを確認し、可能な処置について、患者が幅広い考え方を持つように図らなければならない。私の診療では、経済的な制限が存在している場合であっても、各患者の治療において、包括的な「マスター」プランを創出することを目標としている。生活の状況は変化する。患者が、長時間を費やして計画どおりにゆっくりと進んでいくならば、治療は依然として正しい方向に向かって続けられていく。患者の経済状況が向上するにつれて、治療を従来とおりの方針に沿って速度を上げて進めることが可能であり、今までの治療をやり直す必要はない。

臨床家の好みも最終的な治療計画に影響を及ぼしている。これらの好みは、過去の経験ばかりでなく、望まれる結果を達成しようとする臨床家にとって受容できるある程度のリスクとも関係している。私が思い出すことができる具体例として、1995年に担当した非常に複雑な症例を挙げることができる。患者には進行した歯周病が認められた。歯周病がさらに進行すると、多数の歯を失う可能性があった。包括的治療計画の内容は以下のとおりであった。抜歯、歯科矯正治療／顎矯正治療、広範囲にわたる骨移植、サイナスリフト、複数のインプラントの埋入である。この患者は、治療計画を完全に受け入れた。治療的観点から、この計画は妥当であり、実現させることが可能であるものと思われた。しかしながら、実際的な観点から、この計画は私を極度の不安状態に陥れた。これらすべての処置については、何百回も実施した経験を持っていたが、症例ごとに一連の固有の問題が存在していた。この症例の問題は、段階的に計画されたすべてのステップが完璧に実行された場合にかぎり、治療の目標と目的が達成されることであった。わずか1つのステップでも失敗した場合、計画全体が完全に崩れることになり、私が患者の期待に沿うことは絶対に不可能となるのであった。私は、治療法を立案するプロセスにおいて、決定的瞬間に直面していたのである。リスクをとって前進するべきなのか、あるいは計画を変更して、さらなる柔軟性と寛容性を付加するべきなのであろうか。2通りの異なるレベルのリスクから、2つの明確に異なる治療計画が誘導される。この場合、われわれは、低リスクのインプラント支持による部分床義歯の治療方針を選択した。これにより、治療は円滑に進められてストレスの少ない方法で適時に完了することが可能であった。この方針による治療には、患者も非常に満足していた。

患者が特別な要求を述べる場合もあるが、臨床家が特定の治療方針を追求したいと思う場合もある。いずれにしても、適切な方法で立案して合理的な判断を下すことによって成功を導くことが可能である。

まとめ
Summary

　科学的観点から治療法を立案することは難しく、大きな問題に直面する結果となる。このような混乱状態のなかに人的変動要因が加えられた場合、患者への治療法の立案はさらに厳しく難しい状況となる。しかしながら、(1)問題となっている変動要因を正確に特定し、(2)それぞれの変動要因に対する調整、抑制の機会を発見し、またはハイブリッド介入を創出することで、われわれは、非常に受け入れ可能で、円滑な治療過程を発見し、一方で患者が実感するサービスレベルを向上させることも可能である。このプロセス全体において、われわれの人間行動に対する理解が鋭さを増すことにより、臨床治療法の立案において人的要因が及ぼす影響を効果的に管理することが非常に容易になるものと思われる。

謝辞
Acknowledgments

　本章の作成に際して、Ms Sandy Roth からアイデアを提供していただき、指導を受けたことに謝意を表する。私が思考やアイデアをまとめる際には、妻の Suzanne Cohen が作業に協力してくれた。私は、多大な努力を払ってくれた妻にも感謝している。

索引

(五十音順・欧文の順)

あ

- アクセス窩洞 ……………………… 147、149、150
- 圧下力 …………………………………………… 68
- 圧力による吸収 ……………………… 136、139
- アバットメントデザイン ………………………… 92
- アブフラクション ……………………… 256、257
- アンキローシス ………………………… 138、290
- 安静空隙 ……………………………………… 223
- アンテリアガイダンス …… 23、26、29、218、248、251、
  253、258、259、262、265、274、280
- アンテリアコンタクト ………………………… 218

い

- インサイザル・テーブル ………………………… 6
- インターナルマトリックス ……………………… 152
- インプラント …………………………… 60、292
- インプラントの位置決め ……………………… 98

う

- ウォーキングブリーチ法 ……………… 148、149、150

え

- エナメルボンディング ………………………… 298
- エマージェンス・プロファイル ………………… 18
- 炎症性吸収 …………………………………… 138

お

- オーバージェット ……………… 224、251、259、280
- オーバーバイト ……………… 251、259、262、271、280
- オーラルアプライアンス ……………… 218、223、234
- 黄金比(ゴールデンプロポーション) …………… 281
- オフィスブリーチング ………………………… 147

か

- 開孔部(POE：portal of exit) …… 124、127、128、151、153
- 外部吸収 ……………………………… 136、137
- 過蓋咬合 ………………………… 50、51、52
- 下顎下縁平面角(mandibular plane angle) ……… 215
- 下顎後退接触位(RC：retruded contact position) … 254、256
- 下顎枝高 ……………………………………… 215
- 下顔面高 ………………………………………… 64
- 顎関節内障 …………………………………… 218
- 顎矯正 ………………………………………… 308
- 顎矯正手術 …………………………… 270、271
- 顎矯正治療 ……………………… 260、265、273、274
- 顎整形手術 ………………………… 51、53、64
- 顆頭安定位 …………………………………… 226
- 加熱ガッタパーチャ …………………………… 152
- ガミースマイル ………………………………… 172
- 患者からの歩み寄り …………………………… 323
- 患者の能力 …………………………………… 323
- 患者の要求 …………………………………… 324
- 顔貌 ……………………… 64、197、198、250、273
- 顔面高 ……………… 51、53、66、218、248、270
- 顔面比率 ……………………………………… 224

き

- 臼歯離開 ……………………………… 251、253
- 急性歯周膿瘍 ………………………………… 154
- 矯正歯科治療 ………………………………… 69
- 矯正治療 ……………………………… 260、265
- 矯正的挺出 …………………………… 135、145、146
- 矯正用セットアップ模型 ……………… 281、286、293
- 亀裂歯症候群 ………………………… 140、141、142
- 筋活動レベル ………………………………… 220

327

く

クロスバイト	265
クロスマウント	6
グループファンクション	237

け

形態異常歯	278、279、281
系統的診断	190
経皮的神経電気刺激法(TENS : transcutaneous electrical neural stimulation)	223
外科的矯正治療	219
外科的再歯内治療	133、151、152
外科的歯内療法	131、152
健康モデル	190

こ

口腔衛生指導	234
咬合高径	51、66、214、215、217、218、226、248、253、258、264、270、271
咬合性外傷	251、256、257
咬合平面	13、51、52、198、251、258
咬頭嵌合位(IC : intercuspal position)	254、256
咬耗	56、58、60、62、214、256
鼓形空隙	8
コロナルリーケージ	146、150
根管外侵襲性吸収(extracanal invasive resorption)	136、138
根管数	129
根管側壁穿孔	134
根管の封鎖	128、130、132、135

さ

暫間補綴	101
三次元的体系	193
酸蝕	256、257
三分の一の法則	131、145

し

歯冠延長術	146
歯冠外からの漂白	147、148、150
歯冠歯根比	145
歯冠側の封鎖	130
歯冠長	15、52、56、174
歯冠幅	15
歯冠変色	150
自己ベスト	82
歯根吸収	68、136、139、151、153
歯根吸収の処置	139
歯周ポケット	139、143
歯髄壊死	138、147
歯髄診	137、143、144、150
歯槽骨整形	145、146
歯内 - 歯周病変	144
歯内疾患と歯周疾患	143
歯内疾患由来病変(LEO : lesion of endodontic origin)	124、131、132、147、151、152、153、159
歯肉縁	19、52
歯肉溝	52
歯肉の対称性	170
歯肉の露出度	167
歯肉豊隆の頂点の位置	170
歯肉マージンの位置	168
修復モデル	190
上顔面高	64
ジルコニアアバットメント	96
人的要因	318、319
診断用モックアップ	258、259、273
診断用ワックスアップ	4、38、234、258、259、271
審美分析法	11

す

髄床底穿孔	134、152
垂直破折	142、151、153
水平破折	140

スキャロップインプラント ……………………… 95、104
スケーリング ……………………………………… 234、235
スピーの湾曲 …………………………… 64、256、302
スマイルライン ……………………………… 7、12、167

せ

生物学的幅径 ………………………………… 94、145、234
生理的咬合(Physiologic occlusion) ………………… 256
切縁線 …………………………………………………… 7、12
切縁露出量 …………………………………………………… 14
石灰変性(calcific metamorphosis) ……… 147、148、150、151、154
セメント－エナメル境(CEJ) ……… 140、142、153、224
前歯部クロスバイト …………………………………… 265
穿孔 …………………………… 134、135、149、151、153
穿孔の処置 ………………………………………………… 136
穿孔封鎖 ………………………………………………… 136、159
栓状(peg-shaped)側切歯 ……………………………… 179
剪断応力 …………………………………………………… 92

そ

早期インプラント ………………………………………… 86
即時埋入 …………………………………………………… 86
即時埋入インプラント(埋入) …………………………… 88
側切歯の歯肉マージンの位置 ………………………… 168

た

待機インプラント ………………………………………… 86
タイミング ………………………………………………… 320

ち

置換性吸収 ………………………………………………… 138
中心位記録 ………………………………………………… 292
長石製ポーセレン ………………………………………… 28
治療計画の修正 …………………………………………… 321
治療的咬合(Therapeutic occlusion) ……………… 256、261
治療の区切り ……………………………………………… 321

て

挺出 …………………………………………………………… 51、101
デコロネーション …………………………………… 290、291
デブライドメント ………………………………………… 235

と

特発性吸収 …………………………………………… 136、139

な

ナイトガード ……………………………… 29、69、230、241
内部吸収 ……………………………………………… 136、137
ナジオン …………………………………………………… 215
軟組織移植術 ……………………………………………… 89

は

ハーフ・トライイン ……………………………………… 25
バイオタイプ ……………………………………………… 101
ハイ・スマイルライン …………………………………… 167
歯ぎしり …………………………………………………… 60
破折歯 ……………………………………………………… 142
パナデント・フェイスボウ ……………………………… 198
歯の破折 ……………………………………………… 140、141
バンド ……………………………………………………… 66

ひ

非外科的歯内療法 ………………………………………… 152
非外科的再歯内治療 ……………………………… 133、151
表在性吸収 ………………………………………………… 138
漂白 ………………………………………………………… 150
漂白法 ……………………………………………………… 147

ふ

ファイル破折 ……………………………………………… 152
フェイスボウトランスファー …………………………… 234
フェルール(帯環) ………………………… 131、145、146、153
プラークインデックス …………………………………… 230
ブラキシズム ………………………………………… 52、56

ブラケット ……………………………………… 66
ブラックトライアングル ………………… 131、134
フラップレス …………………………………… 90
プレート装置 ………………………………… 292
プロービング ………………………… 142、143、144
プロービング値 …… 33、43、71、77、109、119、157、
　　　　　　　　　162、183、185、205、210、231、
　　　　　　　　　241、268、274、301、311
プロビジョナル・レストレーション …… 4、96、258、259、
　　　　　　　　　263、270、271、272、273

へ
ベニア修復 …………………………… 147、149、150
便宜的処置（intentional treatment） …………… 234
変色歯 ………………………………………… 147

ほ
ポーセレンベニア ……………………………… 62
ポーセレンベニア修復 ………………………… 58
ポーセレン・ラミネートベニア ……………… 26
ホームブリーチング ………………………… 147
包括的治療計画 ………………………… 278、303
包括的連携治療 ……………………………… 278
縫合性成長 …………………………………… 51
ボルトン分析法 ………………………… 282、285

ま
マイクロギャップ ……………………………… 94
マイクロサージェリー ………………………… 90
埋入トルク …………………………………… 88
摩擦音 ………………………………………… 221
マニピュレーション ………………………… 230
摩耗 ………………………………………… 256

み
ミドル・スマイルライン ……………………… 167
ミニスクリュー ……………………………… 292

む
無髄歯 ………………………………………… 151

め
メントン ……………………………………… 215

も
モックアップ ………………………………… 270

ゆ
弓型デバイダー ……………………………… 282

よ
予防処置 ……………………………………… 234

ら
ラインアングル ………………………………… 18

り
リスク評価表 ………………………………… 192
臨床家の好み ………………………………… 324
臨床家の能力と治療への関与 ……………… 322
臨床歯冠除去 ………………………… 290、291

る
ルートプレーニング ………………… 234、235

れ
レジン修復 …………………………………… 62

ろ
ロー・スマイルライン ……………………… 167
ロータリーファイル ………………………… 150

欧文

B
Bio-Oss 88

D
Double-jaw surgery 215

E
Empress製ポーセレン 28

F
F発音位 12

L
Long narrow face 215

M
MTA .... 152、159

P
Platform switching 94

S
S音 221
Slender face 215
Square face 215

T
Tooth display 215

V
V発音位 12

インターディシプリナリー治療計画 改訂版
―プリンシプル、デザイン、インプリメンテーション―

2010年8月10日　第1版第1刷発行

編　　者　Michael Cohen
　　　　　（マイケル コーエン）

発 行 人　佐々木　一高

発 行 所　クインテッセンス出版株式会社
　　　　　東京都文京区本郷3丁目2番6号　〒113-0033
　　　　　クイントハウスビル　電話（03）5842-2270（代表）
　　　　　　　　　　　　　　　　（03）5842-2272（営業部）
　　　　　　　　　　　　　　　　（03）5842-2279（書籍編集部）
　　　　　web page address　http://www.quint-j.co.jp/

印刷・製本　サン美術印刷株式会社

©2010　クインテッセンス出版株式会社　　禁無断転載・複写
Printed in Japan　　落丁本・乱丁本はお取り替えします
　　　　　　　　　　ISBN978-4-7812-0147-4　C3047

定価はケースに表示してあります

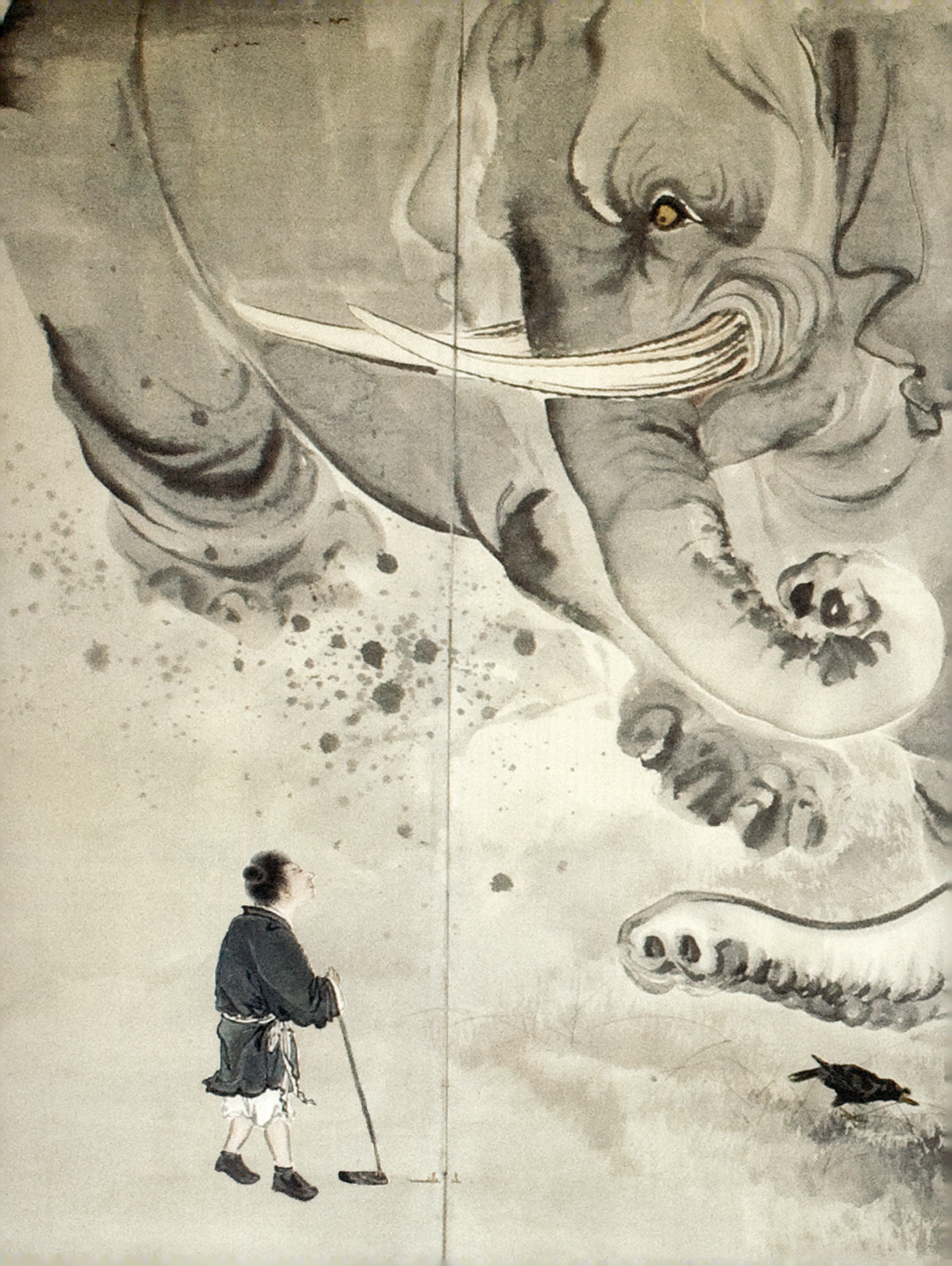